# Westliche Kräuter in der chinesischen Medizin

## Basisleitfaden

Birgit Bader
Ute Henrich

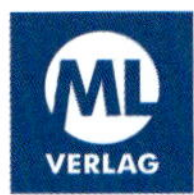

*Für unsere Enkelkinder*

1. Auflage 2019



Druck: Generál Nyomda Kft., H-6727 Szeged



Titelbild: © Hetizia – Fotolia

www.ml-buchverlag.de

ISBN: 978-3-947566-67-9

# Inhaltsverzeichnis

# Geleitwort

Die Anpassungsfähigkeit des Menschen an seine Umweltbedingungen scheint immer mehr abzunehmen. Selbst die Fortschritte der Medizin und die Ergebnisse der Naturwissenschaften sind nicht immer in der Lage, echte Heilungen zu erzielen. Das System der Pathologie, Diagnose und Therapie stützt sich zunehmend auf apparative und labortechnische Untersuchungen. Dabei bleibt die Individualität der Person im Hintergrund und bleibt weniger augenscheinlich.

Das Denkmodell der traditionellen naturheilkundlichen Systeme mit ihren Erkenntnissen der Säfte- und Qualitätenlehre, der Konstitutionen, der Entstehung von Krankheitsmechanismen scheint immer mehr vernachlässigt zu werden. Dabei liefern die pathologischen, diagnostischen und therapeutischen Möglichkeiten differenzierte Aussagen für die individuelle Pathologie der Person in Hinsicht auf humoral- und energetisch-funktionelle Störungen.

Das traditionelle westliche und östliche naturheilkundliche System wird der Forderung auf Erkenntnis der Pathologie der Person ausnahmslos gerecht. Dazu ist das intensive Studium der naturheilkundlichen Wissenschaft unabdingbare Voraussetzung. In der TCM wie in der traditionellen abendländischen Naturheilkunde wird seit Jahrtausenden gelehrt, dass das Gleichgewicht von Säfte- und Energiefluss für die Gesundheit des Menschen grundlegende Bedingungen darstellen.

Im vorliegenden Werk werden Krankheitsmechanismen als Ausdruck des Ungleichgewichtes dargestellt:

- differenzierte objektive Diagnostik,
- individuelle Symptomatik von Beschwerden in der Pathologie von Leitbahnen und Funktionskreisen
- Erkrankungen durch äußere und innere Auslösefaktoren
- daraus resultierende therapeutische Maßnahmen.

In fast allen Darstellungen sind übersichtliche Tabellen erstellt, die einen schnellen und sicheren Einblick ins jeweilige Thema ermöglichen.

Schwerpunkt ist die abendländische Phytotherapie im Hinblick auf die therapeutischen Möglichkeiten der chinesischen Medizin – als Brückenschlag zwischen zwei Kulturen. Nach einem geschichtlichen Abriss der Kräuterheilkunde von Hippokrates über Lonicerus bis Hahnemann werden ca. hundert Pflanzenbilder dargestellt. Dabei sind die qualitativen Wirkungen westlicher Kräuter bezüglich der chinesichen Medizin differenziert ausgeführt.

Die zusammenfassenden Erkenntnisse in diesem Buch zeugen von großer Kenntnis und von großem Einfühlen in die Thematik.
So bleibt diesem Werk eine reichliche Verbreitung zu Wünschen.

*Werner Hemm, München*
*Im November 2019*

# Vorwort

Dieses Buch liegt uns beiden sehr am Herzen. Über viele Jahre beschäftigten wir uns intensiv mit den Pflanzen, tauchten in eine Welt ein, die uns unbekannt war und sind mit einem unermesslichen Schatz wieder aufgestiegen. Es ist uns ein großes Anliegen diesen Schatz, dieses Geschenk mit den Menschen zu teilen, die sich aufmachen wollen, mehr über die Pflanzen und ihre Wirkungen zu erfahren. In Europa haben wir ein Heilpflanzenwissen, das etwa 2500 Jahre alt ist. Es ist niedergeschrieben in den Kräuter- und Medizinbüchern der griechischen und römischen Antike, der arabischen Medizin, den Büchern und Schriften des Mittelalters und der Renaissance. Das Besondere an diesem Buch ist, dass es eine Brücke schlägt zwischen zwei Kulturen. Es basiert auf der Lehre der Traditionellen Chinesischen Medizin, die die Heilpflanzen systematisch nach ihrer Energetik, Wirkungsrichtung, Wirkungsort und Wirkungsweise einordnet. Genau diesem System ordnen wir unsere westlichen Heilpflanzen zu und erfahren eine einzigartige Symbiose mit großartigem therapeutischem Potenzial.

*Birgit Bader und Ute Henrich*

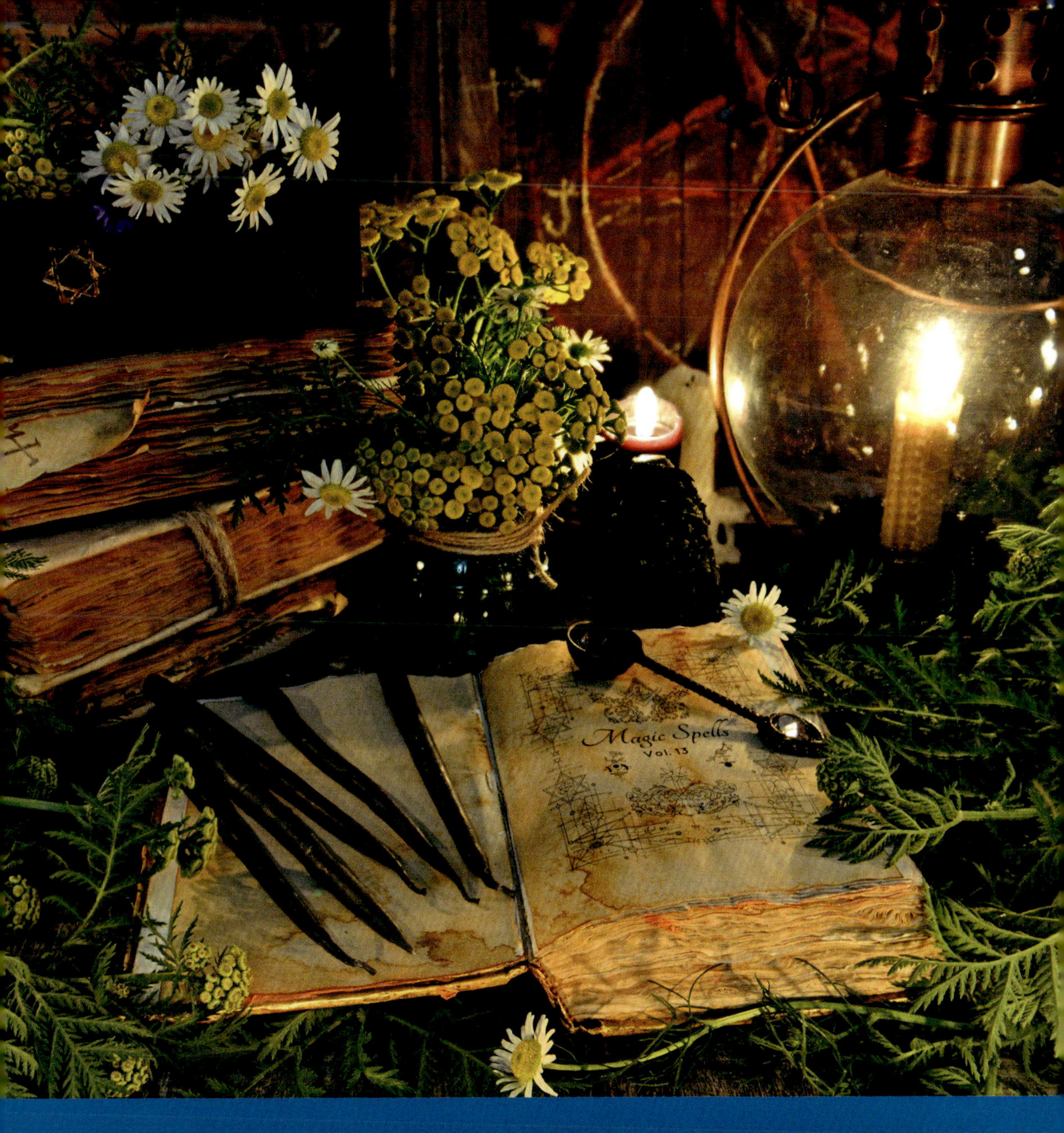


# Einleitung

# 1. Einleitung

## 1.1 Umgang mit dem Buch

Mit diesem Basisleitfaden eröffnet sich eine wertvolle Pflanzentherapie. Er dient dem systematischen Arbeiten mit westlichen Kräutern in der TCM. Als Grundbaustein der Materie informieren wir über die Verwendung von Qi-, Yang- und Yin-/Blut- tonisierenden Pflanzen. Anhand von Patientenbeispielen erklärt sich die Entstehung einer Rezeptur von Diagnosefindung über Konzept bis zur Verordnung. Die regelmäßige Auseinandersetzung mit den Kräutern, kombiniert mit Wissen und Erfahrung garantiert Zufriedenheit für Patienten und Therapeuten.

Zu Beginn informiert dieses Buch über Eckpfeiler der geschichtlichen Entwicklung. Wichtige Personen werden vorgestellt. Verständlich, dass wertvolle Hintergründe deutlich mehr Raum benötigen. Wir empfehlen die alte Literatur, sie liest sich spannend und informierend. Siehe Anhang in Kapitel 6.

Kapitel 2 vermittelt Grundlagen der Phytotherapie und informiert über die Qualitäten von Pflanzen, resultierend aus Inhaltsstoffen, Geschmack, Energetik und stellt den Bezug zur Chinesischen Medizin her.

In Kapitel 3 ist der Fokus auf die Rezepturen-Lehre gelenkt. Besondere Aufmerksamkeit gilt dem Aufbau und der Erstellung einer Rezeptur. Wir erstellen Individual-Rezepturen für jeden einzelnen Patienten. Nicht nur das Beschwerdebild soll in Augenschein genommen werden, sondern der Mensch in seiner Gesamtheit. Um diesem Anspruch in der Rezeptur gerecht zu werden, muss die Energetik der Pflanzen einfließen. Die Information über die Charaktere der Pflanzen erfahren Sie in den Steckbriefen und Monographien (Kapitel 5).

Das 4. Kapitel in diesem Basis-Leitfaden beinhaltet chinesische Krankheitsbilder, vornehmlich mit einem Mangel einhergehend. Unterteilt in Qi–Mangel, Yang–Mangel und Yin- bzw. Blut-Mangel werden anhand von tatsächlichen Fällen aus der Praxis bewährte Rezepturen vorgestellt. Sie stellen keine Pauschalrezepturen dar, sondern sind individuelle Beispiele. Sie dienen dem Verständnis für die angewandte Theorie.

In Kapitel 5 werden über **100** westliche Kräuter vorgestellt. Die Steckbriefe enthalten Information über Inhaltsstoffe, Energetik, Verwendung und Wirkung innerhalb der TCM. Die Informationen über die Inhaltsstoffe entsprechen dem Zeitpunkt unserer Recherchen. Der erfahrene Therapeut nutzt dieses komprimierte Wissen in einem Blick. Der Beginner liest sich ergänzend durch die Monographie und lernt die Pflanze in vielen

Facetten kennen. In diesem Rahmen sind bewährte Anwendungen und wertvolle Tipps enthalten. Tabellen liefern eine detaillierte Übersicht über eine Vielzahl von Kräutern. Die Rezepturen bestehen natürlich nicht ausschließlich aus Tonika, sondern werden ergänzt durch Kräuter die bewegen, die Oberfläche öffnen oder andere Funktionen erfüllen. Aus Gründen der Übersicht sind in Kapitel 5 Tonika von Qi, Yang und Yin/Blut aufgeführt. Steckbriefe und Monographie ergänzender Kräuter aus anderen Funktionsbereichen werden in Kapitel 5.1 (S. 593) separat aufgeführt. Ihre zielgerichtete Funktion ist dokumentiert und stellt eine praxisnahe Ergänzung dar.

In Kapitel 6 finden Sie lesenswerte Bücher, die uns bekannt sind, aber sicherlich nur einen geringen Teil der Fachliteratur darstellen. Je nach Autor bestückt mit unterschiedlichen Inhalten und Schwerpunkten. Ergänzende Informationen anderer Pflanzenexperten sind namentlich in den Monographien aufgeführt. Sie dienen der Bereicherung oder der Motivation eigene Studien zu betreiben.

Im Anschluss finden Sie bewährte Bezugsquellen.

## 1.2 Geschichtliches

Das Wissen um die Heilkraft der Kräuter und die gesamten Pflanzenwelt ist so alt wie die Menschheit. Das Spektrum der Pflanzen umfasst Bäume, Sträucher, Gräser, Moose, Flechten, Pilze und im Besonderen die Kräuter. Sie standen uns von Anfang an als Verbündete zur Seite. Die Menschen nutzten die Pflanzen intuitiv, eine Fähigkeit, wie sie heute nur noch bei Tieren zu beobachten ist. Aus der Sammlung wertvoller Erfahrungen entwickelte sich der richtige Umgang mit den Pflanzen in Bezug auf deren Wirkungsweisen und Kräfte. Durch die Vielzahl der Inhaltsstoffe und deren unterschiedliche Zusammensetzung war es möglich die verschiedenen Pflanzen differenziert einzusetzen. Heilende, lindernde, erregende, berauschende oder bewusstseinserweiternde Eigenschaften machten die Menschen sich zu Eigen.

In allen Kulturkreisen gab es Schamanen, Kräuterweise, Heiler, Medizinmänner und -frauen, die ihr Wissen an Auserwählte weitergaben. Der Weg dieser Menschen war oft einsam und hart. Sie mussten viele Prüfungen bestehen, die sie an ihre psychischen und physischen Grenzen brachten, um ihrem spirituellen Wachstum und den großen Anforderungen, gerecht zu werden. In ihrer Sippe oder in ihrem Clan hatten sie durch den Kontakt mit den Göttern und Ahnen immer eine Sonderstellung. Durch diese Verbundenheit waren sie sehr angesehene und mächtige Personen innerhalb ihrer Gemeinschaft.

Im Laufe der Zeit entwickelte sich eine Mischung aus Heilkunst, Magie, Mystik, Zauberei und Aberglauben. Rezepturen galt es nicht einfach nur zusammen zustellen, nein, sie waren fester Bestandteil von Ritualen. Das Ritual schrieb genau vor, wann, wo und zu welcher Zeit bestimmte Pflanzen gesammelt und benutzt wurden. Rituale markierten den Zyklus des Jahres und des Lebens der Menschen. Unsere moderne Welt ist geprägt von Schnelligkeit, Aggression, Stress und einer großen Mobilität. Wir sind im Zeitalter der Digitalisierung angekommen, was unser Leben nicht einfacher macht. Im Gegenteil, wir hetzen von einem Termin zum nächsten, immer mit der Angst nicht schnell genug, nicht gut genug zu sein. Unser soziales Leben spielt sich in den sozialen Netzwerken ab, parallel nimmt die Einsamkeit der Menschen zu. Uns steht eine großartige medizinische Diagnostik und Therapie zur Verfügung. Allopathische Medikamente für jede Erkrankung halten Einzug in unsere Medikamentenschränke. Schöne heile Welt, nein, das Gegenteil ist der Fall. Trotz dieser Möglichkeiten fühlen sich die Menschen nicht gesünder und auch nicht zufriedener. Sie sind auf der Suche nach einer Medizin, die sie als Individuum wahrnimmt. Die Therapie mit Kräutern gibt uns Therapeuten ein Werkzeug in die Hand, mit dem wir jeden Einzelnen dort abholen können, wo er gerade steht. Wir binden den Patienten in seine Therapie ein und geben ihm die Chance aktiv an seinem Heilungsprozess mitzuarbeiten.

## Geschichtliche Entwicklung

Um 3550 v. Chr. zur Pharaonenzeit war die Entwicklung einer differenzierten Kräuterheilkunde sehr fortgeschritten. Bestes Beispiel bieten die Einbalsamierungen der Verstorbenen (Pharaonen) mit Rosenöl, Weihrauch, Myrrhe, Salbei und Thymian.

### Griechische Antike:

**Hippokrates** (460–370 v. Chr.) wirkte auf der Insel Kos
Er hat die Medizin auf eine wissenschaftliche Grundlage gestellt. Klares Ziel der Heilkunst war die regenerativen Kräfte der Natur zu unterstützen. Sein Werk „*Corpus hippocraticum*" enthält 260 Pflanzen und schildert eindrücklich, dass die Pflanzenheilkunde fester Bestandteil der Medizin war. Beispielhaft wird bereits hier die Verabreichung von Veilchenblüten und Veilchensamen in geburtserleichternden Rezepturen erwähnt oder die Verwendung von Steinkleeblüten als Pflaster bei eiternden Wunden.

**Dioskurides** (40–90 n. Chr., griechischer Arzt in der Armee des röm. Kaisers Nero)
Schrieb die *Materia Medica*, das große Werk über die Arzneimittellehre, die 520 Pflanzen enthält. Die Materia Medica ist das einflussreichste, erhaltene Werk, das bis in die „Frühe Neuzeit" große Autorität genoss. Detaillierte Rezepte und Heilanwendungen wurden aufgeführt und beschrieben. Was hier niedergeschrieben wurde, galt als medizinisches Gesetz. Dieses umfangreiche Werk wurde schon sehr früh in verschiedene Sprachen übersetzt.

**Claudius Galenus** aus Pergamon (129–199 n. Chr., heutige Türkei)
War der Leibarzt von Kaiser Marc Aurel. Er beschäftigte sich intensiv mit der Anatomie und der Physiologie. *Galen* war der Begründer der 4 Säfte-Lehre (Humoralpathologie), die Blut, Schleim, Schwarze Galle und Gelbe Galle beinhaltet. Er entwickelte ein detailliertes, theoretisches System zur Anwendung und Einteilung von Heilpflanzen, gemäß ihrer Eigenschaften und Wirkungsweise: heiß, kalt, trocken und feucht. Der Grad der Pflanzen bezog sich auf Wärme oder Kälte, Feuchtigkeit oder Trockenheit und variiert vom I.–IV. Grad.

**Abū Alī al-Husain ibn Abdullāh ibn Sīnā**, bekannt unter dem Namen Ibn Sina, lat. **Avicenna,** um 980–1037 (Buchara / Hamadan)
War ein persischer Alleskönner. Er imponierte als Arzt, Physiker, Philosoph, Dichter, Jurist, Mathematiker, Astronom, Alchemist und Musiktheoretiker.

Er verfasste 1030 in Persien den *Canon medicinae*. Der Qānūn at-Tibb (Kanon der Medizin) ist das berühmteste Werk Avicennas.

Das Gesamtwerk ist mehrfach unterteilt. Die Hauptunterteilung gliedert sich in fünf Büchern:

1. Allgemeine Prinzipien (Theorie der Medizin)
2. Alphabetische Auflistung von Medikamenten (Arzneimittel und ihre Wirkungsweise)
3. Krankheiten, die nur spezielle Organe betreffen (Pathologie und Therapie)
4. Krankheiten, die sich im ganzen Körper ausbreiten (Chirurgie und Allgemeinkrankheiten)
5. Produktion von Heilmitteln (Antidotarium)

Bei diesem gewaltigen Werk handelt es sich um eine Zusammenfassung der abendländischen und morgenländischen Heilkunst.

Aktuelle Berühmtheit erfuhr Avicenna durch den Roman von Noah Gordon „*Der Medicus*". In diesem Bestseller studierte der Protagonist bei Avicenna Medizin.

### Römer:

**Plinius der Ältere** (verstorben 79 n. Chr., Ausbruch des Vesuvs)
War ein römischer Enzyklopädist, der sich in den Büchern 20–27 seiner Naturgeschichte ausführlich mit den Pflanzen und ihren Wirkungen beschäftigte.

### Christliche Tradition und die Anfänge einer wissenschaftlichen Botanik:

Schon in der Bibel finden wir immer wieder Hinweise auf den Gebrauch und die Anwendung von Heilpflanzen. David betete im AT „Entsündige mich mit Ysop". Vor dem Auszug aus Ägypten besprengten die Kinder Israels die Türschwellen mit Ysop-Zweigen. Die letzte Labung am Kreuz wurde Jesus mit einem Ysop-Zweig gereicht.

In der Zeit der großen Völkerwanderung und des Frühen Mittelalters gab es nur spärliche Informationen über die Anwendung und den Gebrauch von Heilpflanzen.

**Karl der Große:**
871 erließ Karl der Große eine Landgüterverordnung, *Capitulare de villis vel curtis imperialibus* genannt.

Hier wurden knapp 100 Obst-, Heil- und Gemüsepflanzen aufgelistet, die auf den königlichen Hofgütern angebaut werden sollten. Im Karlsgarten von Aachen, in den Melaten sind sie heute noch zu sehen und erinnern an die Capitulare. Sie sind auch ein Zeichen dafür, dass trotz der jahrhundertelangen Stagnation in der wissenschaftlichen Erforschung der Pflanzenwirkstoffe, die Kräuterheilkunde fester Bestandteil im Leben der Menschen war. Das Wissen um die Heilpflanzen wurde mündlich weitergegeben und vermischte sich mit Legenden heidnischen und christlichen Ursprungs.

Gelegentlich finden wir Hinweise auf die Kräuterheilkunde in alten Märchen, wie z. B. bei Schneewittchen und dem vergifteten Apfel.

### Mittelalter:
Kräuter waren Heilgaben der Kräuterfrauen, die oft auf dem Scheiterhaufen verbrannt wurden. Sie wurden aber auch von Alchemisten, Wunderdoktoren, Badern und Steinschneidern eingesetzt. Besonders intensiv widmeten sich Nonnen und Mönche in ihren Klöstern der Kräuterwelt. Bedingt durch die Abgeschiedenheit, sowie die karge Umgebung, studierten sie jedes Pflänzchen auf seinen Nutzen. Keine Pflanze war zu gering, um als Unkraut abgetan zu werden. Das Anlegen und Pflegen von Gemüse- und Heilkräuterbeeten vervollständigte den Klosteralltag.

In den Klöstern experimentierte man mit Wurzeln, Blättern, Blüten, Früchten und Rinden. Man stellte Säfte, Tees und Tinkturen her. Die Mönche entwickelten große Fertigkeiten besonders im Umgang mit Hopfen und Malz.

**Walahfrid Strabo** (808–849 n. Chr.), Abt auf der Reichenau
Schrieb das Buch „*De cultura hortorum*“, kurz „*Hortulus*“ (Gärtlein). Hier handelt es sich um die erste Kunde vom Gartenbau in Deutschland. In 444 Hexametern (klassisches Versmaß der epischen Dichtung) werden 24 Heilkräuter, Küchen- und Zierpflanzen beschrieben, die noch heute unsere Gärten bereichern.

**Hildegard von Bingen** (1098–1179)
Im ersten Buch ihres medizinischen Hauptwerkes „*Physica von den Pflanzen*“ stufte sie die Pflanzen in warm und kalt ein. Sie gab Empfehlungen, wie die Pflanzen bei verschiedenen Krankheiten, Gebrechen, aber auch bei seelischen Qualen eingesetzt werden konnten. Die Hildegard-Medizin erfreut sich heute einer großen Popularität.

**Pier Andrea Mattioli** (1501 – 1577), Gelehrter der Renaissance
Verbrachte den größten Teil seines Arbeitslebens mit der Übersetzung, Erforschung und Interpretation der Materia medica.

**Paracelsus** = Aureolus Philippus Theophrastus Bombastus v. Hohenheim (1493 – 1541)
War einer der Größten in der Medizingeschichte. Sein umfangreiches Werk enthält neben wissenschaftlichen Erkenntnissen, die für diese Zeit revolutionär waren, auch sarkastische Äußerungen gegen Kollegen und Konkurrenten aus der medizinischen Zunft. Paracelsus verfügte über medizinische und chemische Kenntnisse, die ihre Faszination bis in die heutige Zeit nicht verloren haben. Er war Begründer der Signaturen-Lehre (schließt aus Form, Farbe und Struktur der Pflanze oder bestimmter Pflanzenteile auf deren medizinisch-therapeutischen Wert). In vielen Kräuterbüchern ist die Signaturen-Lehre fester Bestandteil und darf natürlich auf keiner Kräuterwanderung fehlen. Paracelsus ließ auch die Astrologie in seine Arbeit einfließen. Er ging davon aus, dass Pflanzen beseelte Wesen sind, deren Eigenschaften vom Lauf der Gestirne bestimmt werden. Die Signaturen-Lehre erntet von der Naturwissenschaft wenig Anerkennung und wird häufig belächelt oder als Unsinn abgetan.

### Weitere botanische Autoren der Frühen Neuzeit:

Väter der Botanik:

**Otto Brunfels** (1500 – 1534)
Geboren in Mainz und verstorben in Bern. Er war Theologe (Pfarrer), Humanist, Arzt, Botaniker und Verfasser verschiedener Pflanzenbücher.

**Hieronymus Bock** (1498 – 1554)
War Arzt, Theologe, Botaniker. Er widmete sich ausführlich den Pflanzen, die in Süddeutschland wuchsen. Er beschrieb sie sehr detailliert und nach eigener Anschauung. Durch die intensive Auseinandersetzung mit den Pflanzen erwähnte er erstmals viele morphologischen Details. Seine Texte gestaltete er sehr originell.

**Prof. Leonhart Fuchs** (1501 – 1566)
War Mediziner, Philosoph und Rektor der Universität Tübingen. Prof. Fuchs legte einen der ersten Universitäts-Arzneimittelgärten an und führte die ersten botanischen Führungen durch. In seinen Büchern finden sich mit großer Sorgfalt angefertigte Illustrationen. Sie weisen eine besondere Naturtreue auf und sind botanisch von höchstem Rang.

**Konrad Gesner** (1516 – 1565), geboren und gestorben in Zürich
Schweizer Arzt, Naturforscher, Botaniker, Mathematiker. Er stand den Erkenntnissen der Antike und dem Mittelalter sehr kritisch gegenüber. Gesner bewertete seine eigenen Beobachtungen höher als die seiner Vorgänger und Kollegen. Er zeichnete

Pflanzendarstellungen von herausragender Qualität. Der erste botanische Garten in Zürich wurde von Gesner gegründet.

**Adamus Lonicerus** (1528–1586), Naturforscher, Arzt, Botaniker, Mathematiker
Ordnete die Pflanzen nach pharmazeutischen und medizinischen Aspekten ein.

**Giambattista Porta** (1538–1615), Naturforscher
Führte die Signaturen-Lehre von Paracelsus in seinem Werk *Physiognomica* fort

**Carl von Linné** (1707–1778)
War ein schwedischer Naturforscher und Arzt, geboren in Småland. Er reiste in seiner Jugend gerne nach Lappland, um dort die Pflanzen- und Tierwelt zu erforschen.

1735, erst kurze Zeit nachdem er das Buch *Systema naturae* veröffentlichte, erhielt Linné den Doktortitel für Medizin in Holland. In seinem Werk ordnete er die Natur in die verschiedenen Bereiche Pflanzen, Tiere und Mineralien ein. Linné legte außerdem eine Methode fest, mit deren Hilfe sich Pflanzen leichter bestimmen ließen. Die Grundlage hierfür, war eine genaue Untersuchung der Blütenblätter, Staubblätter und Stempel der Pflanze. Er teilte die Pflanzen in Geschlechter ein. Beide Zeichen werden auch heute noch zur Kennzeichnung des Weiblichen und des Männlichen genutzt. Was zunächst nur für Pflanzen galt, übertrug er später auch auf Tiere und Mineralien.

Linné verdanken wir die Einführung der binären Nomenklatur für Arten. Das bedeutet, er gab den Pflanzen zwei Namen. Der erste Name gibt Aufschluss über die Gattung. Der zweite Name bezeichnet die Art. Deutlich wird es am Beispiel der Hagebutte, auch Hundsrose genannt. *Rosa canina* ist ihr lateinischer Name. *Rosa* ist der Gattungsname, *canina* benennt die Art. Die Namensgebung in lateinischer Sprache ist eindeutig und lässt keine Verwechslungen zu.

**Samuel Hahnemann** (1755–1843)
War der Begründer der Homöopathie. Neben seinem Beruf Arzt, war er auch Chemiker und Übersetzer. Hahnemann hatte immer wieder Streit und Ärger mit den Apothekern, die seine chemische Arbeit nicht schätzten. Einziger Unterstützer war der Inhaber der Zentralapotheke in Dresden. Aus dieser Bewegung entstanden zahlreiche Zentralapotheken in ganz Deutschland.

**Sebastian Kneipp** (1821–1897), Kräuterpfarrer
Pfarrer Kneipp stammte aus sehr bescheidenen Verhältnissen. Er propagierte ein naturnahes Leben und damit die Rückbesinnung auf die Heilkräfte der Natur. Besonders frisches Wasser und den Gebrauch von Pflanzen hielt er für unverzichtbar. Mit 28 Jahren erkrankte Kneipp an TBC. Er kurierte sich, indem er täglich ein kurzes Bad in der Donau

bei Dellingen, nahm. Kneipp setzte seine Wasseranwendungen täglich bis ins hohe Alter fort. In Bad Wörishofen ernannte man ihn zum Wasserpfarrer.

**Dr. Edward Bach** (1886–1936), Begründer der Bachblütentherapie
War englischer Arzt und Homöopath. Bach betrachtete Krankheit und Leiden als Ausdruck seelischen Ungleichgewichts. Die Psychosomatik muss, seiner Auffassung nach, Grundlage der Therapie sein. Nur dann kann ein Patient erfolgreich behandelt werden. Wildwachsende Blumen, die den seelischen Befindlichkeiten eines Patienten zugeordnet werden, sollen seine Heilung bringen.

Auch in der heutigen Zeit pflegen Pflanzenkundige traditionelles Wissen, bereichert mit aktuellen Kenntnissen. In der Literaturempfehlung (Kapitel 6.2) werden einige wertvolle Bücher aufgelistet.

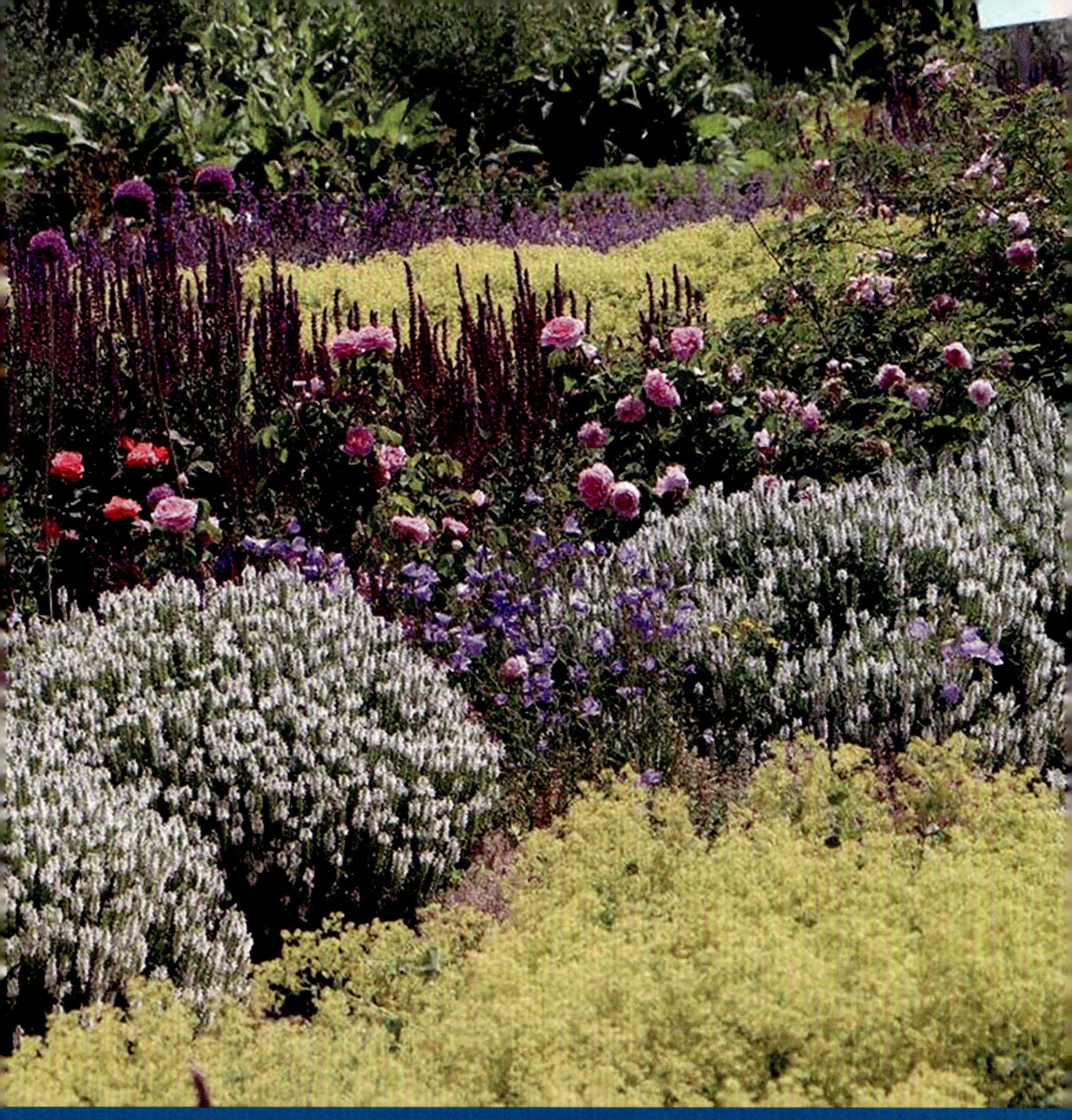

# Grundlagen der Phytotherapie

# 2. Grundlagen der Phytotherapie

## 2.1 Pflanzenbestandteile und Inhaltsstoffe

### Pflanzenbestandteile

Benennung: Wurzel, Stängel, Blatt, Kelchblatt, Blüte, Staubblätter, Narbe, Griffel, Fruchtknoten

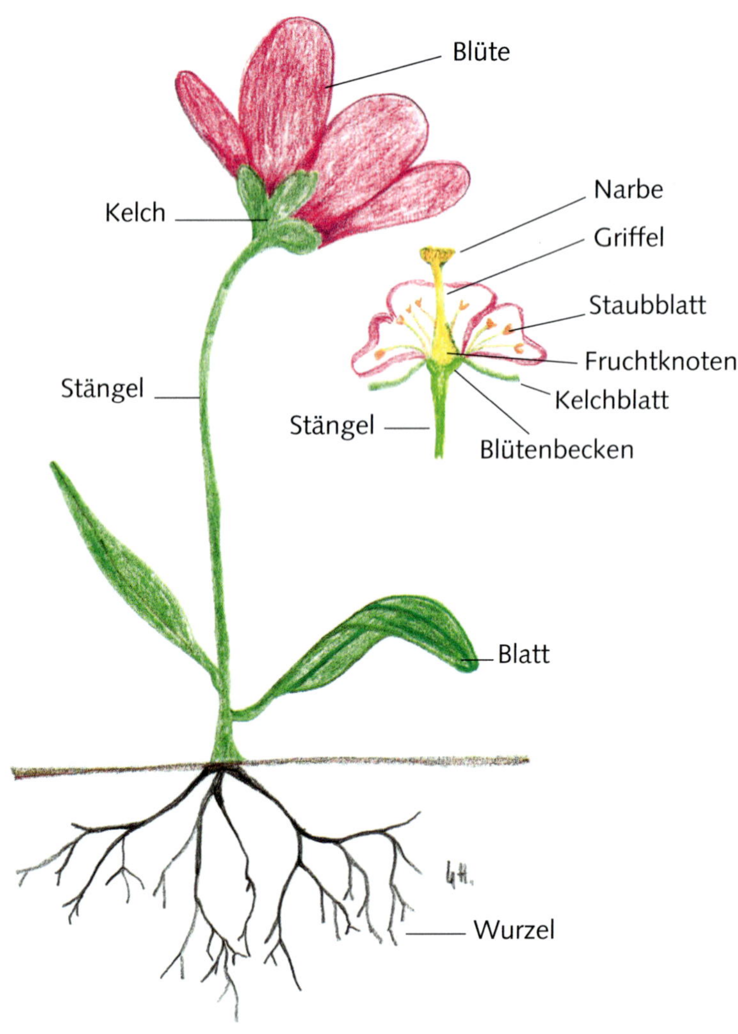

Blattformen: linealisch, länglich spitz, eiförmig, verkehrt eiförmig, elliptisch, kreisrund, nierenförmig, herzförmig, spießförmig, handförmig gelappt, paarig gefiedert, unpaarig gefiedert, mehrfach gefiedert, unterbrochen gefiedert, dreizählig

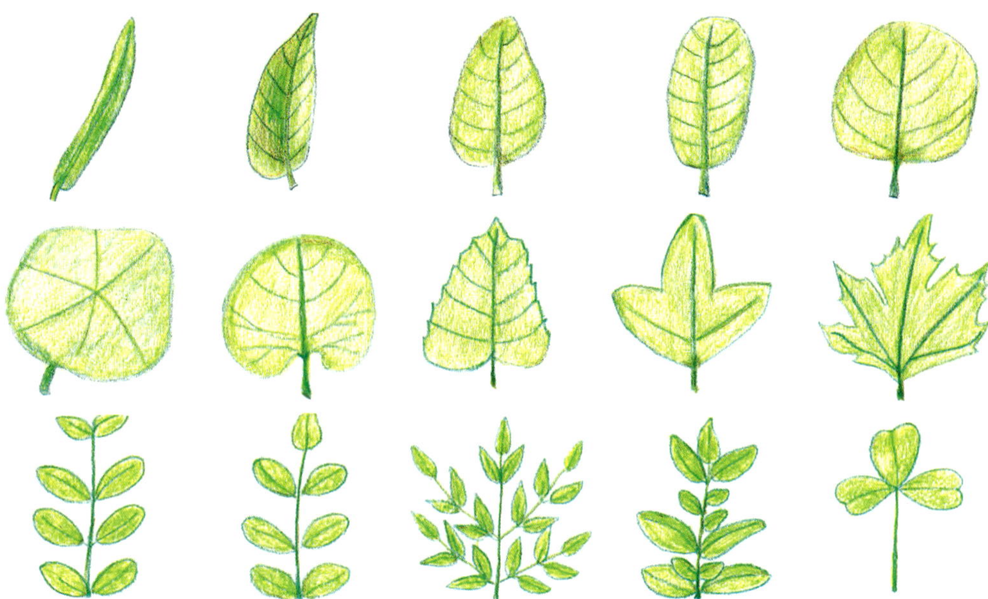

Nervatur: streifennervig, fiedernervig, netznervig

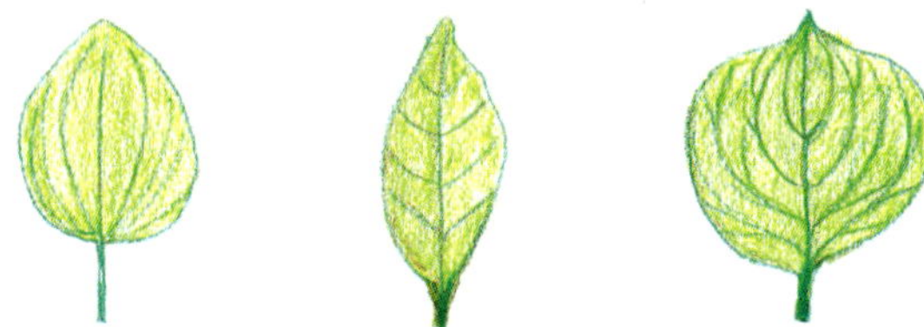

Blattrand: ganzrandig, gelappt, ausgerandet, gewellt, gebuchtet, gesägt

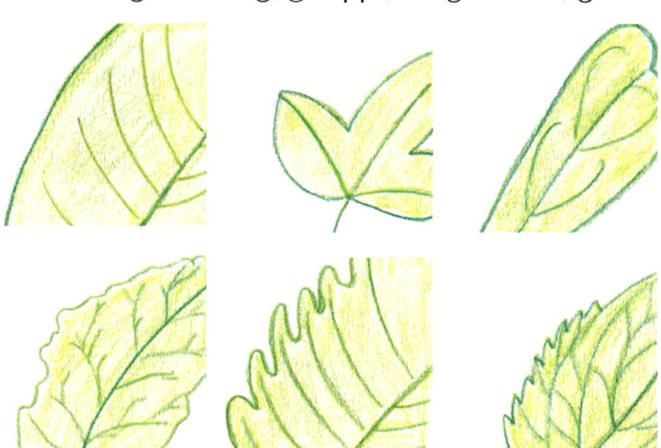

Blattrand: gezähnt, gekerbt, fiederschnittig, stachelspitzig, gewimpert

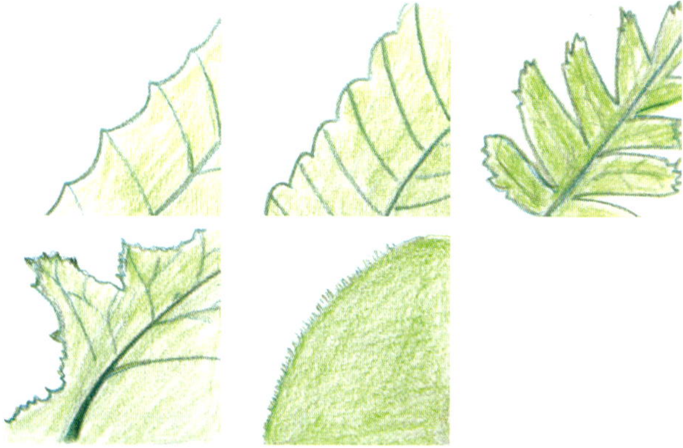

Blattgrund: gestielt, sitzend, geöhrt, stengelumfassend, verwachsen, herablaufend

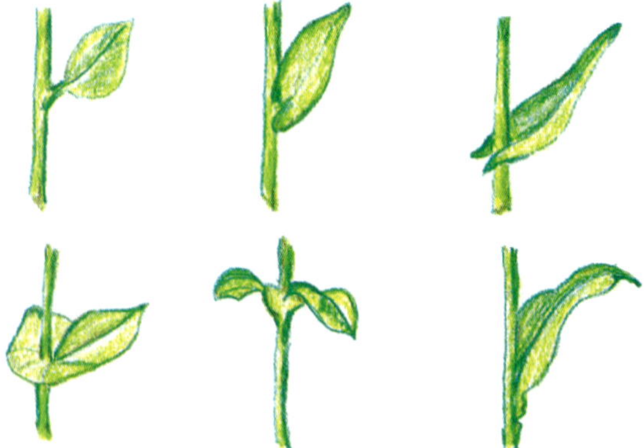

Blattstellung: wechselständig, gegenständig, quirlständig

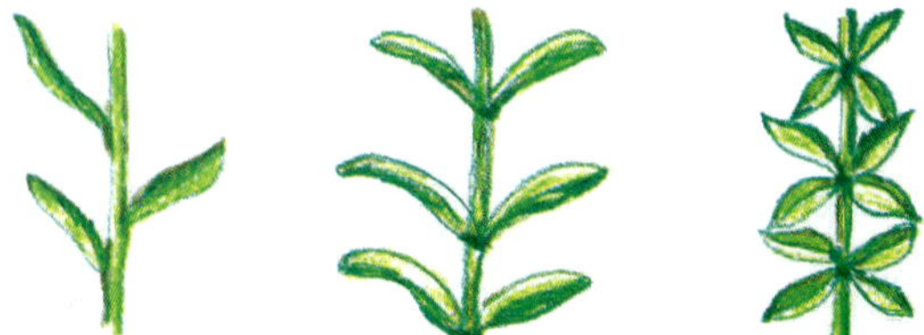

Stengelquerschnitt: rund, abgeflacht, vierkantig, gefurcht

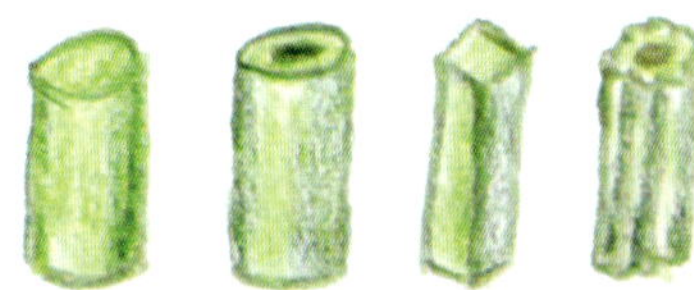

**Verwendung von Pflanzenbestandteilen innerhalb einer Rezeptur**

| Pflanzenbestandteile in der Rezeptur | Lateinische Benennung in der Rezeptur | Abkürzung bei der Verordnung |
|---|---|---|
| Blühendes Kraut | Herba | H. |
| Blüten | Flores | Flos. |
| Wurzel | Radix | Rad. |
| Wurzel mit Kraut | Radix cum Herba | Rad. c. H. |
| Wurzelstock | Rhizom | Rhiz. |
| Blatt, Blätter | Folium | Fol. |
| Blatt und Rinde | Folium et cortex | Fol. et cort. |
| Frucht | Fructus | Fruct. |
| Frucht, gestoßen | Fructus contus | Fruct. cont. |
| Frucht mit Samen | Fructus cum semine | Fruct. cum sem. |
| Frucht, entkernt | Fructus sine semine | Fruct. sine sem. |
| Fruchtschale | Pericarpium | Peric. |
| Griffel | Stigmata | Stig. |
| Flechte | Lichen | Lichen |
| Rinde | Cortex | Cort. |
| Samen | Semen | Sem. |
| Zapfen | Strobuli | Strob. |
| Zwiebel | Bulbus | Bulb. |
| Öl, fettes | Oleum | Ol. |

## Inhaltsstoffe

Anhand der Inhaltsstoffe lässt sich das Wirkspektrum einer Pflanze bestimmen.

### Bitterstoffe

Einteilung von Bitterstoffpflanzen:

- Amara pura: reine Bitterstoffpflanze, z. B. Enzian (Gentiana lutea)
- Amara aromatica: aromatische Bitterpflanze, z. B. Wermut (Arthemisia absinthium) oder Engelwurz (Angelica archangelica)
- Amara acria: scharfe Bitterstoffpflanze, z. B. Ingwer (Zingiber off.) oder Cayennepfeffer (Capsicum frutescens)

Der Bitterwert ist eine in der Pharmazie verwendete Maßzahl, mit der das Ausmaß eines bitteren Geschmacks, beschrieben wird. Der Bitterwert ist der Kehrwert jener Verdünnung eines Stoffes, einer Flüssigkeit oder eines Extraktes, die eben noch bitter schmeckt.

Zur Bestimmung des Bitterwertes wird ein standardisiertes, im Europäischen Arzneibuch beschriebenes Verfahren, verwendet. Als Vergleich dient eine wässrige Lösung von Chininhydrochlorid, dessen Bitterwert mit 200.000 festgelegt ist. Dies bedeutet, dass 1 Gramm Chininhydrochlorid 200.000 Gramm (je nach Temperatur etwa 200 Liter) Wasser bitter macht. Die interindividuellen Geschmacksunterschiede bei der organoleptischen Prüfung der Bitterkeit werden bei diesem Verfahren durch einen Korrekturfaktor ausgeglichen. [1]

Der Bitterstoff von Enzian ist in einer Verdünnung von ca. 1 : 50.000 noch als bitter wahrnehmbar. Deshalb beträgt der Bitterwert von Enzian 50.000. Bedeutet, dass 1 Teil Enzianbitterstoff mit 50.000 Teilen Wasser verdünnt, immer noch bitter schmeckt. Der Bitterstoffgehalt einer Pflanze kann jedoch variieren, da er auch vom Standort der Pflanze abhängt.

Wirkung von Bitterpflanzen:

- Regen die Verdauungssäfte an
- Appetitanregend, besonders wertvoll bei anorektischen und ausgezehrten Personen
- Trocknen, senken Fieber, leiten Toxische Hitze aus
- Tonisieren Qi
- Unterstützen den Körper in der Fähigkeit Pathogene aus dem System zu eliminieren, sie dienen der Prävention von Infekten
- Bewegen Qi
- Unterstützen die Beseitigung von Stagnationsansammlungen an Orten, an denen sich bevorzugt Pathogene und Toxine ansiedeln. Dort bilden sich Krankheitsherde, welche Rezidive begünstigen
- Bauen Qi und Yin auf und unterstützen den Genesungsprozess

Die Dosierung sollte immer schwach – mittel sein! (Siehe Steckbriefe). Eine hohe Dosierung wirkt abführend.

**Gerbstoffe**

Benannt nach ihrer Eigenschaft bestimmte Stoffe, speziell Leder, zu gerben. Gerbstoffe weisen ein hohes Molekulargewicht auf und sind wasserlöslich. Sie wirken sehr stark adstringierend.

Unterteilung der Gerbstoffe in:

- Tannin-Gerbstoffe
- Kondensierte Gerbstoffe, Catechine
- Lamiacaen-Gerbstoffe

Wirkung:

- Adstringierend, kühlend, blutstillend
- Gute Anwendung bei Haut- und Schleimhautverletzungen z. B. Gastritis, Enteritis, Ulcera, Prolaps, Hämorrhoiden, Verbrennungen etc.
- Festigen und stabilisieren Qi, halten damit die Dinge an ihrem Platz
- Halten und binden die Energie im Innern
- Können Defekte im Yin und Jing auffüllen

### Aromastoffe (griech.: arōma = Gewürz)

Die internationale Bezeichnung *Flavors* wird übersetzt mit wohlschmeckende und wohlriechende, natürliche oder synthetische Stoff–Gemische. Natürliche Aromastoffe stammen überwiegend aus ätherischen Ölen von Pflanzen (z. B. Fenchel, Kalmus, Zimt, Lorbeerbaum, Vanille, Ingwer, Safran oder Krokus und anderen). Komponenten der Aromastoffe sind Kohlenwasserstoffe, Alkohole, Aldehyde, Terpene, Ketone, Phenol-Ether, Ester und schwefelhaltige Stoffe. [2]

Wirkung:
- Bewegen Blut, Qi und Feuchtigkeit, d. h. sie transformieren Schleim
- Öffnen die Oberfläche

### Ätherische Öle

Stellen komplexe Gemische lipophiler, leicht flüchtiger Stoffe dar, die sich durch einen aromatischen Geruch auszeichnen. Sie sind in den Pflanzen meist an verschiedene nichtflüchtige, lipophile Substanzen wie Gummi und Harze gebunden. Die ätherischen Öle dienen der Pflanze als Schutz vor Fraß. Sie locken Insekten an oder halten sie fern. Außerdem wirken sie hemmend auf die Samenkeimung und Keimlingsentwicklung konkurrierender Gewächse. Der Anteil von ätherischem Öl in einer klassischen, ätherischen Pflanzen-Droge liegt bei 0,1 % bis etwa 1–2 %. Es gibt auch Pflanzen, die eine Konzentration von bis zu 20 % aufweisen. [19]

*Sie kommen vom Kosmos und wirken dort, wo Mensch und Kosmos sich treffen, an der Haut. [3]*

Wirkung:
- Öffnen die Oberfläche, fördern das Schwitzen
- Bewegen das Le-Qi, wirken spasmolytisch
- Bewegen das He-Qi, wirken kreislaufanregend
- Beruhigen den Geist Shen, wirken sedierend
- Stärken das Ni-Qi, wirken diuretisch/ aquaretisch, indem sie die Wasserausscheidung anregen
- Wirken in hoher Dosierung lokal reizend und durchblutungsfördernd auf der Haut
- Wirken antiphlogistisch:
  - Bsp.: Thujon
    Thujon ist, wie Thujol ein bizyklisches Monoterpen, gehört zur Stoffklasse der Isoprenoide.
    Sein natürliches Vorkommen ist als ätherisches Öl in Beifuß, Wermut, Salbei, Huflattich, Rainfarn, Rosmarin, Salbei off., Thymian, Thuja anzutreffen

Das Nervengift Thujon wirkt bei korrekter, therapeutischer Dosierung desinfizierend, schweißhemmend und schmerzlindernd.
Bei einer Überdosierung von Thujon kommt es zu Erbrechen, Magen–Darmkrämpfen, Harnverhalten, Benommenheit, Nierenschäden. Weitere Nebenwirkungen sind zentrale Störungen, wie Kopfschmerzen, Schwindel, Krämpfe und Lähmungen.
Thujonhaltige Pflanzen sollten in der Schwangerschaft nicht verabreicht werden, da sie abortiv wirken können

## Flavonoide

Es handelt sich um eine Gruppe von Naturstoffen (Polyphenolverbindungen), die als gelbe bis rote Farbstoffe u. a. für die Färbung von Blättern, Blüten und Früchten sorgen. Es sind mehr als 2000 verschiedene Flavonoide bekannt.

Einteilung der Flavonoide:
- Flavonole, z. B. Rutin, Quercetin
- Flavanone, z. B. Hesperidin
- Flavone, z. B. Apiin
- Anthocyanidine, z. B. in Malvenblüten, Holunderbeeren, Rosenblüten
- Isoflavonoide, mit schwach östrogenähnlicher Wirkung, sogenannten Phytoöstrogenen

Flavonoide wirken je nach Gruppe als Antioxidantien, Antiexudativa, Antiphlogistika, Radioprotektiva.

Wirkung:
- Stärken das Wei-Qi, indem sie das Immunsystem stärken und allergische Reaktionen hemmen
- Stärken das He-Qi, sorgen für Entspannung der glatten Muskulatur, stellen die Blutgefäße weit, wodurch die Durchblutung gefördert wird und dichten Kapillare ab (z. B. bei Venenleiden)
- Stärken das Ni-Qi, indem sie die Harnproduktion stärken
- Bewegen das Le-Qi, wirken spasmolytisch bei Magen-Darmkrämpfen
- Stärken die Funktion der Leber, indem sie die Gallenproduktion steigern
- Stärken Qi von Milz und Magen, wirken verdauungsfördernd

## Alkaloide

Sind stickstoffhaltige Naturstoffe, hervorgegangen aus Aminosäuren. Sie dienen der Pflanze in erster Linie als Schutz vor Fraß. Sie tragen oft den Namen der Pflanze, in der sie als Hauptalkaloid zu finden sind z. B. *Atropin* in der Tollkirsche (Atropa belladonna) oder *Ranunculin* in Hahnenfußgewächsen (Ranunculacae). Viele Alkaloide sind giftig z. B. *Aconitin* im Aconitum (Eisenhut).

Besondere Aufmerksamkeit gilt den Pyrrolizidin-Alkaloiden, sogenannten PA`s, enthalten u. a. in Beinwell, Huflattich und Wasserdost. Sie wirken als isolierter Stoff hepatotoxisch. Aus diesem Grund liegt für Beinwell eine Anwendungsbeschränkung zur innerlichen Anwendung vor. Huflattich ist inzwischen ohne Pyrrolizidin-Alkaloide erhältlich. Die gesetzliche Regelung variiert.

Bitte über die aktuellen Apothekenbeschränkungen informieren!

Wirkung:
Die meisten Alkaloide wirken primär auf das ZNS. Durch ihre strukturelle Ähnlichkeit mit Neurotransmittern können Alkaloide in die nervale Regulation als Agonisten (Morphium) und Antagonisten (Hyoscamin und Scopolamin) Einfluss nehmen.

## Glykoside

Sind Verbindungen aus Einfach–Mehrfachzucker (Mono-Di-Polysaccharide) und einem Nicht-Zuckermolekül, dem Aglykon oder Genin.

Therapeutische Wirkung:

- Herzwirksame Glykoside, enthalten z. B. im Maiglöckchen (Convallaria majalis), Fingerhut (Digitalis purpura in Novodigal)
- Saponine, enthalten z. B. im Seifenkraut (Saponaria off.) oder in der Vogelmiere (Stellaria media). Sie reduzieren die Oberflächenspannung von Wasser und wirken emulgierend auf Öle. In der Kombination mit Wasser zeigen sie ein hohes Schaumvermögen
- Magenwirksame Anthraglykoside, enthalten z. B. im Faulbaum (Frangula alnus), im Kreuzdorn (Rhamnus cathartica), aber auch im Rhabarber (Rheum palmatum/Rheum off.). Antraglykoside werden enzymatisch zu Anthronen abgebaut. Diese stimulieren die Kontraktion und somit die Steigerung der Dickdarmmotilität, was zu einer beschleunigten Darmpassage und einer verkürzten Verweildauer des Nahrungsbreis fuhrt. Weniger Flüssigkeit wird aus dem Darm resorbiert und die Stuhlkonsistenz wird weicher. Der Einsatz von Anthraglykosiden bei Obstipation wirkt als Laxans.

## Glucosinolate

Glucosinolate oder auch Senfölglycoside werden aus Aminosäuren gebildet und sind chemische Verbindungen aus Schwefel und Stickstoff. Der Pflanzenstoff verleiht z. B.

Rettich, Kresse, Kapuzinerkresse, Barbarakraut, Senf und Kohl seinen typisch, etwas bitteren Geschmack. Derzeit sind etwa 120 verschiedene Arten von Glucosinolaten bekannt. Sie unterscheiden sich nur hinsichtlich der Aglykon-Reste. Der Stoff wirkt antibakteriell und soll krebshemmend sein. In Mitteleuropa kommt Glucosinolat hauptsächlich bei Kreuzblütlern vor.

Wirkung:
- Krebshemmend
- Antibakteriell
- Erwärmend auf Milz und Magen

### Fette und Öle

Fette und Öle dienen dem Körper als Energielieferanten. Sie tonisieren und nähren das Yin. Pflanzen mit einem hohen Öl-/Fettanteil setzen wir bei Mangelzuständen ein.

### Schleimstoffe

Sind hochmolekulare Verbindungen aus Heteropolysacchariden mit verzweigten Ketten.

Bausteine sind:
- Glukose
- Mannose
- Rhamnose
- Glucuronsäure

Durch ihre Wasserlöslichkeit besitzen sie die Fähigkeit kolloidale Lösungen oder Gel zu bilden.

Schleimstoffe werden vom Körper nur in geringen Mengen resorbiert. Gut resorbiert werden z. B. Schleimstoffe von Malve oder Eibisch. Beim Leinsamen finden wir unverdauliche Hydrokolloide. Durch das Aufquellen kommt es zu einem Volumenanstieg mit stuhlregulierender Wirkung.

## 2.2 Signaturen-Lehre

Begründer der *Signaturen-Lehre* war Paracelsus. Wie die meisten Gelehrten dieser Zeit war er auf vielen Gebieten kundig. Als Arzt, Alchemist, Astrologe, Mystiker und Philosoph widmete er seine Studien verschiedenen Fachbereichen. In seiner Biographie gewinnt man Einblick in das Leben eines Rebellen. Er setzte sich mit dem Menschen, der Natur, den Gestirnen und den spirituellen Aspekten des Lebens auseinander. Er hinterfragte, widerlegte und eckte an! Kritik an den Lehren seiner Zunftkollegen schürte oft auch Feindseligkeiten. Neben einem rebellischen, vermutlich aufbrausenden Charakter, beobachtete er Pflanzen mit großer Hingabe und Liebe zum Detail. Er widmete sich intensiv dem Pflanzenstudium und verinnerlichte das Wesen der Pflanze. Sein großer Wissensdurst und die Neugierde an allen Dingen ließen ihn ein Werk schaffen, das der Nachwelt erhalten blieb. Er hinterließ ein sehr wertvolles und kostbares Erbe. Eines seiner großen Werke ist die Signaturen-Lehre.

Aus Form, Farbe, Struktur, Geschmack, Standort und Vegetationszeit einer Pflanze oder eines Pflanzenteils z. B. Blüte, schließt man auf ihre medizinische oder therapeutische Wirkung, auf die Wirkungsweise und den Wirkungsort. Die Signaturenlehre geht davon aus, dass alle fünf Naturreiche Menschen-Tiere-Pflanzen-Mineralwelt und die Geistwesen (Religion-Spiritualität) in enger Verbindung zueinander stehen und Ähnlichkeiten oder Verwandtschaften aufzeigen. Auf wundersame Weise werden sie durch die kosmischen Kräfte verbunden. [22]

Wer sich mit der Pflanzenwelt und der Signaturen-Lehre auseinandersetzt, wird feststellen, dass generelle Äußerungen sich in der Natur bestätigen. Pflanzen wachsen dort, wo sie gebraucht werden. Man staunt, was sich im eigenen Garten ansiedelt, um seine Unterstützung anzubieten. Wo eine Krankheit ist, gibt es immer ein Kräutlein, das Abhilfe schafft. Pflanzen haben die Gabe, dann zu wachsen, wenn sie benötigt werden. Im Frühjahr, zur Zeit der Rhinitis allergica wächst z. B. die Pestwurz, eine wertvolle Pflanze, die genau mit diesen Beschwerden umgehen kann. Ähnlich verhält es sich mit dem Lungenkraut, dessen folgende Vorstellung beispielhaft die Sichtweise der Signaturen-Lehre verdeutlicht.

## Die Signaturen-Lehre am Beispiel vom Lungenkraut (Pulmonaria off.):

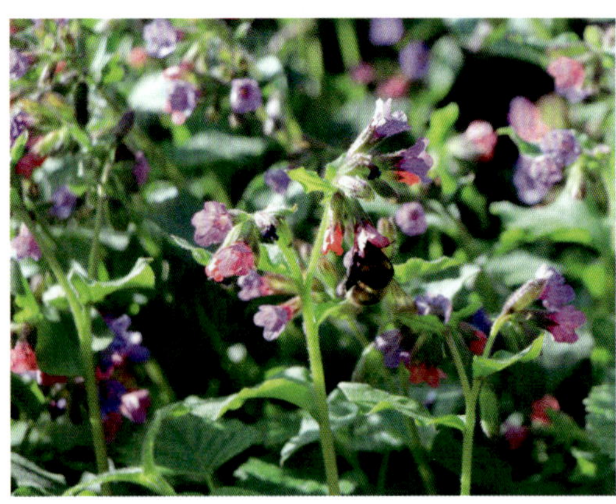

Das Lungenkraut ist eine Vertreterin der Borretschgewächse (Boraginaceae). Beheimatet in Europa, wächst die Heilpflanze bevorzugt auf kalkhaltigen Böden im Halbschatten von Laub- und Mischwäldern, gerne an Bachufern und Gebüschen. Auf ihre Besonderheit weist bereits die volkstümliche Namensnennung, wie *Ungleiche Schwestern, Tag und Nacht, Hänsel und Gretel, Blut- und Leberwurst, Fleckenkraut und Lungenwurz* hin. Diese vielfältigen, phantasievollen, teilweise aus dem Alltag stammenden Betitelungen zeigen, dass es sich um eine populäre Pflanze handelt. Der lateinische Gattungsname *Pulmonaria* nimmt Bezug zur Lunge (pulmo). *Offincinalis* ist der Hinweis, dass Lungenkraut als offizielles Heilmittel in den sogenannten Offizien, wie Apotheken und Drogerien verwendet wurde. Sobald die Sonne im März an Kraft gewinnt, erwacht das Lungenkraut aus der Winterruhe. Aus einem waagerechten, dünn verästelten Wurzelstock, reckt sich der behaarte, kantige, derb-grüne etwa 20 cm–30 cm lange Stiel empor. Das mit Borsten ausgestattete Blattwerk setzt sich aus Grund- und Stängelblättern zusammen. Die etwas breiteren Grundblätter sind dunkelgrün, lungenförmig und spitz ausgebuchtet. Im Bereich der länglichen Stängelblätter zeigt sich die wechselständige Anordnung. Besonders kennzeichnend sind die weißen Tupfen oder Flecken auf der Blattoberfläche. Am Ende des Stängels sitzen in einem grünen Kelch eingehüllt, kurze gestielte Blüten. Sie gleichen den Schlüsselblumen mit ihren zur Erde geneigten Köpfen. Die anfangs weinroten und nach der Bestäubung violett-blauen Blüten stellen den Wechsel zwischen arteriellem und venösem Blut dar. Die Kornröhre bildet 5 Zipfel aus. Medizinisch wird das blühende Kraut im Frühjahr geerntet und verwendet. Es schmeckt süßlich, leicht adstringierend, leicht bitter und etwas salzig. Energetisch haben wir es mit einer kühlen und feuchten Pflanze zu tun.

### Heilwirkung:

Fördert die Expektoration, ist reizmildernd, festigt das Lungengewebe und stärkt die Lunge.

### Wirkung in der TCM auf He, Lu

- Tonisiert das Yin der Lunge, kühlt und befeuchtet
- Kühlt Hitze in der Lunge (Bronchitis, Pneumonie, Pleuritis etc.)
- Adstringiert, stoppt Blutungen

- Kühlt Herz-Feuer, beruhigt den Geist Shen
- Wundheilmittel zur äußerlichen Anwendung

**Betrachtung aus Sicht der Signaturen-Lehre**

Das Lungenkraut liebt es am Wasser zu stehen. Es bevorzugt Plätze im Halbschatten. Gerne sucht es Schutz unter Sträuchern und Bäumen, weil es sich allzu großer Hitze und intensiver Sonneneinstrahlung nicht aussetzen möchte. Es ist eine Pflanze, die lieber im Hintergrund agiert und keine große Bühne braucht. Sein volles Potenzial entwickelt das „stachlige Wesen" lieber im Verborgenen. Gemäß der Signaturen-Lehre mit dem Fokus auf dem Erscheinungsbild, zeigt der behaarte Stängel deutlich seine Marssignatur. Der Planet Mars steht in Verbindung zum Lebenssaft Blut. Damit sind sämtliche Aufgaben und Funktionen des Blutes (Blutbildung, Blutreinigung usw.) inbegriffen. Weitere Attribute des kämpferischen Mars sind die Stacheln, Dornen und Brennhaare. Sie stellen einerseits den Bezug zu stechenden Schmerzen her, verdeutlichen andererseits die große Wehrhaftigkeit der Pflanze. Die Ausrüstung der Pflanzen mit ihren „Waffen" ist ein genialer Schachzug der Natur. Sie schützen die Pflanzen vor Tierfraß und anderen ungebetenen Gästen.

Die Blätter sind kaum differenziert. Je differenzierter ein Blatt ist, desto mehr Bezug stellt es zum Kosmos her. Das Blatt des Lungenkrautes empfängt somit wenig kosmisches Qi. Es signalisiert seine Erdverhaftung und möchte nicht so hoch hinaus. Bezug zur Lunge liefert die Blattform, die an einen Lungenflügel erinnert. Betrachtet man die weißen Flecken der Blattoberseite, lässt sich eine Verbindung zu den Alveolen herstellen. Borsten auf den Blättern verkörpern wiederum die Marseigenschaften, wie stechende Schmerzen, Wehrhaftigkeit und die Verbindung zum Blut.

Die Blüten wechseln ihre Farbe von rötlich-pink zu blau-flieder. Die Farbe Rot steht in diesem Zusammenhang für arterielles Blut. Die Farbe Blau bezieht sich auf venöses Blut. Es scheint, als ließen sich die Bienen vermehrt von der roten Farbe anlocken. Der Farbwechsel symbolisiert den Gasaustausch von arteriellem und venösem Blut in der Lunge. Er vollzieht sich in der Bestäubung der Blüten durch die Insekten. Um an den Nektar zu kommen, müssen Bienen in die Blüte krabbeln. Die Botschaft lautet „wenn du was von mir willst, musst du dich auch etwas anstrengen!" Pflanze und Tier gehen eine intensive Symbiose ein, um sich gegenseitig zu unterstützen. Das Farbspektrum blau-violett wird in der Signaturen-Lehre dem Planeten Merkur zugeordnet. Er regiert über die Lunge, die Atemwege, die Haut, die Schleimhäute und das Hormonsystem. Der zum Boden geneigte Blütenkopf verdeutlicht seine starke Verbundenheit mit dem Element Erde. Das Erde-Element ist ebenfalls Merkur unterstellt. Die Blüten mögen sich nicht dem Kosmos entgegen strecken. Sie dienen den Insekten als erste Nahrungsquelle nach einem langen Winter. Es reicht ihnen, wenn die Sonne scheint und sie wärmt. Die Zweifarbigkeit der

Blüten ist das Erkennungszeichen der Pflanze. Dem Farbwechsel hat sie ihre ungewöhnlichen Namen zu verdanken. Das Lungenkraut ist eine der ersten Pflanzen, die sich den Launen des Frühlingswetters entgegen stellt. Das Wetter ist noch sehr wechselhaft und unbeständig. Sonne, Schnee und Regen fordern unseren Körper heraus. Dies ist die Zeit der Erkältungskrankheiten, wie Bronchitis, Rhinitis, grippalen Infekten. Im fortgeschrittenem Fall auch einer Pneumonie oder Pleuritis mit stechenden Schmerzen in der Brust. Genau jetzt schickt uns Mutter Erde eine helfende Heilpflanze. Die Kräfte des Lungenkrautes sind wie geschaffen für diese Krankheitssymptome. Sie wirken heilend, lindernd, nährend und befeuchtend. Sie unterstützen den Heilungsprozess und lassen den Menschen genesen.

Betrachtet man das Wirkspektrum des Lungenkrauts aus Sicht der TCM, kommt man zu einem vergleichbaren Ergebnis. Durch seinen nährenden, kühlenden und gleichzeitig befeuchtenden Charakter tonisiert es das Lungen-Yin und kühlt Hitze in der Lunge. Außerdem kann es Herz-Feuer kühlen und dadurch auch den Geist Shen beruhigen.

Die Signaturen-Lehre verschafft uns die Möglichkeit, sich auf allen Ebenen intensiv mit einer Pflanze auseinander zu setzen. Mit ihrer Hilfe gelingt es die Zeichen und Botschaften zu verstehen und zu begreifen. Die geschulte Betrachtung erlaubt die energetische Einordnung der Pflanzen nach Kriterien der TCM.

**Einordnung von Heilpflanzen nach Temperatur und Feuchtigkeit in der Signaturen-Lehre**

| | Kühle, Kälte | Wärme, Hitze |
|---|---|---|
| Standort | Wächst im Schatten, Halbschatten, Feuchtwiesen, Wasser, Tiefland | Volle Besonnung, trockene Böden, Steppen, Gebirge, Hochgebirge |
| Vegetationszeit | Nach dem Winter, im frühen Frühjahr | Spätes Frühjahr, Sommer, Spätsommer |
| Vegetationsende | Sommer | Winter |
| Keimfähigkeit | Frost | Feuer-Qualität durch die Verdauung über den Vogeldarm |
| Antirhythmus | Blüte im Herbst, Reifung der Früchte im Winter | |
| Symbiosen | Wurzelsymbiose mit Pilzen | |
| Pflanzengestalt | Kugelform, sukkulent, kriechende Formen, bodennah, Bodenrosette, Kletterhilfen, Verholzung, Dornen | Kletterer, hochstängelig, schwindsüchtig |
| Blattform | Rund, wenig differenziert, trichterförmig, Keimblattform, zusammengezogen, krautig | Stark differenziert, aufgelöst, viele kleine Blätter, ledrig, zäh, blasig, aufgeblähte Blattscheiden |
| Blattfarbe | Dunkelgrün, bläulich, überlaufen, silbrig behaart | leuchtend grün, gelbgrün, rötlich überlaufend |
| Blütenform | Trichterförmig, zum Boden geneigt | Zum Himmel gewandt, sonnenförmig, waagerecht |

| | | |
|---|---|---|
| Blütenfarbe | Blautöne, weiß, grünlich | Rot, orange, gelb, violett |
| Chemismus | Gerbstoffe, Fruchtsäuren, Pflanzensäure, Alkaloide, Salze, Schleimstoffe | Ätherische Öle, Harze, Glykoside, Cumarine, Saponine, Zucker, Scharfstoffe, S, J, P |
| Weitere Zeichen | Milchsaft in weiß, gelb, orange Farbe | Spiralwachstum, Wendel |

## 2.3 Energetik

### Temperatur, Feuchtigkeit, Trockenheit

Das Verständnis für ein differenziertes Temperturverhalten von Kälte bis Hitze stellt die theoretische Grundvorrausetzung dar, die es zur Erfassung in der Traditionellen Chinesischen Medizin und der westlichen Medizin erfordert. Das Ungleichgewicht von Hitze und Kälte im Körper führt zur Entstehung von Krankheiten. Durch die korrekte Benennung der vorliegenden Symptome ist es uns möglich eine Krankheit in verschiedene Grade, bezüglich Hitze oder Kälte einzuordnen. Fieber, heißer roter Kopf, druckdolente, rote heiße Hautareale lassen auf eine Hitzeerkrankung schließen. Frieren, kalte Füße, kalte Hände und das Verlangen nach warmen Getränken weisen auf eine Kälteerkrankung hin. Zwei weitere wichtige Eigenschaften der Pflanzen sind Trockenheit und Feuchtigkeit. Pflanzen, die einen trocknenden Charakter haben, setzen wir ein, um Feuchtigkeit und Schleim auszuleiten oder Feuchte-Hitze zu behandeln. Heilpflanzen, die einen hohen Feuchtigkeitsgehalt aufweisen, wirken befeuchtend und nährend. Sie werden zur Behandlung von Hitzeerkrankungen, Yin-Mangel, Blutmangel, sowie bei Säfte-Mangel verwendet.

Mit der Klassifizierung der Heilpflanzen in ein System von Hitze und Kälte, Trockenheit und Feuchtigkeit, verfügen wir über eine passende Therapie und können adäquat auf die Krankheitsbilder reagieren. Der differenzierte Einsatz von Heilpflanzen stellt das Temperaturgleichgewicht her und reguliert Feuchtigkeit oder Trockenheit. Leider gibt es bis heute kein einheitliches System die Heilpflanzen nach ihrer Temperatur, ihrer Trockenheit und Feuchtigkeit zu klassifizieren. Das mag daran liegen, dass sich die Gelehrten uneins sind, ein Phänomen, das vermutlich so alt wie die Menschheit selbst ist. Aus diesem Grund finden wir immer wieder unterschiedliche Einordung der Heilpflanzen bezüglich ihrer Energetik.

Die Temperaturkategorien variieren in der westlichen und der chinesischen Kräuterheilkunde.

- In der chinesischen Medizin gibt es 5 Temperaturstufen:
  - Heiß
  - Warm
  - Neutral
  - Kühl
  - Kalt

Pflanzen, deren Temperatur zwischen neutral und kühl liegt, werden manchmal als leicht warm bezeichnet.

Laut Jeremy Ross gibt es auch Pflanzen mit einem variablen Temperaturverhalten. Dies sind Pflanzen, die mehr als eine Temperaturwirkung entfalten können.

- In der westlichen Medizin gibt es 9 Temperaturstufen nach Galen:
  - Mäßig
  - Heiß im ersten, zweiten, dritten und vierten Grad
  - Kalt im ersten, zweiten, dritten und vierten Grad

Nach Galen ist das Temperaturverhalten einer Heilpflanze nicht auf die Pflanze bezogen, sondern auf die Wirkung im menschlichen Körper. Die Temperaturklassifizierung der Heilpflanze erfolgt nach ihrer Wirkung bei Hitzesyndromen oder Kältesyndromen.

| Syndrom | Heilpflanze |
|---|---|
| Heiß | Kalt |
| Warm | Kühlend |
| Neutral | Neutral |
| Kühl | Wärmend |
| Kalt | Heiß |

Die korrekte Zuordnung des Syndroms hilft uns die bestmögliche Pflanze zu finden. Eine exakte Diagnose ist die Basis einer guten Therapie.

### Grad I.:

- Neutraler Bereich, bzgl. Kälte oder Wärme, z. B. Weißdorn (Crataegus oxyacantha), Odermennig (Agrimonia eupatoria)
- Einsatz bei gemischten Hitze-/Kälte-Störungen oder bei Störungen neutraler Temperaturen

Wirkung:

- Stabilisieren und binden Qi
- Bewegen Qi
- Wirken spasmolytisch
- Tonisieren Qi und Blut

### Grad II. warm/kalt:

- **Warm im II. Grad**: warme Pflanzen, z. B. Melisse (Melissa officinale), Nelkenwurz (Geum urbanum), Alant (Inula helenium)

Wirkung:
- Wärmen
- Karminativ
- Tonisieren
- Spasmolytisch
- Expektorisch

- **Kalt im II. Grad**: kalte Pflanzen, z. B. Heidelbeere (Vaccinium myrtillus), Löwenzahn (Taraxacum officinale), Spitzwegerich (Plantago lanceolata)

Wirkung:
- Kühlend
- Entzündungshemmend
- Hitze ausleitend

### Grad III. sehr kalt/sehr warm:

- **Warm im III. Grad**: sehr warme Heilpflanzen, z. B. Engelwurz (Angelica off.), Zimt (Cinnamomum ceylanicum)
- Sie werden zur Behandlung von kühlen oder Kälte-Störungen eingesetzt. Anwendung nur bedingt!!
- Bei Yin-Leere vorsichtig sein, da diese Pflanzen in ihrer Wirkung oft sehr heftig sind und ein geschwächter Organismus nicht adäquat mit ihrer Kraft umgehen kann

Wirkung:
- Tonisieren Qi und Yang
- Karminativ, bewegen das Qi von Milz und Magen
- Wärmen, bewegen Qi, sind krampflösend
- Wärmen, lösen, beseitigen Schleim-Kälte aus der Lunge
- Regen den Kreislauf an, wärmen und bewegen Qi und Blut

- **Kalt im III. Grad**: sehr kalte Pflanzen, z. B. Vogelknöterich (Polygonum aviculare)
- Sie werden bei Hitzeerkrankungen verwendet, dürfen aber nicht zu lange verabreicht werden, da sie die Milz schwächen

Wirkung:
- Entzündungshemmend
- Beseitigen Feuchte-Hitze oder Leere-Hitze
- Kühlend, diaphoretisch, beseitigen Wind-Hitze
- Kühlend, antikatarrhalisch, beseitigen Schleim-Hitze

Grad IV. toxischer Bereich: Vorsicht v. a. bei kalten Pflanzen im IV. Grad.

- **Warm/heiß im IV. Grad** sind hitzige Pflanzen, z. B. Rosmarin (Rosmarinus officinalis), Galgant (Alpinia officinarum)
- Erwärmen das Innere und den gesamten Organismus, sie werden zur Behandlung von Kältestörungen eingesetzt
  Anwendung nur bedingt!!

**Info**

Schöllkraut (Chelidonium majus) wird oft als heiß im IV. Grad beschrieben, ist aber eher im III. Grad anzusiedeln. Schöllkraut ist sehr aggressiv und kann in Einzelbestandteilen lebertoxisch wirken (es bestehen gesetzliche Einschränkung, siehe Monographie)

- Heiße Pflanzen nur mit Vorsicht anwenden, da sie bei nicht sachgemäßer Anwendung (Menge, Dosierung, Dauer) aus einer Kältesymptomatik eine Hitzesymptomatik machen können

Wirkung:

- Tonisieren das Yang von Niere, Magen und Milz
- Regen den Stoffwechsel an
- Regen den Kreislauf an, wärmen und bewegen Qi und Blut
- Wärmen, wirken diaphoretisch, beseitigen Wind-Kälte-Feuchtigkeit
- Wärmen, beseitigen Wind-Kälte-Feuchtigkeit, wirken antirheumatisch
- Wärmen, bewegen Qi und Blut

- **Kalt im IV. Grad**: z. B. Eisenhut (Aconitum napellus)
- Wenig gebräuchlich oder nur homöpathisch verwendet
- Seltener Gebrauch dieser Pflanzen, da zu toxisch!

Wirkung:

- Hochtoxisch!
- Um die Toxizität zu kompensieren, wird in China zur Verabreichung z. B. Aconitum in Wein gekocht

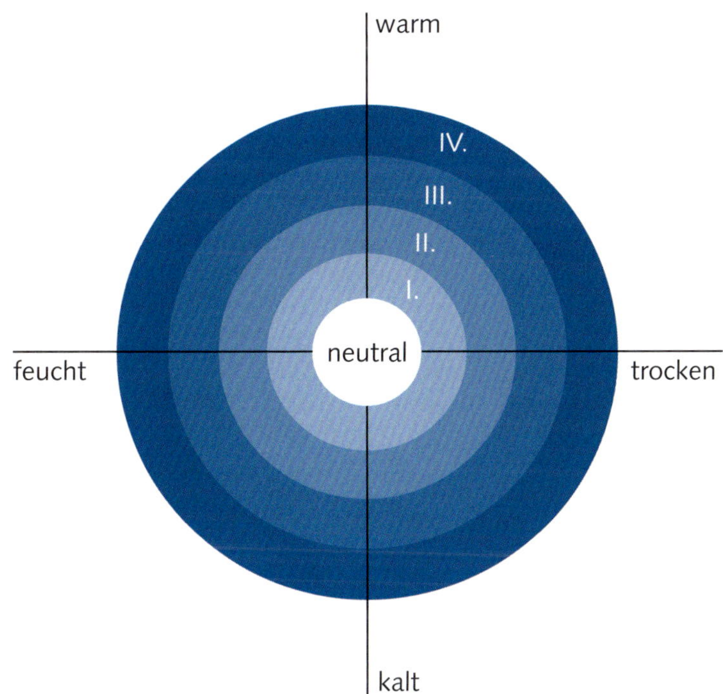


## 2.4 Geschmack

Um unsere Nahrung geschmacklich zu erfassen, ist die Zunge mit Geschmacksrezeptoren ausgestattet. Sie befinden sich überwiegend an der Zungenspitze, -rändern und dem Zungenkörper. Trotz dieser Ausstattung nehmen wir im Mund nur fünf Geschmacksrichtungen sauer, süß, salzig, bitter und umami (fleischig, würzig) wahr. Die Sinneswahrnehmung von scharf gehört, nach medizinischer Erkenntnis, nicht zu den Geschmacksempfindungen. Der feurig-scharfe Geschmack von Gewürzen, wie Chili, löst Nervenschmerzen und ein Wärmegefühl aus. Dieser Vorgang ist jedoch nicht an die Geschmacksrezeptoren gekoppelt. Damit sich das gesamte Spektrum einer Speise offenbart, benötigen wir die Riechzellen in der Nase. Beim Kauen der Nahrung lösen sich die Aromastoffe und gelangen von der Mundhöhle in die Nase. Dieser Impuls wird direkt ans Gehirn weitergeleitet. Der Verlust des Geschmacksinns stellt eine deutliche Minderung der Lebensqualität dar. Der Betroffene kann die eingenommene Nahrung nicht mehr definieren. Alles schmeckt fade. Der Genuss und die Freude am Essen gehen verloren.

In der Chinesischen Medizin werden die Geschmäcker den Wandlungsphasen zugeordnet:

**Sauer:** *adstringierend, bewahrend und haltend*
Sauer ist die Geschmacksrichtung des **Holzes**. Wir nehmen den sauren Geschmack im Mund wahr, z. B. beim Verzehr von Zitronen oder Essig. Die ausschließlich adstringierende Wirkung unterscheidet sich durch Zusammenziehen und Trocknen von Mund und Zunge. Beide Qualitäten liegen sehr eng beieinander. In der traditionellen chinesischen Phytotherapie werden die adstringierenden Arzneipflanzen sehr häufig als sauer eingestuft.

Wirkung:

- Sauer stabilisiert und festigt das Qi in seiner Haltefunktion, d. h. die Dinge werden an ihrem Ort gehalten. Ist diese Funktion geschwächt, kommt es zu Organprolapsen. Das Blut wird nicht mehr in den Gefäßen gehalten, was zu Blutungen führt. Saure Beeren helfen das Blut in den Gefäßen zu bewahren. Zusätzlich stellt sich eine geschwächte Haltefunktion als Insuffizienz der Sphinkter dar. Harn und Stuhlgang werden nicht mehr richtig gehalten. Eine weitere Funktionsstörung entsteht, wenn die Poren sich nicht mehr schließen können. Die Folge ist eine verstärkte Schweißabsonderung
- Verhindert die Zerstreuung von Qi und somit die Schwächung von Wei-Qi. Nur wenn das Qi stark und zentriert ist, kann es seine vielfältigen Aufgaben erfüllen. Wird es jedoch geschwächt, hat es die Eigenschaft sich zu zerstreuen und nach außen zu richten. Diese Situation schwächt den gesamten Organismus und das Wei-Qi. Infektanfälligkeit ist die Folge
- Stärkt die Haltefunktion des Qi's in Bezug auf den Geist (Shenstärkung). Wenn der Geist nicht stabil und gefestigt ist, kann es zu einer pathologischen Aufwärtsbewegung der Energie im Körper kommen. Die Folge sind innere Unruhe, Angstzustände, Panikattacken, Palpitationen und Schlafstörungen
- Bewahrt die Säfte, Yin, Blut und Jing (Essenz)
- Diese Eigenschaft des sauren Geschmacks ist ungemein wichtig. Nur was bewahrt und gehalten wird, kann auch aufgebaut werden

**Bitter:** *hinabführend und beruhigend*
Bitter wird dem Element **Feuer** zugeordnet. Mit dem bitteren Geschmack assoziieren wir gleichzeitig Linderung für ein verstimmtes Verdauungssystem. Bitterstoffe stimulieren die Bildung von Verdauungssäften. In der Chinesischen Medizin werden Bitterstoffe als Tonikum für Milz, Magen und Darm eingesetzt. Somit tonisieren sie also indirekt auch Qi und Blut.

Wirkung:

- Leitet Feuchtigkeit aus. Es spielt keine Rolle, ob die Feuchtigkeit in Zusammenhang mit Hitze oder Kälte auftritt
- Beseitigt Hitze
  - Aus Magen und Herzen
- Beseitigt Feuchte-Hitze
  - Aus Leber und Blase

> **Info**
>
> Pflanzen, die mit Hitze, Wind-Hitze, Sommer-Hitze, Blut-Hitze, Feuchte-Hitze, aber auch Toxischer Hitze umgehen können, sind meist bitter

- Leitet nach unten aus, indem Qi nach unten gelenkt wird
- Leitet Darm-Qi nach unten, purgiert Stuhl, wirkt einer Obstipation entgegen
- Leitet Lu-Qi nach unten, beseitigt Schleim in der Lunge, lindert dadurch Husten
- Tonisiert Qi, bewegt Qi und beseitigt Hitze

**Süß:** *harmonisierend*

Der süße Geschmack wird in der Chinesischen Medizin dem Element **Erde** zugeordnet. Die Erde verleiht Stabilität und Gleichgewicht. Im Westen assoziieren wir mit dem süßen Geschmack primär Zucker, von extrem gesüßten Getränken, Süßspeisen oder Süßigkeiten. In der Chinesischen Medizin versteht man unter süß die natürliche Süße von gut gekautem Getreidebrei oder Reisbrei.

**Wirkungsweise:**

- Tonisierend
  Süß kann Blut, Yin und Yang tonisieren und hat einen nährenden Charakter
- Befeuchtend
  Befeuchten und Nähren sind Eigenschaften des süßen Geschmacks, die eng aneinander gekoppelt sind. Die Fähigkeit zu befeuchten impliziert das Tonisieren von Flüssigkeiten
- Spasmolytisch
  Pflanzen mit einem süßen Geschmack wirken nährend auf das Yin der Sehnen und Bänder, was zur Lockerung und Entspannung der Muskulatur führt. Folglich kommt es zur Schmerzlinderung und zur Schmerzreduktion
- Harmonisiert die Emotionen
  Der süße Geschmack wirkt stressreduzierend. Weniger Stress bedeutet weniger Anspannung und einen freien Qi-Fluss. Emotionen stauen sich nicht an. Sie sind in einem harmonischen Gleichgewicht und können ungehindert fließen

- Harmonisiert die Wirkung von Arzneimitteln
  Eine Pflanze, deren Geschmack hauptsächlich süß ist, kann in einer Rezeptur andere Geschmacksrichtungen ausgleichen und harmonisieren

Scharf: *bewegend und zerstreuend*
Scharf ordnen wir dem Element **Metall** zu. Somit setzen wir Heilpflanzen mit scharfem Geschmack zur Tonisierung der Lunge ein. Die Schärfe öffnet die Oberfläche, zerstreut pathogene Faktoren, bewegt stagniertes Qi und Blut. Zudem wirkt sich der scharfe Geschmack auf den Flüssigkeitszustand des Körpers aus. Feuchtigkeit und Schleim werden zerstreut. Scharf wird oft gleichgesetzt mit wärmend. Diese Aussage trifft nicht generell zu. Wir setzen kühlende, scharfe Arzneipflanzen ein, um Hitze zu zerstreuen und wärmende, scharfe Pflanzen, um Kälte zu zerstreuen.

**Wirkungsweise:**
- Beseitigt Hitze
  Um Hitze zu beseitigen, sind kühle bis kalte und scharfe Pflanzen notwendig. Ihre Wirkung ist bewegend und zerstreuend und unterstützt den Körper bei der Eliminierung von Rest-Pathogenen. Die Kombination aus scharf und kühl bewegt stagniertes Qi und zerstreut die damit verbundene Ansammlung von Hitze und Toxinen
- Beseitigt Wind-Hitze
  Pflanzen, die mit Wind-Hitze umgehen können, sind scharf und kühlend bis kalt. Sie unterstützen die verteilende Funktion der Lunge. Diese Arzneipflanzen bewegen das Qi in den oberflächlichen Leitbahnen und zerstreuen Wind-Hitze und Rest-Pathogene
- Beseitigt Wind-Kälte
  Um Wind-Kälte zu beseitigen, bedarf es Kräuter mit wärmenden und scharfen Eigenschaften. Sie zerstreuen Stagnation, Wind und Kälte in den oberflächlichen Leitbahnen. Diese Pflanzen nehmen häufig Einfluss auf die Schweißregulation, indem sie die Schweißsekretion anregen oder regulieren. Diese Kräuter setzen wir bei akuten Atemwegsinfekten mit Fieber und Schüttelfrost, Kopfschmerzen, Nacken- und Gliederschmerzen ein. Häufig geht ein Kältegefühl mit einher
- Beseitigt Wind-Nässe
  Diese Problematik wird mit scharfen und oft auch warmen Pflanzen behandelt. Die Schärfe bewegt stagniertes Blut und Qi in den Leitbahnen der Muskeln, Sehnen und Gelenken. Die damit verbundene Stagnation von Wind und Nässe wird zerstreut
- Beseitigt Feuchtigkeit
  Mit der Kraft von wärmenden, scharfen und aromatischen Heilpflanzen wird Feuchtigkeit umgewandelt. Diese Eigenschaft tonisiert die Milz und unterstützt ihre Funktion der Transformation und dem Transport von Energie
- Wärmt das Körperinnere

Die scharfen und wärmenden Komponenten von Heilpflanzen unterstützen sich gegenseitig. Scharf bewegt und zerstreut. Warm bewegt bei Kälte-Stagnation
- Wandelt Schleim um und stillt Husten
  Eine herausragende Qualität von scharfen Heilpflanzen liegt darin, dass sie Schleim auflösen und zerstreuen. Es können Hitze-Erkrankungen und Kälte-Erkrankungen behandelt werden
- Öffnet die Oberfläche
  Die Kombination aus scharf-aromatischen Eigenschaften bietet die Möglichkeit substanzlosen Schleim aus den Leitbahnen aufzulösen und zu zerstreuen. Die aromatische Komponente macht die Öffnungen frei und belebt gleichzeitig den Geist Shen
- Tonisiert das Yang
  Einige scharfe Pflanzen sind gleichzeitig erwärmend, sie tonisieren somit das Yang
- Reguliert das Qi
  Warme und scharfe Pflanzen regulieren und bewegen den Qi-Fluss
- Bewegt das Blut
  Scharfe und warme Pflanzen bewegen Blut und zerstreuen Stagnationen
- Zerstreut die Energie nach außen

**Aromatisch:** *bewegend und zerstreuend*

Die aromatische Qualität einer Arzneipflanze spricht den Geruchssinn und den Geschmackssinn an. Diese Kräuter zeichnen sich durch einen hohen Anteil an ätherischen Ölen aus. Sie sind meist warm und scharf.

**Wirkungsweise:**
- Der aromatische Geschmack wirkt bewegend und zerstreuend und ähnelt in seiner Wirkung dem scharfen Geschmack
- Aromatische Inhaltsstoffe wirken durchdringend, erweckend und belebend
- Der wesentliche Unterschied zum scharfen Geschmack liegt in der positiven Wirkung auf den Geist Shen. Er macht leichter, teils mit psychoaktivem Charakter

**Salzig:**

Salzig ist die Geschmacksrichtung, die dem Element **Wasser** zugeordnet wird.

**Wirkungsweise:**
- Tumor erweichende Qualität
- Schleim auflösende, zerschlagende Wirkung

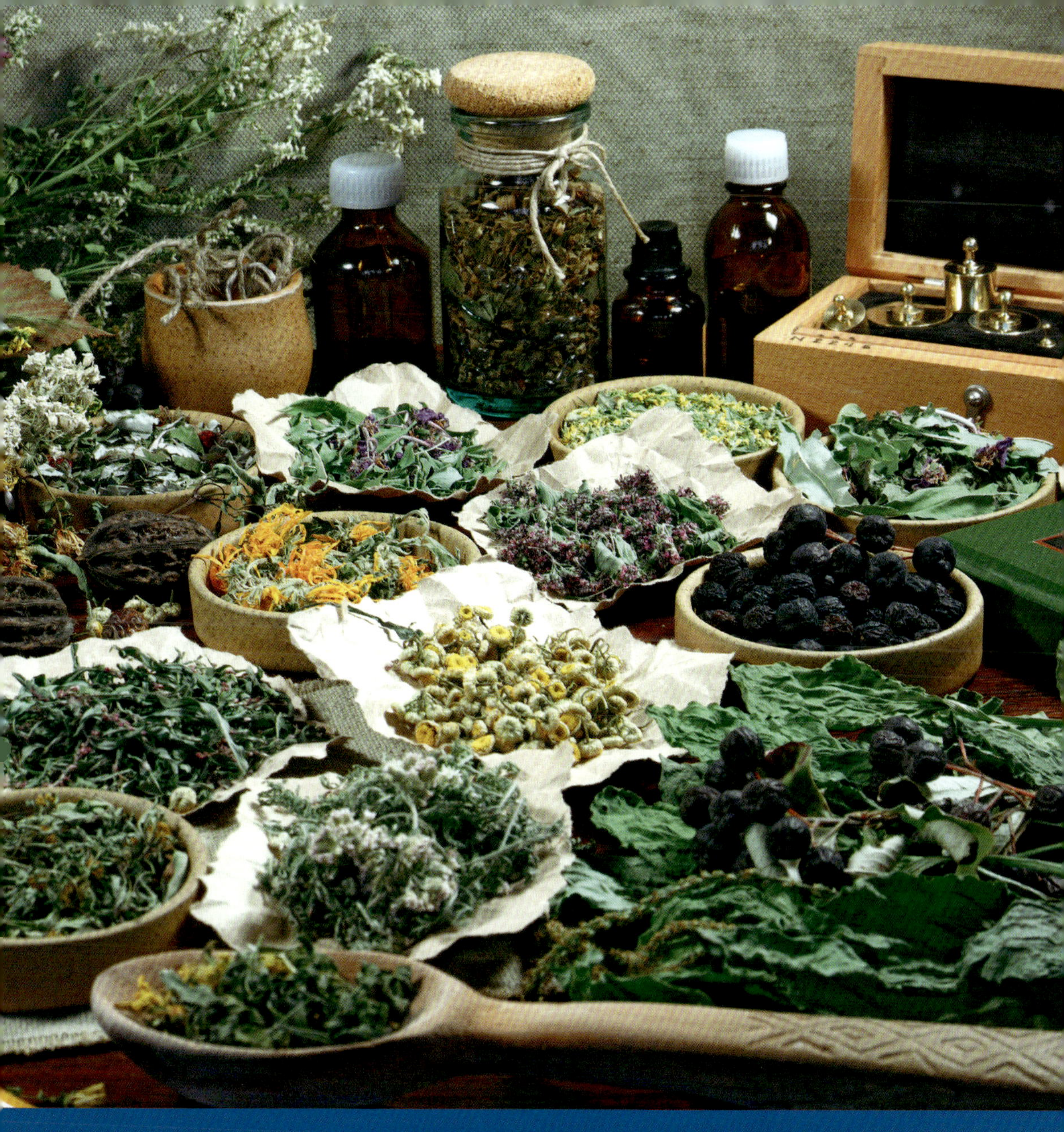

# Rezepturen-Lehre

# 3. Rezepturen-Lehre

## 3.1 Verordnung einer Individual-Rezeptur

Die Erstellung einer ausgewogenen Rezeptur benötigt ein konkretes Konzept. Die ausgewählten Kräuter müssen den Anforderungen des Therapieplans entsprechen. Das Zusammenspiel innerhalb der Rezeptur soll sich harmonisch, ausgewogen und individuell gestalten. Für ein positives Ergebnis ist es unabdingbar, dass der Patient seinen, speziell für ihn kreiierten Infus regelmäßig nach Anordnung konsumiert.

Im Praxisalltag kommen Patienten mit vielfältigen Beschwerden, teilweise bringen sie Laborergebnisse oder schon gestellte Diagnosen mit. Oft haben sie bereits eine Odyssee an Therapeutenkontakten hinter sich.

Trotz zahlreicher Informationen gilt es sich ein eigenes Bild zu machen. Nur eine ausführliche Anamnese und Inspektion mit allen Sinnen gibt uns Auskunft über den Zustand des Patienten. Die Beurteilung der Zunge und der Pulsqualität sind weitere, elementare, diagnostische Hilfsmittel unserer Arbeit. Aus dem erhaltenen Gesamtbild erstellen wir die Diagnose und folglich die Therapie nach den Regeln der TCM.

Es bewährt sich zu Beginn der Behandlung einen Therapieplan zu erstellen, in dem das aktuelle Beschwerdebild mit Diagnose und Behandlungsstrategie dokumentiert ist. Im ausführlichen Gespräch erfährt der Patient die Vorgehensweise während der Therapie, um das gesetzte Ziel zu erreichen. Der Patient wird mit seinen Symptomen ernstgenommen und fühlt sich durch die Erfassung seiner Beschwerden verstanden. Man informiert ihn über begleitende Behandlungsformen, die in der Praxis stattfinden, wie z. B. Akupunktur. Großen Wert wird auf die Erläuterung ergänzender Maßnahmen gelegt, wie z. B. die Umstellung von Essgewohnheiten, Bewegungsmodellen und Wärmeanwendungen usw., die der Patient daheim unterstützend ausführen kann. Im Behandlungsverlauf lernt er Veränderungen und Fortschritte zu erkennen, die er beim nächsten Termin differenziert berichten kann.

Die Therapie mit westlichen Kräutern in der TCM stellt einen wichtigen Eckpfeiler in der Behandlung dar. Häufig ist sie sogar die alleinige Behandlungsform. Umso mehr liegt unser Fokus auf der Erstellung einer korrekten Diagnose, inklusiv Konzept und Auswahl der Kräuter. Dies ist die Grundlage für das Erstellen von individuellen Teerezepturen. Folgerezepturen werden den Umständen entsprechend aktualisiert.

## 3.2 Hierarchie in einer Rezeptur

Die Rangfolge in einer Teemischung erinnert an die Hierarchie eines chinesischen Hofstaates. Es ist sinnvoll diese Anordnung immer wieder erneut zu überprüfen. Die Gewichtsangaben beziehen sich in der Regel auf eine 200 g Mischung (+/– 10–20 g). Akut-Rezepturen für nur wenige Tage werden in der Menge angepasst.

1. Kaiser (30–40 g): er stellt die Hauptpflanze dar. Mit seinem Wirkspektrum deckt er möglichst das komplette Hauptproblem ab
2. Minister (30 g): er unterstützt den Kaiser in seiner Aufgabe. Sein Potenzial ist ähnlich weitgefächert. Bei Bedarf nimmt sich der erste Minister noch einen zweiten Minister (30 g) zur Seite
3. Assistent (20–30 g): nimmt immer Bezug zum Hauptproblem, kann aber auf diverse Unterprobleme ausgerichtet sein. Mehrere Assistenten sind möglich
4. Botenpflanzen (20 g): sind Pflanzen, die eine Affinität zu bestimmten Organen, Geweben und Strukturen haben, z. B. Spitzwegerich (H. Plantaginis lanc.) für den Hals, Majoran (H. Majoranae) für die Nase. Botenpflanzen können gleichzeitig die Funktion eines Assistenten oder Ministers innehaben. Nicht jede Rezeptur benötigt einen Boten
5. Harmonisierende Pflanzen (20–30 g): haben eine abrundende Wirkung, um den Geschmack zu mildern oder toxische Nebenwirkungen zu schmälern, z. B. Süßholz (Rad. Liquiritiae)
6. Blüten (10–15 g): fangen das kosmische Qi ein und bringen Leichtigkeit in eine Rezeptur. Ihre Farben erfreuen das Auge und das Herz. Durch ihre verschiedenen Wirkungen sind sie wertvolle Helfer, die eine Rezeptur insgesamt abrunden

► **Vorgehensweise von Diagnose über Konzept bis zur Rezeptur, anhand eines einfachen Fallbeispiels:**

Ein Patient kommt mit Erkältungssymptomen, die Nase läuft, das Sekret ist klar und weiß, er niest ständig. Er beklagt Gliederschmerzen und friert am ganzen Körper. In diesem Jahr ist es schon die dritte Erkältung. Die Zunge ist dünn belegt, der Puls ist oberflächlich und gespannt.

Die **Diagnose** lautet Lungen-Qi-Schwäche, Wei-Qi ist geschwächt, Wind-Kälte ist eingedrungen, Feuchtigkeitsretention in der Lunge, Kälteaversion.

Das Lungen-Qi ist chronisch geschwächt, die Abwehr reduziert. Die Lunge kann ihrer Funktion nicht mehr nachkommen. Die Körperoberfläche hat der Wind-Kälte-Invasion nichts entgegen zusetzen. Der Schleim resultiert aus rezidivierenden Erkältungen mit Feuchtigkeitsretention in der Lunge.

Das **Konzept** sieht primär vor, die Lunge zu stärken und den ganzen Organismus zu wärmen. Die Oberfläche soll geöffnet werden, um den Pathogenen Faktor zu eliminieren und den Schleim auszuleiten.

Der nächste Schritt beinhaltet die **Kräutersammlung**. Laut Konzept gilt es das Lungen-Qi und Wei-Qi zu tonisieren und zu wärmen. Auf der Suche nach wärmenden und tonisierenden Kräutern wird der Verordner in der Tabelle der Qi-Tonika fündig (S. 56). Konkret unter der Rubrik Lungen-Qi-Tonika sind wertvolle Kräuter aufgelistet, die nicht nur das Lungen-Qi tonisieren, sondern auch die anderen Faktoren abdecken.

Gemäß der Hierarchie innerhalb der Rezeptur ist Thymian ein hervorragender Kaiser, unterstützt von Engelwurz als kompetenten Minister. Holunder-, Lindenblüten oder auch Majoran können die Oberfläche öffnen und das Schwitzen induzieren. Majoran erfüllt den Aspekt die Oberfläche zu öffnen und fungiert explizit als Bote für die Nase. Die warme Temperatur von Thymian und Engelwurz wird durch den relativ kühlen Spitzwegerich, mit dem antibiotisch wirkenden Inhaltsstoff Aucubin, ausgeglichen. Die Kombination mit Echinacea tonisiert das Wei-Qi. So oder in ähnlicher Zusammensetzung baut sich eine Rezeptur auf. Eigene Erfahrungen, Vorlieben und der entsprechende Patient im Hinterkopf lassen der kreativen Zusammenstellung Spielraum.

Dank der vielseitigen Eigenschaften der Kräuter gibt es keine Standard-Rezeptur. Wenn das Konzept erfüllt wird, kann die Zusammenstellung der Kräuter facettenreich gestaltet werden.

| Diagnose | Konzept | Kräutersammlung |
|---|---|---|
| Lungen-Qi-Mangel<br>Wei-Qi-Schwäche | Lu-Qi tonisieren, wärmen<br>Wei-Qi stärken | **Engelwurz**, **Thymian**, Alant, Salbei, Meisterwurz, **Echinacea** |
| Wind-Kälte ist eingedrungen | Wind-Kälte eliminieren, Oberfläche öffnen | **Engelwurz**, Ingwer, **Majoran**, Rosmarin, **Holunder-**, **Lindenblüten** u. a. |
| Weißer, produktiver Schleim | Schleim ausleiten | **Majoran**, **Thymian**, **Spitzwegerich**, Fenchel, ... |
| Friert ständig | Wärmen | **Engelwurz**, Rosmarin u. a. |

An diesem Beispiel ist die Vorgehensweise gut nachzuvollziehen. Sie gestaltet sich relativ einfach und wirkt in sich schlüssig. Bei einer komplexeren Diagnose hilft das Konzept den roten Faden zu behalten. In der Regel sollen 6–8 Kräuter das komplette Spektrum abdecken. Persönliche Therapiewünsche des Patienten, bezüglich der Behandlung, sind weitgehendst zu berücksichtigen.

Aus Diagnose, Konzept und Kräutersammlung entsteht die Rezeptur für den Patienten. Das Rezept beinhaltet die Pflanzen mit lateinischer Bezeichnung, die Mengenangabe in Gramm und die Gesamtmenge der Rezeptur.

Detaillierte Angaben zur Verordnung dürfen nicht fehlen.

Für den Beginner der westlichen Kräuter in der TCM dauert die Erstellung einer Indivi-

<table>
<tr>
<td>

**Rp. für Fr. Mustermann**

| | |
|---|---|
| **H. Thymi** | **30** |
| **Rad. Angelicae off.** | **30** |
| **H. Majoranae** | **25** |
| **Flos. Tiliae** | **15** |
| **Flos. Sambuci** | **15** |
| **H. Plantaginis lanc.** | **25** |
| | **140g** |

m. f. spec.

3x tgl. vor dem Essen<br>
1 gestr. EL/250 ml Wasser<br>
Zubereitung:<br>
Mit kochendem Wasser übergießen,<br>
zugedeckt 15 Min. ziehen lassen,<br>
absieben, 15–30 Min. vor dem Essen trinken

</td>
<td>

**Rp. für Fr. Mustermann**

**Echinacea ∅ Trpf. 20,0**<br>
**(Ceres)**

**D. S.** 3x tgl. 3 Tropfen vor dem Essen

</td>
</tr>
</table>

dual-Rezeptur zunächst einige Zeit. Er informiert sich in den Tabellen, sucht in Steckbriefen, wälzt die Kräutermonographien, berücksichtigt die Energetik und hat natürlich den entsprechenden Patienten vor Augen. Als Therapeut ist man bestrebt die besten Kräuter für die Rezeptur auszuwählen. Das erarbeitete Konzept hilft die Struktur zu behalten. Pflanzen, die in Reserve stehen, könnten in einer Folge-Rezeptur zum Einsatz kommen. Es lohnt sich eigene Ideen und Gedanken zu notieren.

Für den Geübten in der Materie eröffnen sich mit einiger Erfahrung schon bei der Anamneseerhebung Kräuter erster Wahl. Ein intuitiver Gedanke erweist sich oft als sehr wertvoll und sollte am besten gleich zur Erinnerung notiert werden. Es gibt Persönlichkeitsmerkmale oder Symptome, denen ein Kraut regelrecht auf den Leib geschrieben ist. Auch Botenpflanzen haben direkten Bezug.

Dem Beschwerdebild geht oft ein jahrelanger Prozess voraus. Nach der ersten Tee-Rezeptur erfolgt eine aktualisierte Anpassung der Folge-Rezeptur.

**► Erstellen einer Folgerezeptur:**
Innerhalb des Behandlungsverlaufes ist eine Entwicklung gewünscht. Nur eine gezielte Fragestellung ermöglicht eine konkrete Beantwortung. Der Patient wird durch seine Eigenmaßnahmen in die Therapie eingebunden und erhält Kenntnisse über den Prozess. Das Konzept wird entsprechend der Entwicklung aktualisiert.

Die Rezeptur bewahrt in der Regel ihr Grundprinzip. Die Zusammenstellung wird partiell verändert. Der Kaiser sollte nach 2 Rezepturen ersetzt werden. Minister, Assistenten und andere Helfer können in jeder Rezeptur angepasst oder durch Pflanzen mit vergleichbarem Wirkspektrum ausgetauscht werden. Es ist sinnvoll die Energetik der Rezeptur zu überprüfen und anzupassen.

> **Merke:**
> Jedes Kraut, das regelmäßig und langfristig eingenommen wird, verliert an Heilkraft.

► **Erklärung zur Tee-Rezeptur:**

- Eine Standard-Rezeptur fasst ca. 200 g Teemischung und beinhaltet 6–8 Kräuter. In der Regel reicht diese Menge bei konsequenter Einnahme 4–6 Wochen. Akut-Rezepturen, die nur für wenige Tage verordnet werden, fallen entsprechend niedriger dosiert aus
- Kräuter bauen Qi, Yang, Yin, Blut und Säfte auf
- Eine Teemischung sollte in ihren Bestandteilen aus Wurzeln, Kraut, Blüten ausgewogen sein
- Tee-Rezepturen maximal 6 Wochen verordnen, dann in ihrer Zusammensetzung verändern
- Jeder Tee, der über einen längeren Zeitraum eingenommen, wird zum Medikament mit Wirkung und Nebenwirkung. z. B. Thujon, enthalten im Salbei (S. 464)
- Um die Mischungsverhältnisse zu erhalten, ist es sinnvoll die Tüte gelegentlich auszuschütten und wieder neu zu füllen

## 3.3 Anleitung zur Teezubereitung

Die Zubereitung eines Infus ist relativ einfach. Trotzdem bedarf es einiger Bemühungen den Patienten zu motivieren. Besonderen Wert ist auf die tägliche Anwendung 3x 250 ml vor dem Essen zu legen. Unsere hochwertigen Kräuter brauchen eine regelmäßige Wiederholung, um ihr Wirkspektrum zu entfalten. Eine Teemischung mit 200 g reicht bei garantierter Einnahme ca. 4–6 Wochen. Es lohnt sich die regelmäßige Einnahme zu hinterfragen.

1. Dosierung: 1 gestrichenen EL der Teemischung mit 250 ml kochendem Wasser übergießen und zugedeckt 10–15 Minuten ziehen lassen
2. 3x täglich eine große Tasse (250 ml) 15–30 Minuten, ungesüßt vor dem Essen trinken

**Tipp**
Stehen Sie Ihrem Patienten für Rückfragen zur Verfügung. Der Austausch ist sinnvoll, um Missverständnissen vorzubeugen.

► **Erklärungen:**

- Das Trinken vor dem Essen ermöglicht eine direkte Resorption der Kräuter über die Schleimhäute. Ein Kompromiss wäre die Einnahme zwischen den Mahlzeiten
- Der Geschmack kann ungewohnt und etwas bitter empfunden werden. Eine Anpassung über eine geringere Dosierung und/oder Ziehdauer kann den Geschmack mildern. Die angeordnete Dosierung sollte aber angestrebtes Ziel bleiben. Geschmackskorrektur mit Zucker oder Honig ist nicht gewünscht, da sie die Energetik verändert.
- Deckel drauf verhindert, dass flüchtige Inhaltsstoffe entweichen

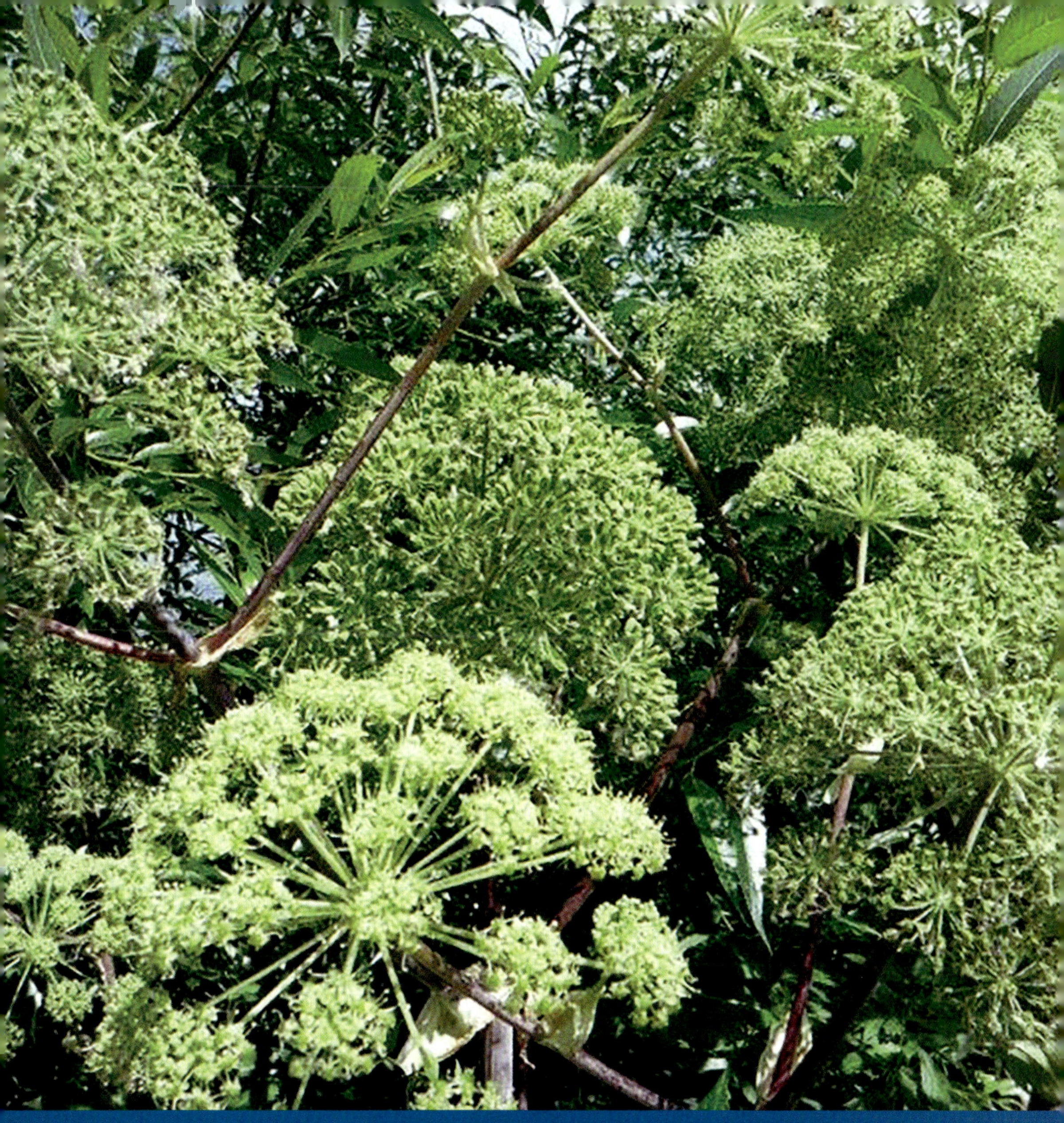

# Tonika für Qi, Yang, Yin und Blut

# 4. Tonika für Qi, Yang, Yin und Blut

Der freie Fluss von Qi ist die Voraussetzung für Gesundheit und Vitalität. Dysbalancen innerhalb des Systems sind die Ursache für Krankheit. Es gilt der Entstehung von Krankheit prophylaktisch entgegenzuwirken oder den Sollzustand wieder herbeizuführen. Die Kräutertherapie ist ein wesentlicher Bestandteil zum Erfolg.

### Übersicht westlicher Kräuter in der TCM

In diesem Leitfaden wird der Einsatz von heimischen Kräutern, die tonisierend auf Qi, Yang, Yin und Blut wirken, ausführlich beschrieben. Sie bieten die Basis bei der Verordnung westlicher Kräuter in der TCM.

1. Qi-Tonika für das Qi von Milz, Magen, Herz, Nieren und zur Festigung des Nieren-Qi`s
2. Yang-Tonika bei Kälte in den Nieren, Milz, Magen, Herz und Leber, ebenso bei Kälte-Diarrhoe und Exogener pathogener Wind-Kälte
3. Yin- und Blut-Tonika bei einer Leere von Nieren-Yin, Lungen-Yin, Leber-Yin/Leber-Blut-Mangel, Herz-Yin und Magen-Yin

Die Liste der Tonika wird durch weitere Kategorien ergänzt:
- Qi und Blut regulierende Kräuter
- Oberfläche öffnende Pflanzen, die Wind-Kälte oder Wind-Hitze ausleiten
- Feuchtigkeit ausleitende Pflanzen
- Schleim ausleitende Pflanzen
- Hitze klärende Pflanzen
- Adstringierende Pflanzen

## 4.1 Qi-Tonika

Die Übersetzung für das chinesische Wort Qi bedeutet wörtlich *„Dampf von gekochtem Reis“*. Im übertragenen Sinn wird Qi auch mit Lebensenergie, Vitalität oder auch innerer Kraft interpretiert. Allein dieser Sachverhalt zeigt uns, dass Qi sich nicht so einfach benennen und erklären lässt. Wir haben uns für den greifbaren Begriff *„ Lebensenergie“* entschieden. Qi ist also eine Kraft, die weder stofflich noch materiell zu erfassen ist. Qi ist die Kraft, die unseren Körper durchströmt und ihm seine Lebendigkeit verleiht. Alle Vorgänge in unserem Körper, in der Tier- und Pflanzenwelt und im gesamten Universum benötigen Lebensenergie. Qi ist der Ursprung, die Quelle des Lebens und der Bewegung. Es durchdringt ein Lebewesen auf seiner körperlichen und seelischen-geistigen

Ebene. Ein Mensch, dessen Qi harmonisch, gleichmäßig und problemlos durch seinen Körper fließt, ist gesund und vital.

Qi-Tonika sind Pflanzen, die das Qi stärken, indem sie wärmend, harmonisierend und manchmal auch bewegend wirken. Häufig regulieren sie zudem Feuchtigkeit, die aus mangelhafter Transformation entstand. In der Regel sind diese Pflanzen thermisch trocken und im Wärmegrad von neutral bis warm oder warm im I.–II. Grad angesiedelt. Nur wenige Pflanzen sind warm im III. Grad. Qi-Tonika werden in Milz-Qi-Tonika, Magen-Qi-Tonika, Lungen-Qi-Tonika, Herz-Qi-Tonika und Nieren-Qi-Tonika eingeteilt.

## Qi-Mangel: allgemeine Definition

Gerät Qi in Mangel, reduziert sich sozusagen unsere Lebensenergie. Wir spüren den Verlust an unserer Vitalität und Leistungsfähigkeit.

Klassische Symptome eines Qi-Mangels, die anamnestisch erhoben werden, sind

1. Körperliche und geistige Erschöpfung
2. Müdigkeit
3. Schwindel
4. Leise Stimme
5. Spontanschweiß
6. Belastungsdyspnoe
7. Evtl. leichtes Fieber
8. Zunge: blass
9. Puls: schwach, leer

Zusätzlich können Symptome auftreten, wie

- Appetitmangel/-verlust
- Infektanfälligkeit
- Palpitationen
- Blasses Gesicht

### Tabellenübersicht Qi-Tonika

In dieser Liste sind gebräuchliche Qi-Tonika aufgeführt. Sie ermöglicht den schnellen Überblick zum Erstellen einer Rezeptur.

| Milz-Qi | Magen-Qi | Lungen-Qi | Herz-Qi | Nieren-Qi (Festigung) |
|---|---|---|---|---|
| **Engelwurz** | **Benediktendistel** | **Thymian** | **Weißdorn** | **Sabale** |
| **Meisterwurz** | **Wermut** | **Alant** | **Alant** | **Goldrute** |
| **Kalmus** | **Enzian** | **Echinacea** | **Eleutherococcus** | **Mannstreu** |
| **Fenchel** | **Bitter-/Fieberklee** | **Salbei** | **Basilikum** | **Damiana** |
| **Anis** | Tausendgülden- | **Engelwurz** | Johanniskraut | **Yohimbe** |
| **Kümmel** | kraut | Fenchel | Thymian | Ysop |
| **Süßholz** | Johanniskraut | Anis | Engelwurz | Schafgarbe |
| **Alant** | Schafgarbe | Süßholz | Bohnenkraut | Schachtelhalm |
| **Benediktendistel** | Melisse | | Damiana | |
| Kardamom | | | Schafgarbe | |
| Schafgarbe | | | Wacholder | |
| Nelkenwurz | | | Besenginster | |
| Odermennig | | | | |
| Artischocke | | | | |
| Sabale | | | | |
| Wacholder | | | | |
| Majoran | | | | |
| Lorbeer | | | | |
| Brennnessel | | | | |

**Die Verwendung der Qi-tonisierenden Pflanzentabelle:**
Zur besseren Übersicht sind die zu tonisierenden Zielorgane Milz, Magen, Lunge, Herz und Nieren in Spalten gegliedert. Die Tabelle stellt eine Auswahl an bewährten Pflanzen dar. Einige Kräuter z. B. Engelwurz sind wegen ihrem großen Potenzial mehrfach in verschiedenen Rubriken aufgelistet. Die fettgedruckten Pflanzen finden häufiger oder vielseitiger Anwendung. Die anderen Kräuter erfüllen ebenso das Kriterium innerhalb der Kategorie, sind aber in ihrer Wirkung spezifischer und vielleicht nur auf einen Aspekt ausgerichtet. Die Kombination von mehreren Pflanzen aus einer Spalte bietet sich an und optimiert die Rezeptur. Die Tabelle hat nicht den Anspruch vollständig zu sein. Sie ist eine wertvolle Auslese.

> **Tipp**
> Eine tonisierende Rezeptur besteht nicht ausschließlich aus Tonika, sondern wird individuell ergänzt durch weitere Kräuter aus anderen Tabellen.

### ▶ Milz-Qi/-Mangel

#### Definition

Die Funktion der Milz beinhaltet viele Aufgaben:

1. Transport und Transformation von Energie, Nahrung und Flüssigkeit. Halten der Organe an ihrem Ort, indem sie das Aufsteigen von Qi kontrolliert
2. Halten von Blut in den Gefäßen und somit Kontrolle über das Blut
3. Nähren von Muskeln, Fett- und Bindegewebe, sie kontrolliert damit die Muskeln der Extremitäten
4. Sich Öffnen im Mund/ Lippen
5. Kontrolle über den Speichelfluss in Qualität und Quantität
6. Regeln und Beherrschen von unserem Denken (Yi), Lernen, analytischem Denken, usw.
7. Verarbeitung von Gedanken und deren Auswirkungen auf das Gemüt. Grübeln, Sorgen und Nachdenklichkeit gehören zur Qualität der Milz
8. Regulieren von Feuchtigkeit als pathogener Klimafaktor

#### Klinisches Bild

Die Hauptaufgabe der Milz liegt im Transport und Transformation der Nahrung und Flüssigkeiten. So wird verständlich, dass jede Disharmonie der Milz zu Problemen im Verdauungstrakt führt. Klassische Symptome sind Blähungen, weiche Stühle aber auch Appetitmangel. Patienten, die unter einem Mi-Qi-Mangel leiden, beklagen häufig Gewichtsprobleme. Übergewicht, wie auch Untergewicht können sich manifestieren. Beiden Zuständen ist gemein, dass der Betroffene sich nicht nähren kann.

Ist die Milzenergie schwach, kann sie das Blut nicht mehr in den Gefäßen halten. Die Folge sind Hämatome, venöse Insuffizienzen, gegebenenfalls auch Blutungen. Ein sinkendes Milz-Qi hält die Organe nicht mehr an ihrem Ort. Prolapse (Organsenkungen), Hernien (Eingeweidebruch) sind eine mögliche Konsequenz.

Ein schwaches Milz-Qi macht sich unter anderem durch Nachlassen unserer Denk- und Konzentrationsfähigkeit bemerkbar. Wer sich viel sorgt und ständig nachdenkt, schwächt sein Milz-Qi zusätzlich! Selbst depressive Verstimmungen, als Steigerung aus Erschöpfung und Grübeln, können auf einem Milz-Qi-Mangel basieren. Schlüsselsatz für die Milz heißt „Die Milz mag es trocken und warm". Sie kann mit Feuchtigkeit nicht gut umgehen. Das Qi wird blockiert, was zu Ödemen, weichen Stühlen, Diarrhoe, Übelkeit, Schleimretention und einer ausgeprägten Müdigkeit führt.

#### Fallbeispiel: Milz-Qi-Mangel

Patientin, 35 Jahre, Erzieherin, leicht adipös, kommt in die Praxis. Sie beklagt seit geraumer Zeit Appetitlosigkeit und Verdauungsstörungen in Form von breiigem Stuhl. Alles fällt ihr schwer, sie fühlt sich müde, erschöpft und kraftlos.

Zunge: blass, geschwollen mit Zahneindrücken an den Zungenrändern
Puls: leer und schwach

### Von Diagnose über Konzept zur Rezeptur

Dieses einfache Fallbeispiel bietet Symptome eines klassischen Milz-Qi-Mangels. In der täglichen Praxis ist dieses Beschwerdebild häufig ursächlich anzutreffen. In Folge reihen sich oft andere Syndrome an. Es ist lohnenswert eine konsequente Therapie zu beginnen und den Patienten frühzeitig einzubinden. Neben der hier im Vordergrund stehenden Phytotherapie ist eine Anpassung der Lebensumstände und der Ernährung unerlässlich.

| Diagnose | Angezeigt durch | Konzept |
|---|---|---|
| Qi-Mangel generell | Blässe, Müdigkeit, Appetitlosigkeit | Qi tonisieren |
| Milz-Qi-Mangel: Sinkendes Mi-Qi | Breiigen Stuhl, Schwäche in den Gliedmaßen | Mi-Qi tonisieren, anheben, Verdauungssäfte anregen |
| Feuchtigkeitsansammlung | Zunge geschwollen, Zahneindrücke | Feuchtigkeit trocknen und ausleiten |

### Rezeptur bei Milz-Qi–Mangel

| Rang | Droge | Gramm | Energetik | Wirkung innerhalb der Rezeptur |
|---|---|---|---|---|
| Kaiser | Rhiz. Calami | 40 g | w III., tr III. | Stärkt, hebt das Mi-Qi, leitet Feuchtigkeit aus, erwärmt die Mitte, bewegt Le-Qi |
| 1.Min. | Rhiz. Imperatoriae | 30 g | w II.–III., tr II.–III. | Leitet Feuchtigkeit aus, stärkt das Mi-Qi, erwärmt die Mitte + Nieren, bewegt Le-Qi |
| 2.Min. | Fruct. Foeniculi cont. | 20 g | w II.–III., tr I.–II. | Erwärmt Mi + Ma, Lu, leitet Kälteschleim aus, tonisiert Ni-Qi + Ni-Yang |
| Ass. | H. Cnici benedicti | 10 g | w I., tr I. | Tonisiert Mi-Qi, Ma-Qi, trocknet Feuchtigkeit, unterstützt die Blutbildung |
| Ass. | Fol. Urticae | 30 g | w I., tr I. | Tonisiert Ni-Qi + Ni-Yang, öffnet die Wasserwege, leitet Toxine aus, tonisiert Yin + Blut |
| Blüte | Flos. Chamomillae | 15 g | w I., tr I. | Besänftigt, bewegt Le-Qi |
| Harm. | Rad. Liquiritiae | 20 g | neutral, befeuchtend | Tonisiert Mi-Qi, harmonisiert, beruhigt den Geist Shen |
| m.f.spez. | | 165 g | | |

**► Erklärung zur Rezeptur:**

In dieser Rezeptur ist Kalmus ein wertvoller Kaiser, er fördert die Transformationskräfte der Milz und bringt das klare Yang zum Kopf. Meisterwurz ist relativ teuer, er fungiert als Minister und unterstützt wunderbar den Kaiser. Alternativ könnte Engelwurz als Austauschpflanze dienen. Fenchel ist eine weitere Umbellifere, die tonisiert und harmonisiert. Benediktendistel ist eine nur mäßig warme Milz-Qi-Pflanze. Durch ihre Bitterkeit liegt die Dosierung nur bei 10 g. Die Rezeptur wird wertvoll durch die Brennnessel ergänzt. Süßholz mit 20 g ist nährend und senkt den Shen ab. Sollte nur angewendet werden, wenn nicht zu viel Feuchtigkeit vorhanden ist.

## ▶ Magen-Qi/-Mangel

### Definition

Der Magen spielt gemeinsam mit der Milz eine zentrale Rolle im Mittleren Erwärmer. Magen und Milz bilden das Nahrungs-Qi, den Ursprung des Nach-Himmels-Qi`s. Das Qi unterschiedlicher Organe weist physiologisch unterschiedliche Fließrichtungen auf. Das Magen-Qi nimmt eine absteigende Wirkrichtung ein, um die verdaute Nahrung nach unten zu führen. Das Milz-Qi hingegen steigt auf, um das Nahrungs-Qi zur Lunge und zum Herzen zu lenken. Im Mittleren Erwärmer kreuzen sich viele Qi-Verbindungswege. Der Magen übernimmt hier eine sehr wichtige Funktion, indem er für einen sanften Qi-Fluss im Mittleren Erwärmer sorgt.

Die Funktion des Magens:

- Kontrolle über das Empfangen
- Kontrolle über das Fermentieren und Reifen der Nahrung
- Regelung über Transport der Nahrungsessenzen
- Absteigen des Qi`s
- Ursprung der Flüssigkeiten

Die Hauptaufgabe des Magens ist die Nahrung zu fermentieren und zu reifen. Der Magen bereitet die Nahrung für die Milz vor, indem er sie verdaut und umwandelt. Erst durch diesen Transformationsprozess ist es der Milz möglich die verfeinerten Nahrungsessenzen zu verarbeiten. Folglich zeigen alle Magendisharmonien symptomatische Auswirkungen auf die Verdauung.

Ist die Magenenergie geschwächt, kann der Körper nicht ausreichend Qi produzieren. Im Alltag zeigen sich häufig Symptome wie Müdigkeit und Erschöpfung. Ein gutes Magen- und Milz-Qi ist für unsere Gesundheit von enormer Bedeutung. Nur wer gut genährt wird, kann seine Aufgaben erfüllen, ist vital und überwindet Krankheiten. Patienten mit einem Magen-Qi-Mangel beklagen häufig Appetitmangel. Jede Krankheit ist bei bestehendem Magen-Qi-Mangel schwerer zu behandeln. Dem Körper fehlt die Kraft sich mit der Krankheit auseinander zu setzen. Die Prognose zur Genesung steigt mit der Stärkung des Magen-Qi.

Es gibt verschiedene Ursachen für einen Magen-Qi-Mangel. Häufig ist falsche Ernährung der Hauptgrund. Dabei gilt es nicht nur die Nahrungsqualität, sondern auch die Umstände der Nahrungsaufnahme zu berücksichtigen. Regelmäßige Mahlzeiten, bewusst und in Ruhe eingenommen, erhalten die Gesundheit. Die Portionen sollten angemessen sein und die Nahrungsaufnahme nicht zu spät am Abend erfolgen. Leider können viele Menschen diese Grundregeln nicht mehr befolgen, da ihr Alltag zu stressig und schnelllebig ist. Für eine bewusste Nahrungsaufnahme bleibt weder Raum noch Zeit.

Emotionale Anspannungen können eine weitere Ursache für ein geschwächtes Magen-Qi sein. Ähnlich wie bei der Milz führen Sorgen und übermäßiges Grübeln zu einer Stagnation im Qi-Fluss des Magens. Brennende, nagende Schmerzen, kombiniert mit Übelkeit und Aufstoßen machen das Leben schwer. Andere Emotionen wie Ärger, Zorn, Groll und Frustration sind ursächlich an einer Leber-Qi- Stagnation beteiligt, die wiederum den Magen attackiert. Die Betroffenen beklagen einen Spannungsschmerz im Epigastrium, Übelkeit und Aufstoßen. Jahrelange übermäßige geistige Arbeit ist ein zusätzlicher Faktor, der das Magen-Qi erheblich schwächt. Zur völligen Erschöpfung des Qi`s führen langanhaltende Krankheiten. Dem Körper geht langsam die Kraft aus, die Krankheit zehrt an seiner Substanz.

**Symptome eines Magen-Qi-Mangels:**
- Unwohlsein im Epigastrium
- Appetitmangel
- Übelkeit, Aufstoßen
- Verminderter Geschmacksinn
- Große Müdigkeit, die sich besonders am Morgen bemerkbar macht
- Schwäche in den Gliedmaßen

Zunge: blass
Puls: leer, besonders auf der Magenposition

### Fallbeispiel: Magen-Qi-Mangel

Junger Mann, 22 Jahre, stellt sich in der Praxis vor. Er ist seit über 4 Monaten krankgeschrieben. Ein kurzer Arbeitsversuch scheiterte. Die Beschwerden begannen vor knapp 5 Monaten. Im Vorfeld beschreibt er eine stressige Zeit im Rahmen der Gesellenprüfung, die er mit Erfolg bestand. Entspannung trat auch im anschließenden Urlaub nicht ein. Er beklagt Druck im Oberbauch, Sodbrennen, sporadisch auftretend, unabhängig von den Mahlzeiten. Häufig sind Übelkeit ohne Erbrechen, manchmal auch von Durchfall begleitet. Fettes Essen oder z. B. Lachs provozieren die Bauchbeschwerden. Er passte seine Ernährung an, die inzwischen aus gekochtem Gemüse, Kartoffeln, gedünstetem Fisch oder Fleisch besteht, verteilt auf vornehmlich vielen kleinen Mahlzeiten. Rohkost wird vermieden. Die Beschwerden sind nur mäßig gebessert. Auf Grund der Gewichtsabnahme von 14 kg in den letzten 3 Monaten erfolgte eine ausführliche Diagnostik durch den Hausarzt (Ultraschall, Gastroskopie, MRT, Lactose-, Fructose-, Glutentest) ohne Befund. Die Medikation mit Protonen-Pumpenhemmern blieb erfolglos. Patient empfindet Wärme wohltuend.

Puls: langsam, etwas gespannt, v. a. auf der mittleren Position
Zunge: blass, groß, gespannt, geschwollen, Zahneindrücke, belegt, in der Magenregion trocken, gestaute UZV (Unterzungenvenen)

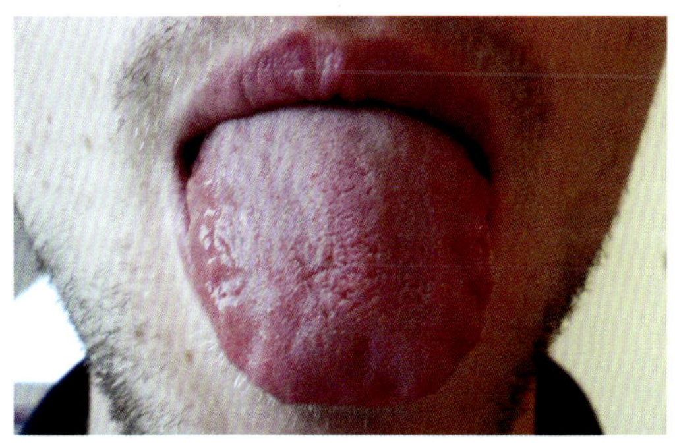
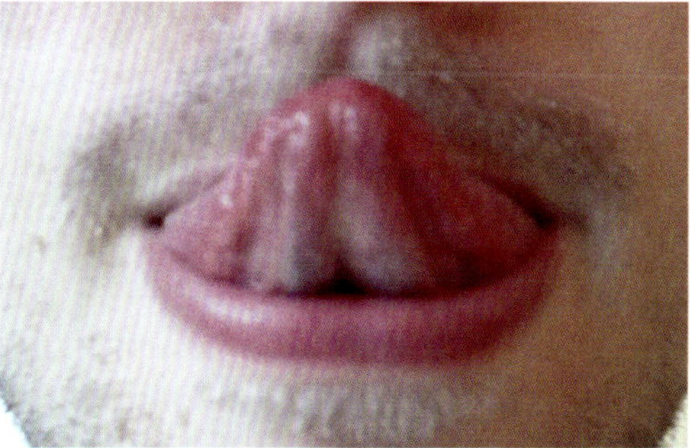

## Von Diagnose über Konzept zur Rezeptur

| Diagnose | Angezeigt durch | Konzept |
|---|---|---|
| Qi-Mangel generell | Gewichtsverlust, Kraftlosigkeit | Qi tonisieren und auffüllen |
| Ma-Qi-Schwäche, rebell. Ma-Qi | Übelkeit im Hypochondrium, ohne Erbrechen, Sodbrennen | Ma-Qi tonisieren, absenken, Verdauungssäfte anregen |
| Mitte-Schwäche | Durchfall, geschwollene Zunge, Zahneindrücken an den Zungenrändern | Mi-Qi tonisieren, Transformation fördern |
| Feuchtigkeitsverteilungsstörung | Trockenheit im Magenareal, bisher mit mäßiger Hitze | Feuchtigkeit regulieren |
| Le-Qi-Stagnation | Angespannt in Stress-Situationen, Leber attackiert den Magen, UZV sind gestaut | Le-Qi besänftigen, bewegen, Stagnation lösen, Belastbarkeit fördern |

## Rezeptur bei Magen-Qi-Mangel

| Rang | Droge | Gramm | Energetik | Wirkung innerhalb der Rezeptur |
|---|---|---|---|---|
| Kaiser | Rad. Angelicae off. | 40 g | w III., tr II. | Tonisiert Qi und die Mitte, bewegt Le-Qi |
| 1.Min | Rhiz. Calami | 30 g | w III., tr III. | Stärkt, hebt Mi-Qi, erwärmt die Mitte, bewegt Le-Qi |
| 2.Min. | H. Cnici benedicti | 10 g | w I., tr I. | Tonisiert Mi-Qi, Ma-Qi, senkt reb. Ma-Qi, bewegt Le-Qi, Roborans bei langer Krankheit |
| Ass. | H. Artemisia absinthi | 5 g | w I., tr III. | Stärkt Mi-/Ma-Qi, bewegt Le-Qi, steigert die Verdauungssäfte, Appetit |
| Ass. | H. Millefolii | 25 g | neutral–warm, tr | Tonisiert Mi-/ Ma-Qi, bewegt Le-Qi, He-Qi, spasmolytisch, psychoaktiv |
| Ass. | Fol. Melissae | 25 g | w II., tr I. | Harmonisiert, entspannt Mi + Ma, beruhigt Shen, schützt vor Reizüberflutung |
| Blüte | Flos. Chamomillae | 10 g | neutral, w, tr I. | Entzündungshemmend, schmerzstillend, bewegt Le-Qi, besänftigt gestresste Gemüter |
| Harmon. | Rad. Liquiritiae | 30 g | neutral, feucht | Tonisiert Mi-Qi, spasmolytisch, harmonisierend, Shen beruhigend |
| m.f.spez. | | 175 g | | |
| Oder | Absinthium Urtinktur Trpf. (Ceres) | 3x tgl. 1–3 Trpf. | w I., tr III. | Stärkt Mi/Ma, reguliert rebell. Ma-Qi, spasmolytisch |

► **Erklärung zur Rezeptur:**
Bei diesem jungen Mann stand im Vordergrund, dass er nicht in seiner Mitte war. Er konnte sich nicht nähren, hatte keine Ressourcen den Anforderungen des Lebens kraftvoll zu begegnen. Stress war der Beginn, gefolgt von Energie- und Substanzverlust, entstanden durch die Attacke der Leber auf die Mitte. Das Magen-Qi rebellierte und führte zu Übelkeit. Seine Freude blieb auf der Strecke. Die Therapie bestand über mehrere Teerezepturen mit ähnlichem Wirkspektrum. Die Temperatur durfte nur mäßig warm sein. Mit seinem Genesungsprozess funktionierte der freie Fluss vom Le-Qi. Es eröffneten sich Zukunftspläne, die umgesetzt werden konnten.

> **Tipp**
> Anstatt dem Assistenten H. Artemisiae absinthium in der Rezeptur besteht die Möglichkeit Absinthium-Tropfen separat einzunehmen. Es mildert den bitteren Geschmack von Wermut und ermöglicht eine individuelle Einnahme. Zu Beginn 3x tgl. 1–3 Trpf. mit dem Infus vor dem Essen. Bei zunehmender Besserung ist die Einnahme in reduzierter Dosis oder nur noch bei Bedarf möglich.

## ► Lungen-Qi/-Mangel

### Definition

Die Lunge herrscht über das Qi und die Atmung. Sie reguliert das Einatmen und Ausatmen. In der Chinesischen Medizin versteht man unter Atmung, das Einatmen von reinem Qi (Luft) und Ausatmen von unreinem Qi. Da die Lunge in der Chinesischen Medizin das oberste Organ des Körpers ist, muß sie das Qi nach unten senden, wo es von der Niere aufgenommen und gehalten wird. Die Niere hält das Qi zurück bzw. speichert es. Sie ist für die Einatmung zuständig. Die Lunge ist für die Ausatmung verantwortlich. Aufgabe der Lunge ist nicht, das Qi zu halten, sondern Energie auszutauschen. Sie gibt verbrauchte Energie nach außen ab und nimmt reine Energie aus der Luft auf. Der beständige Austausch und Erneuerung von Qi gewähren einen reibungslosen und physiologischen Ablauf aller Qi-Prozesse im Körper. Außerdem nimmt die Lunge Einfluss auf die Haut und kontrolliert das Abwehr-Qi (Wei-Qi). Sie vermittelt zwischen dem Organismus (Innen) und der Umwelt (Außen). Als sogenanntes äußerstes Yin-Organ ist sie allen äußeren Einflüssen preisgegeben. Wind-Kälte und Wind-Hitze befallen zuerst die Lunge. Wird die Lunge von einem Äußeren Pathogenen Faktor befallen, ist nur der äußere Bereich betroffen und nicht das Organ Lunge. Trockenheit und Feuchtigkeit sind weitere Faktoren, die das Lungen-Qi beeinträchtigen können. Lang anhaltendes, trockenes Wetter und künstliche Trockenheit, wie wir sie von beheizten Räumen kennen, führen zu Trockenheit in der Lunge. Der Betroffene klagt über trockenen Husten, trockene Haut oder einen trockenen Hals. Feuchtigkeit dringt oft in Kombination mit Wind ein. Es kommt zu allgemeinen Symptomen, wie Kopfschmerzen, Gliederschmerzen, Niesen, verstopfter Nase, Husten und Kälteabneigung. Die eingedrungene Feuchtigkeit behindert die absenkende und verteilende Funktion der Lunge. Die Wasserwege können nicht mehr reguliert werden. Gesichtsödeme sind die Folge.

Emotionen nehmen immer Einfluss auf den Menschen und bestimmen sein Wohlbefinden. Sorge verknotet das Qi und führt zu einer Qi-Stagnation im Thorax. Das Atmen ist erschwert, was sich in einer leichten Dyspnoe und einem leichten Engegefühl in der Brust bemerkbar macht. Traurigkeit und Kummer führen zur Erschöpfung des Lungen-Qi´s. Es fehlt die Kraft im Thorax zu zirkulieren, was wiederum zu einer Stagnation führt. Macht man sich diese Vorgänge bewusst, versteht man warum eine Qi-Schwäche und eine Qi-Stagnation sehr oft gemeinsam auftreten.

Das Lungen-Qi unterstützt das Herz in der Kontrolle über die Blutzirkulation, somit kontrolliert die Lunge auch die Blutgefäße.

Die Lunge wird als Wächterin der Wasserwege bezeichnet, da das Lungen-Qi eine außerordentlich wichtige Rolle beim Bewegen der Körperflüssigkeiten spielt. Sie ist für die Verteilung und Absenkung der Körperflüssigkeiten verantwortlich. Sie überwacht mit Hilfe des Abwehr-Qi`s das Öffnen und Schließen der Poren, also die Schweißsekretion. Bei einem Lungen-Qi-Mangel kommt es zu spontanen Schweißausbrüchen bei geringer Anstrengung.

Die Funktion der Lunge im Überblick:

- Sie herrscht über das Qi und die Atmung
- Sie kontrolliert die Leitbahnen und die Blutgefäße
- Sie kontrolliert das Verteilen und Absteigen von Qi und Körperflüssigkeiten
- Sie reguliert alle physiologischen Aktivitäten
- Sie reguliert die Wasserwege
- Sie kontrolliert das Wei-Qi
- Sie überwacht das Öffnen und Schließen der Poren und die Schweißsekretion
- Sie kontrolliert die Haut und den Zwischenraum zwischen Haut und Muskulatur
- Sie manifestiert sich in der Körperbehaarung
- Sie öffnet sich in der Nase
- Sie kontrolliert das Nasensekret
- Sie beherbergt die Körperseele Po
- Sie wird von Sorge, Kummer und Traurigkeit in Mitleidenschaft gezogen

An den vielfältigen Aufgaben der Lunge lässt sich die Wichtigkeit eines gut aufgestellten Lungen-Qi`s erkennen. Eine Schwächung des Lungen-Qi`s reduziert die Lebensqualität erheblich.

- Müdigkeit und Erschöpfung sind in vielen Fällen die ersten Symptome, die der Betroffene bewusst wahrnimmt
- Auffallend ist die schwache Stimme, der es an Kraft fehlt. Die Lust am Reden scheint erloschen zu sein
- Der Betroffene wirkt etwas kurzatmig und wird von einem leichten Husten geplagt
- Tagsüber kommt es immer wieder zu spontanem Schwitzen, was als sehr unangenehm empfunden wird
- Für einen optimal funktionierenden Qi- und Blutkreislauf, bedarf es einem kräftigen Lungen-Qi. Besteht ein Lu-Qi-Mangel gelangen Blut und Qi nicht in der Peripherie. Die Extremitäten, besonders die Hände sind kalt
- Häufig besteht ein generelles Kälteempfinden
- Blasse Gesichtsfarbe und eine zunehmende Infektanfälligkeit sind begleitend
- Blasse Zunge
- Leerer Puls, besonders auf der rechten vorderen Position

### Fallbeispiel: Lungen-Qi-Mangel mit Schleimretention

Lehrer für Deutsch und Geschichte fühlt sich geschwächt. Wenn er in die 4. Etage geht, kommt er schnell an seine Grenzen. Kurzatmigkeit und Belastungsdyspnoe machen sich bemerkbar. Nach 8 Schulstunden ist er völlig erschöpft. In der Schule ist er vielen Infekten ausgesetzt. Oft plagen ihn Erkältungssymptome. Aktuell beginnt wieder ein lästiger Husten, bisher löst sich nur weißer Schleim. Obwohl er friert, schwitzt er bei geringer Anstrengung.

Zunge: blass, feucht, weiß belegt
Puls: schwach

### Von Diagnose über Konzept zur Rezeptur

| Diagnose | Angezeigt durch | Konzept |
|---|---|---|
| Lungen-Qi-Mangel | Strapazen im Beruf, viel Reden, Kurzatmigkeit, Dyspnoe, Infektanfälligkeit, Husten, Schleim, Kälteabneigung | Lungen-Qi tonisieren, Schwitzen reduzieren |
| Wei-Qi-Mangel | Häufige Infekte, Schwitzen bei geringer Anstrengung | Wei-Qi tonisieren, Schwitzen eindämmen |
| Milz-Qi-Mangel | Genereller Schwäche, Erschöpfung nach 8 Schulstunden, Schleimansammlung in direkter Nachbarschaft zur Lunge | Milz-Qi tonisieren, wärmen, Feuchtigkeit transformieren |
| Schleimretention | Husten mit weißem Schleim | Schleim wärmen und ausleiten |

### Rezeptur bei Lungen-Qi-Mangel mit Schleimretention

| Rang | Droge | Gramm | Energetik | Wirkung innerhalb der Rezeptur |
|---|---|---|---|---|
| Kaiser | H. Thymii | 40 g | w III., tr III. | Erwärmt, öffnet Oberfläche, leitet Wind-Kälte, Schleim + Feuchtigkeit aus |
| 1.Min. | Rhiz. Helenii | 30 g | w II., tr II. | Tonisiert Qi von Lu, Mi/Ma, He und Ni, bewegt |
| 2.Min. | Rhiz. Calami | 30 g | w III., tr III. | Stärkt, hebt Mi-Qi, erwärmt die Mitte, bewegt |
| Ass. | Fol. Urticae | 30 g | w I., tr I. | Tonisiert Qi, Yang und Yin, leitet Schleim + Toxine aus |
| Ass. | Fol. Salviae | 15 g | w I., tr II. | Reduziert Schwitzen, tonisiert das Lu-Qi, leitet Schleim aus |
| Ass. | Fol. Juglandis | 15 g | w II.–III. | Klassische Kombi, um das Schwitzen einzudämmen |
| Harm. | Fruct. Foeniculi cont. | 20 g | w II.–III., tr I.–II. | Leitet Schleim aus, erwärmt und stärkt die Lunge. Tonisiert Qi und Yang, macht fröhlich |
| m.f.spez. | | 180 g | | |
| Evtl. plus | Echinacea-Tropfen (Ceres) | Tgl. 3x 3 Trpf. | | Aktiviert das Wei-Qi, stärkt das Lu-Qi, leitet Wind-Kälte aus |

► **Erklärung zur Rezeptur:**

Kaiser in dieser Rezeptur ist Thymian mit 40 g. Eines der besten Lungenkräuter, die uns bei bakteriellen Infektionen der Lunge zur Verfügung stehen. Er öffnet die Oberfläche und leitet das Pathogen aus. Gleichzeitig wärmt er die Lunge und eliminiert den Kälte-Schleim. Der Kaiser erhält zur Unterstützung Alant, der das Qi aller Wandlungsphasen tonisiert, im Besonderen das Lu-Qi. Er stärkt diesen Patienten in seiner körperlichen Verfassung und kräftigt sein Wei-Qi, das ständig strapaziert wird. Als 2. Minister kommt Kalmus dazu. Die verwendete Droge von Alant und Kalmus ist der Wurzelstock. Rhizome sind grundsätzlich nährend, können warm bis hitzig sein, sind aber trotzdem befeuchtend. Kalmus ist eine Heilpflanze mit besonderem Spektrum. Sie bedient die Mitte als Allround-Karminativum, transformiert Schleim und leitet ihn aus. Er hebt das klare

Yang zum Kopf, was bedeutet, dass er die Konzentration steigert und den Geist klärt. Die ersten drei Pflanzen in der Rezeptur wärmen und lösen Schleim. Die Brennnessel, hier als Assistent, sorgt für die Ausleitung von gelöstem Schleim. Das verstärkte Schwitzen resultiert aus dem schwachen Lungen-Qi. Zur Reduktion von Schweißneigung bewährt sich die Kombination aus Salbei- und Walnussblättern. Sie tonisieren die Lunge und wirken durch ihre Gerbstoffe adstringierend. Nicht zu vergessen ist, dass bereits schon Alant zur Schweißregulierung dient. Fenchel ist ein wunderbarer Harmonisierer in dieser bitteren Teemischung. Sein Geschmack ist aromatisch und leicht süß. Auch er erwärmt die Lunge und die Milz, leitet Schleim aus und stärkt insgesamt den Körper. Durch den Inhaltsstoff trans-Anethol wirkt Fenchel psychoaktiv. Er erhellt das Gemüt und gibt dem geschwächten Lehrer wieder Kraft und Zuversicht. Echinacea wird hier als Immunstimulanz separat verordnet. Die tägliche Dosierung von 3x 3 Tropfen (Ceres) kann im letzten Schluck Tee eingenommen werden. Mit Stabilisierung der Situation kann die Dosis von Echinacea nach wenigen Tagen reduziert werden.

## ► Nieren-Qi/-Mangel

### Definition

Die Niere wird oft als Wurzel oder Ursprung des Lebens bezeichnet. Sie ist die Grundlage für alle Yin- und Yang-Energien im Körper. Die Nieren-Essenz besteht aus der Vor-Himmels-Essenz und der Nach-Himmels-Essenz. Die vorgeburtliche Essenz empfangen wir schon bei der Zeugung von unseren Eltern. Das Nahrungs-Qi, was wir mit der Nahrung aufnehmen, sowie das Qi, das aus der Atmung gewonnen wird, sind wichtige Bestandteile für die Aufrechterhaltung der Essenz. Die Niere, als Speicherort für Essenz, herrscht über Fortpflanzung, Geburt, Wachstum und Entwicklung des Menschen. Sie beherbergt die Willenskraft (zhi), kontrolliert die Knochen, die Nerven, die Zähne und das Kopfhaar. Aus der Essenz Jing bildet sich das Mark, das wiederum das Knochenmark, das Rückenmark und das Gehirn hervorbringt. Außerdem wacht sie über das Lebenstor/ Lebensfeuer (mingmen). Dies macht die Niere zum Ursprung von Wasser und auch von Feuer. Das Feuer des Lebens-Tor`s (mingmen) wird auch als Minister-Feuer betitelt und ist ein physiologisches Feuer.

Die Niere öffnet sich im Ohr. Die zugeordneten Emotionen sind die Angst und die Willenskraft. Die Niere regiert den Wasserhaushalt, d. h. sie verteilt und reinigt die Körpersäfte Jin Ye, indem sie die klaren und trüben Körpersäfte von einander trennt. Dabei steigen die klaren Anteile nach oben, die trüben Anteile werden zur Blase geleitet und letztlich von ihr ausgeschieden.

Die Niere (Yin) weist, wie alle Organe, einen Yin- und Yang-Aspekt auf. Außerdem nimmt sie diesbezüglich eine besondere Bedeutung ein. Sie bildet die Basis für das Yin und Yang aller Organe. Man bezeichnet sie deshalb auch als *primäres Yin* und *primäres Yang.*

Da Nieren-Yin und Nieren-Yang die gleichen Wurzeln haben, befinden sie sich in einer wechselseitigen Beziehung. Nimmt das eine ab, wirkt sich das auf das andere aus und umgekehrt. Daraus lässt sich schließen, dass bei einer Disharmonie der Niere beide Aspekte in der Behandlung berücksichtigt werden müssen.

Funktion der Niere:

- Sie speichert die Essenz und herrscht über Fortpflanzung, Geburt, Wachstum und Entwicklung
- Erzeugt das Mark, füllt das Gehirn auf und kontrolliert die Knochen, Nerven und Zähne
- Beherrscht das Wasser
- Kontrolliert das Empfangen des Qi`s
- Öffnet sich in den Ohren
- Manifestiert sich in den Haaren
- Sie kontrolliert den dickflüssigen Speichel
- Kontrolliert die beiden unteren Öffnungen und wird geschädigt durch Angst
- Beherbergt die Willenskraft (zhi)
- Kontrolliert das Lebenstor (Minister-Feuer)

Mit dem Nieren-Yin (linke Nierenposition) verbinden wir die Essenz **Jing** und die Flüssigkeiten in der Niere. Daher stammt der Begriff *Wasser-Niere*.

Das Nieren-Yang (rechte Nierenposition) steht für das physiologische Feuer *minmeng* und wird gleichgesetzt mit *Feuer-Niere*. Es ist die Kraft, die alle physiologischen Abläufe in Gang setzt. Hier ist der Ursprung von Umwandlung und Bewegung.

Bei der Zeugung verbinden sich die Nierenessenzen der Eltern zum Vor-Himmels-Qi. Es bildet die Grundlage für die ererbte Konstitution eines Menschen. Diese ist im Wesentlichen abhängig von der Qualität und der Stärke der elterlichen Essenzen. Weitere wichtige Faktoren sind Zeitpunkt der Zeugung und das Alter der Eltern. Sind die elterlichen Essenzen schwach, z. B. weil sie lange krank waren oder große Entbehrungen z. B. im Krieg erleiden mussten, werden die Kinder ebenfalls eine schwache Konstitution haben. Ähnlich verhält es sich mit dem Alter der Eltern. Im Laufe der Jahre nimmt die Nieren-Essenz ab. Je älter die Eltern bei der Zeugung sind, desto geschwächter ist ihre Nierenessenz. Es kann sein, dass die Kinder unter einer schlechten Knochenentwicklung, schlechtem Zahnstatus, Enuresis oder Inkontinenz leiden. Die geistige Entwicklung kann verzögert sein.

Im Erwachsenenalter macht sich ein Jing-Mangel durch die frühzeitige Abnahme der geistig-intellektuellen Fähigkeiten, wie Vergesslichkeit und Senilität bemerkbar. Emotional macht der Betroffene einen abgestumpften Eindruck.

Da die Ohren die Öffner der Niere sind, kommt es bei einer Schwäche der Nierenenergie zu Schwerhörigkeit und Tinnitus bis hin zur Taubheit.

Die Zahnsubstanz ist schlecht. Lockere und kariöse Zähne sind weitere Indizien für einen Nieren-Essenz-Mangel.

Die Nierenenergie ist unter anderem verantwortlich für die Knochen. Bei einem Mangel treten Schmerzen und Schwäche in der LWS und den Knien auf. Fehlt es an Feuer in den Lenden, leidet die Libido. Amenorrhoe und Sterilität können sich zusätzlich in den Reigen der Symptome einfügen. Eine geschwächte Nierenenergie spiegelt sich auch in dünnen, brüchigen Haaren bei frühem Ergrauen wieder.

Angst ist die Emotion der Niere. Angst lässt bei Kindern das Qi absteigen und bei Erwachsenen gelegentlich auch aufsteigen. Redewendungen wie „sich vor Angst in die Hose machen" oder „es geht mir an die Nieren", sind bekannt. Schock stellt eine besondere Form der Angst dar und kann das Nieren-Qi nachhaltig schwächen.

In der Chinesischen Medizin hören wir immer wieder, dass eine übermäßige sexuelle Aktivität die Nieren-Essenz schädigt. Das betrifft in diesem Fall die Männer. Das Ejakulat ist im Prinzip eine Manifestation der Nieren-Essenz. Es wird als *tiangui* bezeichnet. Mit jeder Ejakulation verliert der Mann wertvolle Nieren-Essenz.

Ein weiterer schwächender Aspekt ist unser Lebenswandel. Wir arbeiten viel, essen unregelmäßig, gehen spät ins Bett, machen keine Pausen bei permanentem Stress und bewegen uns zu wenig. Alles Faktoren, die die Nierenenergie auf Dauer nachhaltig schädigen.

Es gibt zwei Disharmonien, die das Qi der Niere betreffen:

1. Mangelnde Festigkeit des Nieren-Qi`s
2. Die Niere kann das Qi nicht halten

Mangelnde Festigkeit des Nieren-Qi:

- Beim Mann wird dieses Muster hervorgerufen durch eine übermäßige sexuelle Aktivität, die mit einem Verlust der Nieren-Essenz einhergeht. Bei der Frau können viele Geburten in kurzen Abständen oder eine sehr schwere Geburt als Ursache festgemacht werden. Weitere Auslöser können sehr starke körperliche Arbeit und chronische Krankheiten sein.

Symptome entsprechen denen eines Nieren-Yang-Mangels, jedoch mit weniger ausgeprägten Kälteanzeichen:

- Schmerzen und Schwäche in der Lumbalregion
- Schwachen Knien
- Müdigkeit

- Kältegefühl, kalten Gliedmaßen
- Reichlich klarem Urin
- Häufigen Miktionen mit dünnem Strahl und Nachtröpfeln
- Harninkontinenz
- Enuresis, Nykturie
- Nächtlichen Samenergüsse ohne Träumen
- Ejaculatio praecox, Spermatorrhoe
- Uterusprolaps
- Chronischer Fluor vaginalis, weißer Fluor
- Habituellem Abort

Zunge: blass
Puls: tief, schwach, besonders auf der Nieren-Position

Die Niere kann das Qi nicht empfangen:

- Entsteht häufig aus einer ererbten Lungen- und Nieren-Schwäche. Weitere Gründe können chronische Krankheiten, harte, körperliche Arbeit und Extremsport (besonders in der Jugend) sein.
  Die Symptome sind ähnlich einem Nieren-Yang-Mangel, plus zusätzlich Lungensymptome, da die Niere das von der Lunge gesendete Qi nicht empfangen kann und es zu Stauungen im Oberen Erwärmer kommt:
  - Belastungsdyspnoe, schnelle und schwache Atmung
  - Schwierigkeiten bei der Einatmung
  - Chronischer Husten und / oder Asthma
  - Gesichtsschwellung
  - Klarer Harnfluss während eines Asthmaanfalls
  - Spontanes Schwitzen
  - Kalte Glieder nach dem Schwitzen
  - Dünner Körper
  - Schmerzen in der Lumbalregion
  - Schwindelgefühl, Tinnitus
  - Psychische Lustlosigkeit

Zunge: blass
Puls: tief, schwach, straff

**Fallbeispiel: Ni-Qi-Mangel, Jing-Mangel**

Patientin, 37, kommt wegen rezidivierenden LWS-Beschwerden in die Praxis. Sie beklagt immer wieder Rückenschmerzen und Steifigkeit. Auf Anraten vom Arzt betreibt sie Sport, quält sich aber durch jede Einheit. Bei manchen Übungen verliert sie wenige Tropfen Urin.

Aktuell hat sie eine leichte Erkältung mit Husten und Schnupfen, resultierend aus einem Kälte- und Nässe-Einfluss beim St. Martin-Umzug. Wiederholt ließ sie sich überreden und half beim Ausschank in der Kindergartengruppe ihrer beiden Kinder (4, 5 Jahre).

Urinstix: o. B.
Puls: oberflächlich, gespannt, an der Nierenposition schwach
Zunge: blass, geschwollen und feucht

### Von Diagnose über Konzept zur Rezeptur

| Diagnose | Angezeigt durch | Konzept |
|---|---|---|
| Nieren-Qi-Mangel | Rückenschmerzen, chron. | Ni-Qi stärken, wärmen, halten |
| Nieren-Jing-Mangel | Erschöpfung nach 2 Geburten in kurzem Intervall | Jing aufbauen, Yin und Yang-Aspekt der Nieren aufbauen |
| Milz-Qi-Mangel | Generelle Schwäche, Entwicklung von Feuchtigkeit und Schleim, ausgeprägte Fürsorge ++ | Milz nähren und aufbauen, Qi heben |
| Lungen-Qi-Mangel | Erkältung, weißer Schleim | Lunge stärken, Schleim ausleiten |
| Wei-Qi-Mangel | Anfälligkeit für Kälte | Lunge stärken, Pathogen ausleiten |
| Nässe-Kälte-Angriff | Erkältung nach Kälteexposition | Kälte ausleiten, Nässe trocknen, Pathogen eliminieren |

### Rezeptur bei Nieren-Qi-Mangel

| Rang | Droge | Gramm | Energetik | Wirkung in der Rezptur |
|---|---|---|---|---|
| Kaiser | Rad. Angelicae off. | 40 g | w III., tr II. | Tonisiert Mi-, Lu-Qi, tonisiert Blut, Oberfläche öffnend, eliminiert Kälte, richtet auf, stärkt die Willenskraft, Bote für die Wirbelsäule, leitet Schleim aus |
| 1.Minister | Fruct. Sabale serr. | 30 g | w + tr | Tonisiert Niere, festigt Niere, nährt Mi-Qi |
| 2.Minister | H. Damiana | 30 g | warm + trocken | Wärmt Niere, hält Ni-Qi bei Blasenschwäche, Nur! für eine Rezeptur |
| Assistent | Rhiz. Calami | 30 g | w III. + tr III. | Stärkt die Milzfunktion, hebt bei Senkungen, leitet Kälteschleim aus, stärkt Jing nach 2 Geburten |
| Assistent | H. Equiseti | 30 g | kühl + trocken | Struktur gebend, stärkend |
| m.f.spez. | | 160 g | | |
| Separat | Eleutherococcus (Eleucurarina Trpf. von Harras Pharma) | 3x 20 Trpf. | warm ++ | Adaptogen für Stress, Stärkung für Ni-Qi, Lu-Qi |

**▶ Erklärung zur Rezeptur:**
Im Vordergrund in diesem Patientenbeispiel steht die enorme Erschöpfung, die sich in Rückenschmerzen darstellt. Vermutlich hat sich die Mutter nach der Geburt der 2 Kinder nicht erholen können. Es fehlt nicht nur Qi und Yang, sondern auch das Jing ist bereits in Mitleidenschaft gezogen. Die Erkältung hat sich auf diesen Leere-Zustand aufgepfropft. Deutlich zeigen sich auch ihre Abgrenzungsprobleme und die mangelnde Durchsetzungskraft bezüglich ihrer eigenen Bedürfnisse. Die Rezeptur ist auf Stärkung ausgerichtet. Die Frau soll möglichst zeitnah wieder zu Kräften kommen.

Der Kaiser in dieser Rezeptur wird durch die Angelikawurzel abgedeckt. Sie ist eine majestätische Pflanze, die sowohl das Qi der Nieren, inklusiv Nieren-Yang, als auch das Qi von Milz und Lunge tonisiert. Mit der Symbolik ihres Stängels ist sie Bote für die Lendenwirbelsäule und richtet diese Frau regelrecht auf. Die Sägepalme ist ein würdiger Minister, der den Kaiser in seiner Wirkung auf die Niere, im Besonderen auf die Festigkeit des Nieren-Qi's, unterstützt. Die schleimausleitende Wirkung ist ebenso vorhanden. Die Früchte der Sabale sind süß und nährend ohne zu feucht zu sein. Mit Damiana soll die Wirkung auf baldige Erholung der Niere forciert werden. Sie bedient die Milz, die Niere und festigt das Nieren-Qi bei Blasenproblemen. Wem Damiana zu exotisch ist, könnte z. B. auf die Goldrute (H. Solidaginis virg.) oder das wärmende Bohnenkraut (H. Saturjae) ausweichen. Calmus hat in dieser Rezeptur nur die Funktion des Assistenten und deckt die Stärkung des Milz-Qi's ab, stabilisiert aber auch die Essenz. Schachtelhalm ist ein wertvoller, kühler Assistent, der Struktur auf allen Ebenen vermittelt. Der separate Einsatz der sibirischen Taigawurzel kann für ca. 1 Woche mit 3x 20 Tropfen erfolgen, mit Besserung der Befindlichkeit reduziert die Patientin in Eigenregie die Dosis. Die Folgerezeptur sollte weiterhin stabilisieren. Die Brennnessel mit ihrem weitgefächerten Spektrum könnte die Rezeptur noch ergänzen.

## ▶ Herz-Qi/-Mangel

### Definition
Das Herz nimmt in allen Traditionen einen besonderen Stellenwert ein. Es korrespondiert immer mit Liebe und Leidenschaft. Ist das Herz erst mal gebrochen, braucht es viel Zeit, um wieder heil zu werden. In der Chinesischen Medizin wird das Herz gleichgesetzt mit dem Kaiser, der sein Volk aus einem tiefen Verständnis heraus, vorausschauend und richtungsweisend regiert. Es ist der Sitz unserer unverwechselbaren, einzigartigen Persönlichkeit. Alle Fähigkeiten und Aktivitäten auf psychischer, intellektueller und spiritueller Ebene haben hier ihren Ursprung.

Die Funktion des Herzens:

- Regiert über das Blut
- Kontrolliert die Blutgefäße
- Manifestiert sich in der Gesichtsfarbe
- Beherbergt den Geist Shen
- Öffnet sich in der Zunge
- Kontrolliert das Schwitzen

Die beiden wichtigsten Aufgaben des Herzens sind das Blut zu regieren und den Geist Shen zu beherbergen. Sie bedingen sich gegenseitig. Sind Blut und Yin im Ungleichgewicht bleibt es nicht ohne Folgen für den Geist Shen. Ist der Geist Shen im Ungleichgewicht wirkt sich das wiederum auf Blut und Yin aus. Alle Krankheitsmuster des Herzen machen dies deutlich. Blut und Yin sind sozusagen die Residenz für den Geist Shen. Sind Blut und Yin ausreichend vorhanden, fühlt sich der Mensch geistig fit, ist vital und glücklich und kann gut schlafen. Tritt ein Mangel von Blut und Yin ein, fühlt sich der Mensch schwach, kraftlos, ist unglücklich, deprimiert und antriebsarm. Schlafstörungen und Träume lassen ihn nicht zur Ruhe kommen. Wird der Geist Shen durch störende Emotionen aus dem Gleichgewicht gebracht, geraten Yin und Blut in ein Defizit. Dies äußert sich als Herz-Yin-Mangel oder als Herzblut-Mangel.

Freude und Liebe sind die Emotionen, die zum Herz gehören, jedoch nehmen alle Emotionen sehr großen Einfluss auf das Herz. Ein Mensch, der sich glücklich und wohl fühlt, beherbergt einen gesunden Geist. Freude wirkt sich positiv auf unseren seelisch-geistigen Zustand aus. Gerät die Freude jedoch in einen Exzess, verletzt sie das Herz, was zu einer Verlangsamung des Herz-Qi`s führt. Wesentlich häufiger treffen wir jedoch Menschen, deren Herz-Qi durch Trauer und Kummer erschöpft ist. Obwohl Trauer und Kummer in der Fünf-Elementen-Lehre der Lunge zugeordnet werden, beeinträchtigen sie trotzdem sehr stark das Herz. Lunge und Herz stehen in enger Verbindung. Die Lunge regiert über das Qi, das Herz über das Blut. Beide unterstützen sich gegenseitig. Sind Herz- und Lungen-Qi durch lang anhaltende Trauer/ Kummer erschöpft, kann dies zu einer Qi-Stagnation in beiden Organen führen. Stagnation kann sich evtl. in Hitze wandeln und zu einer Herz-Hitze führen. Aktuell sind viele Menschen besorgt, was in ihrem direkten Umfeld, aber auch in der globalen Welt passiert. Sie sorgen sich um ihre Kinder, ihren Arbeitsplatz, ihre Rente und die politische Entwicklung. Die Sorge nimmt primär Einfluss auf die Milz, weil diese für das Denken und die Ideen verantwortlich ist. Außerdem wird die Lunge beeinträchtigt, da ein besorgter Mensch flach atmet. Zuletzt wird auch das Herz in Mitleidenschaft gezogen, indem sich das Herz-Qi verknotet. Es kommt zu einer Qi-Stagnation im Herzen, die Palpitationen, Schlafstörungen und Engegefühl im Thorax mit sich bringen kann. Obwohl der Zorn dem Element Holz zugeordnet ist, bleibt das Herz nicht verschont. Ein Aufsteigendes Leber-Yang oder Leber-Feuer können leicht auf das Herz überspringen und ein Herz-Feuer entfachen. Auf Umwegen kommt es zum aufsteigenden Herz-Qi.

Wie wir wissen, regiert das Herz über das Blut und Qi und ist die Mutter des Blutes. Daraus lässt sich schließen, dass ein starker oder chronischer Blutverlust das Herz-Qi schwächt. Dies zeigt sich in Müdigkeit, Erschöpfung, einer leichten Dyspnoe, Schwitzen und Gesichtsblässe. Die Zungenfarbe kann blass sein, sie kann aber auch normal sein. Der Puls ist leer. Gelegentlich auftretende Palpitationen vervollständigen das Bild. Zu den Palpitationen möchte ich ergänzend hinzufügen, dass es sich um ein subjektives Gefühl des Patienten handelt. Der Betroffene nimmt plötzlich auf unangenehme Weise seinen Herzschlag wahr, was ihn verunsichert und beängstigt. Der objektive Rhythmus des Herzschlags ist davon unabhängig. Es ist wichtig, den Patienten darüber aufzuklären.

Zusammenfassend äußert sich ein Herz-Qi-Mangel mit folgenden Symptomen:
- Müdigkeit und Erschöpfung
- Depressiver Verstimmung
- Spontanem Schwitzen
- Belastungsdyspnoe
- Palpitationen
- Blassem Gesicht

Zunge: blass oder rosa
Puls: leer

In schweren Fällen kann sich der Herz-Puls oberflächlich und leer anfühlen. Er ist dann an der Oberfläche etwas klopfend, wenn man einen leichten Druck mit dem Finger ausübt, aber leer bei stärkerem Druck.

### Fallbeispiel: Herz-Qi-Schwäche

17-jährige, junge Frau, groß, sehr schlank, dunkle Haare, ernster Typ, im Kontakt nur schwer zugänglich. Schon beim ersten Kontakt macht sie einen auffallend korrekten Eindruck. Exakt geschnittene Haare, modisch immer auf dem neuesten Stand. Gerne auch etwas extravagant gekleidet. Derzeit befindet sich die Patientin in der Ausbildung zur Verwaltungsfachangestellten. Das äußere Erscheinungsbild scheint zur Berufswahl zu passen. Die Patientin hat seit einigen Wochen einen Konflikt mit ihrer Freundin. Sie ärgert sich, gleichzeitig ist sie über den Zustand sehr traurig und bekümmert. Insgesamt fühlt sie sich müde, erschöpft, kraftlos und sehr angespannt. Starke Verspannungen bestehen im Schulter-Nacken Bereich. Sie beklagt eine depressive Verstimmung, hat zu nichts Lust, möchte in Ruhe gelassen werden. Am liebsten würde sie sich verkriechen und nicht mehr raus kommen. Außerdem macht sie sich Selbstvorwürfe: „Ich habe immer Angst alles falsch zu machen". Die Gesichtsfarbe ist auffallend blass und steht im starken Kontrast zu den dunklen Haaren. Immer wieder treten Palpitationen auf, die beunruhigen und beängstigen. Zudem beklagt die Patientin innere Unruhe, kalte Hände und ein Schwindelgefühl. Spontanes Schwitzen, auch ohne Anstrengung und das Gefühl mangelnder Belastbarkeit mit Kurzatmigkeit, vervollständigen die Symptome.

Zunge: rosa, feucht, leicht aufgequollen, zarter weißer Belag
Puls: leer, gespannt

### Von Diagnose über Konzept zur Rezeptur

Das Patientenbeispiel habe ich unter der Diagnose Herz-Qi-Mangel zusammengefasst, da dies die Hauptpathologie in diesem Fall darstellt.

| Diagnose | Angezeigt durch | Konzept |
|---|---|---|
| Herz-Qi-Mangel | Blässe, Palpitationen, Kurzatmigkeit, Schwitzen, Müdigkeit, Erschöpfung. Traurigkeit und Kummer erschöpfen das Herz-Qi, depressive Verstimmung | Herz-Qi stärken |
| Herzblut-Mangel | Kalte Hände, Palpitationen, Schwindelgefühl | Blut nähren, Herz stärken |
| Lungen-Qi-Mangel | Emotionalen Stress, das Metall zeigt sich im äußeren Erscheinungsbild der Patientin | Lungen-Qi stärken |
| Leber-Qi-Stagnation | Grosse Anspannung, Verspannung im Schulter-Nacken-Bereich | Leber besänftigen, Le-Qi bewegen |

### Rezeptur bei Herz-Qi-Mangel

| Rang | Droge | Gramm | Energetik | Wirkung innerhalb der Rezeptur |
|---|---|---|---|---|
| Kaiser | Fol. Crataegi c. flores | 30 g | w I., auch kühlend | Stärkt He-Qi, bewegt Herzblut-Stagnationen, Allrounder für das Herz |
| 1.Minister | H. Basilici | 30 g | w II., tr II. | Tonisiert, wärmt und bewegt das Herz-Qi, macht fröhlich, bewegt das Le-Qi |
| 2.Minister | Rad. Angelicae off. | 30 g | w II., tr II. | Tonisiert Qi, tonisiert Lu-Qi, tonisiert Blut, bewegt Blut, bewegt Le-Qi |
| Assistent | Rhiz. Calami | 25 g | w III. + tr III. | Beruhigt den Geist Shen, tonisiert Qi, bewegt Le-Qi |
| Assistent | Fol. Urticae | 25 g | Leicht warm + trocken | Tonisiert das Blut, macht wehrhafter, stärkt die Lebensgeister |
| Assistent | Fol. Melissae | 20 g | w II., tr II. | Beruhigt den Geist Shen, stärkt He-, Mi- und Le-Blut, hilft uns mit äußeren Reizen adäquater umzugehen, bewegt stagniertes He-Qi, löst den Ring ums Herz |
| Assistent | Peric. Aurantii amari | 20 g | w + tr I.- II. | Psychoaktiv, macht ein fröhlich Herz, stärkt das He-Qi, beruhigt den Geist Shen, bewegt Le-Qi, |
| Assistent/ Bote | Fol. Salviae | 20 g | w I., tr II. | Stärkt das Lu-Qi, öffnet die Oberfläche, reguliert Schweiß |
| m.f.spec. | | 200 g | | |
| Separat | Ceres Urtinktur Hypericum | 3x 3 Trpf. bis 3x 5 Trpf. | w + tr I.–II. | Bewegt das He-Qi, beruhigt den Geist Shen, bewegt das Le-Qi, stimuliert das Lu-Qi |

► **Erklärung zur Rezeptur:**

In dieser Rezeptur übernimmt Weißdorn die Kaiserfunktion. Er stärkt das Herz-Qi, bewegt Herzblut-Stagnationen und ist ein Allrounder für das Herz. Die Kombination aus Blatt und Blüte hat sich als sehr wirksam bei einer psychisch bedingten Herzsymptomatik erwiesen. Weißdorn wirkt stabilisierend auf das Herz-Qi und die Emotionen, was zur Entspannung der Patientin beiträgt. Außerdem löst Weißdorn Leber-Qi-Stagnationen. Von seinem Temperaturverhalten ist er warm im I. Grad, kann also auch kühlen. Das bedeutet, er befeuert die Emotionen nicht noch zusätzlich, sondern wirkt regulierend. Das Amt des ersten Ministers übernimmt Basilikum. Die wärmende, tonisierende und Herz-Qi bewegende Pflanze hat alle Voraussetzungen, die ein Minister in dieser Rezeptur benötigt. Basilikum wirkt psychoaktiv und macht ein fröhliches Herz. Seine Fähigkeit das Leber-Qi zu bewegen ist eine willkommene Unterstützung, um Bewegung in die Rezeptur zu bringen. Die Engelwurz übernimmt die Funktion des zweiten Ministers. Als sehr mächtige Heilpflanze wirkt sie tonisierend auf alle Erwärmer. Sie bewegt und tonisiert das Blut und löst Angst. In diesem konkreten Fall die Befürchtung, alles falsch zu machen. Der Leber-Qi-Beweger unterstützt zusätzlich den Kaiser und den ersten Minister in dieser Funktion. Die Aufgabe des ersten Assistenten übernimmt Kalmus, eine warme und trockene Pflanze, die das klare Yang zum Kopf bringt und gleichzeitig den Geist Shen beruhigt. Er ist ein Yang-Tonikum für Milz und Nieren und tonisiert das Jing. Als Leber-Qi-Beweger wirkt er spasmolytisch und lindert Schmerz. Um die Blutbildung anzuregen, ist Brennnessel und Melisse in der Rezeptur. Brennnessel ist die Meisterpflanze der blutbildenden Pflanzen. Sie tonisiert neben dem Blut, das Yin, leitet Toxine aus und tonisiert das Qi und Yang der Niere. In der Tat eine ganz große Heilpflanze, die die Patientin auf psychischer Ebene stabilisiert und Wehrhaftigkeit vermittelt. Die Melisse wirkt auf das vegetative Nervensystem. Sie bringt Ruhe in die verstörte, junge Frau und hilft ihr mit Umweltreizen adäquat umzugehen. Zudem tonisiert sie das Herz-, Milz- und Leberblut und unterstützt dadurch die Brennnessel in ihrer blutbildenden Funktion. Als psychoaktive Pflanze löst sie Herz-Qi-Stagnationen, löst quasi den Ring ums Herz. Bitterorangenschale ist eine weitere Pflanze in der Rezeptur, die sich beruhigend auf den Geist Shen auswirkt. Sie macht ein fröhliches Herz. Depressive Verstimmungen reduzieren sich unter der Dominanz der verschiedenen psychoaktiven Pflanzen. Die Emotionen Trauer und Abschied, sowie das gesamte Erscheinungsbild und das korrekte Verhalten der Patientin sind im Element Metall anzusiedeln. Salbei ist ein ganz phantastischer Helfer, um das Lungen-Qi zu stärken. Er wird in der Rezeptur prophylaktisch eingesetzt, um einer Schwächung der Lunge durch die große emotionale Beanspruchung entgegen zu wirken. Zum krönenden Abschluss ist noch Hypericum Bestandteil der Teemischung. Es bewegt das He-Qi, beruhigt den Geist Shen, bewegt das Le-Qi und stimuliert das Lu-Qi. Johanniskraut ist ein wundervoller „Lichtbringer“, der sich besonders positiv auf die psychische Verfassung eines Menschen auswirkt. Hypericum setze ich gerne separat in Tropfenform der Rezeptur bei, um die Dosierung besser der aktuellen Situation anzupassen. Insgesamt ist die Rezeptur warm, ohne zu überhitzen. Sie ist stark auf den psychischen Zustand der Patientin ausgerichtet, um sie möglichst schnell aus ihrem emotionalen Tief herauszuholen.

**Tipp**
Hypericum wurde als Urtinktur beigegeben, um die Dosierung effektiver der aktuellen Situation anzupassen.

## 4.2 Yang-Tonika

Yang-Tonika sind warm im II. Grad bis hitzig, manche sind zusätzlich scharf. Sie finden Anwendung in Teerezepturen, Tinkturen, aber auch häufig in Massageölen und Auflagen. Selbstverständlich auch als Teil-/Voll-Bad verwendbar, wie z. B. einem wohltuenden Rosmarin-Bad.

Gemeinsam haben sie wärmende, vitalisierende, schweißtreibende und diuretische Wirkungen. Die Verwendung sollte deshalb der Tageszeit angepasst werden, d. h. nicht nach 17.00 h, um die Nachtruhe nicht negativ zu beeinträchtigen.

Kontraindiziert in der Schwangerschaft, da sie zu bewegend sind und Wehen auslösen können. Gezielte, kurzfristige Anwendungen zur Einleitung der Geburt sind bewährt. Hebammen besitzen einen wertvollen Wissensschatz und verwenden hier u. a. wunderbare Cocktails.

Yang-Tonika sind aus der chinesischen Sicht nicht anwendbar bei Hitze, Toxischer Hitze und Yin-Mangel mit Trockenheit.

Nach der chinesischen Lebensphilosophie ist der ideale Zustand der Gesundheit gebunden an das harmonische Verhältnis von Yin und Yang. Gerät dieses Gleichgewicht aus dem Lot, entstehen Störungen. Das bedeutet, ist die Yang-Energie im Körper zu schwach oder die Yin-Energie zu stark, überwiegt Kälte in den Funktionskreisen, was Innerer Kälte entspricht. Die Kälte ist deutlich spürbar. Das Qi fließt, wie auch die physiologischen Abläufe, langsamer.

Die Zeichen eines Yang-Mangel entsprechen denen eines gesteigerten Qi-Mangels. Kältezeichen sind Steifigkeit, kalte Extremitäten, Kälteaversion, wässriger, neutral riechender Stuhl bei blasser Zunge und langsamem Puls. In der täglichen Praxis gilt es einen Qi-Mangel von einem Yang-Mangel zu unterscheiden. Der Betroffene mit Yang-Mangel bedarf einer äußeren Wärmequelle. Das Wärmedepot ist nur kurzfristig anhaltend. Er kann aus eigener Energie seinen Wärmehaushalt nicht zufriedenstellend regulieren.

Bei einem Yang-Mangel unterscheiden wir 2 Arten von eingedrungener Kälte:
- Kälteexposition, bedingt durch äußere Einflüsse, z. B. berufsbedingte Kältedisposition in einem Kühlhaus oder Stehen im kalten Wasser einer Forellenzucht, Unterkühlung in mangelhaften Unterkünften
- Kälteexposition, bedingt durch innere Einflüsse entstehen häufig aufgrund falscher Ernährung, z. B. Rohköstler

Die Übergänge gestalten sich meist fließend. Exogene Kälte kontrahiert sich und wird zur Inneren Kälte. Besteht bereits ein Defizit in der Blutebene oder ein Qi-Mangel, kann der Pathogene Faktor leichter in die Tiefe eindringen.

*Exogene Kälte* in Kombination mit Wind als Vehikel, lässt eine Wind-Kälte entstehen.

*Kälte-Blockade* ist die Kombination aus Wind–Kälte–Feuchtigkeit.

Eine *Kältekontraktion* beginnt mit scharfen und lokalisierten Schmerzen, die erst in der Folge zu Steifigkeit und Bewegungseinschränkung entartet. (z. B. Fifty Shoulder)

Eine schnelle Behandlung mit dem Ziel der Zerstreuung der Kälte ist obligat!

Indiziert bei Kälteblockaden sind:
- Gua Sha, am besten sofort, wenn das Pathogen noch äußerlich ist
  plus
- Kräuter, die Innere Kälte eliminieren
- Kräuter mit Bezug zu den Leitbahnen
- Kräuter, die die Wurzel des Geschehens behandeln, also die Kombination mit Qi-Tonika, Blut-Tonika und bewegenden Kräutern
  plus
- Äußere Anwendungen

Yangisierende Kräuter:
- Wärmen das Innere, vertreten durch
  - Aromatische und wärmende Pflanzen
- Zerstreuen Kälte
  - Aromatische und scharfe Pflanzen, wie Meerrettich, Galgant, Pfeffer (in der Tabelle auch kursiv geschrieben)
- Zerstreuen innere Kälte
  - Leicht scharfe und aromatische Pflanzen, wie Lippenblütler, Küchenkräuter usw.

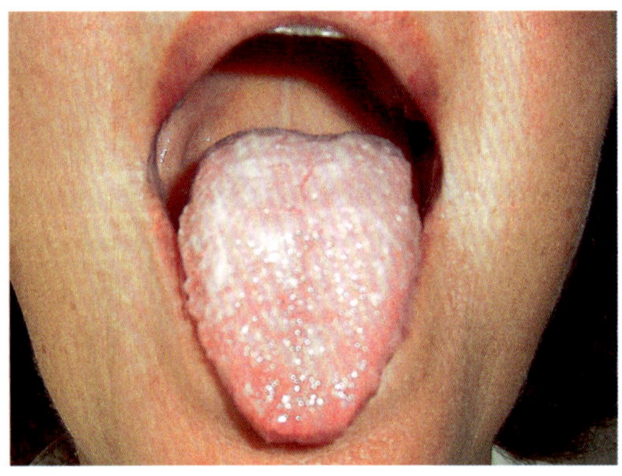

*Zunge mit Yang-Mangel und Schleimentwicklung aufgrund ausschließlich kalter Nahrungszufuhr (Rohkost)*

## Tabellenübersicht Yang-Tonika

| Kälte in den Nieren | Kälte in Milz/ Magen | Kälte im Herzen, Herz-Yang-Kollaps | Kälte in der Leber | Kälte-Diarrhoe | Exogene pathogene Wind-Kälte |
|---|---|---|---|---|---|
| **Wacholder** | **Engelwurz** | **Alant** | **Schöllkraut** | **Liebstöckel** | **Thymian** |
| **Mannstreu** | **Meisterwurz** | **Thymian** | **Liebstöckel** | **Engelwurz** | Ysop |
| **Meisterwurz** | **Liebstöckel** | **Eleuthero-** | **Sellerie** | **Meisterwurz** | Majoran |
| **Liebstöckel** | **Petersilie** | **coccus** | **Fenchel** | **Kalmus** | Oregano |
| **Sellerie** | **Fenchel** | **Damiana** | **Anis** | **Knoblauch** | **Rosmarin** |
| **Petersilie** | **Anis** | **Wacholder** | **Kümmel** | **Lorbeer** | **Pfefferminze** |
| **Fenchel, Anis** | **Kümmel** | **Majoran** | **Curcuma** | **Nelken** | **Bohnenkraut** |
| **Rosmarin** | **Kalmus** | **Basilikum** | **Kalmus** | Enzian | **Sonnentau** |
| **Sägepalme** | **Lorbeer** | **Muskat** | **Wacholder** | Bockshornklee | **Echinacea** |
| **Yohimbe** | **Nelken** | **Rosmarin** | **Ysop** | **Thymian** | **Engelwurz** |
| Muira puama | **Oregano** | **Bohnenkraut** | **Pfefferminze** | Oregano | **Meisterwurz** |
| **Damiana** | **Majoran** | **Zimt** | **Rosmarin** | **Fenchel** | Pestwurz |
| **Bohnenkraut** | **Bohnenkraut** | **Senf** | **Basilikum** | **Anis** | **Kümmel** |
| **Nelken** | **Rosmarin** | **Pfeffer, schwarz** | **Majoran** | **Kümmel** | **Fenchel** |
| **Basilikum** | **Wacholder** | *Cayenne-Pfeffer* | **Bohnenkraut** | **Bohnenkraut** | **Anis** |
| Bockshornklee | **Knoblauch** | | **Nelken** | Ysop | Wasserdost |
| Meerrettich | Enzian | | **Knoblauch** | Galgant | **Zimt** |
| *Senf* | *Brunnenkresse* | *He-Yang-* | **Senf** | **Senf** | **Knoblauch** |
| *Schwarzer* | **Zimt** | *Kollaps:* | Brunnenkresse | **Cayenne-** | Ingwer |
| *Pfeffer* | **Pfeffer, schwarz** | *Kampfer* | | **Pfeffer** | Brunnenkresse |
| *Zimt* | **Cayenne-** | *Galgant* | | **Meerrettich** | **Meerrettich** |
| | **Pfeffer** | **Cayenne-Pfeffer** | | | **Cayenne-** |
| | *Ingwer* | Poleiminze | | | **Pfeffer** |
| | **Meerrettich** | | | | **Pfeffer, schwarz** |

**Verwendung der Yang-Tonika-Tabelle:**

Yang-Mangel geht immer mit Kälte einher. In der Übersicht sind die verschiedenen Kälte-Syndrome aufgezeigt. Die häufig verwendeten Kräuter sind **fettgedruckt**. *Kursive* Kräuter sind durch ihre Schärfe geprägt, d. h. sie zerstreuen die Kälte. Viele Yang-Tonika sind auch schon als Qi-Tonika bekannt. Gemeinsam haben sie den wärmenden und scharfen Charakter. Lediglich Bockshornklee ist deutlich kühler und deshalb auch in der Tabelle der Yin-Tonika zu finden.

## ▶ Kälte in Milz und Magen

### Definition

Ein Milz-Yang-Mangel geht aus einem Milz-Qi-Mangel hervor. Der wesentliche Unterschied in den beiden Disharmonie-Mustern besteht darin, dass sich beim Milz-Yang Mangel eine Kältesymptomatik dazugesellt. Das Milz-Yang ist nicht in der Lage den Körper zu wärmen. Ein generelles Kältegefühl und Kälte in den Extremitäten machen sich breit. Der Betroffene hat großes Verlangen nach Wärme. Die Funktionen der Milz werden durch exogene Faktoren, wie Feuchtigkeit und Kälte gestört. Zusätzliche Schwächung erfährt die Milz-Energie auf emotionaler Ebene durch innere Anspannung, Grübeln und sich Sorgen. Dauerhafte Sorgen führen zu einer Milz-Qi-Stagnation im Verdauungstrakt. Die Transport- und Transformationsfunktion der Milz wird geschwächt. Schmerzen, Verdauungsstörungen, abdominale Spannungsgefühle, sowie ein aufgeblähtes Abdomen nach dem Essen sind die Folge. Menschen mit einem Mi-Yang-Mangel sind blass, müde und erschöpft. Nach dem Essen überfällt sie eine bleierne Müdigkeit mit dem Gefühl sich ausgestreckt hinzulegen. Die generelle, große Schwäche wird sehr bewusst in den Extremitäten wahrgenommen. Es fehlt die Kraft aktiv durchs Leben zu gehen, den nächsten Schritt zu machen. Weitere Symptome als Folge einer geschwächten Transport- und Transformationsfunktion sind die Entstehung von Ödemen und Gewichtszunahme. Die Form- und Haltekräfte sind reduziert. Der Stuhlgang ist weich bis breiig und neutral riechend. Eine blasse, feuchte Zunge und ein tiefer, schwacher Puls sind Hinweise für den Yang-Mangel.

### Fallbeispiel für Milz-Yang-Mangel, beginnender Blut-Mangel und Feuchtigkeitsretention

Pat. 44 Jahre alt, verheiratet, 2 Söhne, 9 und 7 Jahre alt. Sehr schmale, zierliche Frau, auffallend blasses Gesicht. Patientin arbeitet in Teilzeit als Bürokraft in einem kleinen Handwerksbetrieb. Sie versucht ständig es der Familie, dem Arbeitgeber und zum Schluss, vielleicht auch sich selbst, alles recht zu machen. In letzter Zeit fühlt sie sich mit der Erziehung der Söhne zunehmend überfordert. Sie ist gereizt und ungehalten. Ihr Mann ist beruflich viel unterwegs und kann sie nicht ausreichend unterstützen. Sie grübelt und überlegt, wie sie alles in geordnete Bahnen bringen kann. Die Patientin klagt über Appetitmangel und einen aufgeblähten Bauch. Die Hose spannt, dabei fühlt sie sich ausgesprochen unwohl. Eine ausgeprägte Müdigkeit und Erschöpfung machen das Leben zusätzlich beschwerlich. Besonders nach dem Essen braucht sie ein kurzes Schläfchen. An manchen Tagen fehlt ihr der Antrieb die Dinge in Angriff zu nehmen. Arme und Beine fühlen sich kraftlos an. Der Schulter-Nackenbereich ist deutlich verspannt. Der Patientin ist immer kalt, sie braucht viel Wärme, d. h. ohne Dinkelkissen oder einer Wärmflasche und dicken Socken geht sie nicht ins Bett. Der Stuhlgang ist weich. Urin ist reichlich und klar. Die Patientin hat immer das Gefühl nicht ausgeschlafen zu sein. Ödeme sind nicht vorhanden. Die Patientin versucht viel warme Nahrung aufzunehmen. Sie isst seit einiger Zeit morgens warmen Brei, mittags immer warm und abends meist Brote.

Zunge: aufgedunsener Zungenkörper, feucht, sehr blass
Puls: tief, schwach, etwas gespannt

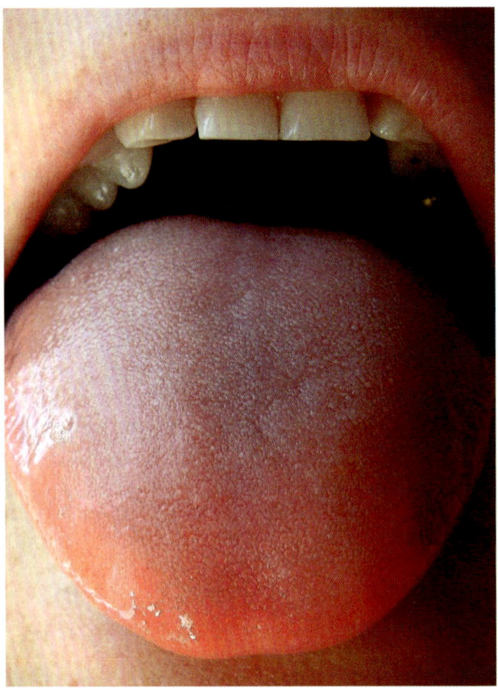

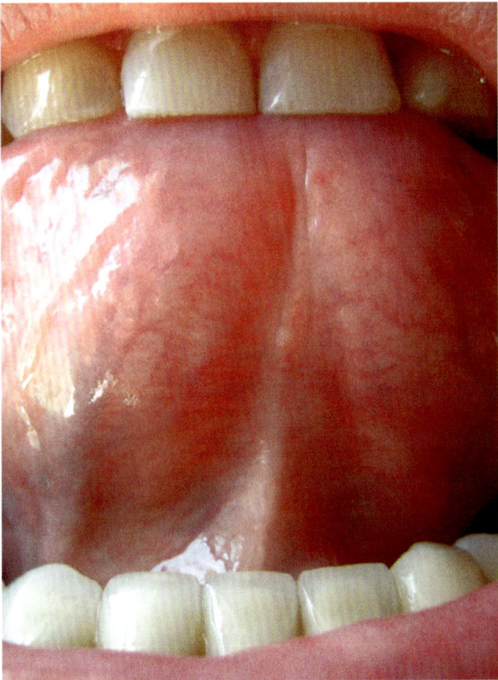

### Von Diagnose über Konzept zur Rezeptur

| Diagnose | Angezeigt durch | Konzept |
|---|---|---|
| Mi-Yang-Mangel | Generelles Kälteempfinden, Müdigkeit, Erschöpfung, Schlafbedürfnis nach dem Essen, aufgeblähtem Abdomen, Appetitmangel, kraftlosen Extremitäten, Patientin grübelt viel<br>Puls: tief, schwach<br>Zunge: feucht, sehr blass, aufgedunsen | Mi-Yang tonisieren, wärmen |
| Mi-Blut-Mangel | Blasses Gesicht, blassen Zungenkörper, depressive Verstimmungen, dünnen Körper | Blut tonisieren, nähren und befeuchten |
| Leber-Qi-Stagnation | Gereiztheit, schreit die Kinder an, Verspannungen im Schulter-Nackenbereich | Stagnation lösen, Le-Qi behutsam bewegen |

### Rezeptur bei Milz-Yang-Mangel, Blutbildung mit Feuchtigkeitsretention

| Rang | Droge | Gramm | Energetik | Wirkung innerhalb der Rezeptur |
|---|---|---|---|---|
| Kaiser | Rhiz. Imperatoriae | 30 g | w II., tr III. | Erwärmt die Mitte, stärkt die Mi, erwärmt die Niere, bewegt Le-Qi, unterstützt im psychologischen den Aspekt des „Sich Aufrichtens", stärkt die innere Kraft |
| 1.Minister | Rad. Angelicae off. | 30 g | w III., tr II. | Tonisiert und bewegt Qi, Blut, Le-Qi, ist eine Lichtbringerin |
| 2.Min./ Blut | Fol. Melissae | 30 g | w II., tr I. | Stärkt He-/Mi-/Le-Blut, harmonisiert Mi/Ma, wirkt psychoaktiv. Löst den Ring ums Herz. Chron. Schmerzen machen mürbe und können zu Depressionen führen |
| Ass. | H. Millefolii | 30 g | neutral bis leicht warm und trocken | Tonisiert das Qi der Mitte, lindert Blähungen + dyspeptische Beschwerden, bewegt das He-Qi |
| Blut | Fol. Urticae | 25 g | w I., tr I. | Klass. Blut-Tonikum, macht wehrhafter, erwärmt die Oberfläche |
| Ass. | Fruct. Foeniculi cont. | 20 g | w II.–III., tr. I.–II. | Erwärmt Mi/Ma, blähungswidrig, reguliert Verdauungsprobleme, ist psychoaktiv |
| Ass, | Rad. Liquiritiae | 20 g | neutral, befeuchtend | Ewärmt alle Erwärmer, harmonisiert den VDT, spasmolytisch, harmonisierend, schmerzlindernd, Shen beruhigend |
| Ass. | Flos. Calendulae | 15 g | kalt + feucht im II., | Bewegt Blut und Qi, bewegt das Leber-Qi |
| m.f.spec. | | 200 g | | |

► **Erklärung zur Rezeptur:**

Meisterwurz ist eine relativ teure Pflanze. Bitte vorher mit dem Patienten abklären, ob man sie in der Rezeptur verordnen darf. Ich setze die Meisterwurz bevorzugt ein, wenn die innere Kraft wieder hergestellt werden soll. Die majestätische Meisterwurz ist ein Ebenbild für Selbstbewusstsein. Sie fördert die innere Kraft zur Befreiung aus Einengung und Zwang. Laut R. Kalbermatten erfasst die Kraft der Imperatoria die Mitte des Menschen, steigt vom Magen auf, erweitert den Brustraum und richtet die Schultern auf. [14]

Momentan braucht die Patienten genau diese Unterstützung. Der Meisterwurz steht die Engelwurz zur Seite. Sie ist nicht nur eine fabelhafte Verdauungspflanze, sondern stärkt die Menschen im Umgang mit psychischen und physischen Schwächezuständen. Angelikawurzel tonisiert außerdem das Blut und weckt die Lebensgeister. Melisse und Brennnessel stehen der Blutbildung zur Seite. Melisse reguliert das vegetative Nervensystem und hilft der Frau, adäquat mit Reizüberflutungen umzugehen. Sie besänftigt den Verdauungstrakt und löst den Ring ums Herz. Brennnessel, die beste Blutbildnerin, die uns zur Verfügung steht, ist Bestandteil der Rezeptur. Durch ihre Brennhaare signalisiert sie der Außenwelt ihre Wehrhaftigkeit. Eine Eigenschaft, die der Patientin fehlt. Schafgarbe und Fenchel üben eine sehr positive Wirkung auf die Verdauung aus. Die

Schafgarbe harmonisiert und leitet die Energie ins Innere. Durch ihre Gerbstoffe wirkt sie adstringierend und hält das Blut in den Gefäßen. Fenchel ist eine hervorragende Pflanze bei Blähungen und Schmerzen im Abdomen, wirkt zudem psychoaktiv! Beim Patienten stellt sich ein Gefühl von Geborgenheit und Zuversicht ein, „jetzt wird alles gut". Süßholzwurzel nährt, harmonisiert und wirkt spasmolytisch auf allen Ebenen. Ringelblumenblüten bewegen Blut und Qi und vermitteln Leichtigkeit in der Rezeptur. Die gelben Blüten erfreuen das Auge und den Geist Shen. Insgesamt eine ausgesprochen stärkende Rezeptur, die die Blutbildung, das Lösen der Leber-Qi-Stagnation und die psychische Verfassung der Frau behandelt.

## ▶ Kälte in den Nieren

### Definition

Nieren-Yang Mangel ist gekennzeichnet durch eine Innere-Kälte-Symptomatik. Das Lebensfeuer Mingmen kann seiner wärmenden Aufgabe nicht mehr nachkommen. Ein ausgeprägtes Kältegefühl, gepaart mit Kälteaversion, bringt dies deutlich zum Ausdruck. Frösteln, Frieren, kalte Extremitäten, Kältegefühl und Schmerzen in der LWS und den Knien vervollständigen das Beschwerdebild. Da das Nieren-Qi nicht ausreichend zur Verfügung steht, fehlt die notwendige Kraft und es kommt zur Schwäche in den Beinen und im Rücken. Auffallend ist die leuchtend weiße Gesichtsfarbe. Müdigkeit, Erschöpfung und Mattigkeit sind weitere Hinweise für einen Yang-Mangel. Die Ohren, als Öffner des Elements Wasser, sind in Mitleidenschaft gezogen und zeigen sich als Symptome, wie Rausch-Tinnitus, Schwerhörigkeit, Taubheit, Hörminderung, Schwindelgefühle, bedingt durch Leere im Kopf. Fehlt die wärmende Kraft des Nieren-Yangs und somit das Feuer in den Lenden, lässt die Libido spürbar nach. Impotenz, Ejaculatio praecox, niedrige Spermienzahl und kaltes, dünnes Sperma plagen den Mann. Amenorrhoe, Sterilität und ein daraus resultierender, unerfüllter Kinderwunsch bauen einen hohen Leidensdruck bei der betroffenen Frau auf. Eine Aufgabe der Niere ist über das Wasser zu regieren. Sie reguliert den Transport und die Transformation von Flüssigkeiten. Bei Kälte in den Nieren kommt es zu einer Transportschwäche, die durch eine verminderte Bewegung von Flüssigkeiten gekennzeichnet ist. In Folge bilden sich Flüssigkeitsansammlungen oder Ödeme. Die Urinmenge ist reduziert, der Urin ist klar. Liegt eine Schwäche der Transformation vor, kann das Nieren-Yang die Flüssigkeiten nicht umwandeln und scheidet sie ungenutzt aus. Das bedeutet, die Niere scheidet klaren Urin in großen Mengen aus. Der Schlaf ist massiv gestört durch die nächtliche Ausscheidung. Harninkontinenz und Harnträufeln sind begleitend. Der Stuhlgang ist weich. Ein Mensch, der ständig friert und damit beschäftigt ist sich zu wärmen, verbraucht viel Energie und verliert Lebensqualität. Depressive Verstimmung oder eine manifeste Depression zeigen sein emotionales

Ungleichgewicht. Schwäche, Kraftlosigkeit und Kälte spiegeln sich in einem tiefen, schwachen, langsamen Puls wieder. Die Zunge ist blass und feucht. Faktoren, die einen Nieren-Yang-Mangel begünstigen, sind eine zu kalte Ernährung, hauptsächlich bestehend aus energetisch kalten und rohen Nahrungsmitteln oder exzessiver Sport und körperliche Schwerstarbeit.

### Fallbeispiel für Nieren-Yang-Mangel

49-jährige Frau, verheiratet, eine erwachsene Tochter arbeitet als Assistentin der Geschäftsleitung in einem mittelständischen Betrieb. Die Arbeit bereitet ihr viel Freude. Die Patientin ist groß, übergewichtig, das Gewebe ist aufgedunsen und schwammig. Gesicht, Arme und Beine weisen Ödeme auf. Immer wieder treten Hämatome auf. Seit Jahren besteht ein Rausch-Tinnitus, der die Lebensfreude und die Lebensqualität zusätzlich mindert. Das Gesicht ist blass, ihre Haut ist trocken. Die glanzlosen, trockenen Haare zeigen wenig Spannkraft. Die Patientin gibt an sehr müde, erschöpft und kraftlos zu sein. Sie beschreibt ein ausgeprägtes Kälteempfinden. Wärme tut immer gut. Besonders unangenehm empfindet sie die Kälte im Lenden-Bereich und die damit verbundenen tiefsitzenden, chronischen Schmerzen. Zusätzlich bestehen aktuell rezidivierende, sehr starke, stechende Schmerzen im Schulter-Arm-Bereich. Sie hat große Probleme beim Anheben des rechten Armes, bei Überkopfarbeiten und immer häufiger auch nachts in Ruhe. Die Schmerzen strahlen bis in den Ellbogen aus. Manchmal besteht neben den Schmerzen ein Taubheitsgefühl. Unter Belastung sind die Schmerzen generell heftiger. Alles deutet auf ein Impingement-Syndrom der Schulter hin. Als Schmerzursache zeigt sich eine Reizung der Supraspinatus-Sehne. Patientin schläft relativ gut ein, wacht aber vermehrt schmerzbedingt auf. Zunehmend fühlt sie sich in ihrem Alltag eingeschränkt. Dies führt zu großen An- und Verspannungen. Sie ist an manchen Tagen sehr gereizt.

Der Stuhlgang ist geformt und regelmäßig. Der Urin ist nur morgens konzentriert und geruchsintensiv, sonst klar und reichlich. Die Patientin ändert je nach Modetrend ihr Ernährungskonzept. Aktuell nimmt sie kein Getreide zu sich. Brot wird aus Kichererbsenmehl und Mandelöl hergestellt. Um nicht zuzunehmen, isst sie mittags viel Rohkost, grüne Salate, gedünstetes Gemüse, Kartoffeln und Reis. Abends kommt immer ein grüner Salat mit Tomaten, Parmesan, Olivenöl und Basilikum auf den Tisch. Die Patientin betrieb bis vor 2 Jahren regelmäßig Judo, ließ es aber aus Zeitgründen schleifen. Sie hat sich vorgenommen zukünftig wieder anzufangen. Die Schmerztherapie erfolgte durch den behandelnden Orthopäden mit Cortison-Injektionen in den Subakromialraum und oral Ibu 600, 3x 1 Tbl..

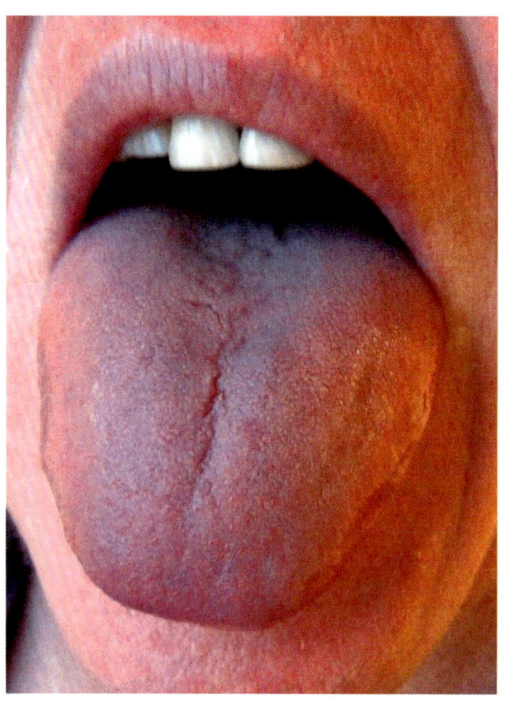

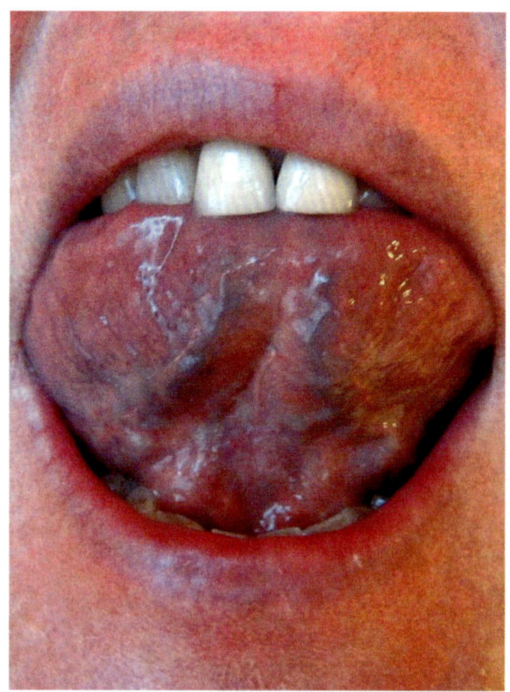

Puls: tief, schwach, schlüpfrig, kurz, gespannt
Zunge: aufgedunsen, blass, feucht, kein Belag, UZV (gestaute Unterzungenvenen), Stasezeichen

## Von Diagnose über Konzept zur Rezeptur

| Diagnose | Angezeigt durch | Konzept |
|---|---|---|
| Ni-Yang-Mangel | Generelles Kälteempfinden und tiefsitzende LWS-Beschwerden. Knochenschmerzen, Müdigkeit, Erschöpfung, Tinnitus, Übergewicht, Ödemen, Puls ist tief, schwach und kurz | Ni-Yang tonisieren, wärmen |
| Mi-Qi-Mangel | Aufgedunsenen Zungenkörper, Feuchtigkeitsretention durch kalte Ernährung, Müdigkeit und Erschöpfung | Milz-Qi tonisieren, Feuchtigkeit transformieren |
| Leber-Qi-Stagnation | Gereiztheit, braucht Bewegung, große Anspannung und Verspannung | Stagnation lösen, Le-Qi behutsam bewegen |
| Leber-Blut-Mangel | Supraspinatus-Sehne wird nicht genährt und befeuchtet, trockene Haut und Haare, blasses Gesicht, Taubheitsgefühl, blassen Zungenkörper | Blut tonisieren, nähren und befeuchten |
| Blutstagnation | Starke, stechende fixierte Schmerzen , UZV, Stasezeichen | Blut mäßig bewegen |

### Rezeptur für Nieren-Yang-Mangel

| Rang | Droge | Gramm | Energetik | Wirkung innerhalb der Rezeptur |
|---|---|---|---|---|
| Kaiser | Fol. Rosmarini | 30 g | heiß, tr IV. | Tonisiert Ni-Yang und He-Yang, erwärmt die Mitte, bewegt Blut, Botenpflanze für die Beine, bewegt Le-Qi, durchblutet und erwärmt die Peripherie wirkt belebend bei Erschöpfung, leitet Feuchtigkeit und Schleim aus |
| 1.Minister | Rad. Angelicae off. | 30 g | w III., tr II. | Tonisiert und bewegt Qi, Blut, Le-Qi, Bezug zur Wirbelsäule |
| 2.Minister | Rhiz. Calami | 30 g | w III., tr III. | Tonisiert die Mitte, trocknend, stärkt das Jing bei Knochenschmerzen, bringt das klare Yang zum Kopf |
| Blut | Fol. Urticae | 30 g | w I., tr I. | Klassisches Blut-Tonikum |
| Blut | Fol. Melissae | 30 g | w II, tr I. | Stärkt He, Mi, Le-Blut (Taubheitsgefühl, Kribbeln), harmonisiert Mi/Ma, wirkt psychoaktiv, löst den Ring ums Herz. Chron. Schmerzen zermürben, machen depressiv |
| Blut | Fruct. Cynosbati sine sem. | 20 g | kalt | Klassisches Blut-Tonikum, saure Frucht zum Halten des Blutes |
| Assistent/ Bote | H. Eryngii | 20 g | w II.–III. + trocken | Botenpflanze Schulter/Nacken-Beschwerden, tonisiert Ni-Yang, hält Ni-Qi, bewegt Le-Qi |
| Assistent | Flos. Chamomillae | 10 g | neutral-warm, tr I. | Bewegt Le-Qi, senkt Aufsteigendes Le-Yang, lenkt Wut in geregelte Bahnen, wunderbare Helferin bei Entzündungen |
| m.f.spec. | | 200 g | | |

| | | |
|---|---|---|
| Äußerliche Anwendung | 2x tgl. capsaicinhaltige Salbe z. B. Rheumamed Salbe von Firma Feldhoff | Wärmt, schmerzlindernd, wichtig ist die regelmäßige Anwendung über einen längeren Zeitraum |

► **Erklärung zur Rezeptur:**

Bei dieser Patientin ist eine Umstellung der Ernährung eine wesentliche Säule der Therapie. Die kalte Nahrung führt zur Verstärkung des Kältegefühls und schädigt die Nierenenergie, indem sie das Mingmen schwächt. Die Milzfunktionen, wie Transport und Umwandlung von Nahrungsessenzen, Qi und Flüssigkeiten, finden nur in reduzierter Form statt. Die Blutbildung ist eingeschränkt. Die Milz kann unter diesen Umständen das Blut nicht in den Gefäßen halten. Bei dieser Disharmonie sind durchwärmende Kräuter, die die Kälte eliminieren, die Blutbildung anregen, Qi und Blut zum Fließen bringen, angesagt. Mit dem Einzug der Wärme lassen die Schmerzen in Rücken und Schulter nach. Die Verspannungen lösen sich, ein physisches, wie psychisches Wohlbefinden kann sich einstellen. Nur ein starkes Leber-Blut ist in der Lage Sehnen und Bänder zu nähren und zu befeuchten. Die Einreibung der betroffenen Areale mit einer Capsaicin-haltigen Salbe wirkt zusätzlich schmerzlindernd. Die Patientin sollte unbedingt mit moderater Bewegung beginnen und ihr Bewegungspotenzial langsam steigern. Als Kaiserpflanze fungiert in dieser Rezeptur Rosmarin. Rosmarin tonisiert das Yang von Niere und Herz, erwärmt die Mitte, bewegt Blut und ist gleichzeitig Botenpflanze für die Beine. Er durchblutet und erwärmt die Peripherie und wirkt belebend bei Erschöpfung. Rosmarin leitet Feuchtigkeit und Schleim aus und unterstützt die Patientin bei der Behandlung ihrer Ödeme. Engelwurz ist als erster Minister im Einsatz. Sie ist eine hervorragende Yang-tonisierende Pflanze, indem sie alle Erwärmer stärkt und wärmt. Als Botenpflanze für die Wirbelsäule, nimmt sie einen positiven Einfluss auf die Rückensymptomatik. Kalmus mit seiner trocknenden Wirkung ist eine wertvolle Unterstützung in der Behandlung der Ödeme. Er bringt ein klares Yang zum Kopf und sorgt für klare Gedanken. Er stärkt das Jing bei Knochenschmerzen, was der Patientin sehr entgegenkommt. Kalmus ist ein beständiger zweiter Minister in der Rezeptur. Zur Unterstützung der Blutbildung und zum Halten des Blutes sind Brennnessel, Melisse und die Hagebuttenschalen im Einsatz. Mit Mannstreu erhält die Patientin wahrlich eine erstklassige Helferin zur Linderung der Schulter-Nackenschmerzen. Mannstreu ist eine Botenpflanze für diesen Bereich. Mit ihrer Fähigkeit das Nieren-Yang zu tonisieren, das Nieren-Qi zu halten und das Leber-Qi zu bewegen, leistet sie eine ausgezeichnete Arbeit. Zum Schluss bringen die Kamillenblüten die Wut in geregelte Bahnen, indem sie das Leber-Qi bewegen und das Leber-Yang absenken. Langanhaltende Schmerzen machen einen Menschen mürbe und gereizt.

## ► Kälte im Herzen

### Definition

*Herz-Yang-Mangel*

In Fachbüchern wird Herz-Yang-Mangel häufig als Steigerung eines Herz-Qi-Mangel-Syndroms definiert ohne nähere Details zu erörtern. Gemeinsame Symptome sind Müdigkeit, Erschöpfung, Palpitationen, Kurzatmigkeit, Spontanschweiß und Hypotonie. Kommen livide Finger oder Lippen hinzu, gilt die Diagnose eines Herz-Yang-Mangels als gesichert. Kalte Extremitäten sind obligat, aber eigentlich fühlt sich der ganze Körper nicht gewärmt an. Das Blut zirkuliert nicht ausreichend, das Gesicht ist blass, die Zunge lässt sich nicht rausstrecken, ist aber feucht. Der Puls ist schwach und nicht präsent. Auf psychischer Ebene dominieren emotionale Labilität mit gedrückter Stimmung und Antriebsschwäche, die in einer Depression münden können. Die Schwere im Thorax wird als schwere Last empfunden. In Kombination mit Schleim, Hitze oder Stagnation eröffnen sich unterschiedliche Ausprägungen der Dekompensation. Die Entwicklung zur Blutstase beschreibt im westlichen Sinne die Erweiterung pectanginöser, koronarer Herzerkrankungen.

Ein Herz-Yang-Mangel existiert nicht als alleinige Diagnose. Yang-Mangel im Allgemeinen, aber im Besonderen Nieren-Yang-Mangel, neben Milz-/und Magen-Yang-Mangel sind meist vorgelagerte Entwicklungsstufen.

### Fallbeispiel für Herz-Yang-Mangel

Junge Frau, alleinerziehend mit 7-jähriger Tochter, kommt in die Praxis. Sie fühlt sich ständig müde und erschöpft bei innerer Unruhe. Alles wird zur Anstrengung. Der Schlaf ist schlecht und unruhig. Morgens kommt sie nur schwer in die Gänge. Sie geht erst spät ins Bett. Trotz ausgeprägtem Kälteempfinden trägt sie kein Unterhemd. Aktuell hat sie gerötete, brennende Augenlider. Oft merkt sie eine Gereiztheit, die sie an ihrer Mutter oder Tochter auslässt. In letzter Zeit wird sie oft in Konflikte verwickelt, was ihr bestätigt, dass sie Niemandem trauen kann. Sie haftet im Gespräch an Ungerechtigkeiten und redet hastig, überschlägt sich mit Worten, redet sich in Rage.

Zur Vorgeschichte: Ihr Partner verließ sie während der geplanten Wunsch-Schwangerschaft. Seitdem lebt sie mit ihrer Tochter im eigenen Haus, gemeinsam mit den Eltern. Sie arbeitet Teilzeit als Polizistin im Schichtdienst, außerdem ist sie seit 1 Jahr selbstständige Fitness-Trainerin. Richtig wohl fühlt sie sich nur beim Sport. Ihre Ernährung ist geprägt von Süßigkeiten und Hamburgern einer bekannten Fast-Food-Kette.

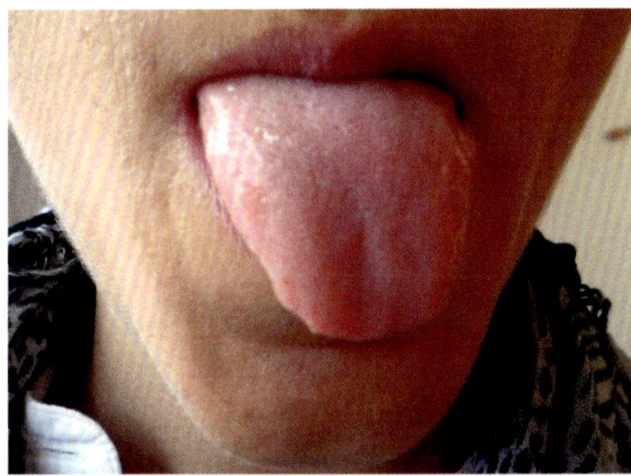

Puls: schwach und tief
Zunge: blass, zittrig, Schwierigkeiten beim Rausstrecken der Zunge

## Von Diagnose über Konzept zur Rezeptur

| Diagnose | Angezeigt durch | Konzept |
|---|---|---|
| Herz-Yang-Mangel | Erschöpfung, Müdigkeit, Unruhe, Kälte, blassem Gesicht, massiver emotionaler Kränkung, Shenstörung, Einsamkeit und Mißtrauen. Kann ihre Zunge nicht rausstrecken, zittrig, redet sich warm, undifferenzierte Darstellung der Problematik, unausgesprochene Zukunftsängste | Herz-Yang tonisieren, wärmen, Herz öffnen |
| Nieren-Qi-Mangel | Massives Trauma und Kräfteverlust in der Schwangerschaft. Dauerhafte Belastung und exzessiven Sport | Nieren-Qi tonisieren, wärmen |
| Blut-Mangel | Blässe im Gesicht, schlechten Schlaf bei Nachtaktivität, unregelmäßige Arbeitszeiten im Schichtdienst, abends Sport | Blut tonisieren, nähren, befeuchten |
| Leber-Qi-Stagnation | Emotionale Disharmonie, Konflikte, Gereiztheit, braucht Bewegung | Stagnation lösen, Le-Qi behutsam bewegen |
| Milz-Qi-Mangel | Mangelhafte Ernährung | Milz- und Magen-Qi stabilisieren |

## Rezeptur für Herz-Yang-Mangel:

| Rang | Droge | Gramm | Energetik | Wirkung innerhalb der Rezeptur |
|---|---|---|---|---|
| Kaiser | Rad. Angelicae off. | 40 g | w III., tr II. | Tonisiert und bewegt Qi, Blut, Le-Qi, baut Selbstliebe auf |
| 1.Minister | Rhiz. Calami | 30 g | w III., tr III. | Tonisiert die Mitte, bringt das klare Yang zum Kopf |
| Assistent | Cort. Cinnamomi | 10 g | heiß, tr III. | Stärkt Ni-Yang, He-Yang, steigert die Lebenslust, erwärmt die Mitte |
| Blut | Fol. Urticae | 30 g | w I., tr I. | Klass. Blut-Tonikum |
| Blut | Rad. Levistici | 30 g | w + tr II.–III. | Klass. Blut-Tonikum, tonisiert Mitte, Ni-Qi, Ni-Yang, bewegt Le-Qi und Blut |
| Blut | Fruct. Cynosbati sine sem. | 20 g | | Klass. Blut-Tonikum, saure Frucht zum Halten des Blutes |
| Assistent/ Bote | H. Chelidonii | 5 g | w + tr. III. | Bote f. d. Augen, gut kombninierbar mit Blut-Tonika, um Le-Blut zu den Augen zu bringen, bewegt Le-Qi, besänftigt Hun, löst Stagnation in Le + He |
| m.f.spez. | | 165 g | | |

**Tipp**

Für einen klassischen Herz-Yang-Mangel fehlen Palpitationen und Spontanschweiße. Trotzdem lag mein Focus bei dieser Symptomatik auf dem dauerhaft verletzten Herzen unter Beteiligung von Nieren, Milz und Leber. Reduziertes Schwitzen erklärt sich durch den Blut-Mangel. Mit nur 10 g Cinnamomi wird die Rezeptur nicht zu hitzig. Schöllkraut in niedriger Dosierung regelt behutsam die Leber-Qi-Stagnation und klärt mit Kalmus die Sichtweise. Im weiteren Verlauf muß auf die Entwicklung von Wind geachtet werden. Die Zunge tendiert leicht zur Seite. Wären verstärkt Palpitationen vorhanden, würde Chelidonium wegfallen und Herzgespann (H. Leonuri) eingesetzt werden. Wem Schöllkraut generell zu gewagt ist, könnte im Austausch z. B. den milden, nicht hitzigen Blutbeweger Steinklee (H. Meliloti) verwenden.

## ▶ Herz-Yang-Kollaps

### Definition

Ein Herz-Yang-Kollaps ist die Folge eines bestehenden Herz-Yang-Mangels in Kombination mit einem generellen, meist chronischen Yang-Mangel der Nieren, der Milz und des Magens. Der Zusammenbruch des Systems mit möglichem Bewußtseinsverlust kann durch exzessive Belastungen, körperliche Anstrengungen, wie sexuelle Aktivitäten, aber auch psychischen Schocksituationen eingeleitet werden. Die Symptome entsprechen denen eines Herz-Yang-Mangels, sind aber ausgeprägter und bedrohlicher. Die Zirkulation des Blutes erlahmt, Blutstase zeigt sich in zyanotischen Lippen, Verkrampfung der Muskulatur und einem fehlenden oder knotigen Puls. Die Zunge ist unbeweglich, lässt sich nicht rausstrecken. Der Betroffene schwitzt stark und hat Todesängste. Das Bewußtsein kann schwinden.

Das Therapiekonzept sieht vor das Yang zu retten, die Stase zu lösen und das Schwitzen einzudämmen. Bei aller Theorie über diesen Mangelzustand, darf die akute Notfallsituation nicht ignoriert werden. Westlich gesehen, besteht hier der Verdacht eines Herzinfarktes auf Grund einer Ischämie. Notfallmaßnahmen sind erforderlich.

Unser therapeutisches Bestreben liegt in der Prävention, z. B. bei rezidivierenden Angina pect.- Anfällen durch Kälte provoziert. Hier gilt es das Yang zu stabilisieren, zu bewegen und zu entspannen bzw. zu lösen. Der physische und psychische Aspekt muß einbezogen werden.

Die Verabreichung von Herzglykosiden ist verschreibungspflichtig und Ärzten vorbehalten. Kräuter, wie Andonisröschen, Maiglöckchen, Fingerhut, Meerträubel oder Lobelie stehen Heilpraktikern nicht oder nur in homöopathischer Form zur Verfügung.

| Syndrom | Angezeigt durch | Konzept | Kräutersammlung |
|---|---|---|---|
| Herz-Yang-Mangel | Erschöpfung, Blässe (leuchtend-blasser Gesichtsfarbe), Palpitationen, Gefühl der Enge im Brustraum, Belastungs-Dyspnoe, Schwitzen, kalten Händen, kalten Gliedmaßen, blassen oder leicht dunklen Lippen | Herz-Yang tonisieren, wärmen | Galgant<br>Sib. Taigawurzel<br>Mannstreu<br>Basilikum<br>Damiana<br>Bohnenkraut<br>Rosmarin<br>Zimt<br>Wachholder<br>Cayenne Pfeffer<br>Campher<br>Poleiminze |

| Syndrom | Angezeigt durch | Konzept | Kräutersammlung |
|---|---|---|---|
| Herz-Qi-Stagnation | Engegefühl in der Brust, emotionale Labilität, Globusgefühl, Palpitationen, leicht zyanotischen Lippen,<br>Unruhe,<br>Kurzatmigkeit, Seufzen, Bewegung verbessert | Qi bewegen, Thorax öffnen, den Geist Shen beruhigen | Sib. Taigawurzel<br>Fenchel<br>Melisse<br>Schafgarbe<br>Galgant<br>Rosmarin<br>Engelwurz<br>Basilikum<br>Bohnenkraut<br>Besenginster<br>Herzgespann<br>Melisse<br>Johanniskraut<br>Gänsefingerkraut |
| Herzblut-Stagnation | Stechende Schmerzen und massivem Engegefühl im Brustraum, ausstrahlend in den linken Arm, Kiefer, Rücken,<br>Kälte und Zyanose,<br>taubes Gefühl | Blut bewegen, Stase beseitigen, Herz-Yang wärmen und stärken, den Geist Shen beruhigen | Weißdorn<br>Rosmarin<br>Galgant<br>Poleiminze<br>Ringelblume<br>Herzgespann<br>Besenginster<br>Schafgarbe<br>Schöllkraut<br>Steinklee<br>Melisse |
| Herz-Yang-Kollaps | Erschöpfung, Blässe (grau-weißer Gesichtsfarbe), Palpitationen, thorakaler Enge und Schmerz ausstrahlend in die linke Körperseite (Arm, Kiefer, Rücken), Dyspnoe, Schwitzen, Kälte am ganzen Körper, Zyanose der Lippen, Finger, Todesangst! | Yang retten, Schwitzen stoppen, Stase lösen | Campher<br>Galgant<br>Cayenne Pfeffer<br>Poleiminze<br>Rosmarin |
| Schleimakkumulation, Schleim-Kälte benebelt das Herz | Arteriosklerose, Adipositas, Depression, psychischem und physischem Schweregefühl bei mangelnder Bewegung, Depression, Introvertiertheit, Aphasie, Selbstgesprächen, Lethargie, Somnolenz bis zum Bewusstseinsverlust, Stupor, plötzlichem Kollaps, Koma, (gurgelnden Rasselgeräuschen im Rachen) | Schleim wärmen, bewegen und ausleiten, Schleim transformieren, Herzöffnungen und Meridiane durchgängig machen, evtl. Bewusstsein wiederherstellen | Fenchel<br>Kalmus<br>Sabale<br>Sib. Taigawurzel<br>Basilikum<br>Bohnenkraut<br>Campher<br>Johanniskraut<br>Ingwer<br>Rosmarin |

| Syndrom | Angezeigt durch | Konzept | Kräutersammlung |
|---|---|---|---|
| Nieren-Yang-Mangel als Ursache für Herz-Yang-Mangel und Herz-Yang-Kollaps | Erschöpfung, leuchtend weiße Gesichtsfarbe, Depression, kalte Füße und Knie, Rücken mit Kälteaversion, viel Urin oder wenig Urin mit Neigung zu Ödemen, Schmerzen in der Lumbalregion, Schwindelgefühl, Tinnitus, Libido im Defizit, Infertilität, reduzierter Willensstärke | Nieren-Yang tonisieren, wärmen | Mannstreu<br>Sib. Taigawurzel<br>Damiana<br>Wachholder<br>Sabale<br>Fenchel<br>Meisterwurz<br>Bohnenkraut<br>Cayenne Pfeffer<br>Liebstöckel<br>Petersilie<br>Rosmarin<br>Basilikum<br>Schwarzer Pfeffer<br>Zimt |

### ▶ Kälte in der Leber-Leitbahn

#### Definition

Bei diesem Disharmonie-Muster handelt es sich um ein inneres Fülle-Syndrom. Zu Grunde liegt meist ein Yang-Mangel-Syndrom anderer Organe vor. Zu einer bereits vorhandenen Inneren Kälte, gesellt sich eine Äußere Kälte. Aus der Fülle-Kälte entwickelt sich eine Kältestagnation in der Leber-Leitbahn. Allgemeine Symptome, wie Völlegefühl oder aufgeblähtes Abdomen oberhalb der Blase sind häufig die ersten Hinweise. Durch die Einwirkung von Kälte und Stress kommt es zu vermehrtem Harndrang. Schmerzen im unteren Abdomen, die zu den Hoden oder zur Vagina ausstrahlen oder ein unangenehmes Zusammenziehen von Vagina oder Hoden, vervollständigen das Krankheitsbild. Die Applikation von Wärme lindert die Schmerzen.

**Symptome einer Kältestagnation in der Leber-Leitbahn**

Beim Mann:

- Skrotum bilateral ist geschwollen und vergrößert
- Harndrang bei Kälte und Stress, Harntröpfeln
- Schmerzen und Spannungsgefühl im Unterbauch nach unten ziehend in Hoden/Skrotum
- Sexualstörungen, Schmerzen mit Kältegefühl in der Peniswurzel mit Ausstrahlung inguinal zur Oberschenkelinnenseite. Wärme bessert!
- Prostatodynie, vegetatives Urogenitalsyndrom
- Hernien

Typische Symptome bei der Frau:

- Urogenitale Erkrankungen
- Hernien
- Fluor vaginalis
- Chronische Ovariitis

**Info**

Kälte im Uterus ist meist ein Nieren-Yang-Problem

### Fallbeispiel für Kälte in der Leber-Leitbahn

45-jähriger, großer schlanker, sehr gepflegter Mann, verheiratet, zwei Kinder. Der Patient betreibt in Selbstständigkeit ein Ingenieurbüro mit mehreren Angestellten. Privat und beruflich setzt er sich großem Stress aus. In besonders hektischen Lebensphasen meldet sich sein Magen mit Schmerzen und Sodbrennen. Bei einer Stadtbesichtigung in München, unter sehr kalten Wetterbedingungen, zog sich der Patient eine Blasenentzündung zu. Vermehrter und schmerzhafter Harndrang quälten hin so sehr, dass er sich vom Hausarzt ein Antibiotikum verordnen ließ.

Zwei Wochen später unterzog er sich einer geplanten, ambulanten Operation am re. Knie. Am Abend vor der Operation stellte sich wiederholt verstärkter und sehr schmerzhafter Harndrang ein (Reizblase). Die Operation fand trotzdem wie geplant statt. Im OP- und im Aufwachraum war es sehr kühl. Einen Tag nach der Operation konsultierte er wiederholt seinen Hausarzt, der ihm umgehend ein Antibiotikum gegen die Blasenbeschwerden verordnete.

10 Tage später erfolgte eine erneute Kälteexposition. Rezidivierend trat extremer Harndrang mit heftigen, brennenden Schmerzen auf, die bis in die Hoden zogen. Symptome, wie häufige und erschwerte Miktion, wenig Urin und ein ausgeprägtes Kältegefühl vom Bauchnabel bis in die Oberschenkelinnenseite kamen hinzu. Zusätzlich plagten den Patient zunehmende Schmerzen im LWS-Bereich. Der Mann war sehr verzweifelt. Seine Niedergeschlagenheit kippte immer häufiger in Aggression und Gereiztheit um. Der Patient war blass, fühlte sich extrem erschöpft und hatte großes Verlangen nach Wärme und warmen Getränken. Regelmäßig gegen 2 Uhr wachte er auf (Leber-Zeit). Das Einschlafen gestaltete sich ausgesprochen schwierig. Seit der ersten Kälteexposition vor 4 Wochen verlor er 4 kg an Gewicht. Die vielen Rezidive in kurzen Intervallen gingen an seine Substanz!

Es erfolgte die Weiterbehandlung beim Urologen. Im Uri-Kult gab es keinen Nachweis auf Bakterien. Wegen des Verdachtes einer Prostatitis schloss sich die Therapie mit einem Antibiotikum in Kombination mit Granufink prostata 500 mg (Kürbisamen) an. Innerhalb von 4 Wochen hatte der Patient das dritte Antibiotikum eingenommen.

Zunge: blass, aufgequollen, Mitte-Riss, wenig Belag, gestaute UZV (Stase-Zeichen)
Puls: schnell (erscheint widersprüchlich, ist vermutlich auf die starken Schmerzen zurückzuführen), dünn, sehr gespannt (Le-Qi-Stagnation)

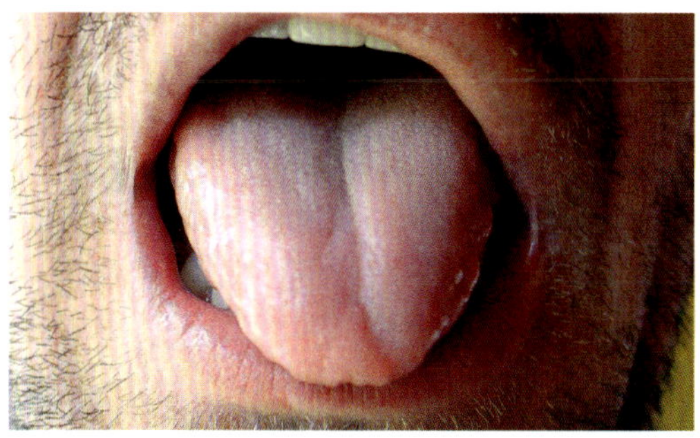

## Von Diagnose über Konzept zur Rezeptur

| Diagnose | Angezeigt durch | Konzept |
|---|---|---|
| Kälte-Invasion in die Leber-Leitbahn | Extremen Harndrang mit heftigen, brennenden Schmerzen, die bis in die Hoden ziehen. Häufig erschwerte Miktion mit wenig Urin. Kältegefühl vom Bauchnabel bis in die Oberschenkelinnenseite | Kälte vertreiben, Leitbahn durchgängig machen und erwärmen |
| Ni-Yang-Mangel | Zunehmende Schmerzen im LWS-Bereich. Blässe, Erschöpfung, großes Verlangen nach Wärme | Ni-Yang tonisieren, wärmen |
| Leber-Qi-Stagnation | Aggression, Reizbarkeit | Stagnation lösen, Le-Qi behutsam bewegen |
| Le-Blut-Mangel | VKB-Ruptur, Sehnen und Bänder werden nicht mehr ausreichend genährt und befeuchtet | Blut tonisieren, nähren und befeuchten |
| Le-Blut-Stagnation | Stase-Zeichen an der Zunge | Blut-Stagnation lösen |
| Ma-Yin-Mangel | Gewichtsverlust, Mitte-Riss der Zunge weist auf zurückliegende Gastritiden | Yin tonisieren und aufbauen |

## Rezeptur bei Kälteinvasion in der Leber-Leitbahn

| Rang | Droge | Gramm | Energetik | Wirkung innerhalb der Rezeptur |
|---|---|---|---|---|
| Kaiser | Fol. Rosmarini | 40 g | hitzig, trocken | Stärkt das Nieren Yang, erwärmt Milz u. Magen, stärkt das Yun Hua der Milz, hebt das Qi, erwärmt die Extremitäten, tonisiert Qi und Yang des Herzens, öffnet die Oberfläche, leitet Wind–Kälte aus, bewegt Leber-Qi, bewegt Blut, leitet Feuchtigkeit/ Schleim aus. Einzigartiger Blutbeweger und Botenpflanze für die Beine |
| 1.Minister | H. Basilici | 30 g | w II., tr II. | Stärkt das Nieren-Jing, tonisiert das He- und Mi-Qi und erwärmt die Mitte, bewegt das Leber-Qi, wirkt auf den Chong mai |
| 2.Minister Blut | Rad. Angelicae off. | 30 g | w III., tr II. | Tonisiert Qi und Blut, bewegt Le-Qi, bewegt Blut, ist Botenpflanze für die WS |
| Assistent/ Blut | Fol. Urticae | 30 g | leicht warm + trocken | Tonisiert Qi und Yang der Niere, öffnet Wasserwege, tonisiert Yin, tonisiert Blut, leitet Toxine aus, reinigt Blut, erwärmt die Oberfläche |
| Assistent | H. Verbenae off. | 20 g | leicht warm bis I.–II. | Bewegt das Le-Qi, aktiviert das Wei-Qi, senkt Leber-Feuer, beruhigt den Geist Shen, bringt Wut in geregelte Bahnen, wirkt diuretisch |

| Rang | Droge | Gramm | Energetik | Wirkung innerhalb der Rezeptur |
|---|---|---|---|---|
| Assistent | Fruct. Sorbi | 20 g | kalt + trocken | Hält das Blut in den Gefäßen, besänftigt Inneren Wind, adstringiert, hält das Blut, stillt Blutungen, stärkt das Qi von Milz-/Magen, Diuretikum |
| Assistent | Rad. Althaeae | 20 g | kühl – warm im I., feucht, sekundär auch trocknend | Tonisiert Ma-Yin, kühlt und befeuchtet |
| Assistent | Flos. Rosae centifolia | 10 g | kühl | Tonisiert Ni-Qi, wirkt adstringierend, kräftigt die Ni-Essenz, löst Le-Qi-Stagnation, kühlt Hitze in der Gallenblase und tox. Hitze (Magen, Leber), stoppt Blutungen, reguliert depressive Verstimmungen, Schlafstörungen |
| m.f.spec. | | 200 g | | |

► **Erklärung zur Rezeptur:**

Bei diesem Patienten steht die Kälte-Fülle im Vordergrund. Aufgabe der Kaiserpflanze ist die Kälte zu vertreiben. Rosmarin ist energetisch eine hitzige Pflanze. Sie erwärmt den ganzen Menschen und im Besonderen den Unteren-Erwärmer. Dieser kräftige, wundervoll duftende Lippenblütler tonisiert nicht nur das Yang, sondern erfüllt die Funktionen eines hervorragenden Qi- und Blutbewegers. Alles Eigenschaften, die seine Kaiserposition in der Rezeptur rechtfertigen. Der intensive, wohlige Geruch vermittelt das Gefühl von Entspannung und gleichzeitiger Freude. Die psychische Verfassung des Patienten profitiert von diesem willkommenen Nebeneffekt. Als ersten Minister unterstützt Basilikum den Kaiser in seiner Funktion. Die aromatische, mediterrane Pflanze tonisiert das Jing der Niere, bringt Wärme in den Körper und bewegt Qi und Blut. Außerdem stärkt Basilikum das Herz-Qi. Mit diesen Fähigkeiten leistet Basilikum dem Kaiser wertvolle Dienste. Engelwurz, eine majestätisch anmutende, mächtige Heilpflanze unterstützt, hier als 2. Minister, mit ihrer wärmenden, tonisierenden, Blut- und Qi-bewegenden Qualität. Die Botenpflanze für die Wirbelsäule ist prädestiniert für diesen Patienten, der über zunehmende Schmerzen in der LWS klagt. Die Lichtbringerin, der „Erzengel mit Macht", kann aufrichten und den Patienten physisch und psychisch in besonderem Maße stabilisieren.

Die Brennnessel verfügt über das größte, blutbildende Potenzial unter den westlichen Heilpflanzen. Sie enthält außerdem viele Schleimstoffe, die ausgesprochen nährend und Yin tonisierend wirken. Ausgestattet mit Brennhaaren, kann sie sich zur Wehr setzen und ihr Überleben sichern.

Eisenkraut, auch Diplomatenkraut genannt, besticht durch seine Le-Qi bewegenden bzw. regulierenden Eigenschaften. Es lenkt Wut in geregelte Bahnen und hilft im diplomatischen Umgang mit der Umwelt. Die Bitterpflanze kann gut mit Hitze und Feuer umgehen. Durch die adstringierende Wirkung bewahrt sie die Dinge am Ort. Zudem stärkt

Eisenkraut unsere Abwehr. Ein gut aufgestelltes Wei-Qi ist in der Lage, unerwünschte Eindringlinge in die Flucht schlagen.

Assistent in der Rezeptur ist eine kühle, saure Frucht mit der Funktion eines Adstringens. Ergänzend zum Blutaufbau braucht es die saure Eberesche, die das Blut in den Gefäßen hält. Blut-Mangel und Yin-Mangel treten häufig gemeinsam auf. Eibisch nährt und befeuchtet vortrefflich mit seinem hohen Gehalt an Polysacchariden und Schleimstoffe das Yin. Eine gut durchblutete, genährte Schleimhaut bietet dem Organismus Schutz vor Mikroorgansimen, wie Bakterien, Viren und Pilzen. In diesem Fall beugt Eibisch als Magen-Yin-Tonikum prophylaktisch einer Gastritis vor. Rosenblüten sammeln das kosmische Qi, sind eine willkommene Freude für das Auge und geben der Rezeptur eine gewisse Leichtigkeit. Rosenblüten tonisieren das Nieren-Qi, wirken adstringierend und kräftigen die Nieren-Essenz. Sie stärken das Magen-Yin und kühlen Magen-Hitze. Diese wundervollen Eigenschaften tragen auf verschiedenen Ebenen dazu bei, den Heilungsprozess des Patienten anzuregen und zu stabilisieren.

Nachdem die Kälte aus der Leber-Leitbahn vertrieben war, stabilisierte sich der Gesundheitszustand des Patienten zusehends. Die Rezeptur zum Ausleiten der Kälte bietet eine wichtige Säule zur Genesung, jedoch bedarf es einer dauerhaften Anpassung des Lebenswandels, um langfristig Stabilität zu erreichen. Beruflicher Stress kann nicht durch Freizeitstress kompensiert werden. Neben konsequentem Blut- und Yin-Aufbau ist regelmäßige, ausgewogene Ernährung, Einhalten von Pausen und ausreichender Schlaf von größter Bedeutung.

## ▶ Kälte-Diarrhoe

### Definition

Zur Diagnosefindung bei einer Kälte-Diarrhoe werden unterschiedliche Kriterien herangezogen.

Zur Differenzierung gilt es die Qualität der Störung zu erörtern.

Konkrete Fragen nach dem Beschwerdebild sind unerlässlich:

- Besteht eine reine Diarrhoe oder wechseln sich Diarrhoe und Obstipation ab
- Wie ist die Beschaffenheit des Stuhls in Qualität und Quantität
- Gibt es Begleiterscheinungen
  - Schmerz, akut oder chronisch, krampfartig, Tenesmen
  - Meteorismus, Borborygmus
  - Bedingungen, die sich verbessernd oder verschlechternd auswirken
  - Stuhldrang, erschwerte Defäkation bis Inkontinenz
  - Sonstiges

Unabdingbar ist die Erhebung der Anamnese in Kombination mit Puls- und Zungendiagnostik. Ernährungsgewohnheiten müssen detailliert analysiert werden.

Beispiel aus der Praxis: Ein Nebenerwerbslandwirt klagte über Durchfälle. Hoher Milch-Konsum und reichlich Mehlprodukte waren an der Tagesordnung. Erst nach wiederholter Frage klärte sich die Sachlage. Bei der täglichen Arbeit mit dem Traktor pflückte er gern Obst direkt vom Baum und aß mitunter 6–8 unreife Äpfel. Therapie bestand primär in einer Ernährungsumstellung, die Verordnung einer Individual-Rezeptur lief begleitend.

*Differenzierung bei Kälte-Diarrhoe:*
Weiche bis wässrige, durchfällige Stühle evtl. mit unverdauten Nahrungsbestandteilen, relativ kurz nach dem Essen auftretend, lassen in der Regel auf Milzfunktionsstörungen (Milz-Qi-/Milz-Yang-Mangel) schließen. Die Entleerung wird meist erleichternd empfunden. Es besteht ein Innen-Mangel-Kälte-Syndrom mit abdominellem Spannungsgefühl, das durch Wärme und Druck Linderung erfährt. Sind die Entleerungen chronisch frühmorgens, eingeleitet mit Bauchschmerzen ist ein Milz- und Nieren-Yang-Mangel beteiligt.

Plötzlich auftretende, schmerzhafte Durchfälle können auch bei Dickdarm-Syndromen mit Kälte auftreten. Der Dickdarm ist in seiner Funktion das Unreine vom Dünndarm aufzunehmen, zu absorbieren und als Stuhl auszuscheiden, geschwächt. In der Praxis sind die Beschwerden im U.E. angesiedelt. Blähungen und Durchfall sind vorhanden, sind aber ohne Völlegefühl. Wärme und Druck werden als angenehm empfunden. Nach der Entleerung ist die Person oft kaltschweißig und erschöpft. Bestehen zusätzlich Hämorrhoiden oder Organsenkungen, ist von einem zusätzlich sinkenden Mi-Qi auszugehen.

Feuchte Kälte im Dickdarm entsteht durch Exposition von Kälte und Feuchtigkeit und führt zu einer Qi-Stagnation im Dickdarm. Bei diesem Dysharmoniemuster handelt es sich um ein Innen-Fülle-Kälte-Syndrom. Die Beschwerden sind akut, schmerzhaft mit explosionsartigem, wässrigem Durchfall. Warme Getränke mildern die Kälte im Abdomen. Druck wird als unangenehm empfunden. Der Puls ist langsam, aber saitenförmig, evtl. schlüpfrig.

Besteht ein Wechsel von Diarrhoe und Obstipation mit Krämpfen, Blähungen, Völlegefühl und Schmerzen unter dem Rippenbogen bzw. im Hypochondrium, ist dies auf einen Leber-Qi- Angriff zurück zu führen. Die Betroffenen beschreiben ihre Stuhlqualität als nie beständig, sehr emfindlich reagierend auf jegliche Störungen. Häufig berichten Frauen von Beschwerden v. a. vor der Mens bei gleichzeitigen PMS. Westlich gesehen besteht oft die Diagnose eines Reiz-Colons.

Das therapeutische Konzept sieht vor, die Kälte zu vertreiben, zu wärmen, den M.E. und/oder U.E. zu stärken, Qi zu bewegen und vorhandene Feuchtigkeit zu eliminieren.

Die Verordnung von Individual-Rezepturen ist bei Verdauungsstörungen durch Kälte mit/ohne Feuchtigkeit sehr effektiv. Schon nach kurzer Zeit erleben die Betroffenen ein völlig neues Bauchgefühl und sind maßgeblich an der Therapie beteiligt.

### Fallbeispiel für Kältdiarrhoe

Junge Frau, [19], war vor wenigen Monaten im Thailand-Urlaub und kam mit einer Camphylobacterinfektion zurück. Die Therapie mit Antibiotika erfolgte durch den Hausarzt ohne für sie erkennbare Nebenwirkungen. Seither beklagt sie oft Durchfall oder breiigen Stuhl. Aktuell zeigt sich vermehrt wässriger Durchfall, dessen Entleerung erleichtert ohne zu schwächen. Oft sind die Beschwerden begleitet von Völlegefühl, nachts sogar Blähungen. Sie vermeidet mittlerweile das Abendessen und freut sich über 5 kg weniger auf der Waage. Nahrungsunverträglichkeiten sind nicht bekannt, sie erinnert sich, dass sie nach dem Eisessen Durchfall hatte.

Ihr Essverhalten erfährt wenig Aufmerksamkeit, beschränkt sich auf Käsebrot, Banane, selten Kaffee, eher Kaba oder Wasser. Tagsüber belegtes Brötchen mit Gurke und Tomate, nur gelegentlich kocht sie sich eine Mahlzeit. Abends selten warm, sie fühlte sich nach dem Essen immer gebläht. Sie trinkt 2 Liter Wasser.

Mir gegenüber sitzt eine aufgeweckte, lebenslustige Frau. Sie arbeitet bei einer Krankenkasse im Kundenservice. Nach der nächsten geplanten Weltreise strebt sie die Weiterbildung zum Betriebswirt an. Zur Regulation ihrer Rückenschmerzen braucht sie regelmäßigen Sport.

Aktuell belastet sie ein Konflikt mit ihrer Freundin, sie sieht sich als Vermittlerin innerhalb der Mädelsgruppe. Sie haftet an dieser Situation, berichtet ausführlich und zeigt sich sichtlich emotional beteiligt.

Kalte Füsse sind an der Tagesordnung, die Kälte am Bauch und Rücken nahm sie bis jetzt nicht wahr.

Puls: auf allen Position schwach
Zunge: blass mit roten Pünktchen an der Zungenspitze, weichen Zahneindrücke, wenig weißem Belag, UZV etwas gestaut

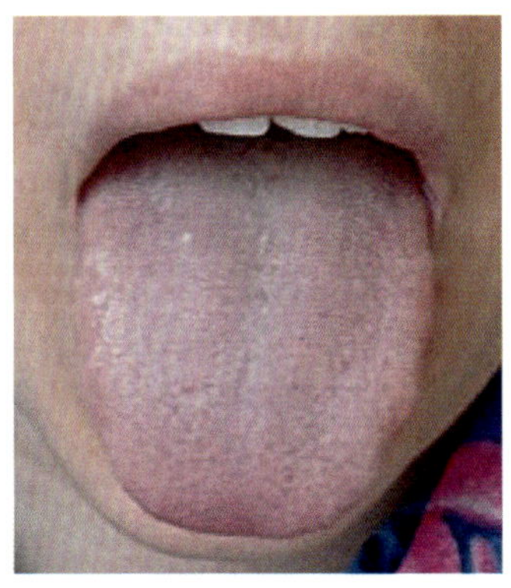

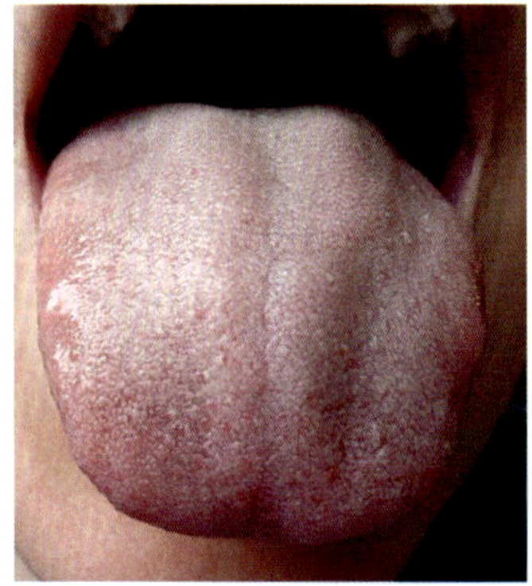

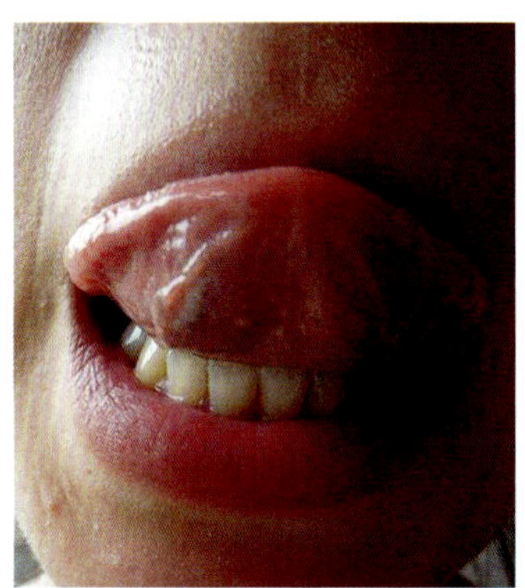

## Von Diagnose über Konzept zur Rezeptur

| Diagnose | Angezeigt durch | Konzept |
|---|---|---|
| Eingedrungenes Pathogen | Durchfällige Stühle, Antibiotikagabe im Vorfeld, rote Punkte an den vorderen Zungenränder | Oberfläche öffnen, Pathogen eliminieren |
| Kälte-Syndrom | Kälte im Abdomen, Ernährungsfehler | Kälte ausleiten, wärmen, Ernährung umstellen |
| Milz-Yang-Mangel | Völlegefühl nach dem Essen, Meteorismus, kalte Ernährung, kalte Extremitäten, Feuchtigkeitsretention, blasse Zunge, Zahneindrücke, Bedürfnis nach Harmonie | Milz-Qi tonisieren und wärmen, Feuchtigkeit transformieren, Verdauung regulieren, psychisch stabilisieren |
| Nieren-Qi-Mangel | chronische Rückenbeschwerden | Wirbelsäule stärken, wärmen, Ich-Position stärken |
| Leber-Qi-Stagnation | UZV sind gespannt | Qi bewegen |

## Rezeptur bei Kälte-Diarrhoe

| Rang | Droge | Gramm | Energetik | Wirkung innerhalb der Rezeptur |
|---|---|---|---|---|
| Kaiser | H. Verbenae off. | 30 g | w I.–II. | Öffnet die Oberfläche, eliminiert Pathogen, bewegt Le-Qi, Stressadaptogen |
| 1.Minister | H. Eupatoriae can./ perfol. | 30 g | w II., tr II. auch kühlend | Öffnet die Oberfläche, eliminiert Pathogen, bewegt Le-Qi, tonisiert Mi-Qi, Ni-Qi |
| 2.Minister/ Bote | Rad. Angelicae off. | 30 g | w III., tr II. | Tonikum für Milz, Blut, bewegt Le-Qi, transformiert Feuchtigkeit, Bote für die Wirbelsäule |
| Assistent | Rhiz. Calami | 30 g | w III., tr III. | Transformiert Feuchtigkeit, tonisiert und wärmt die Milz, bringt das klare Yang zum Kopf |
| Assistent | H. Cnici benedicti | 10 g | w I., tr I. | Tonisiert Mi-Qi, Ma-Qi, senkt rebellierendes Ma-Qi, bewegt Le-Qi, Roborans |
| Assistent | H. Agrimoniae | 30 g | w I., tr II. | Stärkt die Milz, befreit die Milz vom Einfluss der Leber, öffnet die Oberfläche, generell bei Durchfällen |
| Beweger | H. Meliloti | 20 g | kühl–w I., trocken | Relativ kühler Beweger |
| Assistent | Fol. Urticae | 20 g | w I., tr I. | Leitet Toxine aus, stärkt Qi, Yin, klass. Bluttonikum |
| m.f. spec. | | 200 g | | |

► **Erklärung zur Rezeptur:**
Durch die Antibiotikagabe im Vorfeld wurde das Pathogen in die Tiefe gedrängt. Gekennzeichnet durch rote Punkte an der Zungenspitze. Das Pathogen wird durch den Kaiser und den 1. Minister eliminiert. Verbene off. und Eupatoriae cannabium erfüllen diese Aufgabe über 2 Rezepturen. Gleichzeitig hilft das Eisenkraut der jungen Frau im Umgang mit Konflikten. Mit Engelwurz, Kalmus, Benediktendistel und Odermennig ist die Rezeptur mit typischen Milz-Kräutern bei Milz-Yang-Mangel ausgestattet. Der warme und trockene Odermennig adstringiert und wirkt entzündungshemmend. Angelica stärkt neben der Wirbelsäule auch die Ich-Kraft. Als Qi-beweger fungieren Eisenkraut, Wasserdost, Angelica und der nur mäßig warme Steinklee. Die Ausscheidung von Feuchtigkeit und Toxinen ist durch die Brennnessel gewährleistet.

**Tipp**
In der nächsten Folgerezeptur wurde der Kaiser und der 1. Minister erhalten. Ausgetauscht wurden lediglich Galgant (Rad. Galangae) und Curcuma (Rhiz. Curcumae) als Ersatz für Engelwurz (Rad. Angelicae off.) und Odermennig (H. Agrimoniae). Kalmus (Rhiz. Calami) ist ein wertvoller Allrounder, der in weiteren Rezepturen durchaus auch Kaiserqualität einnehmen könnte.

Die Patientin fühlte sich schon nach 2 Wochen deutlich wohler. Sie stellte ihre Ernährung um und achtete mehr auf ihr Befinden. In der Gruppendynamik konnte sie sich distanzieren. Nach insgesamt 3 Rezepturen wurde die Behandlung abgeschlossen.

## ► Exogene pathologische Wind-Kälte

### Definition
In der Traditionellen Chinesischen Medizin bezeichnet man Krankheiten als Disharmonien. Dabei handelt es sich um Störungen des natürlichen Gleichgewichts von Yin und Yang in unserem Körper. Beeinflusst wird das Gleichgewicht zusätzlich durch klimatische Bedingungen, wie Wind, Hitze, Feuer, Feuchtigkeit, Trockenheit und Kälte, die auf den Menschen einwirken. Ein Ungleichgewicht zwischen Yin und Yang entsteht, wenn einer der beiden in Fülle oder im Mangel ist. Die Folge ist eine Unterbrechung oder Blockierung des harmonischen Qi-Flusses. Kann das Qi nicht mehr frei fließen, erkrankt der Mensch an Körper oder Seele. Meist treffen mehrere Faktoren aufeinander, die die Balance zwischen Yin und Yang stören. In der Traditionellen Chinesischen Medizin unterscheidet man zwischen inneren und äußeren Ursachen. Bei den inneren Ursachen handelt es sich um Emotionen. Mit äußeren Ursachen sind die oben genannten klimatischen Faktoren, aber auch andere Krankheitsverursacher gemeint. Nur, wenn eine Dysbalance zwischen Yin und Yang besteht, können äußere Pathogene Faktoren krankheitsauslösenden

Einfluss auf den Organismus nehmen. Wind fungiert in der Regel als Vehikel, das den Transfer anderer klimatischer Faktoren in den Körper bewerkstelligt. Dringt Äußere Kälte mit Hilfe von Wind in den Körper ein, setzt sich zuerst der Lungenfunktionskreis damit auseinander (Lunge, Bronchialsystem, Nase und die gesamte Körperoberfläche bzw. Haut). Aufgabe der Lunge ist es, Energie von außen, was dem Himmels-Qi entspricht, über die Atmung im Körper aufzunehmen. Sie verbindet sich mit dem Nahrungs-Qi der Milz und vereinen sich zum Sammel-Qi (zongqi). Die Lunge reguliert das Öffnen und Schließen der Poren, dadurch werden Feuchtigkeit und Temperatur im Körper reguliert. Sie stellt das Wei-Qi bereit, das außerhalb der Leitbahnen in der Haut und den Muskeln zirkuliert. Diesen Bereich bezeichnet man als Körperoberfläche! Das Wei-Qi hängt vom allgemeinen Zustand der Yang-Energie, besonders des Nieren-Yang und den inneren Organe ab. Bei schwachem Wei-Qi kann Kälte von außen sehr leicht eindringen. Im Vordergrund steht eine plötzlich auftretende Kälteabneigung. Sie kann sich als leichtes Frösteln bis zu einer regelrechten Kälteaversion zeigen. Der Entwicklung einer Erkältung stehen alle Türen offen. Niesen, Fließschnupfen mit weißem, wässrigem Sekret, Kratzen im Hals, evtl. Fieber bestätigen das Eindringen von Wind-Kälte in die Tai yang- Schicht. Weitere Symptome können starke Steifigkeit und Schmerzen im Okzipitalbereich, steifer Nacken oder Ischialgie sein. Es tritt noch kein Schweiß auf. Der Betroffene hat keinen Durst. Der Puls ist oberflächlich und straff. Die Zunge ist meist unauffällig mit dünnem, weißem Belag.

### Fallbeispiel für Äußeren Wind

*Fallbeispiel für Äußere Wind-Kälte dringt in Muskeln und Sehnen ein*

Junge Frau, 22Jahre alt, stellt sich mit akuten Schmerzen im Schulter-Nackenbereich vor. Steifigkeit im Nacken, das Drehen des Kopfes ist nur unter großen Schmerzen möglich. Patientin klagt außerdem über zunehmende Kopfschmerzen, die vom Nacken bis in die Stirn ziehen. Sie war am Vormittag bei eisigem Wind mit dem Fahrrad unterwegs.

Puls: schnell (erscheint widersprüchlich, ist vermutlich auf die akuten Schmerzen zurückzuführen), oberflächlich, gespannt

Zunge: blass, aufgedunsen, zarter, weißer Belag

### Von Diagnose über Konzept zur Rezeptur

| Diagnose | Angezeigt durch | Konzept |
|---|---|---|
| Eingedrungenes Pathogen, Äußere Wind-Kälte | Kälte zieht Muskeln, Sehnen, Bänder, Blutgefäße und die Haut zusammen, was zu schmerzhaften Kontraktionen führt, oberflächlicher Puls | Oberfläche öffnen, Pathogen eliminieren |
| Kälte-Syndrom | Plötzliche Schmerzen mit Steifigkeit im Schulter-Nackenbereich | Kälte ausleiten, Wärme zuführen |
| Milz-Qi-Mangel | Zunge ist blass und aufgedunsen | Milz-Qi tonisieren und wärmen |
| Leber-Qi-Stagnation | Starke Schmerzen, Anspannung, gespannten Puls | Le-Qi und Blut bewegen |

### Rezeptur zum Ausleiten von Wind-Kälte

| Rang | Droge | Gramm | Energetik | Wirkung innerhalb der Rezeptur |
|---|---|---|---|---|
| Kaiser | H. Thymi | 20g | w III.–tr III. | Erwärmt die Oberfläche, leitet Wind-Kälte aus. Aktiviert das Wei-Qi, bewegt Qi und Blut, tonisiert das Qi von Milz und Magen |
| 1.Minister | Fol. Rosmarini | 15g | hitzig und trocken | Öffnet die Oberfläche, leitet Wind-Kälte aus, bewegt das Le-Qi, bewegt Blut, erwärmt Milz und Magen |
| 2.Minister/ Bote | H. Eryngii | 15g | w III., tr II. | Tonikum für Milz und Blut, bewegt Le-Qi, transformiert Feuchtigkeit, ist Bote für die HWS |
| Assistent | Cort. Cinnamomi ceylanici | 10g | heiß und trocken III. | Öffnet die Oberfläche, zerstreut Wind-Kälte, erwärmt die Peripherie |
| Assistent | Rad. Gei urbani | 10g | w II., tr II. | Tonisiert das Qi von Milz und Magen, bewegt das Le-Qi, wirkt schmerzlindernd auf Muskeln und Nerven |
| Assistent | Flos. Chamomillae | 5g | neutral oder warm, tr I. | Bewegt das Le-Qi, leitet Wind-Kälte aus, senkt Aufsteigendes Le-Yang |
| m.f.spec. | | 75g | | |

**► Erklärung zur Rezeptur:**

Bei diesem Fallbeispiel handelt es sich um ein akutes Krankheitsgeschehen. Wind–Kälte ist in die Muskeln, Sehnen und die Blutgefäße im Nackenbereich eingedrungen. Dies führt zu Kontraktionen, die starke Schmerzen verursachen und zu Steifigkeit führen. Durch die heftigen und schmerzhaften Muskelverspannungen kann das Qi nicht mehr frei fließen. Die Folge ist eine Le-Qi-Stagnation, die zu Kopfschmerzen führt. Um der Patientin rasch Linderung zu verschaffen, ist es von großer Bedeutung die Oberfläche zu öffnen, den eingedrungenen Pathogenen Faktor zu eliminieren, die Oberfläche zu erwärmen, die Durchblutung zu fördern und den ungehinderten Qi-Fluss wieder herzustellen. Für diese Rezeptur habe ich sehr warme, bewegende und oberflächenöffnende Kräuter gewählt. Mit einer Gesamtmenge von 75g handelt es sich um eine kleine Rezeptur. Sozusagen eine Akut-Rezeptur für wenige Tage. Thymian ist als Kaiserpflanze eingesetzt, da er allen Anforderungen, die das Krankheitsbild an ihn stellt, gerecht werden kann. Als ersten Minister unterstützt Rosmarin mit seinen hervorragenden Qualitäten den Kaiser. Rosmarin hätte in dieser Rezeptur auch Kaiser sein können. Beide Pflanzen bringen viel Wärme in den Körper, öffnen die Oberfläche und bewegen Qi und Blut. Thymian tonisiert das Qi von Milz und Magen, Rosmarin erwärmt das Qi von Milz und Magen. Die Kombination dieser Eigenschaften ist bei der geschwächten Milzsituation ausgesprochen kraftspendend. Mannstreu unterstützt als zweiter Minister den Kaiser und den ersten Minister. Er ist als Botenpflanze für den Nacken prädestiniert für diese Rezeptur. Er bewegt das Le-Qi, tonisiert die Milz und das Blut und leitet Kälte aus den Leitbahnen aus. Mit diesen wertvollen Eigenschaften wird Mannstreu seiner Rolle als zweiter Minister absolut gerecht. Zimt passt gut in die Rezeptur, weil er neben Thymian die Oberfläche öffnet und gleichzeitig die Peripherie erwärmt. Der Inhaltsstoff Eugenol (ätherisches Öl) hat positiven Einfluss auf das Limbische System und sorgt für Entspannung. Nelkenwurz ist eine wunderbare Pflanze, um das Qi von Milz und Magen zu tonisieren, ohne hitzig zu sein. Als Leber-Qi-Beweger begünstigt sie den freien Qi-Fluss. Die enthaltene Wirkstoffkombination (unter anderem Eugenol) lindert die Schmerzen der Muskeln und Nerven und verschafft der Patientin sicherlich Erleichterung. Kamillenblüten lenken als exzellente Le-Qi-Beweger das Qi in geregelte Bahnen, senken das Leber-Yang ab und sorgen indirekt für Entspannung. Damit ist eine Pflanze in der Rezeptur, die sich um die Kopfschmerzen kümmert. Blüten fangen das kosmische Qi ein und sorgen für Leichtigkeit in einer Rezeptur. Die Leichtigkeit ist der Frau abhanden gekommen, also kann sie diese Unterstützung sehr gut gebrauchen. Eine äußere Wärmebehandlung mit Wärmflasche, Dinkelkissen und einem durchwärmenden Muskelöl können den Genesungsprozess zusätzlich aktivieren. Eine Massage ist nicht nur Balsam für den Körper, sondern auch für die Seele.

## 4.3 Yin- und Blut-Tonika

Yin-Tonika dienen der Prophylaxe oder der Behandlung eines Yin-Mangels. Ein Yin-Mangel entwickelt sich allmählich, in der Regel über Jahre. Unser Alltag hat sich in den letzten Jahrzehnten sehr verändert. Das Leben ist schneller geworden! Wir arbeiten sehr viel und verbringen den größten Teil unserer Zeit am Arbeitsplatz. Es ist normal geworden, ständig und überall erreichbar zu sein. Arbeiten wir gerade nicht, sind wir im Freizeitstress aktiv. Wir verzichten auf Pausen, um noch mehr leisten zu können. Ruhephasen scheinen keinen Platz mehr in unserem stressigen Leben zu haben. Wir fordern alles von uns und versäumen es uns zu regenerieren. Parallel dazu findet eine große Veränderung bezüglich der Essgewohnheiten statt. Die Nahrungsaufnahme erfolgt nebenbei am Dönerstand oder beim Schnellimbiss. Alles muss schnell gehen, bequem sein und ohne großen Aufwand! Eine ausgewogene, gesunde Ernährung erscheint zu raumfordernd. Immer weniger Menschen nehmen sich die Zeit zum Genießen. Unser Lebenswandel verbraucht im Übermaß unsere Reserven an Blut, Essenz, sowie den Yin-Substanzen eines jeden Organs. Dieser Raubbau schwächt uns auf Dauer und führt zu einem Yin-Mangel. Eine weitere Ursache für einen Yin-Mangel kann Fülle-Hitze sein. Der Yin-Mangel ist geprägt durch Trockenheit z. B. in trockenem Mund am Nachmittag mit Hitzegefühl und dem Bedürfnis in kleinen Schlucken zu trinken. Haut- und Schleimhäute sind ebenfalls trocken. Häufig klagen die Betroffenen über trockene Augen. Ein persistierender Yin-Mangel führt zur Entwicklung einer Leere-Hitze. Besonders stark wirkt sich ein Yin-Mangel auf die Yin-Organe Herz, Lunge, Niere und Leber aus. Der Magen als Ursprung der Flüssigkeiten wird durch einen Yin-Mangel ebenfalls in Mitleidenschaft gezogen.

Zungenbilder mit Yin-Mangel:

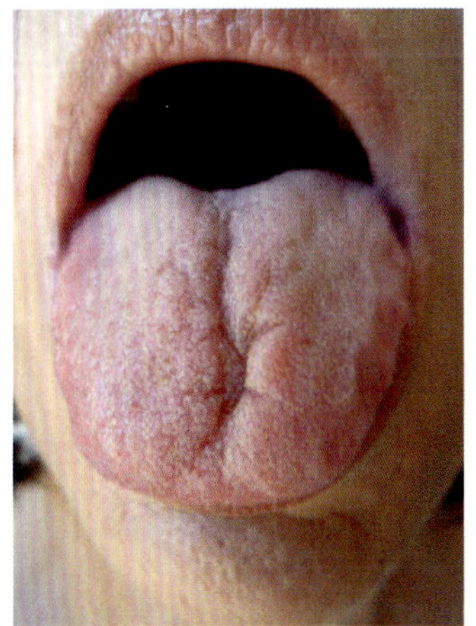

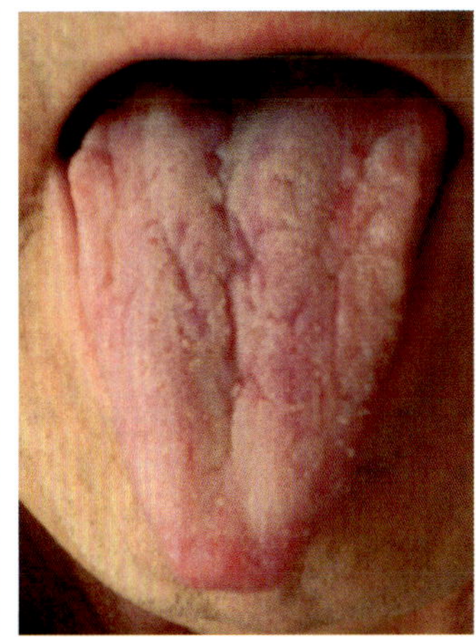

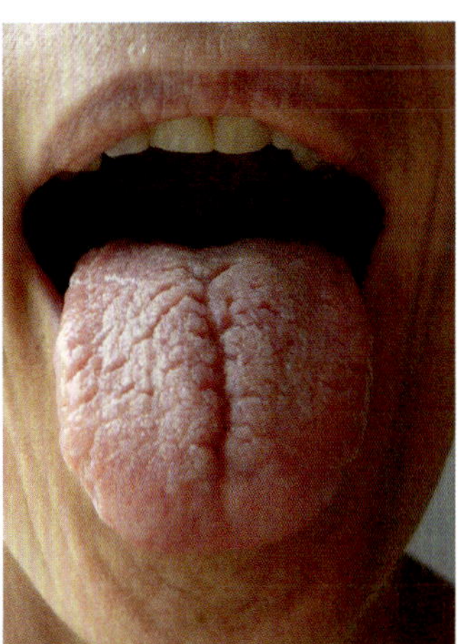

Yin-Tonika können mit ihren Qualitäten einen Yin-Mangel behandeln.

Besonders wichtig ist es das Yin wieder aufzubauen und zu nähren. Die Pflanzen müssen aus diesem Grund sehr aufbauende und nährende Eigenschaften aufweisen. Außerdem sollen sie befeuchten, um die Trockenheit zu beheben. Häufig schmecken Yin-Tonika süßlich, was auf die Mucopolysaccharide zurückzuführen ist. Aminosäuren bauen das Yin auf. Algen, Blütenpollen, Flechten sind beispielsweise reich an Aminosäuren. Nährende Fettsäuren, die uns besonders u. a. in Samen der Sonnenblume, der Nachtkerze und des Leinsamens als Pflanzenöle zur Verfügung stehen, spielen eine weitere bedeutende Rolle.

## Verknüpfung von Yin-Mangel und Blut-Mangel

Das Blut steht nicht nur in einer engen Beziehung zum Qi, sondern auch zum Yin und den Körperflüssigkeiten. Blut ist eine Flüssigkeit, die eine hohe Dichte aufweist und Teil des Yin ist. Will man eine Verknüpfung zwischen einem Yin-Mangel und einem Blut-Mangel herstellen, kommt man an den Körperflüssigkeiten, *JinYe* genannt, nicht vorbei. Blut und Körperflüssigkeiten stammen aus der gleichen Quelle. Sie gehen aus dem Nahrungs-Qi hervor, das in der Milz transformiert wird. Blut und Körperflüssigkeiten werden dem Yin zugeordnet. Zwischen ihnen besteht eine enge, sich gegenseitig nährende Beziehung. Die Körperflüssigkeiten füllen das Blut auf, verdünnen es und verhindern so eine Stagnation. Umgekehrt kann das Blut die Körperflüssigkeiten nähren und ergänzen. Bedeutet, dass eine Schwäche des einen automatisch eine Schwächung des anderen mit sich bringt. Ein chronischer Blutverlust, wie er beispielsweise bei einer Menorrhagie auftritt, schädigt auf Dauer die Körperflüssigkeiten und bringt Trockenheit mit sich. Exzessives Schwitzen über einen längeren Zeitraum schädigt das Blut, es wird nicht mehr verdünnt und stagniert.

Ein kleiner Exkurs über die Körperflüssigkeiten lässt ein besseres Verständnis entwickeln.

Jin bedeutet Flüssigkeiten. Es handelt sich um die dünnflüssigen, klaren Anteile, die mit dem Wei-Qi an der Körperoberfläche zirkulieren. Gemeint sind Tränen, Schweiß, Speichel und Schleimsekretionen. Sie ernähren und befeuchten die Muskulatur, die Haut und helfen das Blut zu verdünnen.

Ye bedeutet Säfte, die als dickflüssige, trübe Anteile mit dem Nähr-Ying-Qi im Körperinneren zirkulieren. Es handelt sich dabei um Gelenkflüssigkeiten, Liquor und beispielsweise das Pankreassekret. Sie bewegen sich langsam und sind für die Befeuchtung der inneren Organe, der Marksubstanz, der Gelenke und den Sinnesorganen zuständig.

Zungenbilder mit Blut-Mangel:

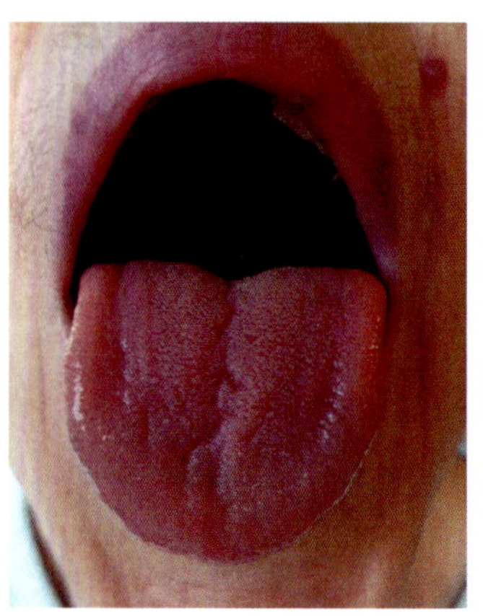

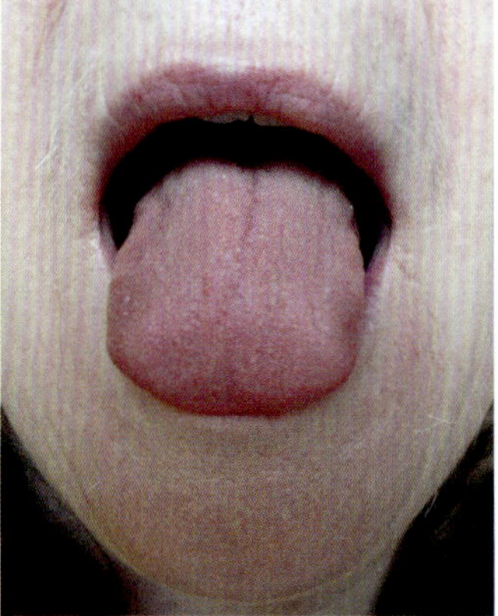

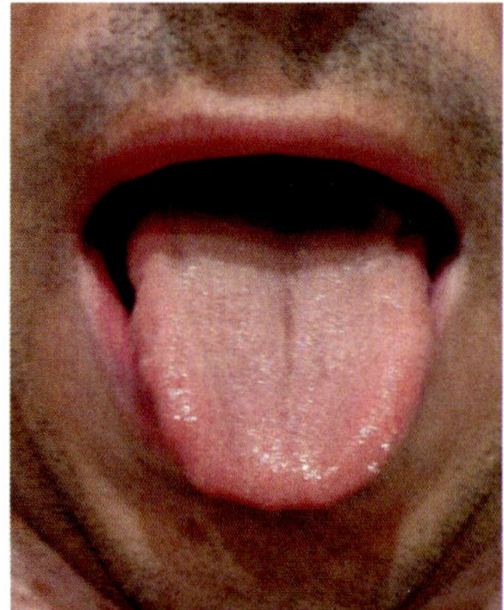

### Tabellenübersicht Yin-/ Blut-Tonika

| Nieren-Yin-Leere | Lungen-Yin-Leere | Leber-Yin-/ Blut-Leere | Herz-Yin-Leere | Magen-Yin-Leere |
|---|---|---|---|---|
| Beinwell | Lungenkraut | Hagebutten | Baldrian | Islandflechte |
| Spargel | Eibisch | Ebereschenfrüchte | Borretsch | Eibisch |
| Borretsch | Malven | Berberitzenfrüchte | Hopfen | Alant |
| Vogelmiere | Huflattich | Heidelbeere | Wolfstrapp | Leinsamen |
| Maisbart | Aloe vera | Sandornfrüchte | Eibisch | Vogelmiere |
| Schachtelhalm | Veilchen | Liebstöckel | Beinwell | Beinwell |
| Salbei | Spitzwegerich | Petersilienwurzel | Lungenkraut | |
| Birke | Vogelknöterich | Vogelmiere | Grüner Hafer | |
| Traubensilberkerze | Königskerze | Brennnessel | Goldmohn | |
| Taubnessel | Islandflechte | Nachtkerzen-Öl | Traubensilberkerze | |
| Himbeere | Beinwell | Blütenpollen | Spargel | |
| Hopfen | Vogelmiere | Microalgen | Mistel | |
| Aloe vera | Alant | Mariendistel | | |
| Bohnenschalen | Nachtkerzen-Öl | | | |
| Kürbis | | | | |

**Verwendung der Pflanzentabelle:**

In der Übersicht sind die Yin-Mangel-Organe, wie Nieren, Lunge, Leber, Herz und Magen kategorisiert. Die Rubrik Leber-Yin/ Blut-Leere hat eine Sonderstellung. Hier sind Kräuter aufgelistet, die speziell dem Aufbau von Blut bzw. Leber-Blut dienen. Bewährte Blut-Tonika innerhalb einer Rezeptur sind Brennnessel, Petersilienwurzel, Liebstöckel, Vogelmiere und saure Früchte.

**Klassische Kombination von Blut-Tonika innerhalb einer Rezeptur:**

| | | | |
|---|---|---|---|
| | Fol. Urticae | 30 g | Bestes Blut-Tonikum! |
| oder | (Fol. et sem. Urticae) | (30 g–40 g) | (+ Samen sind noch nährender) |
| | H. Stellariae med. | 30 g | Tonisiert Yin, nährt Le-Blut, befeuchtet |
| | Rad. Petroselini | 20 g–30 g | Tonisiert Le-Blut |
| Und/**oder** | Rad. Levistici | 20 g–30 g | Tonisiert Qi von Mi, Ma |
| Saure Frucht oder | | | Le-Blut, bewegend |
| | Fruct. Cynosbati sine sem. (Fruct. Sorbi, Myrtilli, Hippophae rhamnoides) | 20 g | Adstringiert, hält das Blut in den Gefäßen, nährt Ma-Qi |
| Bewährte Kombination mit | Rad. Angelicae off. | 30 g | Allround-Karminativum, tonisiert das Qi der Mitte, tonisiert aber auch Blut und bewegt |

**Tipp**
Die Verwendung einer bluttonisierenden Rezeptur unterliegt einem gewissen Muster. Brennnesselkraut ist die beste bluttonisierende Pflanze, die uns im Repertoire der westlichen Kräuter zur Verfügung steht. In einer blutbildenden Kombination ist sie mit ihrem großen Spektrum führend. Die Ergänzung mit wertvollen Brennnesselsamen ist optional und wäre noch nährender. Die Dosierung von Brennnesselkraut liegt separat bei 30 g oder kombiniert mit Samen bei 30 g–40 g (Fol. et sem. Urticae). Vogelmiere ist ein kühles Yin-Tonikum, befeuchtet und nährt, passt gut bei Leere-Hitze-Syndromen. Der Einsatz von Petersilienwurzel und/oder Liebstöckelwurzel kann variiert werden. Beide Wurzeln sind nährend, tonisierend und bewegend. Liebstöckel dominiert durch seinen Geschmack, der nicht jedem zusagt. Beide können separat, in Kombination oder auch im Austausch verwendet werden (Vorsicht: nicht in der Schwangerschaft).

Saure Früchte wirken adstringierend und halten, dank ihrer Gerbstoffe, das Blut in den Gefäßen. Die Auswahl richtet sich nach Verfügbarkeit, Region und Vorliebe. Im Schwarzwald ist die Hagebutte heimisch, im Norden könnte es der Sanddorn sein. Heidelbeeren nehmen eine Sonderfunktion ein. Sie sind thermisch kalt, könnten bei bestehender Hitze gut ausgleichen, haben als Botenpflanze für die Augen zusätzlich Bezug bei Leber-Blut-Mangel mit Augensymptomatik. Bitte nach detaillierter Information aus den Monographien einsetzen.

Die Kombination mit Engelwurz als Qi-Tonika bietet sich an, wenn gleichzeitig ein Qi-Mangel besteht und keine Hitze vorhanden ist.

Das Zusammenspiel dieser Blut-Tonika fungiert als fester Bestandteil innerhalb einer Individual-Rezeptur. Wird eine Pflanze in Kombination verwendet z. B. Brennnesselkraut und Brennnesselsamen, gilt es in der Summe als eine Pflanze.

### Fallbeispiel Blut-/Yin-Mangel mit Hitze und Trockenheit

Patienten, 50 Jahre, Grundschullehrerin, 2 Töchter (8 und 11 J.), massiv kurzsichtig (17 dpt), hat trockene Augen, schläft schlecht, wacht immer wieder wegen Hitzewallungen ohne Schweißentwicklung auf. In den Wachphasen grübelt sie viel. Sie steht nachts auf und kocht sich eine heiße Schokolade. Ausserdem beklagt sie trockene Schleimhäute, weshalb sie oft hustet und ihre Stimme versagt. Trotz reichlicher Flüssigkeitszufuhr ist der Durst nicht gelöscht, ihre Kehle bleibt trocken. Sie empfindet z. Zt. einen Druck in den NNH, verbunden mit Kopfschmerzen. Sie ist völlig erschöpft und packt ihren Alltag nur mit großer Anstrengung. Nebenbei erwähnt sie chronische Nackenbeschwerden und häufig auftretende Übelkeit ohne Erbrechen.

Zunge: klein, komprimiert, rot ohne Belag, trocken
Puls: kaum spürbar

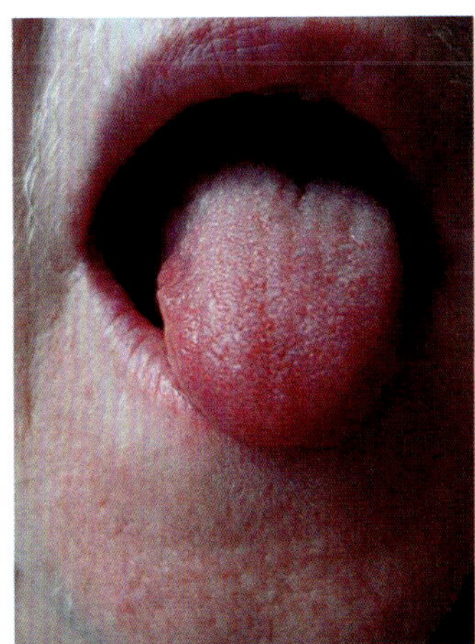

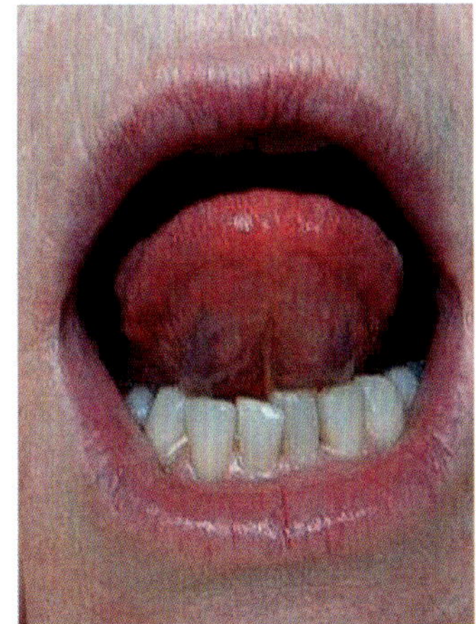

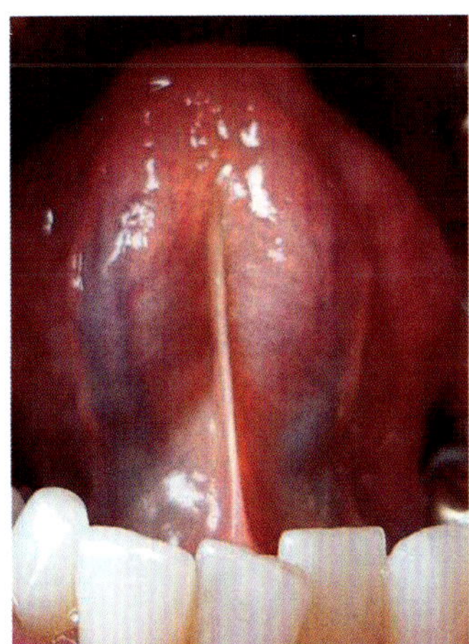

## Von Diagnose über Konzept zur Rezeptur

| Diagnose | Angezeigt durch | Konzept |
|---|---|---|
| Yin-/ Blut-Mangel | Trockenheit, Erschöpfung, Hitzewallungen in der Nacht, trockene Schleimhäute | Yin und Blut tonisieren, nähren, befeuchten |
| Leber-Blut-Mangel | Trockene Augen, Kurzsichtigkeit, gestörten Schlaf | Leber-Blut tonisieren, Shen beruhigen |
| Qi-Mangel, Jing-Mangel | Erschöpfung, nicht belastbar, Puls ist schwach | Mitte tonisieren, Jing aufbauen |
| Hitze mit Austrocknung | Säfteverlust, Zunge ist rot, trocken, komprimiert, Trockenheit, Durst, kein Schweiß | Hitze mäßigen, befeuchten |
| Aufsteigendes Leber-Yang | Nackenverspannungen, aufsteigende Symptomatik | Leber-Yang absenken, Stagnationen vorbeugen |

## Rezeptur für Blut-/Yin-Mangel mit Hitze und Trockenheit

| Rang | Droge | Gramm | Energetik | Wirkung innerhalb der Rezeptur |
|---|---|---|---|---|
| Kaiser/ Blut-Tonika, Bote für die Augen | Fol. Urticae | 30 g | warm, trocken | Tonisiert Blut + Yin, leitet Toxine aus |
| | H. Stellariae med. | 30 g | kalt, feucht | Tonisiert Lu-Yin, befeuchtet, kühlt Hitze, nährt Leber-Blut |
| | Fruct. Myrtilli | 20 g | kalt II., trocken | Hält das Blut, Le-Blut, Bote f. Augen, kühlt und unterstützt Mi-/Ma-Qi |
| 1.Minister | Rhiz. Calami | 30 g | w III., tr. III. | Stärkt die Mitte, erwärmt, bewegt, baut Jing auf |
| 2.Minister | Rhiz. Cimicifugae | 30 g | vermutlich neutral bis mäßig warm | Bote f. d. Nacken + Bruxismus, senkt Aufsteigendes Le-Yang, Phytoöstrogen |
| Assistent | Fol. Melissae | 20 g | w II., tr. I. | Löst den Ring um`s Herz, sediert Feuer, beruhigt Shen, stärkt Milz- und Le-Blut, harmonisiert, bewegt Stagnationen |
| Assistent | Rad. Althaeae | 20 g | kühl, neutral bis leicht warm, befeuchtend | Tonisiert Yin, Lu-Yin, Ma-Yin, befeuchtet, kühlt Feuer und tox. Hitze |
| Assistent | Lichen islandicus | 20 g | kühl, feucht, trocken | Tonisiert Yin von Lu, Ni, Ma und Blut, befeuchtet, kühlt Hitze |
| m.f.spec. | | 200 g | | |
| Separat | Tct. Eschscholziae | 30–40 Trpf. z. Nacht | kühl bis leicht warm, trocken | Unterstützend bei Ein- und Durchschlafstörungen, senkt Le-Yang, löst Le-Qi-Stagnation, kühlt Yin-Leere-Feuer |

**Erklärung zur Rezeptur:**

Aus Sicht der chinesischen Medizin reduziert sich bei der Frau altersgerecht im Alter von 49 Jahren Qi und Blut. Außerdem reduziert sich mit dem Älterwerden auch das Jing. Die Frau aus dem Fallbeispiel wirkt deutlich vorgealtert. Die beiden Geburten, im bereits fortgeschrittenen Alter, gingen an ihre Substanz. Aus diesem Mangel konnte sie sich bisher nicht erholen. Die Essenz hat einen starken Bezug zum Yin und produziert, unter Mitwirken des Nieren-Yangs, das Qi der Nieren. Inwieweit der Kräftehaushalt der Frau schon vor den Geburten beeinträchtigt war, lässt sich nur vermuten. Die starke Kurzsichtigkeit lässt auf einen Leberblut-Mangel schließen. Außerdem beansprucht die Lehrerin ihr Lungen-Qi dauerhaft im Übermaß. Bereits bei einem halben Deputat ist sie völlig erschöpft. Ist die Lunge geschwächt, kann sie ihr Qi nicht absenken. Eine geschwächte Niere wiederum kann das Lungen-Qi nicht ergreifen. Die Versorgung der Familie und die Vorbereitungen für den Unterricht fordern ihren Tribut. Hinzukommt, dass die Frau eine sogenannte Beilagen-Vegetarierin ist, d. h. sie ernährt sich ausschließlich von Beilagen (Kartoffeln, Nudeln … Gemüse) ohne adäquaten Eiweißersatz für Fleisch. Fehlt es an Nahrungs-Qi und an Lungen-Qi, das es zum Herzen schickt, bleibt in Folge die Blutbildung im Defizit. Der Chong mai, als See des Blutes, polarisiert sich mit dem Klimakterium in Richtung Herz. Besteht ein Blutmangel, kommt es zu

Stagnation von Qi und/ oder Blut, die wiederum eine Hitzeentwicklung verursachen. Pathogene Hitze und Feuer trocknen zusätzlich Yin und Blut aus. Die Wanderseele Hun ist nachts nicht mehr verankert und es kommt zu schlafgestörten Nächten. Bei nächtlichen Hitzewallungen ohne Schweißbildung besteht eine Leere-Hitze mit ausgeprägtem Säftemangel.

**Tipp**
In der Rezeptur steht die Bluttonisierung im Vordergrund mit der Kombination aus klassischen Blut-Tonika. Als saure Frucht ist die Heidelbeere mit ihrer Botenqualität für die Augen, anderen Beeren vorzuziehen. Neben dem Blutaufbau in einer Rezeptur braucht es v.a. Zeit zur Regeneration, eine zielführende Anpassung der Ernährung und des Lebensstils. Der warme Kalmus ist ausgleichend in dieser kühlen Rezeptur, er bedient die Milz und stärkt als Besonderheit das Jing. In einer Folgerezeptur könnte Spargelwurzel eine Austauschvariante sein. Die Botenpflanze Cimicifuga reguliert, kühlt und bietet als Phytoöstrogen, neben Eibischwurzel und Island Moos die Befeuchtung an. Im Austausch sind Königskerze oder Süßholz möglich. Wichtig für die Regeneration ist ein geregelter Schlaf, der mit der separaten Verabreichung von Goldmohn gewährleistet wird. Wenn Hun verankert ist, kann auf Goldmohn verzichtet werden.

### ► Nieren-Yin-Leere

#### Definition

Das Nieren-Yin steht in enger Beziehung mit der Essenz (= Jing) und den Flüssigkeiten in der Niere.

Der Nieren-Yin-Mangel ist geprägt durch einen Mangel an Nieren-Essenz, die die materielle Basis des Nieren-Yins darstellt.

Das Krankheitsmuster eines Nieren-Yin-Mangels hat vordergründlich mit unserem Lebensstil zu tun. Hektik, Stress im Berufsleben und in der Freizeit sind unsere permanenten Begleiter. Überstunden und ständige Verfügbarkeit sind selbstverständlich geworden. Selbst im Urlaub werden Geschäftsmails beantwortet, weil man befürchtet, der Mail-Flut nach dem Urlaub nicht gewachsen zu sein. Ein Mensch, der nie zur Ruhe kommt, der sich nie erholen und regenerieren kann, treibt Raubbau mit seinem Nieren-Yin. Eine weitere Ursache für einen Nieren-Yin-Mangel ist die Erschöpfung unserer Körperflüssigkeiten durch Erkrankungen, die mit hohem Fieber einhergehen. Dabei werden durch Hitzeeinwirkung die Körperflüssigkeiten verbraucht. Chronische Blutverluste, wie z.B. durch eine Menorrhagie, führen zunächst zu einem Leber-Blut-Mangel und in Folge zu einem Nieren-Yin-Mangel. Die Wurzel von Leber-, Lungen- und Herz-Yin geht aus dem Nieren-Yin hervor. Aus diesem Grund schädigen chronische Krankheiten von Leber, Herz oder Lunge auch das Nieren-Yin. Auch beim Umgang mit Medikamenten und Kräutern ist auf den Erhalt des Yins zu achten. Eine Phyto-Therapie mit dauerhaftem Einsatz von heißen Kräutern kann das Nieren-Yin schädigen.

> **Hinweis**
> Die Kombination von Nieren Yin-Mangel und Nieren-Yang-Mangel treten im Praxisalltag häufig gemeinsam auf. Besonders Frauen über 40 Jahre sind davon betroffen.

Man unterscheidet dabei, welcher Anteil mehr betroffen ist:

| Nieren-Yang-Dominanz | Nieren-Yin-Dominanz |
|---|---|
| Schmerzen in der Lumbalregion | Tinnitus, Schwerhörigkeit |
| Kältegefühl, häufig kalte Lenden | Schwindel |
| Kalte Knie | Nachtschweiß |
| Nachtschweiß | Schmerzen in der Lumbalregion |
| Miktion reichlich und oft | Miktion spärlich und dunkel |
| Knöchelödeme | Nachts trockener Mund, trockener Hals |

Nieren-Yin-Mangel-Symptome:

- Knochenschmerzen, Schmerzen in der Lumbalregion, weil die Nierenessenz die Knochen nicht mehr nähren kann
- Abmagerung und Kachexie, nach langer, zehrender Krankheit, die das Yin auszehrt
- Tinnitus, Schwerhörigkeit, Schwindelgefühl bis hin zum manifesten Vertigo
- Gedächtnisschwäche (auch im Alter), weil die mangelnde Nieren- Essenz nicht ausreichend Mark erzeugt, um das Gehirn zu versorgen
- Nachtschweiß, trockener Mund und Hals, v.a. in der Nacht sind Hinweis, dass sich das Yin im Mangel befindet. Es kann seiner Aufgabe nachts das Wei-Qi im Körper zu halten, nicht nachkommen. In Folge werden wertvolle, nährende und befeuchtende Yin-Substanzen mit dem Schweiß abgesondert. Der Mangel an Körperflüssigkeiten führt zu Trockenheit
- Nächtliche Ejakulationen, vorzeitige Ejakulation, Infertilität zeigen auf einen Essenzmangel
- Müdigkeit, Erschöpfung sind Anzeichen für einen Yin-Mangel, der mit einem Yang-Mangel einhergeht
- Depressionen, leichte Angstzustände verdeutlichen den Yin-Mangel mit der Tendenz in eine Leere-Hitze überzugehen. Die Angstzustände werden mit zunehmender Leere-Hitze verstärkt
- Dunkler, spärlicher Urin ist Hinweis auf das Fehlen von Körperflüssigkeiten

Zunge: normale, rote Farbe, wenig Belag
Puls: leer, oberflächlich

Die Weiterentwicklung eines Nieren-Yin-Mangels kann in eine Leere-Hitze übergehen, angezeigt durch:

- Fünf-Flächen-Hitze
- Hitzegefühl am Spätnachmittag und am Abend mit geröteten Wangen
- Klimakterischen Hitzewallungen
- Durst und Trinken in kleinen Schlucken
- Ausgeprägten Angstzustände am Abend
- Nächtlichen Samenergüsse mit Träumen

Zunge: rot ohne Belag, trocken, evtl. mit Rissen
Puls: oberflächlich, leer, etwas beschleunigt

### Fallbeispiel Nieren-Yin-Mangel, Lungen-Yin-Mangel

48-jährige Patientin, verheiratet, 2 Kinder (Sohn 16 Jahre, Tochter 14 Jahre). Dunkelhaarige, schlanke Frau, sportliche Erscheinung. Die Familie hat sich vor einigen Jahren ein altes, marrodes Haus gekauft. Die Patientin ist mit vollem Körpereinsatz an den Renovierungsarbeiten beteiligt. Als Erzieherin arbeitet sie halbtags im Kindergarten. Die Arbeit mit den Kindern bereitet ihr sehr viel Freude. Leider wird die Freude durch chronische Rückenschmerzen im LWS-Bereich getrübt. Inzwischen ist die gesamte Rückenmuskulatur verhärtet, was den Zustand noch verschlimmert. Die Patientin unterzog sich vor 6 Jahren einer Bandscheiben-OP im Bereich LW3/LW4. Die Schmerzen waren nie ganz weg, jedoch erträglicher. In den letzten Wochen flammten die Schmerzen wieder auf, sodass sie während der Arbeit Ibu 600 mg einnahm, um den Arbeitstag zu überstehen. Besonders nachts sind die Schmerzen heftig. Sie wacht häufig zwischen 3:00 und 4:00 Uhr auf und ist schweißgebadet. Sie hat einen trockenen Mund und muss zuerst etwas trinken. Momentan plagt sie zusätzlich Heuschnupfen, der die Trockenheit der Schleimhäute noch verstärkt. Eine ärztliche Diagnostik wurde bisher noch nicht eingeleitet. Die Patientin soll zunächst zur Physiotherapie gehen und den weiteren Verlauf abwarten. Zu den Rückenschmerzen setzen ihr heftiger Schwindel und zunehmender Tinnitus mächtig zu. Während der Arbeit ist das Ohrgeräusch fast unerträglich. Mittlerweile sind ihre Reserven so erschöpft, dass ihre Stimme kraftlos ist und sie sich im permanenten Geräuschpegel kaum behaupten kann. Die nächtlichen Schmerzen rauben ihr den Schlaf, sie ist tagsüber müde und leicht reizbar. Die Patientin hat große Angst vor einem erneuten Bandscheibenvorfall. Abends kreisen ihre Gedanken, begleitet von innerer Unruhe. Im Vordergrund steht dabei die Angst und Sorge „was passiert, wenn ich nicht mehr arbeiten kann?" Diese Gedanken drücken ihre Stimmung sehr. Die Ernährung ist ausgewogen, wenig Milchprodukte, viel Gemüse, morgens Hirsebrei.

Stuhlgang ist etwas trocken und immer wieder obstipiert. Urin aktuell dunkler als sonst.

Zunge: dünner Zungenkörper, zarter, weißer Belag, in der Mitte mit Magenriss, Zungenränder wirken wie gewellt, Zungenspitze ist rot, rote Punkte, UZV gestaut
Puls: Niere ist sehr erschöpft, gespannt, oberflächlich

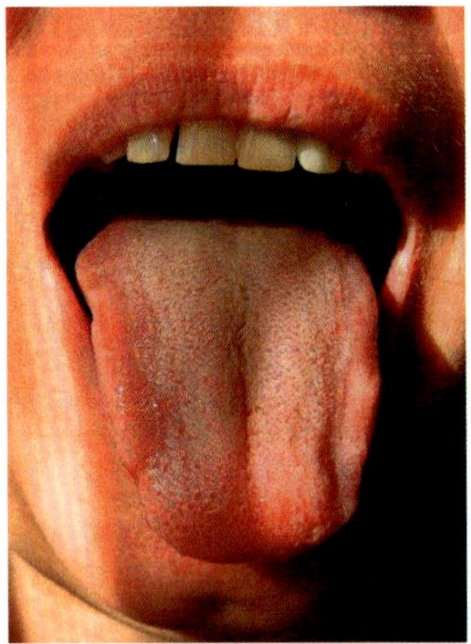
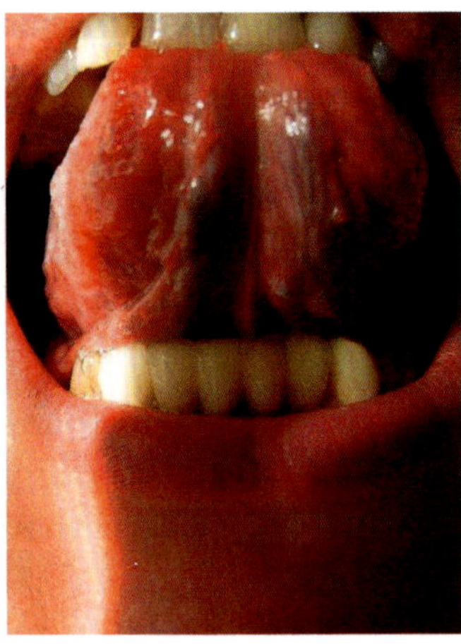

### Von Diagnose über Konzept zur Rezeptur

| Diagnose | Angezeigt durch | Konzept |
|---|---|---|
| Nieren-Yin-Mangel | Überarbeitung, chronische Rückenschmerzen im LWS-Bereich, Tinnitus, Schwindel, Nachtschweiß, Niedergeschlagenheit, trockenem Mund i. d. Nacht, erschöpft und müde | Nieren–Yin nähren |
| Lungen-Qi- und Lungen-Yin-Mangel | Heuschnupfen, trockenen Mund nachts, Aufwachen um 4:00 Uhr, kraftlose Stimme | Lungen-Qi stärken, Lungen-Yin stärken und befeuchten |
| Herz-Feuer | Rote Zungenspitze mit roten Pünktchen, Angst und Sorge, innere Unruhe | Herz klären, Feuer ausleiten, den Geist Shen beruhigen |
| Le-Qi-Stagnation | Gereiztheit, Muskelverspannung, gespannten Puls, gestauten UZV, Aufwachphasen um 3:00 Uhr | Leber besänftigen, das Qi bewegen |

### Rezeptur Nieren-Yin- Mangel, Lungen-Yin-Mangel

| Rang | Droge | Gramm | Energetik | Wirkung innerhalb der Rezeptur |
|---|---|---|---|---|
| Kaiser | H. Equiseti | 40 g | kühl und trocken | „Hält" das Nieren-Qi, Jing, Yin und die Säfte! Leitet Hitze-Schleim aus der Lunge aus, kühlt die Lunge, leitet Feuchtigkeit und Feuchte-Hitze aus dem U.E. |
| 1.Minister | Rad. Asparagi | 30 g | neutral, feucht im I. | Stärkt die Herz-Nieren-Achse, kühlt Leere-Feuer im Herzen, tonisiert das Lu-Yin, befeuchtet die Lunge und die Haut, tonisiert das Blut, Diuretikum |
| 2.Minister | H. Stellariae med. | 30 g | kalt und feucht | Tonisiert das Yin, befeuchtet, kühlt Feuer und Bluthitze, ernährt das Leber-Blut |

▶

| Rang | Droge | Gramm | Energetik | Wirkung innerhalb der Rezeptur |
|---|---|---|---|---|
| Assistent | Pericarpium Phaseoli | 30 g | warm und feucht im I. Grad (?) | Tonisiert das Nieren-Yin und das Jing, kühlt und befeuchtet, tonisiert das Herz-Yin |
| Assistent | H. Cnici benedicti | 10 g | warm auch kühlend, trocken, bewegt sich zwischen neutral und warm I. Grad | Tonisiert Nieren-Qi, Qi von Milz und Magen, unterstützt die Blutbildung, bewegt das Leber-Qi, kühlt Toxische Hitze, leitet Feuchtigkeit und Schleim aus |
| Assistent | Fol. Melissae | 25 g | w II., tr II. | Beruhigt den Geist Shen, stärkt He-, Mi- und Le-Blut, hilft mit äußeren Reizen adäquater umzugehen, bewegt stagniertes He-Qi, löst den Ring ums Herz |
| Assistent | Fol. Urticae | 25 g | leicht warm und trocken | Tonisiert Yin und Blut, leitet Toxine aus, reinigt das Blut, macht wehrhafter, stärkt die Lebensgeister |
| | Strob. Lupuli | 10 g | w I., tr I. | Stärkt das Herz-Yin, beruhigt Fülle- und Leere-Feuer, beruhigt den Shen, bewegt Le-Qi, senkt Aufsteigendes Le-Yang, stärkt das Nieren-Yin, beruhigt Nieren-Feuer, hitzekühlend, fiebersenkend |
| m.f.spec. | | 200 g | | |

► **Erklärung zur Rezeptur:**
Im Praxisalltag werden wir selten auf ein lehrbuchmäßiges Krankheitsmuster treffen. Die Patienten leiden meist unter Kombinationen von Symptomen. Dies macht es uns als Therapeuten oft schwer eine Diagnose zu stellen und im Anschluss ein Konzept zu entwickeln. In diesem Fallbeispiel liegt der Therapieschwerpunkt auf dem Nieren-Yin-Mangel ohne die anderen Krankheitsmuster zu vernachlässigen.

Prädestiniert als Kaiserpflanze ist der Ackerschachtelhalm. Die süßlich, leicht salzige, leicht bittere, adstringierende Pflanze wirkt nährend, befeuchtend, haltend und nicht zuletzt strukturaufbauend. Schachtelhalm „hält das Nieren-Qi, das Jing, das Yin und die Säfte!" Diese geniale Verknüpfung von Eigenschaften deckt einen großen Teil der Disharmonien ab. Es ist bekannt, dass ein Nieren-Yin-Mangel durch die Schwächung des Nieren-Yin`s, Schwächung der Nieren-Essenz, aber auch durch einen Säfte-Mangel entstehen kann. Neben den nächtlichen Schmerzen und dem trockenen Mund zeigt sich lästiger Nachtschweiß als zusätzlichen Störfaktor. Nachtschweiß bedeutet einen räuberischen Verlust an Yin- Flüssigkeiten. Beim Nachtschweiß handelt es sich um eine sehr kostbare, tiefsitzende Flüssigkeit, die aus der „Verdunstung aus den Knochen" entsteht. Der Verlust an Körperflüssigkeiten bedeutet Trockenheit im gesamten System. Der erste Minister unterstützt den Kaiser, indem er viele der aufgelisteten Symptome behandeln kann. Spargel bietet wertvolle Eigenschaften, er geht in die physische Tiefe und ernährt den Yin- Aspekt des Jings. Das Rhizom wirkt auf die Nieren, Lunge, Herz und Leber und tonisiert zusätzlich das Blut. Somit sind alle betroffenen Zhang Fu bestens versorgt. Mit dem zweiten Minister, der kalten und feuchten Vogelmiere, ist das Führungstrio komplett. Sie wirkt ebenfalls auf Niere, Lunge, Herz und Leber und ist eine hervorragende Helferin für beide Partner. Sie tonisiert Yin, wirkt befeuchtend und kann Herz-Feuer kühlen. In diesem Fall hat sich das Herz-Feuer vermutlich durch die Ängste und das Grübeln manifestiert. Wird das Herz-Feuer gekühlt, kann der Geist Shen wieder zur Ruhe finden. Die Führungsspitze wird ergänzt durch die leicht warme Bohnenschale. Sie ist ein Yin-Tonikum, das durch diverse Aminosäuren den Aufbau und die Ernährung von Jing und Yin in besonderem Maße unterstützt. Da die ersten drei Pflanzen in der Rezeptur sehr stark kühlen, möchte ich die Milz mit einer zweiten leicht warmen Pflanze pflegen. Die trockene Benediktendistel bewegt sich zwischen neutral und warm im I. Grad. Sie tonisiert das Qi von Milz und Magen und beteiligt sich indirekt an der Blutbildung. Sie geht gut mit Feuchtigkeit und Schleim um, kühlt Hitze und tonisiert das Nieren-Qi. Da die Benediktendistel auch das Lungen-Qi absenkt, wird sie gerne bei allergischer Rhinitis eingesetzt. Diese Eigenschaft bestätigt sie in der Rezeptur zur bedeutenden Assistentin. Die Pflanze zählt zu den intensiven Bitterpflanzen, es reicht die Dosierung mit 10 g aus. Der yinnährende Aspekt ist in der Rezeptur reichlich bedacht worden. Um die psychische Situation der Patientin zu stabilisieren, kommt die Melisse zum Einsatz. Sie ist eine wundervolle Pflanze, die mit Umweltreizen adäquat umgehen kann. Besonders während der Arbeit mit den Kleinkindern ist diese Fähigkeit Gold wert. Sie hat eine beruhigende Wirkung auf das vegetative Nervensystem und lässt den unruhigen Geist Shen zur Ruhe kommen. Sie löst stagniertes Herz-Qi, entspannt das Gefühl, als ob das Herz eingeschnürt sei. Melisse löst den Ring ums Herz. Als stärkende Pflanze für das Milz-, Herz- und Leber-Blut stabilisiert sie den Gesamtzustand der Frau. Die Brennnessel ist eine einmalige blut- und yintonisierende Heilpflanze und rundet die Rezeptur ab. Sie verleiht der Patientin zudem mehr Wehrhaftigkeit, was sie gut gebrauchen kann. Die blutbildenden Pflanzen wirken einem Blutmangel entgegen, der sich durch den Verlust der Körperflüssigkeiten noch entwickeln könnte. Natürlich dürfen die Blüten nicht fehlen. In diesem Fall sind es Hopfenblüten. Sie sehen nicht nur hübsch aus, sondern sind tatkräftige Unterstützer in der Rezeptur. Sie stärken das Nieren-Yin und das Herz-Yin, beruhigen bei Fülle- und Leere-Feuer und besänftigen den Geist Shen. Sie helfen dabei, sich besser von der abendlichen Gedankenflut zu befreien. Sie bewegen Leber-Qi und senken Aufsteigendes Leber-Yang ab. Fließt das Leber-Qi frei, lassen auch die Verspannungen nach. Zum guten Schluss wirken die Hopfenblüten psychoaktiv und machen fröhlich.

### ► Lungen-Yin-Leere

#### Definition

Trockenheit prägt das Krankheitsmuster des Lungen-Yin-Mangels.

Ein Lungen-Yin-Mangel kann verschiedene Ursachen haben. Er kann sich aus einem lang bestehenden Lungen-Qi-Mangel entwickeln. Alle Faktoren, die einen Lungen-Qi-Mangel hervorrufen, können ursächlich auch an einem Lungen-Yin-Mangel beteiligt sein. Ein Lungen-Yin-Mangel tritt häufig kombiniert mit einer Yin-Schwäche von Magen oder Nieren auf. Bei einem Magen-Yin-Mangel steht das schlechte Ernährungskonzept im Vordergrund. Bei einem Nieren-Yin-Mangel ist es die Überarbeitung. Auch Lungentrockenheit kann einen Lungen-Yin-Mangel verursachen. In diesem Fall spielen innere oder äußere Faktoren eine Rolle. Lungentrockenheit kann durch berufsbedingte Disposition z. B. Arbeiten in einer Gießerei oder an einem Hochofen mit permanent hohen Temperaturen erfolgen. Trinken kann die Situation nur bedingt kompensieren.

Emotionen nehmen auf alle Disharmoniemustern großen Einfluss. Traurigkeit und Kummer sind Emotionen, die dem Metall zugeordnet werden. In der Regel erschöpfen sie zuerst das Lungen-Qi. Bei Menschen mit einer bestehenden konstitutionellen Neigung zum Yin-Mangel, können sie auch das Lungen-Yin schädigen. Hält dieser Zustand über einen längeren Zeitraum an, kann sich eine Leere–Hitze draufsetzen.

Menschen, die viel reden müssen, wie Lehrer, Dozenten, Politiker oder Sänger verbrauchen viel Lungen-Yin. Auch Raucher trocknen das Lungen-Yin stetig aus. Klassische Symptome beim Raucher sind die tiefe, rauchige Stimme und der trockene, bellende Husten.

Symptome eines Lungen-Yin-Mangels:
- Trockener, unproduktiver Husten, der sehr quälend und erschöpfend ist
- Gelegentlich schwacher Husten mit wenig Auswurf, der in diesem Fall auch etwas blutig sein kann, verursacht durch die Trockenheit der Schleimhäute
- Schwache Stimme, die durch den Feuchtigkeitsmangel auch heiser klingen kann
- Redeunlust und Müdigkeit
- Nachtschweiß
- Dyspnoe, hervorgerufen durch den Lungen-Qi-Mangel
- Trockene Mund- und Rachenschleimhäute

Zunge: normale Farbe, trocken ohne Belag oder wurzellosem Belag im vorderen Bereich
Puls: oberflächlich, leer, schnell

Westliche Krankheitsbilder: TBC, Bronchiektasen, chronische Rhinitis, atrophische Rhinitis, Sinusitis, chronische Halsentzündungen, Bronchitis, Keuchhusten, Emphysem, Sarkoidose

*Definition von Lungen-Trockenheit:*
Ein Mangel an Körperflüssigkeiten führt zu Trockenheit der Lunge. Sie ist die Vorstufe des Lungen-Yin-Mangels, dessen Krankheitsmuster durch Trockenheit geprägt ist. Häufigste Ursache für eine Lungen-Trockenheit ist ein Magen-Yin-Mangel. Der Magen ist die Quelle der Flüssigkeiten. Versiegt diese Quelle, führt das zu einem Ungleichgewicht in anderen Organsystemen.

Symptome sind:
- Trockener, rauer, bellender, schmerzhafter Husten
- Wenig oder zähflüssiges Sputum, das schwer abzuhusten, evtl. auch blutig tingiert ist
- Nase, Mund, Zunge und Rachen sind trocken
- Juckende Schleimhäute
- Heisere Stimme bis zur Aphonie
- Durst
- Trockene Haut
- Aversion gegen Hitze, evtl. Fieber

> **Info**
> Wird die Trockenheit durch den „Pathogenen Faktor Kälte" hervorgerufen, besteht eine Aversion gegen Kälte

Zunge: trocken
Puls: leer, besonders an der rechten vorderen Position
Westliche Krankheitsbilder sind akute Sinusitis, Nasenbluten, Halsentzündungen

### Fallbeispiel Lungen-Yin-Mangel

28-jährige junge Frau, in einer festen Beziehung lebend. Sie arbeitet als Lebensmittellaborantin in der Fleischindustrie. Die Arbeit macht ihr Freude, da sie gefordert und gefördert wird. Die Patientin wirkt blass, auch die Lippen sind blass. Sie macht einen erschöpften, abgekämpften, ausgezehrten Eindruck, der durch die leichten Augenringe noch verstärkt wird. Im starken Kontrast zu dem ausgemergelten Gesicht, den schlanken Armen und Beinen steht der auffallend dicke, weiche und schwammige Bauch der Patientin. Das Sprechen strengt sie an, sie spricht mit leiser, schwacher Stimme. Nach einem anstrengenden Arbeitstag möchte sie sich nicht mehr bewegen. Sie hat keine Kraft irgendwelchen Aktivitäten nachzukommen.

Seit einiger Zeit beklagt die Patientin rezidivierende, grippale Infekte. Schon als Kind litt sie unter regelmäßigen broncho-pulmonalen Infekten, die mit diversen Antibiotika behandelt wurden. Sie selbst beschreibt sich als „lungenschwach". Die aktuellen Infekte machen sich durch trockenen, bellenden Husten am Morgen, abends und nachts bemerkbar. Das Sputum ist weiß, kann aber auch leicht gelblich sein. Tagsüber besteht relative Ruhe. Der Husten verursacht Halsschmerzen. Die Schleimhäute sind trocken, rau und wund. Inzwischen hat die Patientin Angst vor den nächsten Hustenattacken, die schmerzhaft sind und ein Wundheitsgefühl im Rachen und Brustkorb verursachen. Die gesamte Oberkörpermuskulatur fühlt sich hart und verspannt an. Alles ist verkrampft. Der Krankheitszustand zehrt massiv an ihren Kräften. Besonders belastend empfindet die Patientin die nächtlichen Hustensalven, die ihr den Schlaf rauben. Nach einer durchhusteten Nacht fühlt sie sich morgens total zerschlagen. Schwindelgefühle und Konzentrationsschwäche erschweren den Alltag zusätzlich.

Unabhängig von dem Infekt machen die Augen Probleme. Sie hat zunehmend das Gefühl unschärfer zu sehen.

Ihr Zyklus ist unregelmäßig. Die Blutung ist sehr stark, schmerzhaft und klumpig. Einige Tage vor der Blutung ist die Patientin gereizt und explodiert sehr schnell. Vor 4 Monaten setzte sie die Pille ab.

Die Nahrungsaufnahme findet sehr unregelmäßig statt. Die Mittagspause ist kurz und wird von Telefonaten unterbrochen. Sie schlingt in der Kantine das Essen schnell runter, um rasch wieder am Arbeitsplatz zu sein. Kalte Speisen, wie belegte Brote, Salate, Joghurt, einen süßen Pudding oder Gebäck, sind an der Tagesordnung. Das Frühstück fällt oft mangels Appetit aus. Der Stuhlgang ist wechselhaft. Blähungen treten regelmäßig auf.

Zunge: leicht aufgequollener, trockener Zungenkörper, ohne Belag, Mitteriss, rote Ränder mit roten Punkten, rote Zungenspitze, Unterzungenvenen sind leicht gestaut, zarte rote Gefäßzeichnung, etwas schief
Puls: kurz, gespannt, rau, oberflächlich

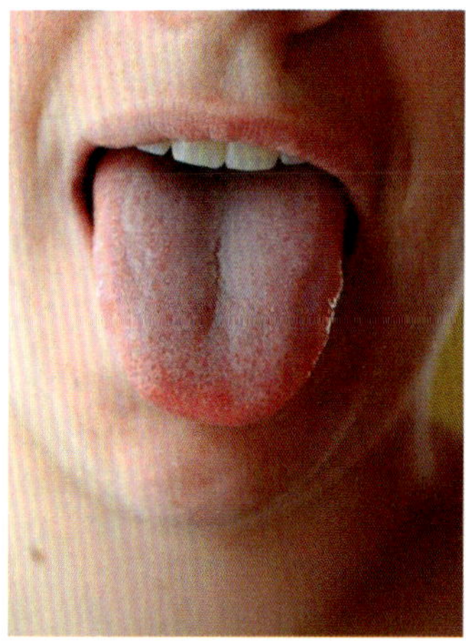
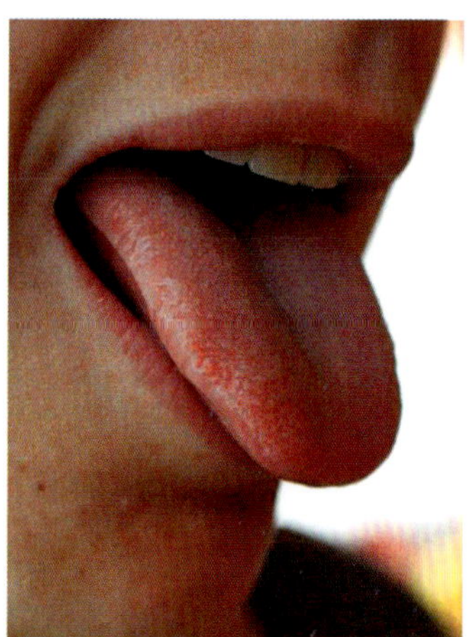
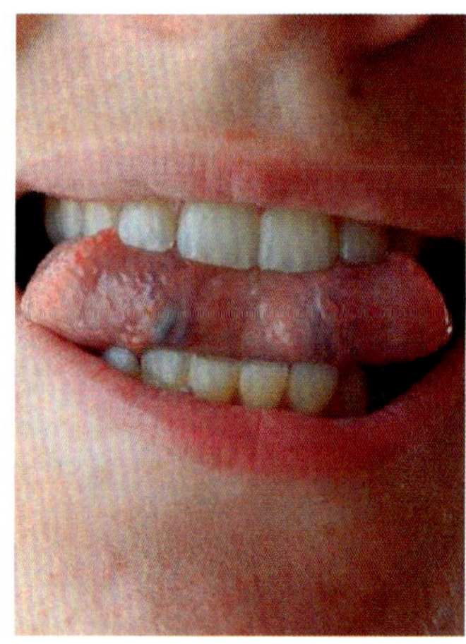

## Von Diagnose über Konzept zur Rezeptur

| Diagnose | Angezeigt durch | Konzept |
|---|---|---|
| Lungen-Yin-Mangel, Vorausgegangener Lungen-Qi-Mangel | Trockenen, bellenden Husten, besonders nachts, müde, erschöpft, spricht mit leiser, schwacher Stimme | Lungen-Yin nähren und befeuchten, Lungen-Qi stärken |
| Wei-Qi-Mangel | Rezidivierende pulmonale Infekte, „lungenschwach" | Wei-Qi stärken |
| Magen-Yin-Mangel | Mitteriss der Zunge, ungünstige Ernährungsumstände, schnell, hektisch, keine Zeit, Appetitmangel | Magen-Yin tonisieren, Flüssigkeiten nähren |
| Milz-Qi-Mangel | Blasse Gesichtsfarbe, fülligen Bauch, Müdigkeit, Blähungen, Erschöpfung, aufgequollene Zunge | Milz-Qi stärken |
| Leber-Qi-Stagnation | Gereiztheit, generelle Anspannung, unregelmäßigem Zyklus, starke, schmerzhafte Blutung, klumpigem Blut | Leber besänftigen, Qi bewegen |
| Blut-Mangel | Rauen Puls, Schwindelgefühle, Sehstörungen, blasses Gesicht, blasse Lippen | Blut + Yin tonisieren, nähren und befeuchten |
| Pathogener Faktor | Oberflächlichen Puls, rez. Infekte, rez. Infekte mit wiederholter Antibiotikagabe | Pathogenen Faktor ausleiten |

## Rezeptur Lungen-Yin-Mangel

| Rang | Droge | Gramm | Energetik | Wirkung innerhalb der Rezeptur |
|---|---|---|---|---|
| Kaiser | Rad. Althaeae | 40 g | kühl, neutral bis leicht warm im I. Grad, sekundär auch trocknend, passt sich dem Bedarf an | Tonisiert das Yin der Lunge und befeuchtet, tonisiert das Yin des Magens, kühlt und befeuchtet |
| 1.Minister | Lichen islandicus | 20 g | kühl, feucht, trocken | Tonisiert das Lungen-Yin, befeuchtet die Lunge, tonisiert Magen-Yin, befeuchtet den Magen, tonisiert Nieren-Yin, befeuchtet die Körpersäfte, tonisiert das Blut |
| 2.Minister | H. Pulmonariae | 30 g | kühl, feucht | Tonisiert das Yin der Lunge, kühlt und befeuchtet, kühlt Hitze in der Lunge, adstringiert, stoppt Blutungen |
| Assistent | Rad. Angelicae off. | 30 g | w III. und tr II., hohe Zuckergehalt befeuchtet nur mäßig | Tonisiert Qi, tonisiert Lungen-Qi, Qi der Mitte, tonisiert und bewegt Blut, bewegt Leber-Qi |
| Assistent | Fruct. Foeniculi cont. | 20 g | w II.–III., tr I.–II. | Erwärmt die Lunge, leitet Kälte–Schleim aus, erwärmt Milz und Magen, tonisiert das Nieren-Qi und Nieren-Yang , bewegt Leber-Qi, erwärmt den Uterus, wirkt psychoaktiv |
| Assistent | H. Verbenae off. | 20 g | leicht warm I.–II. | Bewegt Le-Qi, öffnet die Oberfläche, leitet Wind-Hitze aus, aktiviert das Wei-Qi, leitet Toxische Hitze aus dem Blut, kühlt das Blut, senkt Leber-Feuer (beeinträchtigt das Herz), beruhigt den Shen, reguliert den Chong mai |

▸

| Rang | Droge | Gramm | Energetik | Wirkung innerhalb der Rezeptur |
|---|---|---|---|---|
| Assistent | Rad. Liquiritiae | 20 g | neutral, befeuchtend | Tonisiert Milz-Qi, kühlt Feuer und Toxische Hitze, befeuchtet die Lunge, spasmolytisch, harmonisierend, schmerzlindernd |
| | Flos. Verbasci | 10 g | neutral – leicht warm, feucht und trocken | Tonisiert das Lungen-Yin, kühlt und befeuchtet die Lunge, leitet Schleim-Hitze aus der Lunge aus, tonisiert das Ma-Yin, kühlt Magen–Feuer |
| m.f.spec. | | 190 g | | |

► **Erklärung zur Rezeptur:**
Lungenerkrankungen sind sehr kraftraubende, auszehrende Erkrankungen. Tuberkulose oder Schwindsucht, wie sie umgangssprachlich bezeichnet wird, macht den Zerfall deutlich. Die Krankheit kostet unermesslich viel Kraft und lässt den Patienten dahinschwinden.

In diesem Fallbeispiel leidet die Patientin massiv unter trockenem, bellendem Husten, der ein Wundheitsgefühl im Hals und im Brustkorb hinterläßt. Er raubt ihr den Schlaf und dadurch die Möglichkeit der Regeneration. Das Lungen-Qi und das Wei-Qi wurden bereits in der Kindheit durch die broncho-pulmonalen Infekte geschwächt. Im Laufe der Jahre entwickelte sich ein Lungen-Yin-Mangel. Parallel dazu entstand aufgrund der schlechten Essgewohnheiten ein Magen-Yin-Mangel. Beide Faktoren ließen das System entgleisen, die Patientin fühlt sich krank. Der Behandlungsschwerpunkt liegt bei dieser jungen Frau auf der Nährung und Befeuchtung des Lungen- und Magen-Yins bei gleichzeitiger Stärkung des Lungen-Qi`s. Sind die Schleimhäute in einem gut genährten Zustand und ausreichend befeuchtet, können sie auch einen guten Job machen.

Als Kaiserpflanze in der Rezeptur bedarf es einer Heilpflanze, die diesen Aufgaben meisterlich gerecht wird. Die kühle, feuchte Eibischwurzel mit ihrem extrem hohen Anteil an Schleimstoffen, Stärke, Zucker und fettem Öl, kann außerordentlich gut nähren und befeuchten. Sie ist in dieser Rezeptur eine würdige Kaiserin, die das Lungen- und Magen-Yin bestens aufstellt. Das Krankheitsbild ist sehr komplex, d.h. neben einem Lungen- und Magen-Yin-Mangel, hat auch das Mi-Qi gelitten. Die Schwäche des Wei-Qi, der Blutmangel, die Leber-Qi-Stagnation, sowie der Pathogene Faktor machen das Ausmaß der Erkrankung deutlich. Neben Eibisch braucht es eine weitere potente Helferin. Die Islandflechte übernimmt die Aufgabe des ersten Ministers. Die kühle, feuchte (kann auch trocknen) Islandflechte ist ideal für Menschen, die durch lange oder schwere Krankheiten sehr ausgezehrt sind. Sie tonisiert das Lungen-Yin, befeuchtet die Lunge, tonisiert das Magen-Yin, befeuchtet den Magen und regt durch ihre Bitterstoffe die Verdauungssäfte an. Außerdem befeuchtet sie die Körpersäfte und tonisiert das Blut. Hervorragende Eigenschaften, die der Patientin auf ihrem Genesungsweg helfen. Als zweiter Minister steht dem Kaiser das Lungenkraut zur Seite. Es unterstützt den Kaiser in seiner Funktionen als kühles, feuchtes Kraut. Die Inhaltsstoffe des Lungenkrauts bestätigen den wirkungsvollen Einsatz. Schleimstoffe wirken nährend und befeuchtend, der hohe Anteil an Mineralien und Kieselsäure gibt Struktur und stabilisiert das Gewebe. Flavonoide wirken entzündungshemmend.

Die Engelwurz zählt zu den ganz großen Heilpflanzen mit beeindruckendem Wirkspektrum. Von ihrem volkstümlichen Namen Brustwurz, lässt sich die Heilkraft für die Lunge ableiten. Als bitter-aromatische, lichtbringende, angstlösende Heilpflanze tonisiert und bewegt sie das Qi in allen 3 Erwärmern. Gleichzeitig tonisiert und bewegt sie das Blut. Die Engelwurz ist kein Yin-Tonikum, sondern ein Qi- und Yang-Tonikum. Sie unterstützt durch ihren wärmenden und bewegenden Charakter das Lungen-Qi, das bei der Patientin dringend Stärkung benötigt. Bei Menschen, die unter einer Milz-Qi-Schwäche leiden, muss man immer die Milz im Auge behalten. *Die Milz liebt es warm und trocken!* heißt der Leitsatz. Rezepturen mit kühlen oder kalten Pflanzen können der Milz zusätzlich schaden. Die Engelwurz schafft in dieser Rezeptur einen guten Temperaturausgleich zum Kaiser und den beiden Ministern. Unterstützung findet sie durch den Fenchel. Er ist ein weiteres Lungen- und Milz-Qi-Tonikum in der Teerezeptur. Die Umbellifere wirkt qi-tonisierend auf alle Erwärmer. Die Temperatur ist warm im II.–III. Grad und trocken I.–II. Grad. Als weitere warme Pflanze trägt er dazu bei, dass die Rezeptur nicht zu kühl wird. Fenchel hat die Fähigkeit das Leber-Qi zu bewegen, sorgt also für einen harmonischen Leber-Qi-Fluss. Als psychoaktive Pflanze vermittelt Fenchel das Gefühl von Geborgenheit. „Jetzt wird alles wieder gut“. Zuversicht und Hoffnung sind elementar, um den Genesungsprozess positiv voranzubringen.

Mit dem Eisenkraut ist eine weitere leicht, warme Bitterpflanze in der Rezeptur. Sie zählt eindeutig zu den Multitalenten. Als Leber-Qi-Beweger bringt Eisenkraut Bewegung in das System. Es öffnet die Oberfläche und leitet Wind-Hitze aus. Eisenkraut aktiviert das deutlich geschwächte Wei-Qi. Zudem eliminiert Eisenkraut Pathogene Faktoren. In der Volksheilkunde wird Eisenkraut auch als Diplomatenkraut bezeichnet. Es bringt Wut in geregelte Bahnen und senkt Aufsteigendes Leber-Yang ab. Mit seiner beruhigenden Wirkung auf den Geist Shen senkt es die innere Anspannung. Eisenkraut reguliert den Chong mai, was zur Regulation der Menstruationsbeschwerden beiträgt.

Süßholzwurzel ist eine wunderbare Pflanze, um die Lunge zu befeuchten. Sie wirkt schmerzlindernd, spasmolytisch und harmonisierend in einer Rezeptur. Als Milz-Qi-Tonikum stärkt sie die geschwächte Milz in ihrer Transport- und Transformationsaufgabe. Als krönender Abschluss vervollständigen die Blüten der Königskerze die Rezeptur. Die Blüten tonisieren das Lungen- und Magen-Yin, kühlen und befeuchten die Lunge und das Magen-Feuer. Insgesamt ist die Rezeptur von ihrer Thermik nicht zu kühl gehalten. Sie befeuchtet und nährt das Lungen- und Magen-Yin, tonisiert das Qi der Mitte, bewegt das Leber-Qi, stabilisiert das Wei-Qi und öffnet die Oberfläche, leitet Pathogene Faktoren aus und tonisiert das Blut.

## ► Leber-Yin-/-Blut-Leere

### Definition

An der Blutbildung sind viele Organe, maßgeblich die Milz, Leber und Niere beteiligt. Mit einem Blut-Mangel gehen auch Probleme in anderen Organen mit einher. Besonders häufig ist die Leber von einem Blut-Mangel betroffen. Die Pathologie eines Leber-Blut–Mangels ist bei Frauen häufiger vertreten als bei Männern. Außerdem beeinträchtigt ein Blutmangel das Herz.

Neben einem tatsächlichen Blutverlust z. B. durch starke Menstruation, Unfall usw. sind v. a. falsche Ernährung, emotionaler Stress und übermäßige körperliche Bewegung verantwortlich.

*Leber-Blut-Mangel:*
Unsere Ernährung nimmt maßgeblich Einfluss auf Prozesse, die in unserem Körper ablaufen. Eine nährstoffarme Ernährung, wie sie uns in vielen Fertigprodukten aufgetischt wird oder eine mangelnde Zufuhr an blutbildender Nahrung kann zur Erschöpfung der Milz führen und die Produktion von Blut eindämmen. Die Leber speichert das Blut und nährt die Sehnen, Bänder und Augen. In der Mangelsituation ist die Funktion der Leber eingeschränkt.

Emotionen spielen eine herausragende Rolle. Es macht einen Unterschied, ob wir fröhlich oder traurig durch den Tag gehen. Traurigkeit und Kummer können das Leber-Qi unmittelbar erschöpfen. Emotionaler Stress schwächt das Qi, das dann nur unzureichend Blut produzieren kann. Besteht dauerhafter Stress oder Frustration, reagiert, unser System mit Stagnation von Qi und Blut.

Zu viel körperliche Betätigung, Arbeit, aber auch Sport schwächen das Milz- und/ oder das Nieren-Yang. Das Nahrungs-Qi der Milz und das Ursprungs-Qi der Niere werden in Mitleidenschaft gezogen und können ihren Beitrag zur Blutbildung nicht mehr leisten. Übermäßiger Sport führt häufig zu Verletzungen der Sehnen und Bänder. Häufige Verletzungen machen den Blutmangel deutlich.

Leber-Blut-Mangel äußert sich in einer matt-blassen Gesichtsfarbe und blassen Lippen. Der Patient beklagt u. a. Schwindelgefühle. Da sich die Augen in der Leber öffnen, treten bei einem Leber-Blut-Mangel inklusiv fehlender Befeuchtung, Sehstörungen, wie unklares Sehen, verminderte Nacht-Sehfähigkeit oder Mouches volantes auf.

Sehnen und Bänder werden nicht ausreichend vom Leberblut versorgt, sie werden spröde und reißen schneller. Auch die Muskeln leiden unter diesem Zustand. Muskelschwäche, Muskelzittern und besonders Krämpfe und Kribbeln sind oft beschriebene Symptome. Die Leber manifestiert sich in den Nägeln, die bei einem Blutmangel trocken und brüchig werden. Die Haare, als Ausläufer der Blutgefäße sind trocken und stumpf und glanzlos. Das Leber-Blut steht in enger Verbindung zum Ren mai und zum Chong mai. Die beiden befinden sich in einer Abhängigkeit vom Leber-Blut. Fehlt es an Leber-Blut, leiden Frauen unter Hypomenorrhoe oder Amenorrhoe. Da sich die Wanderseele Hun nachts im Leber-Blut verankert, führt ein Leber-Blut-Mangel zu unruhigen, schlafgestörten Nächten. Die Wanderseele Hun ist für viel Prozesse und Abläufe zuständig. Sie regelt das Kommen und Gehen des Geistes. Die Fähigkeit Pläne zu schmieden, Projekte zu entwickeln, mit seinen Mitmenschen in Kontakt zu treten, unterliegt ebenfalls der Wanderseele. Kann sie sich nicht verwurzeln, hat dies eine gewisse Unstetigkeit des Geistes zur Folge. Die Neigung sich zu verzetteln zeigt sich darin, dass die Betroffenen viele Projekte, Ideen und Träume entwickeln, aber nicht zielorientiert verfolgen. Alles wirkt planlos. Diese Verhaltensmuster sind typische Anzeichen eines Leber-Blut-Mangels. Ist das Kommen und Gehen der Wanderseele Hun durch einen Blut- und Qi-Mangel geschwächt, hat dies Auswirkungen auf die psychische Verfassung. Depressionen und das Gefühl der Ziellosigkeit können sich einstellen. Die Zunge ist bei einem Blutmangel oft auffällig blass. Ist vor allem die Leber betroffen, sind die Ränder orange gefärbt. Als Steigerung des Blutmangels, der in einen Yin-Mangel übergeht, entsteht innere Hitze. Der Zungenkörper ist kleiner und dünner als normal. Häufig ist nur wenig Belag zu sehen oder er fehlt gänzlich. Die Zunge wirkt trocken. Der Puls ist rau oder dünn.

### Fallbeispiel für Leber-Blut-Mangel mit Entwicklung zu Wind

Lehrerin (48 J.) an einer Förderschule kommt in die Praxis. Sie zeigt sich als außerordentlich sportliche, extrem engagierte, aber auch sehr erschöpfte Frau. In der Freizeit spielt sie aktiv Tennis, fährt Fahrrad und Ski. Seit kurzem reitet sie und erfährt erstmals Ruhe. Ihr Tag ist geprägt von vielen Aktivitäten, gepaart mit dem Bestreben gesund zu leben. Sie beklagt chronische Symptome, wie Schulter-/Nackenschmerzen, Bruxismus, trockene Schleimhäute und trockene, tränende Augen. Aktuell kommt noch eine Trigeminusreizung re. hinzu. Sie empfindet jeden Windhauch, jeden Kältezug als schmerzhaft. Außerdem besteht ein juckender Hautausschlag in der Hals-Region bis zum Schultergürtel. Das Gesicht ist nicht betroffen.

Zunge: blass, gespannt, kein Belag, geschwollen, UZV sind leicht gespannt
Puls: dünn und drahtig

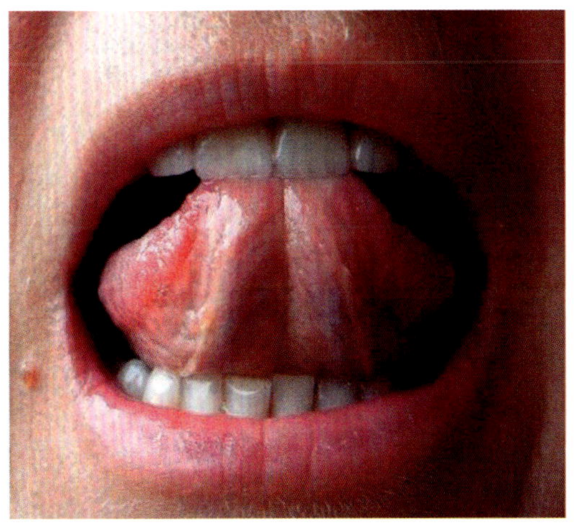

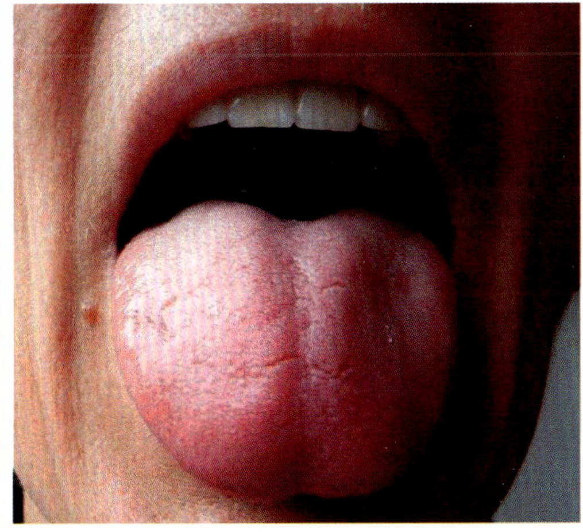

## Von Diagnose über Konzept zur Rezeptur

| Diagnose | Angezeigt durch | Konzept |
|---|---|---|
| Wind-Kälte/-Hitze ist eingedrungen | Trigeminus-Neuralgie, Hautausschlag | Wind-Kälte eliminieren, Oberfläche öffnen |
| Yin- und Säfte-Mangel | Trockene Schleimhäute | Yin und Blut tonisieren, Trockenheit befeuchten |
| Le-Blut-Mangel | Trockene Augen, erschöpft, Neuralgie, Ruhelosigkeit | Blut tonisieren, auffüllen, um Inneren Wind zu reduzieren, Shen beruhigen |
| Le-Qi-Stagnation | Permanenten Stress, wenig Selbstfürsorge, Stagnation führt zu Leere, begünstigt Aufsteigendes Le-Yang | Le-Qi sanft bewegen |
| Aufsteigendes Le-Yang | Nacken-/ Schulterbeschwerden, Bruxismus, Symptome im oberen Bereich, Kopf, Schulter, Nacken | Le-Yang absenken, Shen beruhigen |

## Rezeptur Leber-Blut-Mangel mit Wind

| Rang | Droge | Gramm | Energetik | Wirkung innerhalb der Rezeptur |
|---|---|---|---|---|
| Kaiser | H. Verbenae off. | 30 g | w I.–II. | Stressadaptogen, leitet Wind aus |
| 1.Minister | H. Hyperici | 30 g | w + tr I.–II. | Lichtbringer, leitet Wind aus |
| 2.Minister und Bote für Nacken | Rhiz. Cimicifugae | 30 g | vermutlich leicht warm | Bote f. d. Nacken, Bruxismus, senkt Aufsteigendes Le-Yang, Phytoöstrogen im Präklimax, öffnet die Oberfläche |
| Bote für Augen | H. Euphrasiae | 30 g | leicht warm, tr I. | Bote f. Augen, leitet Wind aus |
| Assistent | H. Cnici benedicti | 10 g | w I., tr I. | Kühles Mi-Tonikum, senkt Le-Yang, verhindert Quaddelbildung |
| Blut-Tonika | Fol. Urticae | 30 g | leicht warm, trocken | Tonisiert Blut, Yin, lindert Urtikaria |
| | Rad. Petroselini | 20 g | w + tr II.–III. | Tonisiert Le-Blut, bewegt Le-Qi |
| | Fruct. Cynosbati sine sem. | 20 g | kalt | Saure Frucht in der Blutrezeptur, hält das Le-Blut |

▸

| Rang | Droge | Gramm | Energetik | Wirkung innerhalb der Rezeptur |
|---|---|---|---|---|
| m.f.spec. | | 200 g | | |
| Äußerlich | Johanniskraut-Öl | | | Äußerlich pflegend, bei Hauterkrankung mit Wind |

**Erklärung zur Rezeptur:**
Bei dieser dynamischen Frau dominiert der Leber-Yin-Mangel, den sie sich systematisch über geraume Zeit aneignete. Schon in jungen Jahren war sie von Ehrgeiz geprägt und erhielt über Leistung viel Anerkennung und Sicherheit. Ihr Einsatz wurde selten gebremst oder erst, wenn körperliche Beschwerden sie zur Ruhe zwangen. Inzwischen ist das Beschwerdebild so ausgeprägt und die Patientin so *dünnhäutig*, dass äußerer Wind Einzug nehmen kann. Mit Eisenkraut als Kaiser, ist ein Stressadaptogen in der Rezeptur, das sanft das Leber-Qi bewegt, die Muskulatur entspannt, die Oberfläche öffnet, Pathogene eliminiert und die Haut besänftigt, v. a. wenn psychogene Faktoren beteiligt sind. Mit Johanniskraut als Minister, ist eine Lichtbringerin in der Rezeptur. Sie bewegt das Leber-Qi, wirkt psychoaktiv gegen alle, durch Stagnation bedingten Störungen, besänftigt Hun, senkt Inneren Wind, der durch den Blutmangel erst entstehen konnte. Äußerlich lindert Rot-Öl schmerzhafte Nervenreizungen. Cimicifuga ergänzt den 1. Minister. Sie bewegt sanft das Le-Qi, tonisiert das Yin und senkt Aufsteigendes Leber-Yang, was sich durch die aufsteigende Symptomatik als Verspannung und lokalen Hautausschlag zeigt. Zusätzlich öffnet Traubensilberkerze die Oberfläche und fördert den Reinigungsaspekt bei Hautgeschehen. Das Phytoöstrogen dockt an Östrogenrezeptoren an und setzt Impulse zur Hormonproduktion. Ihre Botenqualität für HWS-Beschwerden und Bruxismus machen den Einsatz hier selbsterklärend. Alternativ könnte Baldrian als Austauschpflanze mit Botenqualität für den Nacken dienen. Euphrasia (Augentrost) erfüllt eine weitere Botenqualität. Neben seiner Wirkung auf trockene, tränende Augen ergänzt er die anderen Kräuter im Ausleiten von Wind-Hitze. Parallel bietet sich die Anwendung von Euphrasia-Augentropfen an. Augentrost und Benediktendistel in Kombination sind in einer Allergie-Rezeptur empfehlenswert. Benediktendistel stabilisiert die Zellstruktur, verhindert Quaddelbildung, senkt aber neben seiner Mitte tonisierenden Funktion, das Aufsteigen des Leber-Yang`s ab. Die blutbildende Fraktion wird von den klassischen Kräutern Brennnessel, Petersilienwurzel und einer sauren Frucht gebildet. Brennnessel mit ihrem lateinischen Namen *Urticae* ist prädestiniert für juckende, gereizte Hautgeschehen, einer sogenannten Urtikaria. Im Verlauf der letzten Monate, Jahre zeigte sich die Patientin gelegentlich in der Praxis. Mit regelmäßigen Teerezepturen bleibt sie relativ stabil. Die Symptome variieren, mitunter treten Kopfschmerzen, hochfrequenter Tinnitus, Schlafstörungen oder mittlerweile klimakterische Hitzewallungen auf. Grundsätzlich gilt bei Innerem Wind primär das Blut zu tonisieren und nur mäßig zu bewegen. Innerer Wind verträgt keine heftigen Turbulenzen. Die Patientin ist bestens informiert über mögliche Maßnahmen im täglichen Leben, ändert aber nur bedingt ihr Aktionspotenzial.

### ▶ Herz-Yin-Leere

#### Definition

Ursache für einen Herz-Yin-Mangel ist häufig Überarbeitung, d.h. Überstunden machen, keine Pausen einlegen, allzeit bereit und permanent erreichbar zu sein. Hektik und Stress im Berufsleben und der Freizeit bestimmen den Alltag. Diese Lebensumstände werden oft begleitet von Emotionen, wie Angst und Sorge. Angst den Anforderungen nicht gerecht zu werden, nicht gut genug zu sein, nicht schnell genug, nicht attraktiv genug zu sein. Die Sorge wird zum täglichen Begleiter. Kann ich meinen Job behalten? Was passiert, wenn ich meine Stelle verliere? Wie bezahlen ich meine Miete usw.. Auf Dauer stört diese Lebensweise den Geist Shen und schädigt das Herz-Yin. Der Herz-Yin-Mangel und der Herzblut-Mangel sind sich sehr ähnlich, weil ein Herz-Yin-Mangel fast immer aus einem Herzblut-Mangel hervorgeht. Beide Disharmoniemuster rufen Schlafstörungen hervor. Beim Herzblut-Mangel beklagt der Patient Einschlafstörungen, kann dann aber durchschlafen. Beim Herz-Yin-Mangel beklagt der Patient Ein- und Durchschlafstörungen. Diese Feinheiten sind in der Diagnosefindung oft von großer Bedeutung. Eine weitere Ursache für einen Herz-Yin-Mangel kann die Einwirkung von äußerer Hitze sein. In sehr heißen Ländern haben Touristen häufiger mit diesem Problem zu tun. Die äußere Hitze verzehrt die Körperflüssigkeiten und erschöpft das Herz-Yin.

Als kleiner Hinweis: Ein Yin-Mangel führt letztendlich zu einer Leere-Hitze. Er kann aber durchaus lange ohne Anzeichen einer Leere-Hitze bestehen.

Symptome des Herz-Yin-Mangels:
- Palpitationen
- Ein- und Durchschlafstörungen, traumgestörter Schlaf
- Schreckhaftigkeit
- Angstzustände, Erregungszustände, Panikattacken
- Psychische Unruhe, Unbehagen, Nervosität
- Gedächtnisschwäche, Vergesslichkeit
- Trockener Mund, trockene Kehle
- Nachtschweiß
- Herzerkrankungen, Palpitationen, Tachykardie, Herzrhythmusstörungen

Leere-Hitze-Symptome bedingt durch einen Yin-Mangel:
- Hitze der fünf Flächen, Handflächen, Fußsohlen, Thorax
- Allgemeines Hitzegefühl, Wangenrötung speziell am Nachmittag

#### Fallbeispiel He-Yin-Mangel

Patientin, 60 Jahre, verheiratet, 2 erwachsene Kinder. Sehr gepflegte Frau, etwas übergewichtig, mütterlicher, versorgender Typ. Blasse Gesichtsfarbe. Die Patientin war 25 Jahre als Bürokauffrau in einem kleinen Familienbetrieb tätig. Die familiäre Atmosphäre am Arbeitsplatz kam ihrem Naturell sehr entgegen. Mit viel Freude und großem Einsatz verrichtete sie ihre Arbeit. Je mehr, desto besser. Pausen waren kaum möglich, da sie neben ihrem Job die Familie und ihre betagte Mutter versorgen musste. Vor 2 Monaten wurde der Patientin aus betriebswirtschaftlichen Gründen gekündigt. Die Patientin ist fassungslos. Neben den finanziellen Einbußen setzen ihr die Kränkung und der Verlust des Arbeitsplatzes gewaltig zu. Sie fühlt sich aussortiert und nutzlos, was sehr an ihrem Selbstwertgefühl kratzt. Ihren Zustand vergleicht sie mit einer Schockstarre. Die Kinder sind aus dem Haus, die Arbeit ist weg. Übrig bleibt ein großes Loch. Das gesamte Lebenskonzept löst sich auf. Von ihrem fröhlichen, lebensbejahenden Temperament ist kaum noch etwas zu spüren. Eine depressive Verstimmung hat sich breit gemacht. Sie berichtet von einer grundlosen, nicht nachvollziehbaren Gereiztheit, die oft mit innerer Unruhe und genereller Anspannung verbunden ist. In unregelmäßigen Abständen treten Panikattacken auf, die die Patientin als beängstigend und einschränkend empfindet. Sie beschreibt sich selbst als „kopflos", was sich in Gedächtnisschwäche ausdrückt. Als große Bedrohung werden die nächtlichen Tachyarrhythmien mit Extrasystolen, Palpitationen und Nachtschweiß wahrgenommen. Die Patientin befindet sich deswegen in kardiologischer Behandlung. Blähungen verschlimmern den Zustand zusätzlich. Die Patientin schildert diesen Zustand als Herzangst, die eine Todesangst impliziert. Die große Unruhe, die sie überfällt, kann nur durch Bewegung gelindert werden. Sie muss nachts aufstehen und durchs Haus wandern. Hinzu kommt, dass der Vater der Patientin im Alter von 58 Jahren an den Folgen eines Herzinfarkts verstarb, was die Angst erheblich verstärkt. Einschlafstörungen hindern die Patientin in den Schlaf zu finden. Die nächtlichen Episoden führen zu Durchschlafstörungen. Die Patientin ist müde, erschöpft und antriebsarm. Die Patientin hat Blähungen, der Stuhl ist weich. Sie beklagt ein starkes Kältegefühl, das von gelegentlichen Hitzewallungen unterbrochen wird. Ihre ödematösen Beine sind schwer. In der letzten Zeit traten rezidivierende, pulmonale Infekte mit trockenem, bellendem Husten auf. Die Ernährung ist ausgewogen mit viel Gemüse, wenig Wurst und Fleisch, Milchprodukte stehen nur ganz selten auf dem Speiseplan.

Zunge: langer, schmaler Zungenkörper, rote Zungenspitze, abweichende Zunge, UZV gestaut, Zahneindrücke

Puls: schnell, schlüpfrig, gespannt, arrhythmisch, oberflächlich, leer

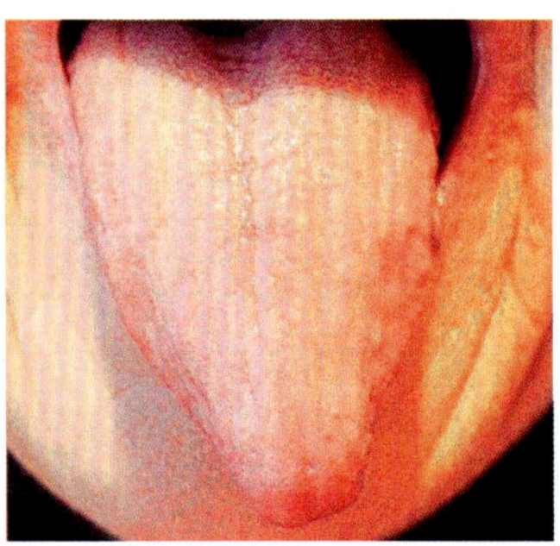

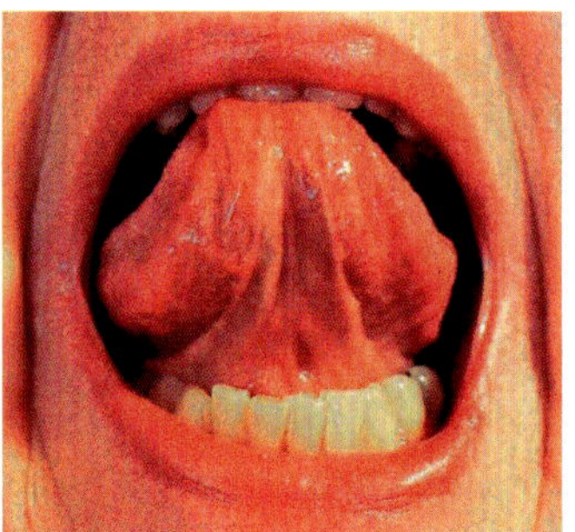

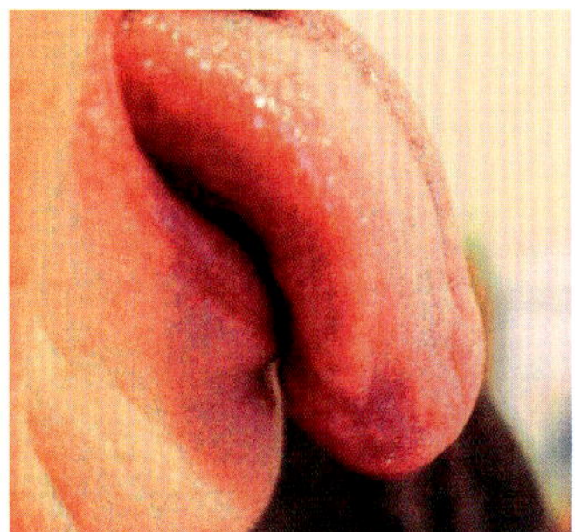

## Von Diagnose über Konzept zur Rezeptur

| Diagnose | Angezeigt durch | Konzept |
|---|---|---|
| Herz-Yin-Mangel | Nächtliche Tachyarrhythmien mit Extrasystolen, Palpitationen, verstärkt durch Blähungen, Einschlaf-/Durchschlafstörungen;<br>Herzangst, große Unruhe, die sich durch Bewegung bessert, muss nachts laufen | Herz-Yin nähren, den Geist beruhigen |
| Herzblut-Mangel | Siehe Herz-Yin-Mangel, Unterschied keine Durchschlafstörungen, Ängste | Blut nähren, das Herz stärken, Shen beruhigen |
| Lungen-Yin-Mangel | Trockenen, bellenden Husten | Lungen-Yin nähren und befeuchten |
| Geschwächtes Wei-Qi | Rezidivierende, pulmonale Infekte | Wei-Qi stärken |
| Mi-Qi und Mi-Yang-Mangel | Blasse Gesichtsfarbe, Übergewicht, Kälteempfinden, Müdigkeit, Blähungen, Erschöpfung, sich viel Sorgen,<br>schlüpfrigen Puls, Beinödeme, schweren Beine, weichen Stuhlgang | Milz-Qi stärken, Milz-Yang stärken und wärmen |
| Leere-Hitze | Anfallsweise auftretende Hitzewallungen | Blut und Yin tonisieren, nähren und befeuchten |
| Le-Qi-Stagnation | Gereiztheit, generelle Anspannung | Leber besänftigen, das Qi bewegen |

## Rezeptur Herz-Yin-Mangel

| Rang | Droge | Gramm | Energetik | Wirkung innerhalb der Rezeptur |
|---|---|---|---|---|
| Kaiser | Rad. Asparagi | 40 g | neutral, feucht im I. | Stärkt die Herz-Nieren-Achse, kühlt Leere-Feuer im Herzen, tonisiert das Lu-Yin, befeuchtet die Lunge und die Haut, tonisiert das Blut, Diuretikum |
| 1. Minister | H. Stellariae med. | 40 g | kalt und feucht | Tonisiert das Yin, befeuchtet,<br>kühlt Feuer und Blut-Hitze, ernährt Leber-Blut |
| 2. Minister | H. Visci albi | 30 g | neutral bis kühl und feucht | Kühlt Herz-Feuer, beruhigt den Shen, entkrampft den O.E., senkt Aufsteigendes Leber-Yang |
| Assistent | H. Basilici | 20 g | w II., tr II. | Tonisiert und bewegt Herz-Qi,<br>tonisiert Mi-Qi und erwärmt die Mitte, bewegt Leber-Qi |
| Assistent | Fol. Melissae | 20 g | w II., tr II. | Beruhigt den Geist Shen, stärkt He-, Mi-, Le-Blut, hilft uns mit äußeren Reizen adäquater umzugehen, bewegt stagn. He-Qi, löst den Ring ums Herz |
| Assistent | Fol. Urticae | 20 g | leicht warm und trocken | Tonisiert Yin und Blut, leitet Toxine aus, reinigt das Blut, macht wehrhafter, stärkt die Lebensgeister |
| Assistent | Peric. Aurantii amari | 20 g | w I.–II., tr I.–II. | Stärkt das Herz-Qi, klärt Herz-Feuer, beruhigt den Geist Shen, psychoaktiv, stärkt Mi-Qi, transformiert Feuchtigkeit und Schleim, bewegt Leber-Qi, senkt Aufsteigendes Leber-Yang, |
| Blüte | Flos. Malvae | 10 g | leicht erwärmend, feucht | Befeuchtet die Lunge, kühlt Hitze in der Lunge |
| m.f.spec. | | 200 g | | |

► **Erklärung zur Rezeptur:**
Dieses Fallbeispiel zeigt deutlich, welchen Einfluss Emotionen auf die psychische und physische Gesundheit des Menschen haben. Situationen, die zu Herzen gehen, schädigen auf Dauer das sensible Organ und mindern die Lebensqualität erheblich. Ein psychischer Schock schädigt Herz und Niere und setzt das Qi außer Kraft, indem sich das Qi zerstreut.

Kaiserpflanze in dieser Rezeptur ist die Spargelwurzel. Aus chinesischer Sicht geht Spargel in die physische Tiefe und nährt den Yin-Aspekt des Jings. Die Spargelwurzel zählt zu den potentesten Yin-Tonika, die uns zur Verfügung stehen. Die Heilpflanze ist energetisch neutral und feucht im I. Grad. Sie wirkt befeuchtend und nährend, ohne zu stark zu kühlen. Diese Eigenschaft kommt der schwachen Milz etwas entgegen. Durch seinen hohen Zuckeranteil (41 %) kann Spargel stärkend und harmonisierend auf das Milz-Qi einwirken. Seine bluttonisierenden Eigenschaften sind Vorrausetzung für den Blutaufbau. Angstgefühle werden häufig durch einen Blut- oder Yin-Mangel verursacht. Spargel kühlt Leere-Feuer im Herzen, das bei der Patientin in Form von Hitzesensationen wiederholt auftritt. Durch seine stärkende Wirkung auf die Herz-Nieren-Achse sorgt Spargel für mehr Stabilität. Trauer und Abschied schwächen die Lunge und das Wei-Qi. Die Patientin klagt über trockenen, bellenden Husten, der durch die Lungen-Yin tonisierende Wirkung des Spargels gelindert wird. Als Pflanze mit diuretischer Wirkung, unterstützt Spargelwurzel die Reduzierung der Ödeme. Wie man sieht, behandelt die Kaiserpflanze einen Großteil der aufgetretenen Disharmonien. Trotzdem braucht sie einen starken Minister an ihrer Seite. Die Vogelmiere kann diese Position sehr gut einnehmen. Sie ist kalt und feucht, tonisiert das Yin, kühlt Feuer und Blut-Hitze. Die sehr ausdauernd wachsende Pflanze legt sich im Winter wie ein Schutzmantel über den Boden und schützt ihn vor Erosionen. Die Patientin durchlebt momentan eine Schockstarre, die mit dem Winter vergleichbar ist. Sie braucht einen nährenden und befeuchtenden Mantel, der sie vor der rauen Außenwelt schützt. Im übertragenen Sinne ist sie geeignet für Menschen, die den Verlust ihrer Bodenhaftung befürchten. Ein geerdeter Mensch mit verwurzeltem Geist stellt sich den Widrigkeiten des Lebens. Vögel haben die Vogelmiere zum Fressen gerne. Mit ihrer Hilfe werden die Eierschalen härter. Diese Eigenschaft kann die Patientin für sich nutzen, um eine „härtere Schale" zu erhalten. Als zweiten Minister steht die Mistel dem Kaiser und dem ersten Minister zur Seite. Die Mistel ist eine ganz außergewöhnliche Heilpflanze. Sie eignet sich für Menschen in schwierigen Lebenssituationen. Sie wirkt kühlend und beruhigend, was bei Panikattacken und den nächtlichen Sensationen sehr wichtig ist. Viscum album vermittelt ein Gefühl der inneren Stille und Schwerelosigkeit. Indem sie den Druck raus nimmt, reguliert sich der Blutdruck, sie wirkt generell absenkend. Vor allem Menschen, die unter Angstzuständen, Albträumen und Panikattacken leiden, profitieren von diesem Kraut. Die Mistel hilft, Dinge gelassener und mit einer gewissen Distanz zu betrachten. Sie wirkt außerdem spasmolytisch und sorgt für Entspannung im Oberen Erwärmer. Ihre adstringierende Eigenschaft hält und bindet das Qi. Wir erinnern uns daran, dass Schock das Qi zerstreut. Mit der Mistel haben wir einen Minister in der Rezeptur, der die kardiale Symptomatik fast vollständig abdeckt. Außerdem senkt er Aufsteigendes Leber-Yang und behandelt die Leberdisharmonie. Mit den ersten drei Pflanzen sind kühle bis kalte Pflanzen in der Rezeptur, die das Yin tonisieren, befeuchten und gleichzeitig mit Hitze und Leere-Hitze umgehen können. Da die Frau eine geschwächte Mitte und sogar einen Mi-Yang-Mangel aufweist, darf die Mischung nicht zu kalt bleiben. Das mediterrane Basilikum bringt Wärme in die Rezeptur. Es ist warm und trocken im II. Grad, aber nicht zu hitzig. Sein großes Wirkspektrum leistet in der Rezeptur große Dienste. Es stärkt und erwärmt das Herz, bewegt das Herz-Qi bei Kummer. Basilikum wirkt unterstützend bei depressiven Verstimmungen, indem es fröhlich macht und den Antrieb steigert. Das aromatische Basilikum ist wunderbar anzuwenden bei Nervosität, innerer Unruhe und Schlafstörungen. Gleichzeitig kann es bei Erschöpfung belebend wirken. Als Mi-Qi-Tonikum erwärmt und tonisiert es die Mitte und kann mit allen Symptomen des Mi-Qi-Mangels umgehen. Als Leber-Qi–Beweger sorgt Basilikum für Entspannung bei Spannungsgefühlen im Thorax und im gesamten Abdomen. Eine weitere Pflanze mit wärmendem Charakter ist Melisse. Es handelt sich um eine Heilpflanze, die das vegetative Nervensystem positiv beeinflusst. Sie sorgt für einen adäquaten Umgang mit äußeren Reizen und schützt vor Reizüberflutung. Melisse wirkt psychoaktiv. Sie hat einen positiven Effekt auf das Herz, löst den Ring ums Herz, der sich durch Engegefühl und Druck im Thorax anzeigt. Gleichzeitig beruhigt sie den Geist Shen. Psychische Unruhe und Erregtheit, Schlafstörungen, traumgestörter Schlaf, Ängstlichkeit, Schock und Gedächtnisstörungen reduzieren sich (Pat. beschreibt sich als kopflos). Ein weiterer wichtiger Aspekt ist die Blutbildung. Melisse tonisiert das Milz-, Herz- und Leber-Blut. Große Unterstützung beim Blutaufbau erhält sie einerseits vom Spargel, andererseits von der Brennnessel. Die Brennnessel ist eine wertvolle Heilbringerin, die alle Vorrausetzungen für eine yin- und bluttonisierende Pflanze bietet. Nebenbei, leitet sie Toxine aus, reinigt das Blut und stärkt die Lebensgeister. Sie verleiht auf psychischer Ebene Mut, um sich zu wehren und die Stacheln auszufahren. Die Bitterorange setze ich gerne bei Menschen ein, die sich mit ihrer momentanen Lebenssituation schwer tun. Als psychoaktive Pflanze macht sie ein fröhliches Herz, senkt Aufsteigendes Leber-Yang und bewegt das Leber-Qi. Sie stärkt die Mitte und transformiert Feuchtigkeit (Ödeme). Der adstringierende Charakter der Bitterstoffe hält die Dinge am Ort und das Blut in den Gefäßen. Das Lungen-Yin wird nicht nur durch den Spargel, sondern auch durch die Malvenblüten befeuchtet. Die Schleimstoffe legen sich schützend auf gereizte, entzündete Schleimhäute. Reizmildernde, entzündungshemmende und wundheilende Wirkung sind gerade bei trockenem und bellendem Husten eine Wohltat.

## ▶ Magen-Yin-Leere

### Definition

Ursachen, die zur Entstehung eines Magen-Yin-Mangels führen, sind häufig auf unsere schlechten Essgewohnheiten zurückzuführen. Unregelmäßiges oder spätabendliches Essen, das Auslassen von Mahlzeiten und schnelles Herunterschlingen von kleinen Mahlzeiten in der Mittagspause prägen inzwischen den Alltag vieler Menschen. In Gedanken ist man schon wieder am Arbeitsplatz und versucht bei jedem Bissen, den man runterschlingt das aktuelle Problem im Büro zu lösen. Diese Verhaltensweisen schwächen zuerst das Magen-Qi und im weiteren Verlauf das Magen-Yin.

Ein weitere Ursache sind chronische Hitzeerkrankungen. Durch persistierende (dauerhafte) Hitze, pathogene Hitze (Chemo, Rauchen, Bestrahlung) oder pathogene Hitze im späten Stadium einer fieberhaften Erkrankung werden die Yin-Flüssigkeiten permanent verbraucht. Die Einnahme von Antibiotika können das Magen-Qi und das Magen-Yin sehr schnell beeinträchtigen. In Kombination mit Rauchen beklagen die Patienten eine hochrote, trockene, brennende Zunge, oft begleitet von Mundulzera.

Der Magen-Yin-Mangel ist gekennzeichnet durch Trockenheit. Er äußert sich in einem trockenen Mund, trockenem Rachen mit dem Verlangen in kleinen Schlucken zu trinken. Diese Symptome treten verstärkt am Nachmittag auf. Da der Magen der Ursprung der Flüssigkeiten ist, fehlt dem Körper die Feuchtigkeit. Der Stuhlgang wird nicht ausreichend befeuchtet und ist trocken.

Weitere Symptome kommen hinzu:

- Appetitmangel oder leichtes Hungergefühl, ohne das Verlangen etwas zu essen
- Übelkeit, evtl. mit Erbrechen
- Völlegefühl, speziell nach der Nahrungsaufnahme
- Leere- und Unbehaglichkeitsgefühl im Epigastrium
- Dumpfer Schmerz im Epigastrium

Zunge: ohne Belag in der Mitte oder mit wurzellosem Belag bei normaler Farbe des Zungenkörpers
Puls: oberflächlich leer, an der rechten mittleren Position

Westliche Krankheitsbilder sind: Gastritis, Ulcus ventriculi, Ulcus duodeni

Leere-Hitze:

- Durst mit dem Verlangen in kleinen Schlucken zu trinken
- Hungergefühl
- Nachtschweiß
- Fünf-Flächen-Hitze
- Zahnfleischbluten
- Hitzegefühl am Abend

Zunge: rot, ohne Belag in der Mitte
Puls: oberflächlich, leer, an der rechten mittleren Position und etwas schnell

### Fallbeispiel für Magen-Yin-Mangel

56-jährige Patientin, verheiratet, eine erwachsene Tochter. Zarte, zerbrechliche Erscheinung mit wenig Antrieb. Ihre Geschichtsfarbe ist matt-blass, Lippen blass. Sie arbeitet als Teilzeitkraft in einer Rechtsanwaltskanzlei. Z. n. Mammakarzinom vor 7 Jahren. Es folgten eine Operation, Chemotherapie und Bestrahlung, sowie eine Aromatasehemmer–Behandlung mit *Arimidex*, die vor einigen Wochen eingestellt wurde.

*Aktuelle Problematik:*
Vor 2 Monaten erkrankte die Pat. an einem schweren, grippalen Infekt, der sich zu einer Bronchitis mit Fieber entwickelte. Die Bronchitis wurde mit einem Antibiotikum behandelt. Nach Abklingen der Bronchitis entwickelte die Patientin Durchfall mit krampfartigen, sehr schmerzhaften Magen- und Darmschmerzen, Appetitmangel, Übelkeitsgefühl, Völlegefühl und Unwohlsein im gesamten Abdomen bei totaler Schwäche und Kraftlosigkeit, Schwindelgefühl, sowie schmerzhaften Verspannungen im Schulter- Nackenbereich. Immer noch plagt sie ein trockener Husten und ihre Stimme wirkt heiser. Die Haut der Patientin ist sehr trocken, was sie aber nicht stört. Der starke Nikotinabusus trocknet zusätzlich aus. Innerhalb von 2 Monaten nahm die Patientin 6 kg ab und wiegt aktuell 51 kg. Sie beklagt ein großes Kältegefühl, ist bei warmen Außentemperaturen angezogen wie im Winter. Als besonders unangenehm, empfindet sie die extreme Mundtrockenheit und den trockenen Rachen. Das Ernährungsverhalten der Patientin ist verheerend. Sie isst tagsüber sehr wenig und unregelmäßig. Sie hat wenig Appetit und keine Lust alleine zu essen. Sie kocht erst am Abend für sich und ihren Mann, der erst um 20:00 Uhr nach Hause kommt.

Zunge: extrem trockener Zungenkörper, brüchig, Mitteriss, weiß-brauner Belag, total trockener Mund und Hals
Puls: extrem schnell, dünn, gespannt

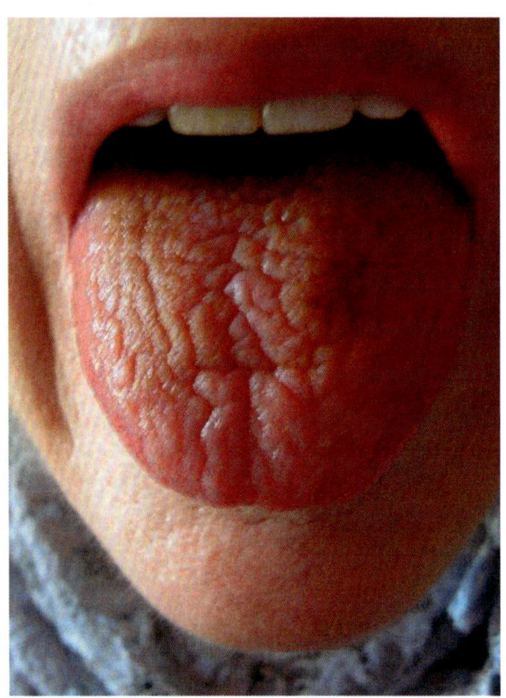

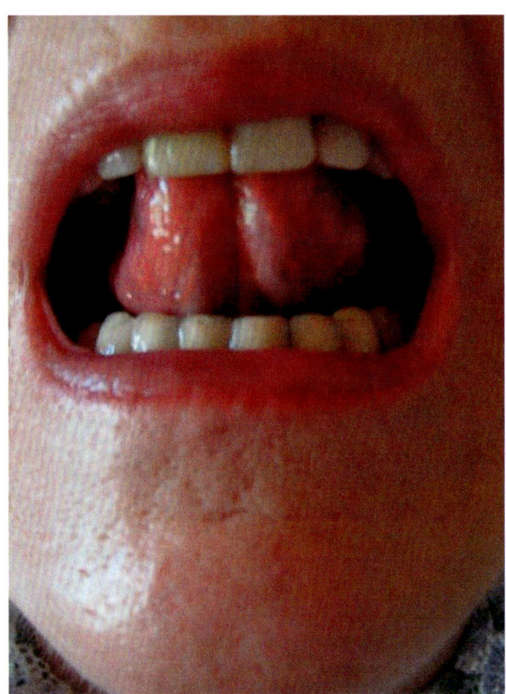

## Von Diagnose über Konzept zur Rezeptur

| Diagnose | Angezeigt durch | Konzept |
|---|---|---|
| Magen–Yin-Mangel | Unregelmäßige Essgewohnheiten, spätabendliches Essen, Auslassen von Mahlzeiten, chronische Hitzeerkrankung (Raucherin);<br>Verbrauch der Yin-Flüssigkeiten, durch persistierende Hitze, pathogene Hitze (Chemo, Rauchen, Bestrahlung), Pathogene Hitze im späten Stadium einer fieberhaften Erkrankung, Durchfall mit krampfartigen Magen- und Darmschmerzen, Appetitmangel, Übelkeitsgefühl, Völle- und Unwohlsein-Gefühl im gesamten Abdomen, totale Schwäche und Kraftlosigkeit, Gewichtsverlust | Magen-Yin und die Flüssigkeiten nähren |
| Lungen-Yin-Mangel | Trockenen Husten, heisere Stimme<br>Trockenheit von Mund, Zunge, Haut | Lunge befeuchten und die Flüssigkeiten nähren |
| Blut-Mangel | Gesichtsfarbe matt-blass, Lippen blass, wenig Antrieb, Schwäche und Kraftlosigkeit, Schwindelgefühl | Blut und Yin stärken, den Geist Shen beruhigen |
| Leber-Qi-Stagnation | Große Anspannung, Verspannung im Schulter-Nacken-Bereich | Leber besänftigen, Le-Qi bewegen |
| Milz-Yang-Mangel | Extreme Kältegefühl, Erschöpfung | Milz-Yang stärken und erwärmen |

### Rezeptur bei Magen-Yin-Mangel

| Rang | Droge | Gramm | Energetik | Wirkung innerhalb der Rezeptur |
|---|---|---|---|---|
| Kaiser | Rad. Althaeae | 40 g | kühl, neutral bis leicht warm I. | Tonisiert das Yin des Magens, kühlt und befeuchtet, kühlt Feuer und tox. Hitze, tonisiert und befeuchtet das Yin der Lunge |
| 1.Minister | Lichen islandicus | 20 g | kühl, feucht, trocken | Tonisiert das Magen-Yin, befeuchtet den Magen, kühlt und befeuchtet die Lunge, leitet (Hitze-) Schleim aus der Lunge aus, tonisiert das Lungen–Yin, befeuchtet die Körpersäfte, tonisiert das Blut, tonisiert das Ni-Yin, kühlt Toxische Hitze, senkt das Le-Yang |
| 2.Minister | H. Stellariae med. | 30 g | kalt und feucht | Tonisiert das Yin, befeuchtet, kühlt Feuer und Blut-Hitze |
| Assistent | Fruct. Foeniculi cont. | 20 g | w II.–III., tr I.–II. | Kann gut mit Trockenheit umgehen, kann gut befeuchten, kann gut mit Yin-Leere umgehen, bewegt das Leber-Qi, psychoaktiv |
| Assistent | Fol. Urticae | 30 g | leicht warm und trocken | Tonisiert Yin und Blut, leitet Toxine aus, reinigt das Blut, macht wehrhafter, stärkt die Lebensgeister |
| Assistent | Fol. Melissae | 20 g | w II., tr II. | Beruhigt den Geist Shen, stärkt He-, Mi-, Le-Blut, hilft uns mit äußeren Reizen adäquater umzugehen, bewegt stagn. He-Qi, löst den Ring ums Herz |
| Assistent | Fruct. Cynosbati sine sem. | 20 g | kalt | Adstringiert, stillt Blutungen, stärkt das Leber-Blut, hält das Leber-Blut stärkt das Magen-Qi |
| Assistent | Rad. Liquiritiae | 20 g | neutral, befeuchtend | Tonisiert Milz-Qi, kühlt Feuer und Toxische Hitze, befeuchtet die Lunge, spasmolytisch, harmonisierend, schmerzlindernd, Shen beruhigend |
| | Flos. Calendulae | 10 g | kalt und feucht im II. Grad | Bewegt Blut, bewegt das Qi von Leber, Gallenblase und Herz (innerliche Anwendung), öffnet die Oberfläche, diaphoretisch |
| m.f.spec. | | 210 g | . | |

► **Erklärung zur Rezeptur:**
Solche komplexen Fallbeispiele begegnen uns immer wieder im Praxisalltag. Die Patientin bringt eine Fülle an Symptomen mit, sodass man im ersten Moment völlig erschlagen ist. Jetzt heißt es einen kühlen Kopf bewahren, alle Informationen zu sammeln und zu sortieren. Erst dann ist es möglich, eine Diagnose zu stellen und die geeignete Therapie zu erarbeiten. Aufgrund der Vorerkrankungen und der medikamentösen Therapien, sowie der persistierenden Hitzeeinwirkung (Bestrahlung, Rauchen) hat sich bei der Patientin ein multiples Krankheitsbild entwickelt. Ich möchte mit dieser Teerezeptur den aktuellen Zustand der Patientin verbessern und zuerst ihr Magen-Yin und Lungen-Yin nähren und befeuchten. Der Magen ist die Quelle der Flüssigkeiten und spielt in dieser Pathologie eine zentrale Rolle. Im weiteren Behandlungsverlauf ist es von großer Bedeutung etwaige Pathogene Faktoren auszuleiten, um die Gesamtsituation der Patientin zu stabilisieren.

Die schlechten Essgewohnheiten der Patientin haben großen Anteil an der Entwicklung des Magen-Yin-Mangels. Gesellen sich noch weitere Faktoren, wie chronische Hitze durch Rauchen oder Hitzeeinwirkungen, wie in diesem Fall durch Chemotherapie, Bestrahlung und Medikamente dazu, führt dies zu einem starken Verbrauch der Yin-Flüssigkeiten. Antibiotika können das Magen-Qi und das Magen-Yin sehr schnell beeinträchtigen, was vermutlich zu diesen heftigen Reaktionen geführt hat. Das Antibiotikum hat im Prinzip das Fass zum Überlaufen gebracht. Bis zu diesem Zeitpunkt konnte die Patientin irgendwie ihren Zustand kompensieren.

In der Teerezeptur nimmt Eibisch als yinnährende und befeuchtende Heilpflanze die Kaiserposition ein. Die Patientin empfindet die Trockenheit von Zunge, Mund und Hals als sehr unangenehm. Die Zunge ist manchmal so trocken, dass sie beim Sprechen Probleme hat. Eibischwurzeln sind reich an Schleimstoffen, Rohrzucker und Pektinen. Die Schleimstoffe legen sich wie ein weiches, schützendes, nährendes und befeuchtendes Samttuch über die trockenen und gereizten Schleimhäute. Sie entwickeln schon in der Mundhöhle eine angenehme Feuchtigkeit. Dieser Effekt setzt sich in den Bronchien und auch im Magen fort. Sind die Schleimhäute des Magens gut befeuchtet und genährt, kann der Magen seinen Aufgaben wieder gerecht werden. Der starke Durchfall ist ein Flüssigkeitsräuber, der zusätzlich austrocknet. Auch im Darm kann Eibisch mit seinen Qualitäten punkten. Er wirkt leicht adstringierend, hat also eine zusammenziehende und haltendende Funktion. Durch die außerordentlich nährenden Inhaltsstoffe der Eibischwurzel haben wir eine hervorragende Unterstützung zur Behandlung von kachektischen, ausgezehrten Menschen. Zum ersten Minister wurde die Islandflechte ernannt. Sie deckt ein großes Wirkspektrum hat. Die schleimhaltigen Polysaccharide haben eine besonders nährende und befeuchtende Wirkung auf die Schleimhäute. Diese Eigenschaften machen die Islandflechte zu einem exzellenten Yin-Tonikum. Sie unterstützen den Aufbau von Qi und Yin und wirken sich positiv auf den Genesungsprozess aus. Sie tonisieren und befeuchtet das Magen- und Lungen-Yin und gleichzeitig die Körpersäfte. Die Patientin verliert durch das Schwitzen und den Durchfall sehr viel Flüssigkeit, was durch den starken Tabakkonsum noch verstärkt wird. Bei extrem ausgetrockneten Personen ist das Tonisieren der Körpersäfte von elementarer Bedeutung. Diese Aufgabe kann die Islandflechte mit Bravour meistern. Selbst die trockene Haut wird von den vielfältigen Eigenschaften der Flechte profitieren. Die Islandflechte ist eine sehr bittere Pflanze. Sie kann trocknen, aber auch befeuchten. Ihre Bitterstoffe regen die Verdauung und den Appetit an. In dieser Rezeptur soll sie den Appetit der Frau anregen, um folglich ihr Essverhalten zu verändern. Islandflechte ist eine wunderbare Pflanze bei Erschöpfung und nach langer, schwerer Krankheit, die zusätzlich mit einem Blutmangel einhergeht.

Die Vogelmiere nimmt die Position des zweiten Ministers ein. Mit ihr ist eine Pflanze im Boot, die sich als ausgezeichnetes Yin-Tonikum ausweist. Ihr süßlicher und milder Geschmack wirkt harmonisierend und nährend auf die Schleimhäute. Die kühlenden und befeuchtenden Eigenschaften der Pflanze implizieren einen sehr guten Umgang mit Trockenheit und Hitze. Siliziumhaltige Pflanzen, wie die Vogelmiere, wirken aufbauend und strukturgebend. In der Natur schützt Vogelmiere den Boden vor Erosion und bewahrt vor Austrocknung. Überträgt man diese Eigenschaften auf den Menschen eignet sich die Vogelmiere für Menschen, die unter Trockenheit leiden oder die Angst haben, den Boden unter den Füssen zu verlieren. Vogelmiere enthält weniger Silizium als beispielsweise der Ackerschachtelhalm, der bei empfindlichen Menschen zu Magenproblemen führen kann. Aus diesem Grund fiel die Wahl in dieser Rezeptur auf die Vogelmiere. Da die Patientin bereits unter einer Mitte-Schwäche und Mi-Yang-Mangel leidet, sollte die Rezeptur nicht zu kalt ausfallen. Sie friert sehr viel und ist im Zwiebellook eingepackt. Als wärmende Pflanze habe ich Fenchelsamen gewählt. Der relativ hohe Öl- und Zuckergehalt der Samen macht Fenchel zu einer ausgezeichneten Yin-Leere-Pflanze, die einerseits gut mit Trockenheit umgehen, anderseits gut befeuchten kann. Fenchel bewegt das Leber-Qi und wirkt psychoaktiv, befreit von Frust. Schlüsselsatz wäre „Fenchel macht fröhlich". Als Yang- und Qi-Tonikum wirkt Fenchel, wie alle Umbelliferen auf alle 3 Erwärmer. Fencheltee und eine Wärmflasche sind für viele Menschen eine Allroundtherapie, die Ruhe, Geborgenheit und Heilung verheißt.

In der blutbildenden Fraktion haben wir mit der Brennnessel die beste Blutbildnerin in der Rezeptur. Sie tonisiert nicht nur Blut, sondern auch Yin, Qi und Yang der Niere. Sie kann ausgezeichnet mit Toxinen umgehen, die sich durch die jahrelange Einnahme von Medikamenten (Aromatasehemmer) oder die Einnahme eines Antibiotikums entwickelten. Der blutreinigende Effekt der Brennnessel unterstützt zusätzlich den Ausleitungs-Prozess. Die Brennhaare symbolisieren die Wehrhaftigkeit der Pflanze. Außerdem weckt diese potente Heilpflanze alle Lebensgeister. Qualitäten, von denen die Patientin profitiert.

Melisse tonisiert das Herz-, Leber- und Milz-Blut. Sie unterstützt alle Organe, die im Wesentlichen mit dem Blut zu tun haben. Die Melisse ist warm im II. Grad und trocken im I. Grad. Ihr Temperaturverhalten passt sehr gut in die Rezeptur, da sie einen Gegenpol zu den kalten Pflanzen bildet und die Milz warm hält. Sie stärkt als psychoaktive Pflanze das vegetative Nervensystem. Sie bewegt das Qi des Herzens, beruhigt Herz-Feuer und somit auch den Geist Shen, indem sie den Ring ums Herz löst. Eine wichtige Aufgabe der Melisse in dieser Rezeptur ist die Harmonisierung von Milz und Magen. Die saure und kalte Hagebutte wirkt als Badewannenstöpsel. Mit der Vorstellung sich ein Vollbad zu gönnen, aber keinen Stöpsel für die Wanne zu haben. Die Konsequenz ist, dass die

Wanne nie voll sein wird. Genauso verhält es sich mit dem Blutaufbau. Wenn das Blut nicht in den Gefäßen gehalten wird, kann sich das Blutvolumen nicht verbessern.

Süßholzwurzel ist eine harmonisierende, schmerzlindernde und spasmolytisch wirkende Pflanze. Sie rundet die Rezeptur ab. Sie tonisiert das Milz-Qi, kühlt Feuer und Toxische Hitze, befeuchtet die Lunge, die durch den starken Tabakkonsum deutlich überhitzt ist.

Blüten sind nicht nur ein Hochgenuss für das Auge. Sie fangen auf wundersame Weise das kosmische Qi ein und verleihen jeder Rezeptur eine gewisse Leichtigkeit. Wer lange krank ist und unter Schmerzen leidet, dem geht die Leichtigkeit schon mal verloren. Die hübschen orange-gelben Blüten der Ringelblume bringen Wärme und Licht in die Seele. Sie bewegen Blut, Leber-, Gallenblase- und Herz-Qi und steuern der Entstehung von Stagnationen entgegen. Die Patientin vertrug die Rezeptur sehr gut und erholte sich langsam. Ein so vielschichtiges Problem ist mit einer Rezeptur bei weitem nicht gelöst. Hier ist von Patient und Therapeut ein intensives Miteinander gefragt. Folgerezepturen müssen sich generell am Ist-Zustand orientieren. Die Umstellung der Ernährungsgewohnheiten und das Einstellen des Rauchens sind für den Genesungsprozess von großer Bedeutung.

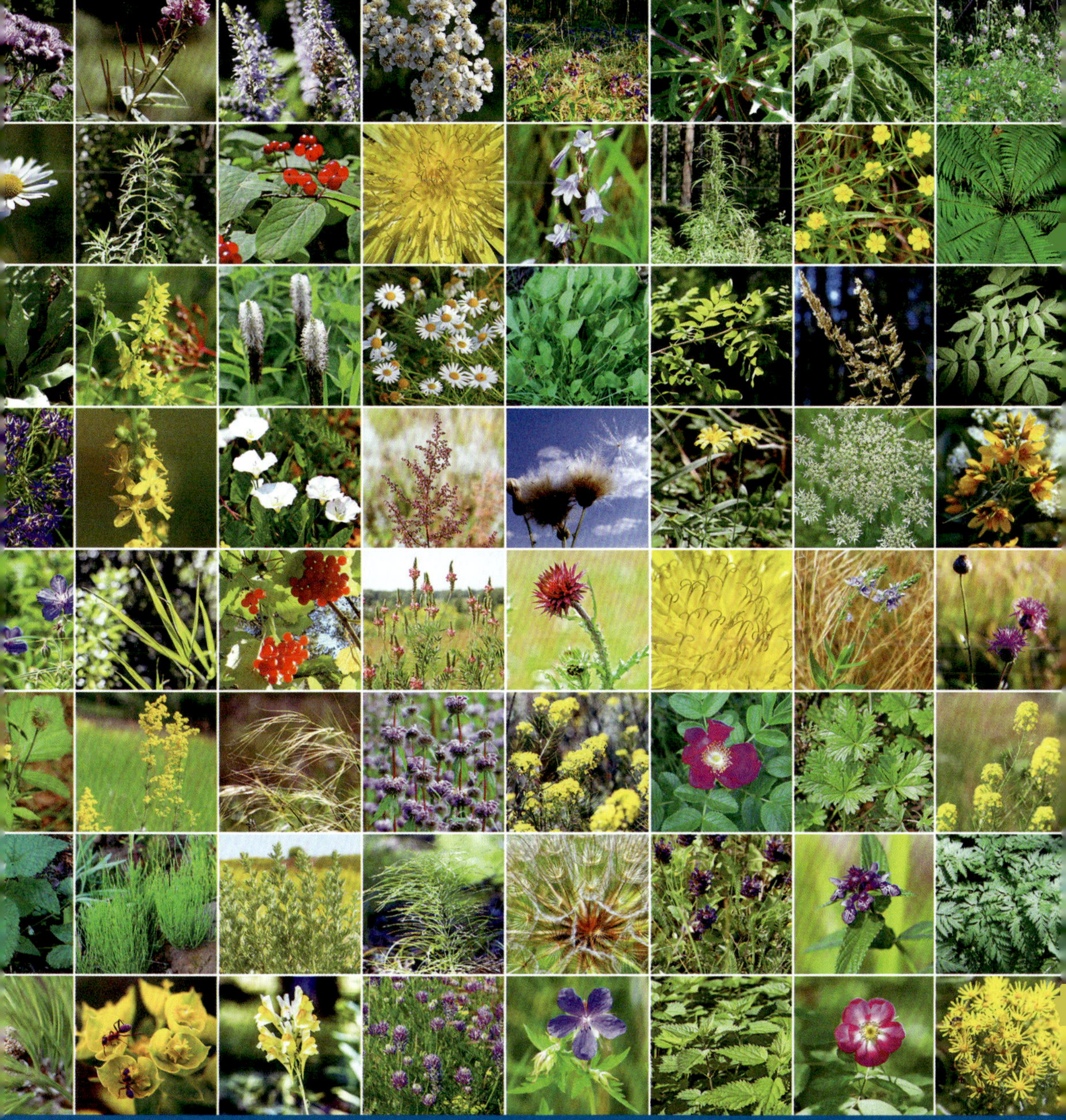

# Pflanzensteckbriefe und Pflanzenmonographien

# 5. Pflanzensteckbriefe und Pflanzenmonographien

Im folgenden Kapitel werden Pflanzen ins Visier genommen, die das Qi, Yang, Yin und das Blut tonisieren. Sie sind in den Tabellen gelistet und Bestandteil in den Rezepturen. Kurze, prägnante Steckbriefe beinhalten neben der lateinischen Bezeichnung der Pflanzen, deren Inhaltsstoffe, die Verwendung der Pflanzenbestandteile mit Grammangabe, Dosierung und Energetik. Wirkungsort und die Funktion in der TCM sind aufgeführt. Kontraindikationen oder Einschränkungen sind gut sichtbar aufgeführt. Die Pflanzenmonographien enthalten ausführliche Informationen über die Familie, Herkunft, Aussehen und Besonderheiten der Pflanzen. Naturnahe Fotos vervollständigen die Beschreibungen. Geschichtliche Hintergründe, Verwendungsarten in der Vergangenheit und der Gegenwart vervollständigen die Informationen. Die Wirkung in der TCM ergänzt den Steckbrief mit ausführlichen Beispielen. TIPPs und INFOs weisen auf Details aus der Praxis hin.

Unter 5.1. werden Pflanzen vorgestellt, die in den Rezepturen enthalten sind, aber andere Funktionen einnehmen. Z. B. Qi- und Blutbeweger, Oberflächen öffnende Kräuter usw.

# Alant – Steckbrief

## Inula helenium

**Inhaltsstoffe:** Bitterstoffe vom Typ der Sesquiterpenlaktone (Gemisch aus verschiedenen Laktonen, die in ihrer Gesamtheit als Helenin oder Alantkampher bezeichnet werden), 1–5 % ätherisches Öl mit den Alantolaktonen und deren Abbauprodukten Alantol und Alantsäure, Triterpene, ß-Sitosterol und Stigmasterol, bis zu 44 % Inulin

**Droge:** Wurzelstock

**Verwendete Droge:** Rhiz. Helenii oder Rad. Inula helenii, Tinkturen; Extrakte und Fertigarzneimittel sind in der BRD nicht mehr erhältlich

**Dosierung:** in einer 200 g Teerezeptur 30 g (Kaiser, Minister, Assistent), ¼–½ TL der getrockneten Wurzel, 3x tgl. als Mono-Tee

**Cave!** Höhere Dosen oder eine mögliche Überreaktion auf Alantolaktone führen zu Erbrechen, Durchfall, Krämpfen, Lähmungserscheinungen. Allergierisiko als Korbblütler

**Cave!** Kontraindiziert in der Schwangerschaft

**Energetik:**
Geschmack: bitter, süß, aromatisch-scharf
Temperatur: warm und trocken im II. Grad, auch befeuchtend

► **Wirkt auf Lu, He, Mi/Ma, Le, Ni, UT, wirkt auf alle Wandlungsphasen**

**Wirkungsweise:**
- Tonisiert Lu-Qi
- Tonisiert He-Qi
- Tonisiert Mi-/Ma-Qi, erwärmt die Mitte
- Tonisiert Le-Qi, bewegt Le-Qi
- Tonisiert Ni-Qi und Ni-Yang
- Bewegt Qi und Blut im UT (Uterus)

# Alant – Monographie

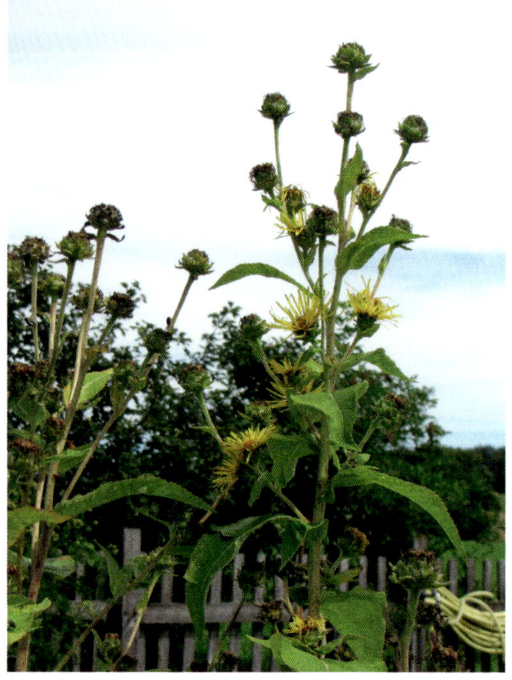

Stellt eine alte Pflanze dar, die schon bei den Griechen bekannt war. Der Sage nach schmückte sich die schöne Helena mit Alantblüten, bevor Paris sie entführte. Später galt Alant als Schutzpflanze gegen Hexenzauber und wurde oft im Amulett um den Hals getragen. Der deutsche Name leitet sich vom griechischen Helenion ab und bedeutet Helenenkraut.

Er gehört zur Familie der Korbblütler. Es gibt einige Artverwandte. Nur der echte Alant wird zu Heilzwecken genutzt. Er misst eine Größe von 1–1,5 m. Die hochragende Pflanze mit gelber Korbblüte empfängt kosmisches Qi, was sich in ihrer Energetik warm im II. Grad abzeichnet. Die trockene Qualität ist wertvoll für die Milz. Der hohe Inulin-Gehalt der Wurzel ist gleichzeitig befeuchtend. Eindrücklich zeigt sich die Pflanze nach dem Winter. Sie verrottet kaum, verholzt nicht und die Blätter bleiben ledrig. Je größer ein Blatt ist, desto mehr Speicherkapazität für Wasser besteht.

**Inhaltsstoffe:** Der hohe Gehalt an Bitterstoffen, v.a. die für Korbblütler typischen Sesquiterpenlaktone, prägen den Geschmack. Korbblütlern gemein ist das erhöhte Allergierisiko. Bitte in der Anamnese nach möglichen Unverträglichkeiten erkundigen! Mit 44 % Inulin ist Alant ein Qi-Tonikum für alle Wandlungsphasen, im Besonderen für die Lunge. Die nährende Süße der Wurzel ist im Spätsommer/Herbst am höchsten. Alant lindert Husten und stärkt bei Dyspnoe. Ausgetrocknete Menschen mit Yin-Leere z. B. bei trockenen Lungenerkrankungen profitieren von Alant. Er ist ein wertvoller Kaiser oder Minister.

### ▶ Wirkung in der TCM auf Lu, He, Ni, Mi, Le, UT

**Lunge:**

- Lu-Qi tonisierend
  - Lindernd bei Leere-Kopfschmerz
  - Reduziert Schwitzen durch Qi-Leere

- Expektorierend bei schleimiger Bronchitis, wenn sie durch Kälte-Schleim verursacht wurde
  - Lindert bei Krampfhusten, auch bei Pseudokrupp
- Öffnet die Oberfläche
  - Leitet Wind-Kälte aus (durch die ätherischen Öle)
- Stärkt das Wei-Qi
- Stärkend bei akuten und chronischen Erkrankungen
  - Durchaus auch bei TBC
  - Bei Lungenemphysem als Zusatz in einer Rezeptur (Minister-, Assistentenfunktion)

**Herz:**

- Herz-Qi tonisierend, z. B. bei Hypotonie oder Kreislauf-Regulationsstörungen
- Regulierend bei Herz-Rhythmusstörungen, wenn keine Hitzezeichen bestehen. Die Kombination mit Besenginster (Sarothamnus scoparius) ist möglich, sollte aber nur von erfahrenen Therapeuten angewandt werden. Vorsicht: Besenginster ist toxisch!
- Stimulierend bei Hypophysen-Unterfunktion (gehört zum Feuer-Element Herz, tastbar als Reflexzone an der Großzehe mit der Größe eines Stecknadelkopfes)
- Nimmt Einfluss auf den Shen
- Stimulierend bei Hypothyreose gemeinsam mit Thymian und Weißdorn (siehe Monographien). Die Schilddrüse gehört zum Feuer-Element

**Milz:**

- Milz-Qi tonisierend
  - Trocknend bei Milz-Feuchtigkeit, aber auch einsetzbar bei Trockenheit
  - Bei allen Verdauungsstörungen und Malabsorptionsstörungen

**Leber:**

- Le-Qi bewegend und entkrampfend
  - Bei schlechten Träumen
  - Bei Le-Qi-Stagnation
  - Bei Le-Qi-Depression
- Regt die Gallensekretion an

**Niere:**

- Tonisiert Ni-Qi und Ni-Yang
  - Steigert die Libido, Potenz
- Auch im Klimakterium bewährt, wenn Hitze nicht gut vertragen wird
- Diuretisch, bei feuchter Kälte, die oft Ursache für eine Zystitis ist

**Uterus:**

- Bewegt Qi und Blut im UT (Uterus)

**Cave!** Nicht in der Schwangerschaft, da es zu Kontraktion im UT kommen kann

**Leitbahnen:**

- Macht die Leitbahnen frei bei Prellungen, stumpfen Traumata und Zerrungen. Nur, wenn keine Entzündung oder Hitze besteht. Grundsätzlich beinhaltet das Therapieschema bei akuten, dumpfen Verletzungen neben Akupunktur, Moxa, Tuina, auch die Behandlung mit Auflagen äußerlich und/oder Tee innerlich

# Algen – Steckbrief

## Algen, Mikroalgen

**Inhaltsstoffe:** über 50 % Proteine in der Trockenmasse, mehrfach ungesättigte Fettsäuren, Pigmente (Chlorophyll, Carotinoide (Astaxanthin, ß-Carotin, Lutein), Vitamine und bioaktive Moleküle

Wichtige Vertreter von Algen:
- Arthrospira (Spirulina) platensis und maxima
- Chlorella vulgaris oder pyrenoidosa
- Haematococcus pluvialis (Extrakt: Astaxanthin)
- AFA (Aphanizomenon flos-aquae)

## Algen – Braunalgen

Bekannter Vertreter ist z. B. Blasentang

**Inhaltsstoffe:** Alginsäure, Glutaminsäure, Vit. $B_{12}$ in kleinen Mengen, Proteine, Phytokolloide (Agar-Agar, Carragene, Alginate), Vit. A, Vit. B, Mineralien, Spurenelemente, insbesondere Jod

**Kontraindikation:** Bei Kälte der Mitte mit Durchfall. Bei Yang-Mangel müssen Algen mit wärmenden Nahrungsmitteln kombiniert werden. Wegen des relativ hohen Jodgehaltes muss die intensive therapeutische Anwendung von Meeresalgen bei Schilddrüsenerkrankungen kritisch geprüft werden. Bei Jod-Mangel-Krankheiten sind Meeresalgen gut einsetzbar.

**Energetik:**
Geschmack: salzig
Temperatur: kühl

**► Wirken auf Di, Le, Lu, Ma, Mi, Ni**

**Wirkungsweise:**
- Schleim auflösend und transformierend
- Hitze eliminierend und Feuer reduzierend
- Hitze eliminierend und Toxine ausleitend
- Yin tonisierend
- Milz-/Nieren-Qi tonisierend
- Blut tonisierend
- Nässe/Feuchtigkeit auflösend und transformierend
- Stuhlgang regulierend und abführend

# Algen – Monographie

## Algen, Mikroalgen

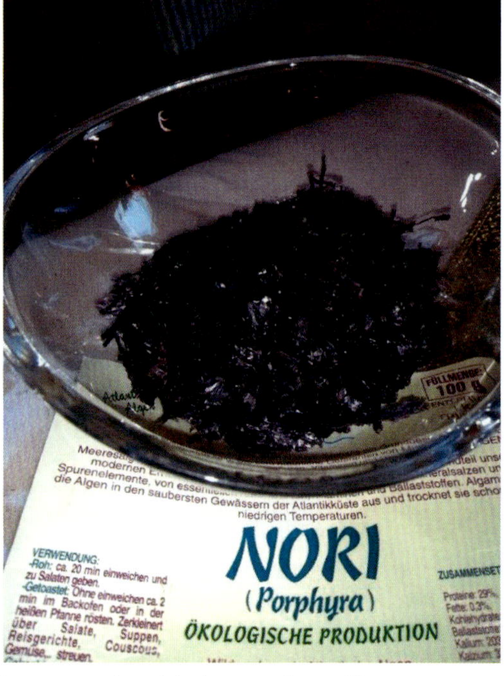


Algen sind eine faszinierende Lebensform. Als pflanzenartige Organsimen leben sie normalerweise im Wasser und betreiben Photosynthese. Dennoch gehören sie nicht zu den eigentlichen Pflanzen. Algen werden in gut sichtbare, vielzellige Makroalgen, wie z. B. Seetang und in ein- bis wenig zellige Mikroalgen unter einem Millimeter Größe unterschieden. Jede einzelne Algenzelle ist, im Gegensatz zu höheren Pflanzen, zur Photosynthese fähig. Ihre große Oberfläche im Verhältnis zum Volumen erlaubt einen schnellen, konvektiven Stofftransport und führt, verglichen zu Landpflanzen, zu einem deutlich schnelleren Wachstum.

Mikroalgen besitzen alle, zur wirtschaftlichen Nutzung, wichtigen Eigenschaften von Pflanzen. Verwendet man die in der Pflanzenzucht üblichen Nährstoffe (z. B. N, P, Fe) plus Energie aus Sonnenlicht und $CO_2$ als Kohlenstoffquelle, bilden Algen organische Kohlenstoffverbindungen, darunter viele wertvolle Inhaltsstoffe, die zum Aufbau von Biomasse verwendet werden.

Da Mikroalgen in speziellen Photobioreaktoren an Land kultiviert werden können, kann man sie auch auf unfruchtbaren Flächen kontrolliert und ergiebig produzieren. Ihr Anbau steht deshalb nicht in Konkurrenz zur Nahrungsmittelproduktion.

Damit sind Mikroalgen höchst interessante Organismen für die wirtschaftliche Nutzung durch den Menschen.

Zu ihnen werden sowohl photosynthetisierende Bakterien (Cyanobakterien = Blaualgen, z. B. Spirulina und AFA), als auch echte Pflanzen (z. B. Chlorella oder Laminaria, Porphyra (Nori) gezählt.

Bereits vor Hunderten von Jahren wurde dokumentiert, dass aztekische Fischer in feinen Netzen ein „neuartiges Lebensmittel" (Spirulina) aus dem See Texcoco fischten und als eine Art Kuchen aßen. Auch in der Tschad- Region wird Spirulina aus Seen geerntet und in 70 % der Speisen verarbeitet. Sinnvoll, denn in der sonst sehr hirselastigen, einseitigen Ernährung, käme es sonst zu massiven Mangelerscheinungen.

Seit 1950 wird intensiv an der kommerziellen Nutzung von Algen geforscht.

Seit 1960 werden immer mehr Arten von Mikroalgen angebaut.

Wegen der bemerkenswerten Inhaltsstoffe haben Algen das Potenzial die Weltbevölkerung zu ernähren.

**Inhaltsstoffe:** über 50 % Proteine in der Trockenmasse, mehrfach ungesättigte Fettsäuren, Pigmente (Chlorophyll, Carotenoide (Astaxanthin, ß-Carotin, Lutein), Vitamine und bioaktive Moleküle.

Wichtige Vertreter von Algen sind:

**Arthrospira (Spirulina) platensis und maxima ist eine Blaualge = Cyanobakteria**

- Spiralig gewundener Körper, mehrere Millimeter lang, kann in seiner Größe variieren
- Weltweiter Anbau (v. a. Asia-Pazifik-Region, USA, auch Europa), meist in offenen Becken
- Inhaltsstoffe sind Proteine, teilweise weit über 50 % Phycobiliproteine, bis zu 17 % Gamma-Linolensäure, Carotinoide, Sulfolipide (antiviral), Vit. $B_{12}$
- Dient der Reduktion von Cholesterol, der Immunmodulation, Reduktion der Nierentoxizität von Schwermetallen und Medikamenten, hat antimykotische und antivirale Aktivität (hemmt Virusreplikation), positiver Effekt auf die Darmflora, potenzieller Schutz vor Herz-Kreislauf-Erkrankungen, antioxidative Wirkung, bewirkt die Exkretion von Radioisotopen

Spirulina war die erste Blaualge, die bereits 1960 kommerziell angebaut wurde. Die Biomasse wird als Pulver, in Tabletten oder als Pigmente verarbeitet (blaue Smarties). Der Anbau gestaltet sich relativ einfach. Vorsicht ist vor fischig riechenden Produkten gegeben, was ein Hinweis auf Proteinabbau wäre.

**Chlorella vulgaris oder pyrenoidosa (veralteter Begriff) = Grünalge**

- Grüne, meist kugelige Alge
- Angebaut v. a. in Asia-Pazifik-Region und Deutschland, in offenen Becken, Glasröhren (PBR = Spezialglasröhrensystem) oder Fermentern
- Inhaltsstoffe sind Proteine, ca. 50 % (sehr guter AS Score), 3–5 % Chlorophyll (= chlorophyllhaltigste Pflanze), Carotinoide, Alfa-Linolensäure (AlA, eine essenzielle Omega-3-Fettsäuren), Vit. $B_{12}$ (Vit. $B_{12}$ reichste Pflanze, bioverfügbar), ß-1,3-Glucan (= aktiver Immunstimulator, Radikalfänger, senkt Lipidspiegel im Blut), Salicylsäure, Kaffeesäure, E-Zimtsäure (Antioxidantien, Analgetika, Antiphlogistika)

Chlorella gehört zu den am besten untersuchten Pflanzen der Welt!

**Haematococcus pluvialis (Extrakt: Astaxanthin) = Grünalge**
Aussehen: es gibt zwei Stadien

1. Begeißeltes Stadium (bewegliche Zelle)
2. Übergang in ein unbegeißeltes Dauerstadium und Akkumulation von Astaxanthin (rotes Carotinoid)

- Anbau v. a. in USA, Israel und Schweden in Becken, Glasröhren und Glastanks
- Inhaltsstoff ist Astaxanthin, welches in Öl extrahiert wird
- Potenzielle Wirkungen als starkes Antioxidans, dient dem UV-Schutz, der Immunmodulation, verstärkt die Produktion von Immunglobulinen, verbessert Symptome altersbedingter Makuladegeneration, Entzündungshemmung, positive Wirkung beim Metabolischen Syndrom, Diabetes, Herz-Kreislauf-Erkrankungen

**AFA (Aphanizomenon flos-aquae), Blaualge = Cyanobacteria**
- Aussehen: koloniebildende, filamentöse Blaualge
- Ernte von sogenannten natürlichen Algenblüten. Massenauftreten von verschiedenen Algen und Cyanobakterien in Oregon, USA
- Potenzielle Wirkung: AFA wird als Wundermittel gehandelt, welches gegen fast jedes Leiden helfen soll und zur Bewusstseinserweiterung oder klarem Denken führt und selbst bei Kindern mit ADHS-Leiden eingesetzt wird. In der wissenschaftlichen Literatur gibt es allerdings mehr Warnhinweise als positive Wirkrichtungen
- AFA gehören selbst zu den toxinbildenden Algen. Sie bilden Nervengifte, wie neo-Saxitoxin und Anatoxin-a und Lebergifte. Chemisch gesehen ist Anatoxin-a verwandt mit Kokain. Außerdem sind AFA oft kontaminiert mit einem Blaualgentoxin, das selbst nach Jahren lebertoxisch sein kann.

Es gibt noch weitere, erforschte Mikroalgen, die aber nicht zum Verzehr freigegeben sind, z. B. Nannochloropsis gaditana mit hohem Anteil an Omega-3-Fettsäuren.

**Braunalgen**
Im Vergleich zu Mikroalgen sind Braunalgen große Algen. Aus Braunalgen werden Alginate gewonnen, die als Gelbildner Verwendung finden. Wegen der vielfältigen Anwendungsmöglichkeiten werden Alginate direkt für die Verwendung in der Lebensmittel-, sowie der Pharma- und Kosmetikindustrie aus den Braunalgen extrahiert. Mit Trawlern werden Braunalgen geerntet.

Algen und Braunalgen, allgemein sind energetisch
- Temperatur: kühl
- Geschmack: salzig

- Wirken auf Darm, Leber, Lunge, Magen, Milz, Niere
- Gehören zur Kategorie der Nahrungsmittel
- Familie der Phaeophyceae
- Pflanzenteile sind Thallus, Blätter
- Fast alle Braunalgen sind Meeresbewohner, nur fünf bekannte Gattungen leben im Süßwasser. Braunalgen gehören dem Benthos (belebte Bodenzone eines Gewässers) an und wachsen als Lithophyten festgewachsen auf Felsen oder anderem festem Untergrund. Sie können bis zu 100 m groß werden und in bis zu 150 m Tiefe vorkommen
- Eigenschaften sind entgiftend, blutbildend, machen den Stuhl gleitfähig

Inhaltsstoffe, wie Alginsäure, Glutaminsäure, Vit. $B_{12}$ in kleinen Mengen, Proteine, Phykokolloide (Agar-Agar, Carragene, Alginate), Vit. A, Vit. B, Mineralien, Spurenelemente, insbesondere Jod.

### ▶ Wirkungen in der TCM

- Schleim auflösend und transformierend
- Lösen Verhärtungen, Schwellungen, Schleim, Geschwulst, Struma (Kropf), Lymphadenitis, Lymphdrüsenschwellung, Tumore, dienen der Krebs-Prophylaxe
- Bei Bluthochdruck, Hypertonie, Thrombose
- Hitze eliminierend und Feuer reduzierend
  - Bei Magen-Hitze, Magenbrennen, Gastritis, Magen-Darm-Entzündung
- Hitze eliminierend und Toxine ausleitend
  - Bei Toxinen, Schwermetallbelastung, radioaktiver Belastung, chronischem Husten, Hauterkrankungen mit Rötung
- Yin tonisierend
  - Bei Trockenheit, Säfte-Mangel, welker Haut, verminderter Zellbildung, Knochenwachstumsstörungen, Osteoporose, Knochenschwund, Sehnenschwäche
- Qi tonisierend
- Tonisiert Nieren-Qi
- Tonisiert Milz-Qi
  - Bei Stoffwechselschwäche, reduziertem Grundstoffwechsel
  - Adipositas, Übergewicht
  - Tonisiert bei Yun Hua-Funktionsschwäche, Transport- und Umwandlungsschwäche der Milz, Verdauungsschwäche
  - Bei Hypothyreose (Schilddrüsenunterfunktion)
- Blut tonisierend
  - Blutmangel
- Tonisiert Leber-Blut
  - Bei welker Haut, trockenen Haaren, brüchigen Nägeln

- Löst und transformiert Nässe/Feuchtigkeit
  - Bei Ödemen, Cellulite
  - Erhöhtem Cholesterinwert
  - Als Dickdarmkrebs-Prophylaxe
  - Adipositas, Übergewicht
  - Hodenschwellung
  - Reguliert Stuhlgang
- Abführend bei Obstipation, Verstopfung, verlangsamter Darmperistaltik, hartem Stuhl

**Kontraindikation:**
Bei Kälte in der Mitte mit Durchfall. Bei Yang-Mangel müssen Algen mit wärmenden Nahrungsmitteln kombiniert werden. Wegen des relativ hohen Jodgehaltes muss die intensive therapeutische Anwendung von Meeresalgen bei Schilddrüsenerkrankungen kritisch geprüft werden. Bei Jod-Mangel-Krankheiten sind Meeresalgen gut einsetzbar.

## Aloe vera – Steckbrief

### Aloe vera, Aloe barbadensis

**Inhaltsstoffe** des Schleimparenchyms aus dem Inneren des Blattgewebes: Mucopolysaccharide (Acemannan, Arabinose, Galactose, Mannose, Xylose, Glucuronsäure), Aminosäuren, Cholin, Gerbstoffe, Enzyme (Amylase, Catalase, Oxidase, Lipase, Protease), Glycoproteine, Steroidhormone, Saponine, Anthrachinon (u. a. Aloeemodin), Fettsäuren (Cholesterol, Campesterol, ß- Sistosterol) Lignine; Vit. A, C, E, $B_1$, $B_2$, $B_6$, $B_{12}$ u. a., Mineralien Na, K, Ca, Mg, Fe, Mn, Cu, Zn, Cr, P, S u. a.

**Droge:** Aloe-Gel, Aloe-Saft

**Verwendete Droge:** Liquamen folii Aloidis

**Dosierung:** äußerliche Anwendung als entzündungshemmendes Mittel oder als Kosmetikum in Fertigpräparaten, innerlich: 1 EL oder nach Angaben der Hersteller.

**Energetik:**
Geschmack: leicht süßlich, leicht salzig, bitter
Temperatur: kühl bis kalt und feucht (nicht bei starkem Milz-Qi-Mangel anwenden)

► **Wirkt auf Lu, Ma**

**Wirkungsweise:**

- Befeuchtet Yin, kühlt
- Befeuchtet die Lunge
- Löst Hitze-Schleim in der Lunge
- Kühlt Toxische Hitze im Blut
- Äußerlich kühlend, entzündungshemmend, blutstillend

## Aloe vera – Monographie

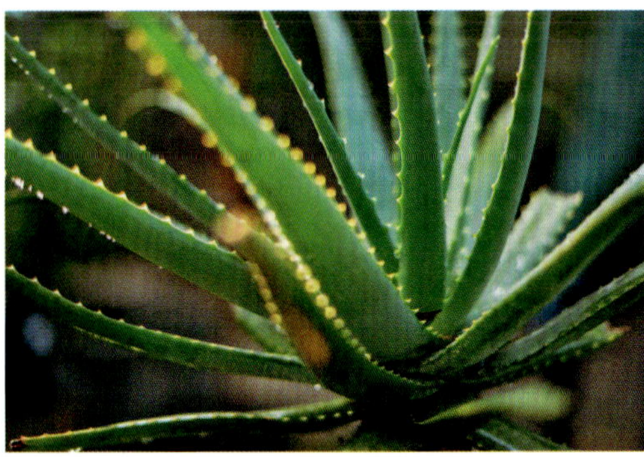

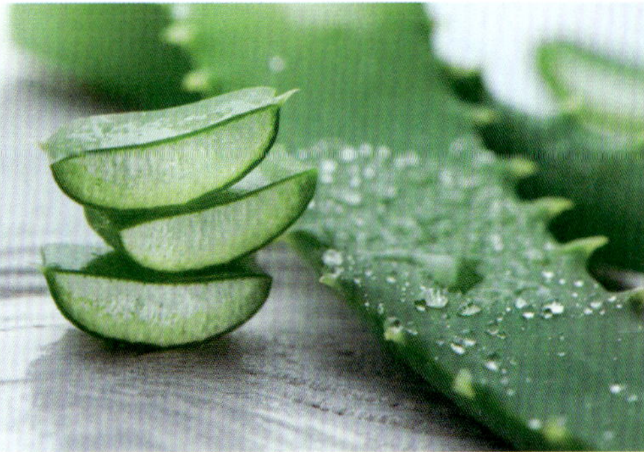

Gehört zur Familie der Sukkulenten, teils ohne oder nur mit kurzem Stamm. Sie wird 80–100 cm hoch und verbreitet Ableger und Wurzelsprosse. Die Blätter sind dreieckig bis lanzettlich, dick und fleischig, grün bis graugrün, mit gesägtem Blattrand. Sie sind rosettenförmig dicht am Boden angeordnet. Blütenstände von bis zu 90 cm entwickeln gelbe, hängende Blüten. Aloe ist u. a. in Afrika heimisch und wird in trockenen, tropischen oder subtropischen Gegenden angebaut. Mittlerweile wird in vielen südlichen Regionen ein lukrativer Handel betrieben.

Traditionell wird im Westen und China das Harz der Aloe schon über Jahrhunderte medizinisch genutzt. Wahrscheinlich fand auch das Gel v. a. bei topischen Haut-Geschehen Anwendung.

Harz ist der feste Rückstand, der durch die Verdampfung des gelben, bitteren Saftes (Latex) entsteht. Er wird von Zellen ausgeschieden, die sich an der grünen Unterhaut befinden. Verschiedene Aloe-Arten sind im Handel z. B. Aloe vera, Kapaloe und einige mehr. In ihrer Wirkung sind alle stark abführend, bedingt durch Hydroxyanthracen- Derivate, z. B. Aloin A und B.

Studien über Aloe-Gel werden allerdings erst in den letzten Jahrzehnten durchgeführt und sind meist mit Verkaufswebseiten verbunden. Die Vermarktung von Aloe-Gel entwickelte sich zur wahren Goldgrube. Für die Gewinnung des Aloe-Gels benutzt man die Pflanze Aloe vera. Es besteht aus dem durchsichtigen, schleimhaltigen, geschmacklosen Material des Parenchyms der Blattmitte.

Die Inhaltsstoffe im Gel sind durch die Glycoproteine wundheilend, immunmodulierend und tumorhemmend durch die Polysaccharide, einschließlich Glucomannan und antidiabetisch durch Phytosterole und Spurenelemente.

Je nach Hersteller kursieren unterschiedliche Dosierungsangaben. Die Qualität des Gels wird oft in Prozenten angegeben. Reines Aloe-Gel ist sehr teuer. Innerlich bei Colitis ulcerosa gibt es Mengenangaben von 2x 100 ml/tgl. Bitte die Gebrauchsanleitung beachten und kritisch anwenden.

Gewinnt man das Aloe-Gel aus eigenen Pflanzen, reichen 2 Teelöffel Aloe-Gel in Saft oder Wasser anrühren und 3x tgl. einnehmen.

In unserer Therapie verwenden wir ausschließlich das Gel der Aloe. Kontraindikationen vom Gel werden nicht beschrieben. Bei Kindern und Schwangeren nur zur äußeren Anwendung!

Der Gebrauch von frischem Gel ist zu empfehlen, da die aktiven Bestandteile in Fertigprodukten zerfallen können.

**Tipp**
Ohne viel Aufwand gedeiht Aloe als Topfpflanze an sonnigen Fensterplätzen, im Sommer auch gern auf der Terrasse. Sie darf nicht zu feucht sein und keinem Frost ausgesetzt werden. Die jungen Ableger separat in Töpfe pflanzen und die nächste Ernte ist garantiert.

Von den kräftigen Pflanzen schneidet man ein Aloeblatt ab und säubert es. Wird die Schnittstelle mit Folie abgedeckt, bleibt das Blatt im Kühlschrank einige Tage frisch. Je nach Tagesbedarf von einem ca. 5 cm großen Stück die Außenhaut abschälen. Das mittlere, gelartige Material freilegen und mit einem Löffel abschaben. Die Außenhaut darf nicht verletzt werden, da sonst das Gel mit dem Harz kontaminiert wird. Innerlich mit Wasser oder Saft einnehmen, äußerlich auf eine einlagige Kompresse zur Auflage auftragen, evt. steril abdecken.

**Wirkungsweise:**
**Yin:**
- Tonisiert das Yin
  - Befeuchtend bei trockenen Zuständen durch Mangel an Blut oder Trocknungsprozessen durch Hitze
  - Befeuchtet Magen und Darm, bei Magengeschwüren, chron. entzündlichen Darmerkrankungen, Colitis ulcerosa

**Lunge:**
- Löst Hitzeschleim aus der Lunge, befeuchtet

**Milz:**
- Reguliert bei Feuchter Hitze
  - Bei Diabetes mell., überhöhten Blutfettwerten

**Äußerlich:** entzündungshemmend, wundheilend

- Bei Wunden, verzögerter Wundheilung bei Diabetes, Geschwüren, Verbrennungen, Sonnenbrand, Frostbeulen
  - Nicht wirksam als Sonnenschutz
- Befeuchtend bei Schuppenflechte, genitalem Herpes, Lichen planus (Knötchenflechte)
- Antiparasitär, antimykotische Wirkung bei Candida alb. wird erwähnt

Die Verwendung vom Harz ist für uns nicht gebräuchlich, die Kontraindikation ist durch die abführende Wirkung selbsterklärend. Nicht während der Schwangerschaft anwenden. Bei Darmverschluss, akut-entzündlichen Erkrankungen des Darmes, Appendizitis und bei Kindern unter 12 Jahren sollte die Droge nicht angewendet werden. Droge nicht zu lange anwenden.

## Anis – Steckbrief

### Pimpinella anisum, Anisum vulg., Anisum off., Apium anisum

**Inhaltsstoffe:** 1,5–2 % ätherisches Öl (davon 80–90 % trans-Anethol), 2–3 % Cholin, 8–11 % fettes Öl, Harz, Zucker

**Droge:** Samen

**Verwendete Droge:** Fruct. Anisi, Ol. aether. Anisi

**Dosierung:** in einer 200 g Teemischung 10–15 g (Assistent), 3x tgl. ½–1 TL der getrockneten Samen zum heißen Infus, von der Tinktur 3x tgl. 20 Trpf., vom ätherischen Öl sollten nicht mehr als 4 Trpf. eingenommen werden

**Heilwirkung:** wirkt spasmolytisch, expektorierend

**Energetik:**
Geschmack: süß, leicht scharf
Temperatur: warm und trocken II.–III. Grad

▶ **Wirkt auf Mi, Ma, Lu, Le, Ni**

**Wirkungsweise:**
- Tonisiert das Milz- und Magen-Qi, erwärmt den M.E.
- Öffnet die Oberfläche, leitet Wind-Kälte aus
- Leitet kalten Schleim und Feuchtigkeit aus dem O.E.
- Bewegt das Leber-Qi
- Erwärmt die Niere

## Anis – Monographie

Anis gehört zur Familie der Doldenblütler (Apiaceae, Umbelliferae). Ursprünglich war die Pflanze im östlichen Mittelmeergebiet und in Westasien beheimatet. Inzwischen wird Anis in vielen Teilen der Welt angebaut. Das Hauptanbaugebiet ist Südrussland. Die Pflanze bevorzugt sonnige und warme Plätze mit einem wasserdurchlässigen, leicht kalkhaltigen Boden. Sie sammelt kosmisches Qi von Juni bis September in ihren kleinen, zarten, weißen bis gelben Blüten. Um die Samen zur Reifung zu bringen, bedarf es viel Wärme. Die Anispflanze ist eine einjährige, krautige und sehr aromatische Pflanze. Ihre Wuchshöhe beträgt etwa 50–60 cm. Anis besitzt einfache, kurz gestielte, herzförmige, rundliche Grundblätter mit gesägtem Rand. Die Stängelblätter sind ein- bis zweifach fiederteilig und an den Rändern gesägt. Nach oben reduzieren sich die Stängelblätter 3-lappig.

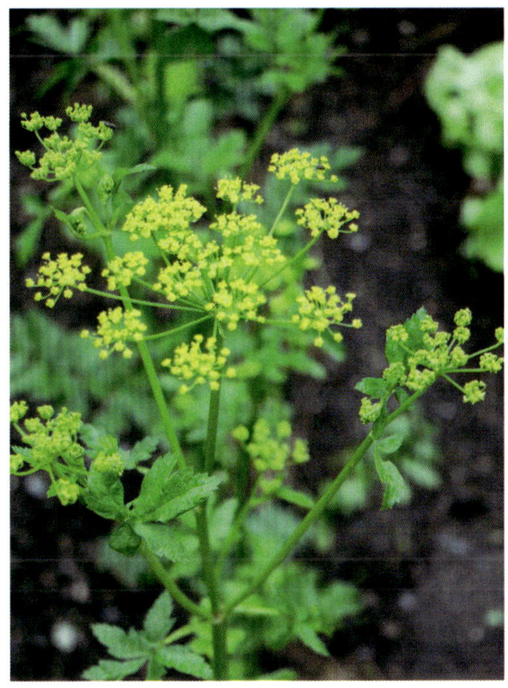

Im Aroma dominiert Anethol, das mit 90 % den Hauptbestandteil im ätherischen Öl ausmacht.

Geschichtlich galt Anis in vielen ländlichen Gebieten als Aphrodisiakum.

Im Herbst, wenn die schwere Feldarbeit getan war, konnten sich die Frauen wieder ihren häuslichen Tätigkeiten widmen. Dann bereiteten sie ihren Männern anishaltige Getränke zu, um die Manneskraft zu stärken. Am 30. November (Andreastag) sollte die Wirkung des Anisgetränkes am stärksten sein und den Zauber am besten entwickeln. In Böhmen heißt dieser Tag auch „Anischtag".

### ▶ Wirkung in der TCM auf

**Milz/ Magen:**

- Tonisiert Qi von Milz und Magen, erwärmt den M.E.
  - Bei Verdauungsproblemen
  - Wirkt blähungstreibend, verdauungsfördernd, spasmolytisch
  - Bei Koliken, Blähungen

**Lunge:**

- Öffnet die Oberfläche, leitet Wind-Kälte aus
- Leitet kalten Schleim und Feuchtigkeit aus dem O.E.
  - Bei Erkältungen, Husten, grippalem Infekt

**Tipp**

Bewährte Kombination bei Husten, innerlich:
Meisterwurz, Kalmus, Fenchel, Schlüsselblume, Wacholder, Islandmoos, Süßholz

**Leber:**

- Bewegt das Le–Qi

**Niere:**

- Erwärmt die Niere

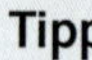

**Tipp**

Anis-Öl wirkt hochdosiert antiseptisch und krampflösend, nicht mehr als 4 Trpf. einnehmen

**Äußerlich:**

- Einreibungen oder Massagen sind großzügig zu handhaben
- Gute Kombination bei Muskel und Gelenkschmerzen sind:
  - Anis, Arnika, Thymian, Rosmarie, Pfefferminze

## Artischocke – Steckbrief

### Cynara scolymus

**Inhaltsstoffe:** Bitterstoffe (Cynarin, Cynaropikrin), aromatische Bitterstoffe, Schleimstoffe, Gerbstoffe, Zucker, Spurenmineralien (u. a. Jod), Enzyme (Cynarase, Catalase, Oxidase, Peroxidase, Ascorbinase), Provit. A, Vit. $B_1$, $B_2$, Vit. C

**Droge:** Artischockenblätter

**Verwendete Droge:** Fol. Cynarae, Tct. Cynarae, Extr. fl. Cynarae, Press-Saft

**Dosierung:** in einer 200 g Teemischung 20 g (Minister, Assistent), Mono-Tee 3x tgl. 1 TL getrocknetes Kraut zum heißen Infus, von der Tinktur 3x tgl. 30 Trpf., vom Fluidextrakt 3x tgl. x 20 Trpf.

**Cave!** Kontraindiziert bei Gallengangverschluss, Allergien gegen Korbblütler.
Hemmt den Milchfluss.

**Energetik:**
Geschmack: bitter, etwas süß, leicht salzig
Temperatur: warm und trocken, auch feucht

**Heilwirkung:** fördert den Gallenfluss, senkt Cholesterin und Lipide, wirkt antioxidativ, karminativ (blähungstreibend), appetitanregend, verdauungsfördernd, regt die exokrine Pankreasfunktion an

▶ **Wirkt auf Le, Gb, Mi, Ni**

**Wirkungsweise:**
- Bewegt und reguliert das Leber-Qi
- Leitet Feuchtigkeit, Schleim und Feuchte Hitze aus Le/Gb
- Klärt Leber-Feuer
- Senkt Aufsteigendes Le-Yang
- Stärkt das Milz-Qi, das Magen-Qi und das Qi von Pankreas
- Wirkt mäßig diuretisch

# Artischocke – Monographie

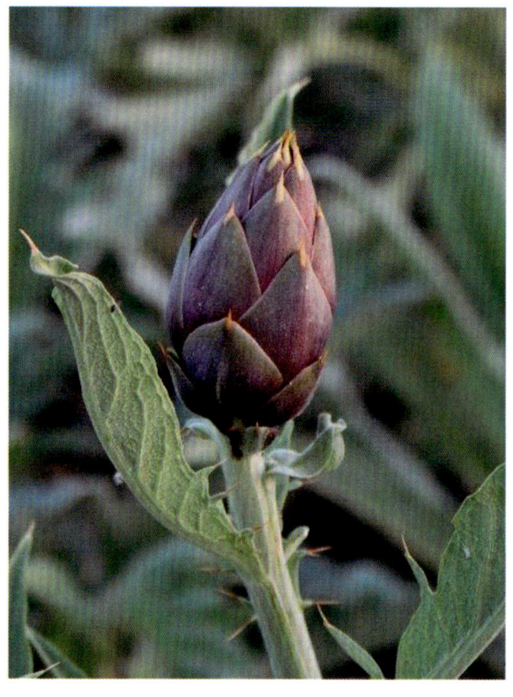

Die Artischocke gehört zur Familie der Korbblütler (Asteraceae) und stammt ursprünglich aus dem Mittelmeerraum. Heute wird sie ausschließlich angebaut.

Die Artischocke kann eine Höhe von 1,5 m erreichen, sieht distelartig aus und besitzt einen dicken, verzweigten Stängel. Die großen Blätter sind tief fiederspaltig und tragen teilweise Dornen. Die Oberseite der Blätter ist glatt, die Unterseite dagegen filzig behaart. Blütezeit ist im Juli. Auffallend groß sind die Blütenköpfe, die sich aus eiförmigen, großen Hüllblättern und röhrigen, violett gefärbten Blüten zusammensetzen.

Arzneilich wirksam sind die Artischockenblätter, die sich am Grund des Stängels befinden. Aus den Hüllblättern, die sich um das Blütenköpfchen legen, werden in der Küche herrliche Speisen zubereitet. Artischockenblätter enthalten bis zu 0,5 % Flavonoide, im Besonderen die Substanz Luteolin und deren Verwandte, das Cynarosid. Außerdem finden sich 0,02–2 % Caffeoylchinasäure-Abkömmlinge in den Blättern. Gemeinsam mit Flavonoiden steigern sie die Produktion von Gallensäuren in der Leber und regen den Transfer von Gallensekret in den Darm an, was die Fettverdauung erleichtert. Wissenschaftliche Untersuchungen belegen, dass die Artischocke eine unterstützende Wirkung auf die Leberfunktion hat und sich günstig auf den Cholesterinspiegel auswirkt. Außerdem verfügt die Pflanze über bis zu 4 % Bitterstoffe, z. B. Cynaropikrin, welches durch die gesteigerte Magensaftproduktion den Appetit anregt.

### ▶ Wirkungen auf Le, Gb, Mi, Ma, Ni

**Leber:**

- Bewegt und reguliert das Leber-Qi, bei
  - PMS, Anspannung
  - Schmerzen unter dem rechten Rippenbogen
  - Reizbarkeit
- Bei mangelnder Fettverdauung
  - Hypercholesterinämie
  - Arteriosklerotischen Erkrankungen
- Wirkt spasmolytisch auf das Leber-Gallenblasensystem bei Dyskinesien im Gallengang

**Leber/Gallenblase:**

- Leitet Feuchtigkeit, Schleim und Feuchte Hitze aus
  - Bei Cholezystitis, Cholangitis, Cholelithiasis
- Bei kolikartigen Schmerzen im rechten Oberbauch
- Hepatitis, Ikterus
- Senkt Aufsteigendes Leber-Yang, bei
  - Migräne, Kopfschmerzen
  - Leber-Tinnitus, häufig verbunden mit einer hohen Geräuschempfindlichkeit
  - Cholerischen Wutanfällen und ausgeprägter Ungeduld
- Klärt Leber-Feuer, bei
  - Cephalgien
  - Roten Augen, Konjunktivitis ohne bakterielle Infektion
  - Hypertonie
  - Drohendem Apoplex
- Leitet Lebertoxine aus, die sich aufgrund falscher Ernährung, Medikamenteneinnahme und Alkoholkonsum angesammelt haben

**Milz, Magen, Pankreas:**

- Stärkt das Milz-Qi, Magen-Qi und das Pankreas
  - Durch die Enzyme (Cynarese) wird die Eiweißverdauung angeregt. Das macht die Pflanze zum Mi-Qi-Tonikum
- Regt die Produktion der Magensäfte an
- Reguliert bei geblähtem Abdomen, Roemheld-Syndrom und Beschwerden besonders nach dem Essen
- Übelkeit, Appetitmangel, Blähungen
- Müdigkeit und Erschöpfung
- Weichen Stühlen
- Wirkt auf das Pankreas und senkt den Blutzucker!!

**Info**
Artischocke kann sehr gute Dienste beim Metabolischen Syndrom leisten, welches den Hauptrisikofaktor für KHK (Koronare Herzkrankheit) darstellt. Die vier wesentlichen Faktoren des Metabolischen Syndroms sind abdominale Fettleibigkeit, Hypertonie, Dyslipidämie, sowie Insulinresistenz. Leider ist dieses Krankheitsbild besonders in den Industriestaaten auf dem Vormarsch. Ursachen sind eine permanente Überernährung und Bewegungsmangel.

**Wirkung auf die Niere:**
- Wirkt diuretisch, regt die Ausscheidung von harnpflichtigen Substanzen an

# Baldrian – Steckbrief

## Valeriana off.

**Inhaltsstoffe:** 0,3–0,7 % äther. Öl (Bornylacetat, Azulen, Monoterpene wie Camphen, Pinen, Limonen, β- Caryophyllen, Valeranal, Valeranon u. a.), Valepotriate (Valerianaepoxy-Triester und bicyclische Monoterpene–Valtrat, Isovaltrat, Didrovaltrat), Sesquiterpene (Valerensäure, Acetoxyvalerensäure, Hydroxyvalerensäure), trans-Hesperidinsäure, 0,01–0,05 % Alkaloide (Valerianin u. a.), 1,4 % Cholin, Schleimstoffe, Zucker, Gummi, Harz, Lipase, Oxydase, Baldriangerbsäuren

**Droge:** Wurzel

**Verwendete Droge:** Rad. Valerianae, Tct./Extr. Valerianae, Ol. Valerianae, Vielzahl an Fertigpräparaten

**Dosierung:** 5–10 g der getrockneten Wurzel in einer 200 g Teemischung (Minister, Assistent), 3x tgl. 1 TL der getr. Wurzel/Tasse als Kaltauszug oder Infus, 3x 1 TL der Tinktur oder 3x tgl. ½ TL vom Fluidextrakt, Fertigpräparat (ca. 600 mg als Tagesdosis)

**Energetik:**
Geschmack: süßlich, leicht aromatisch bitter
Temperatur: warm im II. Grad, trocken und befeuchtend

▶ **Wirkt auf He, Lu, Mi, Le**

**Wirkungsweise:**
- Tonisiert Herz-Qi und Herzblut
- Tonsiert Herz-Yin und beruhigt Shen
- Besänftigt Leber und Gallenblase, senkt Inneren Wind, entspannt, lindert Schmerzen
- Tonisiert Leber-Blut
- Tonisiert Milz- und Ma-Qi
- Leitet Schleim aus der Lunge, senkt Lu-Qi ab
- Diuretikum

## Baldrian – Monographie

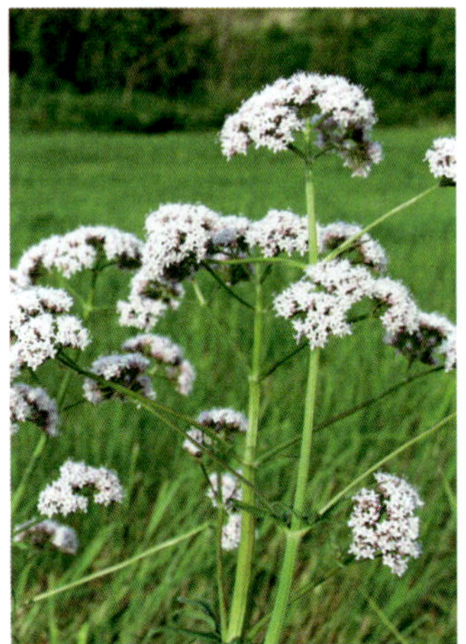
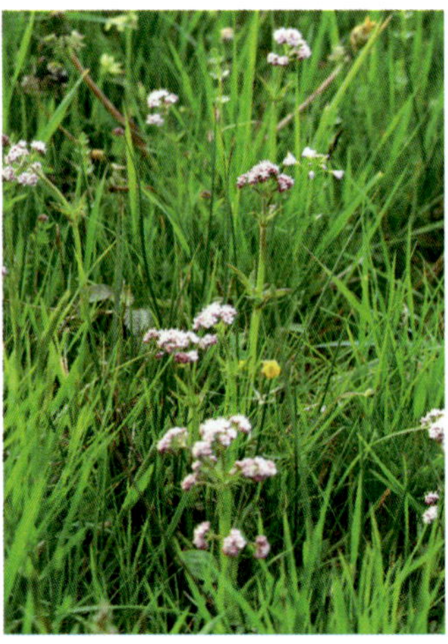
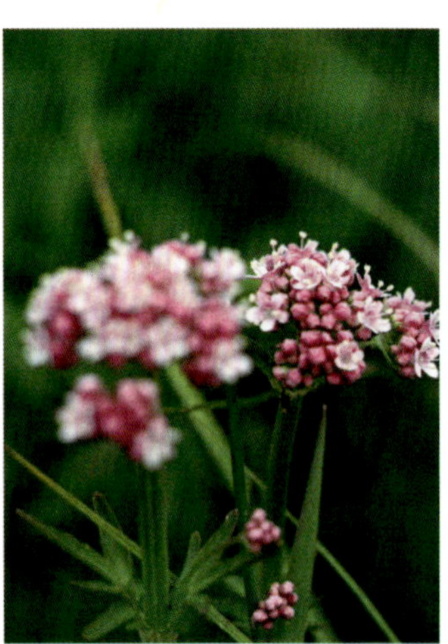

Gehört zur Familie der Baldriangewächse (Valerianaceae).

Er ist ein mehrjähriges bis zu 150 cm hohes Kraut mit dickem, kurzen Wurzelstock, in der Regel nur einem einzelnen, aufrechten Stängel, der rund, eingekerbt und hohl ist. Die Blätter sind gefiedert oder lappig gefiedert und unregelmäßig gezähnt. Die süßlich duftenden Blüten sitzen in annähernd runden Ährenständen. Die Farbe der weißen bis rosa farbigen Blüten gibt Auskunft über den Gehalt an kosmischem Qi. Valeriana ist in Europa und Teilen Asiens heimisch und in Nordamerika inzwischen eingebürgert. Er wächst häufig in feuchten Gebieten, kann aber auch mit trockenen Böden umgehen. Verwendet werden die Wurzeln, die wie Spaghetti aussehen.

Baldrian ist ein antikes Kraut, das als Heil- und Zauberpflanze zum Einsatz kam. In Fluch-Salben eingearbeitet, bot es Einhalt vor Hexen. Tabernaemontanus beschrieb Baldrian als wärmendes Kraut, das das Wasserlassen und die Regelblutung fördert. Andere Ärzte erwähnten Baldrian als linderndes Kraut bei Kopf- und Rückenschmerzen. Auch Konvulsionen standen auf der Indikationsliste. Der heute gebräuchliche Einsatz zur Beruhigung oder Schlafförderung wurde damals nicht erwähnt.

Baldrian riecht unangenehm, ähnlich wie Katzenminze. Die bekannte Speick-Seife enthält Alpenbaldrian. Verordnen wir Baldrian in einer Teemischung, dominiert sein Geruch über alle anderen Bestandteile. Es bewährt sich Tinkturen oder Fertigpräparate in Tablettenform (z. B. Baldrian dispert tag mit 125 mg Baldriantrockenmasse) separat zum Infus zu verabreichen.

Baldrian ist ein gut erforschtes Kraut, deren Inhaltsstoffe definiert sind:

- Ätherische Öle, v. a. das Sesquiterpen Valeranon liefert die Hauptsubstanz des ätherischen Spektrums. Gemäß Studien verlängern sie die Schlafzeit, wirken motilitätshemmend bei nervöser Unruhe und Anspannung der Schulter- und Nacken-Muskulatur
- Valerensäure greift in den Abbau der GABA-Konzentration (gamma Aminobuttersäure) ein. GABA ist der bedeutendste inhibitorische Neurotransmitter mit Schlüsselfunktion bei Stress und Angstreaktion. Baldrian verhindert den schnellen Abbau von GABA, der bei Stress rasant abnimmt. Außerdem wirkt er psychoaktiv, einschläfernd, sedierend und antikonvulsiv
- Valepotriate und ihre Zerfallsprodukte sind Iridoide, die den Muskeltonus um 30–40 % reduzieren. Sie wirken am NS dämpfend und docken an den gleichen Rezeptoren wie Tranquilizer an. Baldrian ist Botenstoff für HWS-Probleme
- Hydroxyvalerensäure ist oxidationshemmend und blutgefäßentspannend
- Flavonoide (trans-Hesperidin u. a.) wirken angstlösend, einschläfernd und sedierend
- Schleim, Zucker, Stärke sind Yin tonisierende Inhaltsstoffe
- Harz, äther. Öle übernehmen bewegende Qualitäten
- Enzym Lipase ist ein Milz-Tonika
- Gerbstoffe adstringieren und strukturieren

Bei der Dosierung ist zu beachten, dass Baldrian ein Tonikum für das Herz-Yin und das Herz-Qi ist. Die Verordnung sieht eine Tagesdosis von <u>nur</u> ca. 600 mg vor, die auf 3 Einnahmezeiten verteilt wird.

Mit der morgendlichen Einnahme tonisiert Baldrian das Yin und Qi, was für fast alle Patienten gut verträglich ist. Bei schwachen Personen sollte noch niedriger dosiert werden. Die Mittagsdosis zur höchsten Yang-Zeit erhält das Kraftpotenzial der Person. Die Einnahme am Nachmittag, bis ca. 17.00 h, dient dem harmonischen Übergang der Yang-Zeit in die Yin-Zeit.

Die Verordnung von 250 mg–250 mg–125 mg (nicht nach 17.00 h) ermöglicht einen in sich stimmigen Tagesablauf. Im Tagesverlauf startet der Mensch morgens behutsam in seine Aktivität. Das Yang am Mittag kann diesen Level, gemäß der persönlichen Grenze halten. Die Energie reicht bis zum Nachmittag und erlaubt in der abnehmenden Tageskurve einen regulierten Transfer in die Yin-Zeit. Der Mensch kommt zur Ruhe, wird müde und findet in den Schlaf.

Die tonisierende Wirkung von Baldrian im Tagesverlauf erklärt, warum hohe Dosen am Abend oder zur Nacht oft paradoxe Wirkung haben.

Baldrian wirkt stark psychoaktiv, es beugt einem aufsteigenden Leber-Yang vor. Der gestresste Mensch kann sich auf Baldrian verlassen, könnte aber durch seine zuverlässige

Wirkung in psychische Abhängigkeit geraten. Die Änderung der Umstände bzw. der Umgang mit stressigen Situationen sollte parallel erfolgen.

Trotz vieler Studien ist der Wirkungsmechanismus von Valeriana noch ungeklärt.

Ist Baldrian nun kühlend oder wärmend, beruhigend oder anregend? Es existieren unterschiedliche Angaben. Wahrscheinlich trifft warm im I. Grad, max. II. Grad bei sonnenexponiertem Standort zu. Als Tonikum stärkt und stabilisiert er das Herz-Qi und reguliert Unruhezustände, die durch eine Leere enstanden sind.

### ▶ Wirkung in der TCM auf

**Herz:**
- Stabilisierend bei geistiger Abgespanntheit, die sich bei langer Dauer auf die inneren Organe auswirkt
  - Mit Unruhe
  - Gedächtnisschwäche, mangelnder Konzentration und traumreichem Schlaf
- Tonisiert Herz-Yin, beruhigt Shen bei Ängstlichkeit, Angst vor Neuem, Depression
- Ideal auch im Klimax
- Nährt durch seine Süße das Herzblut
- Reguliert bei Herz-Leere-Feuer, Kontra! bei Fülle-Feuer (super nervös)
- Unterstützt bei Hyperthyreose als Bestandteil innerhalb einer Rezeptur

**Leber:**
- Senkt das Leber-Yang, durch seine Bitterstoffe
- Beruhigt Inneren Wind
  - Schlaffördernd, gegen traumreichen Schlaf
- Botenpflanze für den Nacken, Muskelhartspann der HWS
  - Relaxiert bei Muskelverspannungen
  - Entspannt bei nächtlichen Krämpfen in den Waden, Oberschenkel, Zehen (= Innerer Wind)
  - Chronischem Muskelhartspann, Kopfschmerz, Migräne, Bruxismus
- Bringt Leberblut zu den Augen (gehört in jedes Augenrezept) auch bei Makuladegeneration

**Milz/Magen:**
- Tonisiert Milz- und Magen-Qi

**Lunge:**
- Öffnet die Poren durch die leichte Schärfe
- Bewegt Schleim im Nebenaspekt
- Bewegt das Lu-Qi, auch bei trockenem Husten

**Niere:**

- Diuretisch (nächtliches Wasserlassen könnte störend empfunden werden)

**Info**

Definierte Kontraindikation ist nicht bekannt. Aus chinesischer Sicht nicht anzuwenden bei Fülle-Hitze.

Im Frauenkräuterbuch von M. Madejski ist Baldrian kontraindiziert in der Schwangerschaft.

## Basilikum – Steckbrief

### Ocimum basilicum

**Inhaltsstoffe:** 5 % Gerbstoffe, Saponine, Kaffeesäure, 0,004–0,7 % ätherisches Öl (Methylchavicol = Estragol 90 %, Eugenol 20 %, Linalool 85 %, Cineol, Sesquiterpene), Flavonoide (Quercetin, Kämpferol), Äsculosid

**Droge:** Kraut

**Verwendete Droge:** H. Basilici

**Dosierung:** in einer 200 g Teemischung 20–30 g (Kaiser, Minister, Assistent), 3x tgl. 1–1,5 TL getrocknete Blätter/Tasse zum heißen Infus, Verwendung als Küchenkraut

**Cave!** Da Estragol möglicherweise cancerogen wirken könnte (tierexperimentelle Hinweise), sollte man in der Schwangerschaft, Stillzeit und bei Kleinkindern auf die Droge verzichten. Bei Erwachsenen keine großen Mengen über einen längeren Zeitraum einnehmen.

**Energetik:**
Geschmack: aromatisch-scharf, leicht bitter
Temperatur: Blätter: warm und trocken II. Grad

**Samen:** feucht

**Heil-/Wirkungsweise:** psychoaktiv, schmerzstillend, antiphlogistisch, anthelmintisch (wurmabtötend)

► **Wirkt auf Ni, He, Mi, Lu, Le, Chong mai**

**Wirkungsweise:**
- Stärkt das Nieren-Jing
- Tonisiert und bewegt das Herz-Qi
- Tonisiert das Mi-Qi und erwärmt die Mitte
- Bewegt das Leber-Qi
- Leitet Kälte–Schleim aus der Lunge und dem Kopf
- Äußerlich entzündungshemmend, wundheilend
- Wirkt auf den Chong mai
- Gute Droge zur Unterstützung bei Kinderwunsch

# Basilikum – Monographie

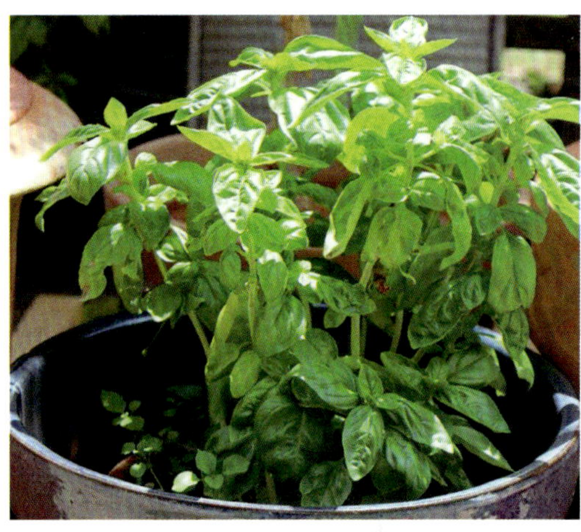

Basilikum gehört zur Familie der Lippenblütler (Labiatae). Vermutlich ist seine Heimat Nordwest-Indien. Heute ist Basilikum vorwiegend im Mittelmeerraum beheimatet. Durch seine große Beliebtheit als Küchenkraut hat es Einzug in unsere Gewächshäuser und heimischen Kräutergärten gehalten. Die einjährige, krautige Pflanze erreicht eine Höhe von ca. 20–60 cm. Alle Pflanzenteile verströmen einen aromatischen Duft. An den Stängeln, Blütenhüllblättern und Laubblättern lassen sich feine Haare erkennen. Die sattgrünen, wenig differenzierten Blätter sind kreuzgegenständig angeordnet und deuten auf die rhythmusgebende Fähigkeit der Pflanze hin. Von Juni bis September zeigen sich hübsche, kleine, weiße Blüten. Basilikum liebt es warm, unter 12° C findet kein Wachstum statt.

Das in Basilikum enthaltene ätherische Öl weist 95 % Estragol auf. Im Rahmen von Tierversuchen stellten Wissenschaftler fest, dass Estragol unter anderem krebserregend wirken kann. Das Bundesinstitut für Risikobewertung gab daher die Warnung heraus, dass dieser Stoff insbesondere in Teemischungen für Säuglinge und Kleinkinder nicht enthalten sein darf. Detaillierte Erkenntnisse einer gesundheitsgefährdenden Wirkung auf den Menschen gibt es bislang nicht.

Daher handelt es sich bei der Warnung um eine reine Vorsichtsmaßnahme, die wir als Therapeuten sehr ernst nehmen. Rechnet man die schädlichen Mengen der Versuchstiere hoch und legt sie auf den Menschen um, wird ab einer Menge von 20 Basilikumblättern pro Tag die bedenkliche Schwelle überschritten.

## ▶ Wirkungen in der TCM auf

**Niere:**

- Stärkt das Ni-Jing, Yin- und Yang- Aspekt der Niere
  Die Niere wird oft als die Wurzel des Lebens bezeichnet. Sie ist die Grundlage für alle Yin- und Yang-Energien im Körper. Die Nieren-Essenz besteht aus der Vor-Himmels-Essenz und der Nach-Himmels-Essenz. Die vorgeburtliche Essenz, die wir bei der Zeugung von unseren Eltern empfangen, wird teilweise durch das Qi unserer aufgenommenen Nahrung aufgefüllt. Da die Niere die Essenz speichert, herrscht sie über Fortpflanzung, Geburt, Wachstum und Entwicklung des Menschen. Außerdem beherbergt sie die Willenskraft (zhi), kontrolliert die Knochen, füllt das Gehirn auf und erzeugt das Mark
- Fördert die Funktion der Wirbelsäule und der Knochen
- Unterstützt Kinder, ab dem vierten Lebensjahr bei schlechter Knochenentwicklung, verlangsamtem Wachstum und retardiertem Denken
- Unterstützend für Erwachsene mit Haarausfall, lockeren Zähne, vorzeitigem Ergrauen
- Fördert die Libido, bei schwacher sexuellen Aktivität und Unfruchtbarkeit
- Tinnitus, Schwindel, Taubheit
- Denkstörungen, Gedächtnisschwäche
- Stärkt die Willenskraft

**Herz:**

- Tonisiert und bewegt das Herz-Qi
  - Stärkt und erwärmt das Herz
  - Bewegt das Herz-Qi z. B. bei Liebeskummer
  - Gegen Depressionen, fehlendem Antrieb, macht fröhlich
  - Bei Sprachstörungen, wie Stottern (viel reden macht warm)
  - Bei Nervosität, innerer Unruhe und Schlafstörungen
  - Bei Erschöpfung
  - Reguliert bei Palpitationen
  - Stabilisiert bei Dyspnoe

**Mitte:**

- Tonisiert das Mi-Qi und wärmt die Mitte
- Stärkt die Milz in ihrer Funktion
  - Stärkt bei Müdigkeit, Erschöpfung, Abgeschlagenheit, Konzentrationsstörungen
  - Anregung der Blutbildung
  - Bei Verdauungsstörungen, Appetitlosigkeit, Blähungen, Völlegefühl, weichen Stühlen
  - Macht kalte Speisen wärmer! (z. B. Tomaten-Mozzarella-Basilikum)

**Leber:**

- Bewegt das Le–Qi
  - Bei unregelmäßigem Zyklus, PMS, Stimmungsschwankungen und Reizbarkeit
  - Bei Spannungsgefühl im Thorax, aber auch im Hypochondrium, Epigastrium und im gesamten Abdomen
  - Entspannt, bei häufigem Seufzen als Zeichen einer Le-Qi-Stagnation, bei Depressionen und psychischer Labilität
  - Verspannungen
  - Lindert Schmerzen, wirkt spasmolytisch

**Lunge:**

- Leitet Kälte–Schleim aus der Lunge und dem Kopf
  - Husten mit weißem, wässrigen Sputum
  - Schleim im Hals
  - Schwindelgefühl, Benommenheit
  - Kopfschmerzen
  - Schweregefühl
  - Chronischer Bronchitis, Asthma
  - Schnupfen
  - Sinusitis
  - Rachenentzündungen
- Öffnet die Oberfläche, ist im 1. Stadium einer Erkältung wirksam

**Chong mai:**

- Unterstützt den Chong mai, als Penetrations- oder Durchdringungsgefäß (See des Blutes)
  Als Grundlage für unsere Arbeit mit Frauen sollte das Verständnis über die Veränderung des Blutes in allen Phasen ihres Lebens, vorhanden sein. Die weibliche Energie ist intensiver mit Blut und Yin verbunden als die männliche, die mehr mit Qi und Yang in verknüpft ist [4]
- Fördert die Milchbildung

**Äußerliche Anwendung:**

- Wehenfördernd
  - Eine Duftlampe mit Basilikum-Öl aufstellen oder als Massage mit einer Ölmischung aus 50 ml Mandelöl und 10 Trpf. Basilikum-Öl anwenden
- Wehenauslösend
  - Procedere siehe oben
- Menstruationsauslösend
  - Bewährte äußerliche Einreibung (Öl-Mischung) unterhalb des Bauchnabels

  - Plus innerlich als Tee, dafür H. Basilici mit Poleiminze (H. Pulegii) oder Pfefferminze (Fol. Menthae piperitae) kombinieren, 3x tgl. trinken
- Erotisierend
  - Massage, Duftlampe, Tee
- Anregung der Fruchtbarkeit
  - Einreibung von Bauch, Rücken und Oberschenkel mit Basilikum-Öl-Mischung aus 50 ml Mandelöl mit 10 Trpf.

# Beinwell – Steckbrief

## Symphytum off.

*Beinwell/Comfrey*

**Inhaltsstoffe:** 5–10 % Gerbstoffe, wenig ätherisches Öl, Harz, Gummi, Schleimstoffe, Stärke, Cholin, 1–3 % Asparagin, 0,9–1,45 % Allantoin (i. d. Wurzel), fettes Öl, Phytosterine, Zucker (Fructose, Saccharose), Alkaloide Symphyto-Cynoglossin (0,001 %), Echinidin, Glykosid Consolidin (0,0017 %), Fe, Ca, Si, und Vit. $B_{12}$, Vit. E

**Droge:** Wurzel, Kraut

**Verwendete Droge:** Rad. Symphyti off. oder Rad. Consolidae, H. Symphyti, Tct. Consolidae e rad., Ungt. Consolidae e rad.

**Dosierung:** aktuell nur zur äußeren Anwendungen verordnen, in Form von Salben, Umschlägen oder Auflagen. Früher waren 30–40 g der getrockneten Wurzel in einer 200 g Teemischung (Kaiser, Minister, Assistent) 3 x tägl. als Infus, nicht länger als 4–6 Wochen gebräuchlich.

**Energetik:**
Geschmack: etwas süß, adstringierend
Temperatur: warm und feucht im I. Grad (frische Pflanze), warm im I.–II. Grad (getrocknete Droge)

**Wirkt äußerlich:**

- Äußerlich bei Knochen-/ Bändern-/ Sehnendefekten nährend, befeuchtend, Struktur aufbauend
- Narbenstrukturen erweichend

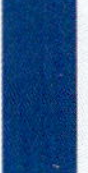

**Info**
Nach aktueller gesetzlicher Regelung nicht innerlich verabreichen!

### ▶ Wirkt auf innerlich auf Ma, Mi, Ni, Di, Lu

- Nährt das Jing
- Nährt das Blut
- Kühlt Hitze
- Tonisiert das Yin
- Unterstützt die Milz in ihrer Funktion des Bluthaltens
- Stillt Blutungen (hoch dosiert, eher früher verwendet)

# Beinwell – Monographie

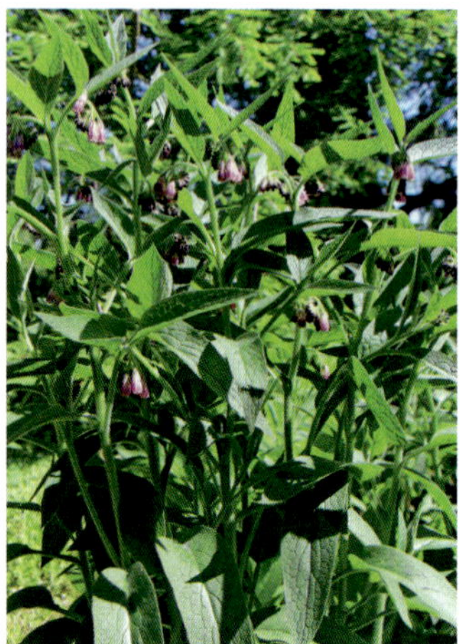
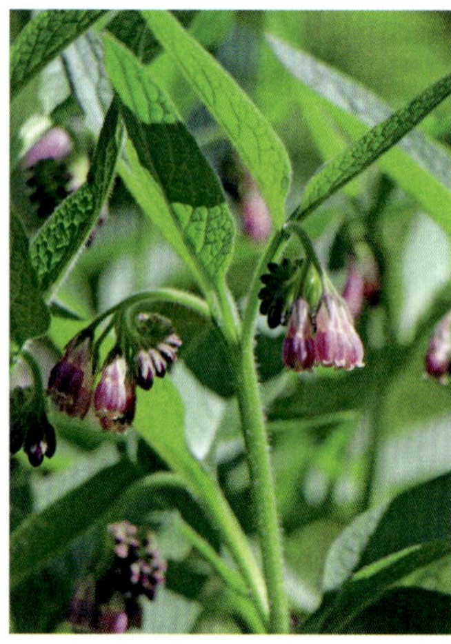
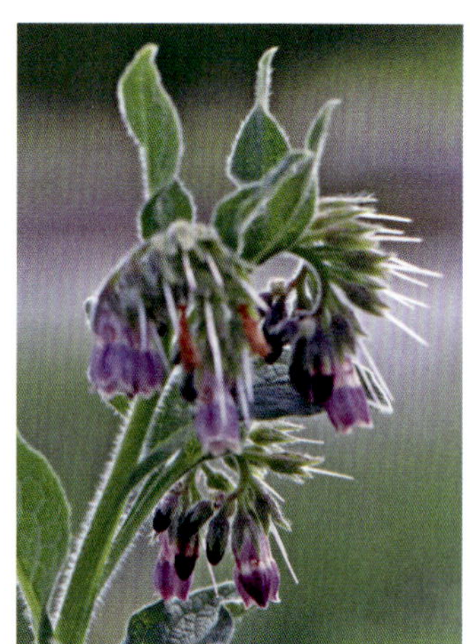

Beinwell ist eine Heilpflanze von alter Herkunft. Umgangssprachlich kursieren die Namen Wallwurz, Beinheil, Beinwurz und Comfrey. Die Namensgebung, wie auch die Übersetzung aus dem Griechischen von *Symphein* in *zusammenwachsen lassen*, verdeutlichen seine Wirkung. Beschwerden des gesamten Bewegungsapparates, unabhängig ob Prellungen, Brüche, Knochenhautentzündungen, Zerrungen oder arthritische Gelenke wurden mit Umschlägen und Salbenverbänden kuriert.

Früher baute man Beinwell sogar als Gemüsepflanze an. Noch heute dient Symphytum in USA, Neuseeland und Australien als beliebtes Futtermittel.

Beinwell gehört, gemeinsam mit Borretsch und Lungenkraut zu den Boraginaceaen. Er erreicht eine Höhe bis zu 1 Meter. Große, breite eiförmige Blätter an verzweigten, stachelig rauen Stängel tragen glockenförmige, blaurote, rosaviolette oder dunkelweiße Blüten. Sie neigen sich zum Boden, was ihren Bezug zur Erde demonstriert. Seine Pfahlwurzel misst über 1 m und ist außen schwarz und innen weiß. Die Pflanze wächst auf Wiesen, bevorzugt in Feuchtgebieten.

Von den Inhaltsstoffen sind bedeutend:

- Ein hoher Gehalt an Gerbstoffe, die höher dosiert auch als Blutstiller gelten könnten (früher), heute stehen uns bessere Kräuter zur Blutstillung zur Verfügung
- Viele Schleimstoffe, die befeuchtend und wegen der Süße auch nährend sind. In der getrockneten Droge bleiben die Mucosaccharide erhalten
- Wenig ätherisches Öl, deshalb nicht sehr bewegend

- Allantoin ist verantwortlich für das herausragende Wirkspektrum der Pflanze
  - Entspricht einem Gewebshormon, das wissenschaftlich als knochenheilende Substanz anerkannt ist
  - Sorgt für Zellaufbau, ernährt das Jing
  - Entfernt als Wundauflage krankes Gewebe
  - Fantastisch auf Narben, glättet, setzt Störfelder herunter, auch bei inneren Verklebungen und Narben
  - Zum Knorpel- und Gewebsaufbau
  - Fördert die Kallusbildung und Kollagenbildung bei Frakturen
  - Fördert das Granulationsgewebe
  - Baut Epithelgewebe bei Schleimhautgeschwüren auf, auch innerlich verabreicht
  - Regt die Leukozytose an

**Aktuell bestehen wegen dem Gehalt an Pyrrolizidin-Alkaloiden (PA) Einschränkungen bei Verordnung zur innerlichen Anwendung!**

In Langzeituntersuchungen an Ratten erwiesen sich die PA`s als hepatotoxisch, kanzerogen und mutagen. Getestet wurde der isolierte Wirkstoff. Nicht berücksichtigt wurde, dass die Inhaltsstoffe sich im Verbund der Pflanze harmonisch abgerundet und nicht schädlich zeigen.

- Die Tagesdosis zur inneren Verabreichung darf max. 100 µg sein.
  Die frische Pflanze beinhaltet 0,0021 g PA`s in 100 g, die getrocknete noch weniger. Diese Menge entspräche 20 µg in 30 g Droge/200 g Teemischung, über 4–5 Wochen angewandt!

**Aktuell gilt der Vermerk „nur zur äußeren Anwendung". In Apotheken ist Beinwell nur zu diesem Zweck erhältlich!**

**Sollte die Regelung zukünftig gelockert werden, stehen uns die Vorzüge der Pflanze wieder uneingeschränkt zur Verfügung. Beinwell ist ein hervorragendes Yin-Tonikum mit Kaiserqualität.**

### ▶ Wirkung auf

**Essenz:**
- Nährt das Jing
- Zur Kallus- und Kollagenbildung bei allen Knochenerkrankungen, bei schmerzhafter Osteoporose kombinieren mit Ackerschachtelhalm (H. Equiseti). Symphytum dient nicht nur zur Prophylaxe oder dem Erhalt des Ist-Zustandes, sondern baut tatsächlich Dichte auf. Gute Ergänzung wäre z. B. Steirocall comp. Tropfen von Steierl

  - Bei allen schlechtheilenden Knochenerkrankungen
  - Bei Phantomschmerz, profitiert von der Kombination aus Allantoin mit Glucosaminsulfaten
- Innerlich bei schweren Fällen von Parodontose
  - Bei trockenen Ekzemen, rissiger Haut, Psoriasis (früher ausschließlich mit Beinwell behandelt, heute ist Islandflechte/Tee prädestiniert für Psoriasis)

**Yin:**
- Baut Yin auf
  - Zum Befeuchten
- Zum Blutaufbau nur bedingt, Spargel wäre besser
- Bei allen Gelenkserkrankungen
  - Bei trockenen Gelenken, Tendovaginitis, dann kombinieren mit diversen Blut-Tonika
  - Anlaufschwierigkeiten, Steifigkeit im Klimakterium
- Beinwell kann äußerlich aufgetragen den Estradiol-Spiegel ankurbeln (abends die Unterschenkel mit Beinwellsalbe einreiben)

**Kühlt:**
- Mäßig z. B. bei Colitis, M. Crohn, es gibt aber bessere entzündungshemmende Pflanzen
- Chron. Erkrankungen (TBC)

**Milz:**
- Unterstützt die Strukturen bei schwachem Bindegewebe, Cellulitis, Hernien, bei Venenproblemen

**Tipp**
ergänzend auf rutinhaltige Pflanzen zurückgreifen + Silicea

**Äußerlich häufig angewendet:**
- Als Traumaplant, Kytta Gel, Kytta-Balsam (ohne Salicylsäure)
- Als Umschläge bei allen Traumen, chron. Gelenkgeschehen, bei Erkrankungen mit -itis oder Bänderläsionen ist Beinwell top!
  - Frische, stark klebrige Herbstwurzel ausgraben und als Brei auflegen
  - Alternativ die Blätter als Umschlag (beim Wellen der Blätter brechen die Stacheln ab)
  - Umschlag mit Sud aus Wurzel/Blätter

## Benediktendistel – Steckbrief

### Cnicus benedictus, Cardus benedictus

*Kardobenedikte*

**Inhaltsstoffe:** Bitterstoffe vom Typ der Sesquiterpenlaktone (Cnicin), wenig ätherische Öle, Gerbstoffe, Harz, Schleim

**Droge:** Benediktendistelkraut

**Verwendung:** H. Cnici benedicti, Tct. Cnici benedicti

**Dosierung:** in einer 200 g Teemischung 10 g (Minister, Assistent), 3x tgl. ½ TL getrocknetes Kraut, von der Tinktur 3x tgl. bis 20 Tropfen zum heißen Infus

**Energetik:**
Geschmack: bitter! wenig aromatisch, leicht süß, scharf
Temperatur: warm auch kühlend, trocken, bewegt sich zwischen neutral und warm I. Grad, durch den Schleim wird die Trockenheit harmonisiert

▶ **Wirkt auf Mi, Ma, Lu, Le, Ni**

**Wirkung:**
- Tonisiert das Qi von Milz und Magen
- Unterstützt die Blutbildung
- Leitet Feuchtigkeit und Schleim aus
- Bewegt das Leber-Qi
- Kühlt Toxische Hitze
- Tonisiert das Nieren-Qi

## Benediktendistel – Monographie

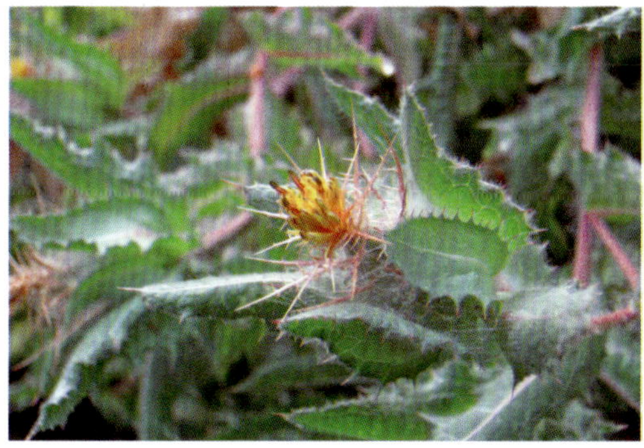

Bei der Verordnung von Benediktendistel kommt es oft zu Verwechslungen. Nicht selten wird sie mit dem Benediktenkraut (echte Nelkenwurz) oder der Bachnelkenwurz verwechselt. Für eine korrekte Verordnung empfiehlt sich die Benutzung der lateinischen Bezeichnung.

Die Benediktendistel oder Kardobenedikte gehört zur Familie der Korbblütler. Die häufig bestehende allergische Komponente von Korbblütler ist bei der Benediktendistel kaum bis nicht relevant. Ihre Verordnung erfolgt sogar im Rahmen eines allergischen Geschehens.

Früher war sie als Allheilmittel weit verbreitet. Heute ist sie mehr und mehr in Vergessenheit geraten. Man findet sie nur noch in kultivierten Kräutergärten.

Ihre Größe beträgt bis zu 60 cm. Die hellgrünen Blätter sind fiedrig gelappt und dornig gezähnt. Die Blütenköpfe sind zottig behaart, klebrig mit zartgelben–weißen Blüten.

Sie gehört zu den wenig aromatischen Bitterstoffpflanzen. Die Süße lässt sich nur erahnen. Außerdem beinhaltet sie viele Gerbstoffe, die sie zu einem nur mäßig warmen Milz-Qi-Tonikum macht. Spuren von Schleim befeuchten die Trockenheit durch die Bitterstoffe.

Erwähnenswert ist der namensgebende gelblich-weiße Farbstoff *Cnicin*, der antiallergische Wirkung besitzt. Das Gewebshormon Cnicin stabilisiert die Zellstruktur, verhindert somit das Zerplatzen der Zelle und die Ansammlung von Flüssigkeiten und Schleim. Die abschwellende Wirkung behindert die Bildung von Quaddeln und allergischen, ödematösen Schwellungen.

### ► Wirkung auf in der TCM

**Milz:**

- Milz-Qi-Tonikum
  - Beugt, niedrig dosiert (10 g), Blähungen und Milzödemen vor
  - Regt die Verdauungssäfte und Speichel an
  - Regt den Appetit an, deshalb vor dem Essen einnehmen
  - Roborans = Kräftigungsmittel
- Unterstützt nur mäßig die Blut-Tonisierung, integriert sich aber gut als Bestandteil in einer klassischen Blut-Rezeptur in Kombination mit Brennnessel, Petersilienwurzel und / oder Liebstöckel plus einer sauren Frucht (siehe Blut-Tonisierung im Kapitel 2)
- Klärt die Feuchtigkeitsverteilung im Körper
  - U. a. im Kopf, klärt als Gedächtnispflanzen den Kopf, kann gut mit dem ähnlich wirkenden Calmus kombiniert werden
- Gutes Tonikum im Klimakterium, wenn Milz-Qi-Mangel gepaart mit Hitzesymptomen auftreten. Die Hitze geht häufig einher mit Palpitationen und Nachtschweiß, was den Organismus zusätzlich auszehrt. Als gute Austauschpflanzen bieten sich Schafgarbe, Brennnessel, Odermennig an. Allesamt sind es sanfte Tonika mit neutraler Thermik.

**Lunge:**

- Stärkt das Wei-Qi
- Senkt das Lungen-Qi bei allergischer Rhinitis, allergischem Asthma und allgemeiner Allergie. Benediktendistel sollte Bestandteil in einer Allergietee-Rezeptur sein
- Häufig sind Lunge und Leber betroffen. Die Lunge ist das Symptomorgan, während die Leber das Metall attackiert. Unter gleichzeitiger Beteiligung der Gallenblase kann es zu Aufsteigendem Leber-Yang, z. B. in Form einer Lebermigräne (Stirn, Schläfe, Schädeldecke) oder Nackenbeschwerden kommen. Hier bewährt sich der Einsatz von Benediktendistel in einer nur mäßig warmen Rezeptur

**Leber:**

- Bewegt sanft das Leber-Qi
- Senkt Leber-Feuer

**Magen:**

- Kühlt Magen-Feuer, rebellierendes Ma-Qi
  - Bei Nasenbluten blutstillend
- Senkt Fieber, durch die Bitterstoffe; früher bei Malaria tertiana eingesetzt

**Hitze:**

- Eliminiert Hitze
  - Die Kombination mit Mutterkraut oder anderen Bitterpflanzen kann zu Erbrechen oder Durchfall führen und dient der Ausscheidung pathogener Hitze. Die Dosierung müsste zu diesem Zweck > 10 g sein (Siehe Migräne-Rezeptur)
- Eliminiert Toxische Hitze
  - Z. B. bei venerischen Erkrankungen
- Eliminiert Feuchte Hitze, z. B. bei Hepatitis
  - Dann kombinieren mit Kräutern, die den mittleren und unteren Erwärmer wärmen
- Tonisiert innerhalb eines hitzigen Prozesses
- Früher als Pflanze gegen Krebs genutzt. Basierend auf der Theorie, dass Krebspatienten in ihrer Vorgeschichte Allergiker waren, aber die Allergie abrupt endet. Es besteht die Unfähigkeit das Pathogen in die äußere Tai Yang-Schicht zu transportieren, d. h. das Pathogen bleibt in der Tiefe und begünstigt die Entwicklung eines CA. Benediktendistel versorgt die Zelle mit Sauerstoff, beugt der Schleimbildung vor, z. B. bei einem Lymphom. Beschrieben wird die Anwendung von Benediktendistel innerlich als Infus und äußerlich als Pulver

*Akutrezeptur bei Migräne (nach Dr. Eva Mosheim-Heinrich)*

Auch schon bei auftretenden Vorboten anwendbar!

Migräne entspricht in der Regel einem Leber-Feuer. Die Betroffenen beschreiben Übelkeit, teils mit Erbrechen, Lichtempfindlichkeit bei großem Bedürfnis nach Ruhe und Rückzug. Die Hitze sucht sich über Erbrechen oder durchfällige Stühle ein Ausscheidungsventil. Die Rezeptur enthält viele Bitterstoffpflanzen, die Hitze ausleiten. Erbrechen oder Durchfall werden initiiert.

1 Tasse bestehend aus:

- Benediktendistel
- Bitterklee
  Zu gleichen Teilen

Und/Oder

- + Mutterkraut
- + ½ Rhabarberwurzel

Mit heißem Wasser überbrühen, 10 Min. ziehen lassen, trinken. Schmeckt unangenehm. Nase zu und runter!

> **Tipp**
> Zur Prophylaxe für Migränepatienten mit Vorboten kann die Verwendung von Mutterkrauttinktur einen Anfall verhindern. Siehe Mutterkraut–Monographie.

## Berberitzen – Steckbrief

### Berberis vulgaris

Leicht toxisch!

**Inhaltsstoffe:** Blätter, Holz, Rinde: Alkaloide (Berberin, Palmatin, Columbamin, Berbamin, Berberrubin, Isotetrandin)

**Wurzelrinde:** Glykoside, Oxyacanthin und weitere Alkaloide, Chelidonsäure, Schleimstoffe, Gerbstoffe, Gummi, Harz, Wachs

**Früchte:** Dextrose, Lävulose, Pectose, Gummi, Apfelsäure, Vit. C

**Droge:** getrocknete Beeren, Wurzelrinde

**Verwendete Droge:** *Fruct. Berberidis*, *Cort. Berberidis*, Cort. radicis Berberidis, Tct. Berberidis

**Dosierung:** in einer 200 g Teemischung 15–20 g (Assistent), 3x tgl. 1 gestrichener TL der getrockneten Wurzelrinde/Tasse zum heißen Infus oder 2x tgl.1 TL der getrockneten Beeren/Tasse zum heißen Infus.

**Cave!** Bei Überdosierung der Wurzeldroge (über 4 g in der Einzeldosis) kann es zu Benommenheit, Nasenbluten, Erbrechen, Diarrhoe und Reizungen im Bereich des Harntrakts kommen.

**Kontraindikation:** Wegen evtl. uterusstimulierender Wirkungen ist die Droge während der Schwangerschaft kontraindiziert.

**Energetik:**
Geschmack: Rinde / Wurzelrinde: sehr bitter; Früchte: sauer
Temperatur: Rinde / Wurzelrinde: leicht warm, trocken; Früchte: kalt

**Heil-/Wirkungsweise:**

- Früchte: antibakteriell, schleimlösend, schweißtreibend, tonisierend, Kräftigungsmittel (Roborans) nach Infektionskrankheiten, Zahnfleischentzündungen
- Wurzelrinde: adstringierend, antibakteriell, harntreibend, appetitanregend, blähungswidrig, cholagog und cholakinetisch

**▶ Wirkungen auf Le, Gb, Mi, Ma ,He, Ni**

- Bewegt das Leber-Qi, senkt Aufsteigendes Le-Yang
- Beseitigt Feuchte Hitze in Le/Gb

- Beseitigt Feuchte Hitze im U.E.
- Kühlt das Blut, stillt Blutungen, stärkt das Le-Blut
- Kühlt Hitze, leitet Feuchte Hitze aus
- Kühlt Ma-Feuer (Le-Feuer dringt in den Magen ein)
- Unterstützt und stärkt die Milz (Leber dringt in die Milz ein)
- Tonisiert das He-Qi

## Berberitzen – Monographie

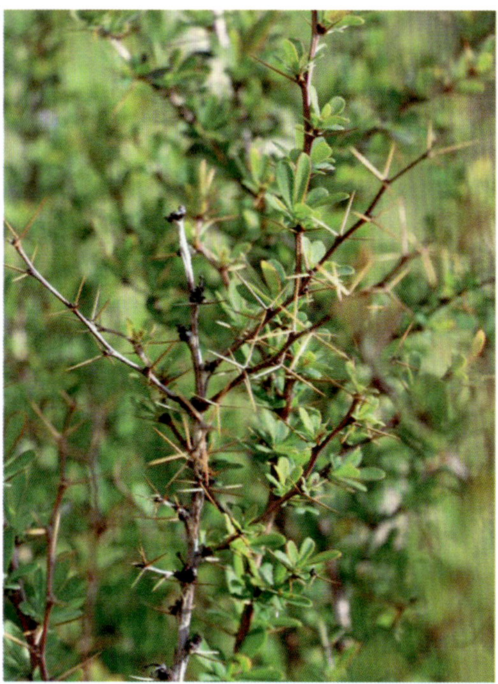

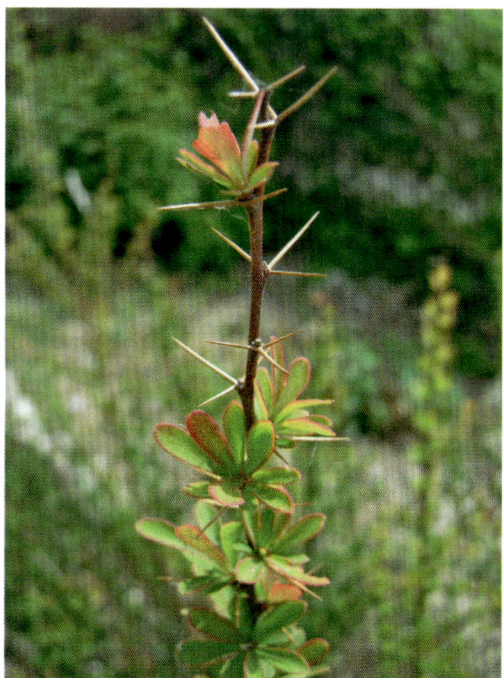

Leicht toxisch!

Die Berberitze aus der Familie der Sauerdorngewächsen (Berberidaceae) stammt ursprünglich aus Nordafrika. Wildwachsend findet man den Strauch nur selten in Wäldern und Gebüschen. Sein Verbreitungsgebiet ist in Süd-, Mittel- und Westeuropa. Verschiedene Arten gedeihen als Zierhecken in unseren Gärten. Die Berberitze wächst bevorzugt auf sonnigen, trockenen, kalkigen Böden. Berberitze wird ca.1–2,5 m hoch. Die hellgraue Rinde der Äste ist teilweise rotüberlaufend und mit Dornen besetzt. Sie schützen die Pflanze vor Fressfeinden. An Kurztrieben hängen in Büscheln die kurz gestielten, eiförmigen Blätter. In den Blattachseln entwickeln sich von Mai bis Juni die traubenförmigen, herabhängenden Blütenstände mit ihren gelben Blüten. Im Herbst lassen sich die roten, walzenförmigen Beeren ernten. Sie sind besonders reich an Vit. C und Spurenelementen. Den Namen Sauerdorn erhielt der Strauch wegen seiner Dornen und wegen des säuerlichen Beerengeschmacks. Die Bezeichnung Berberitze und der Gattungsname Berberis sind vermutlich auf das arabische Wort *berberi*, was *Muschel* bedeutet, zurückzuführen. Der Name bezieht sich auf die Form der Blütenblätter. *Vulgaris* steht für *gewöhnlich* und ist ein Hinweis auf das häufige Vorkommen der Pflanze. Weitere Namen sind Spitzdorn oder Dreidorn. Die Berberitze ist eine Heilpflanze, die besonders im Mittelalter und in der Renaissance geschätzt wurde. Die roten Früchte wurden innerlich bei Durchfall, Magenbeschwerden, Bauchgrimmen und äußerlich zum Heilen von Geschwüren eingesetzt. Die „Grande Dame des Mittelalters" Hildegard von Bingen nahm die Knospen der Berberitze, Wein und gepulverten Maulwurf zur Salbenherstellung, die sie zur Linderung von Hautgeschwüren einsetzte. Sie warnte jedoch vor der Einnahme der Früchte. Heute sind die Früchte wegen ihres hohen Vitamin C-Gehalts äußerst beliebt. Rinde und Wurzel des Strauchs verwendete man zum Gelbfärben von Leder, Stoffen und Holz.

**Inhaltsstoffe:**
Obwohl es sich um die gleiche Pflanze handelt, sind Berberitzen-Früchte und -Wurzelrinde in ihrer Wirkung sehr unterschiedlich. Mit Ausnahme der Beeren enthalten alle Pflanzenteile leicht toxische Wirkstoffe. Die Hauptwirkstoffe der Wurzel bestehen etwa aus 1–3 % Berberin, weiterhin Jatrorhizin, Palmatin, Columbamin, Isotetrandin, Magnoflorin und Berbamin. Den größten Alkaloidgehalt findet man in der Wurzelrinde. Er liegt bei etwa 15 %. Berberin, regt die Gallentätigkeit an und fördert die Verdauung. Einsatz findet die Wurzelrinde also gegen Verdauungsschwäche und Probleme des Leber-Galle-Systems.

Wegen der schwachen Toxizität des Alkaloids Berberin sollten berberinhaltige Pflanzen und Pflanzenteile nur kurzfristig, nicht über 2 Wochen und in geringer Dosierung eingenommen werden. Für eine langfristige Anwendung empfiehlt sich Berberis vulgaris in homöopathischer Form ab D 2.

### ► Wirkungen in der TCM:

Wir arbeiten in unseren Rezepturen schwerpunktmäßig mit den Beeren. Die sauren Früchte der Berberitze werden eingesetzt, um das Blut in den Gefäßen zu halten. Sie übernehmen damit eine wichtige Funktion in einer blut- und yin-tonisierenden Teerezeptur.

Die bitter schmeckende Wurzelrinde hat ihren Therapieschwerpunkt im Bereich der Leber-/Gallenblasen- Disharmonie.

## ▶ Wirkung in der TCM auf Leber/Gallenblase Mi, Ma, He, Ni

- Bewegt das Leber-Qi (Wurzelrinde)
  - Bei großem Spannungsgefühl im Thorax, Epigastrium, Hypochondrium, Abdomen
  - Puls ist saitenförmig, besonders auf der linken Seite
  - Zungenfarbe ist normal, evtl. an den Rändern leicht gerötet
  - Bei häufigem Seufzen
  - Stimmungsschwankungen von Melancholie, Depression bis zur Gereiztheit können separat oder kombiniert vorkommen
  - Bei psychischer und physischer Angespanntheit, Neigung zu Zornausbrüchen, erhöhter Reizbarkeit
  - Globusgefühl in der Kehle
  - Bei unregelmäßigem Monatszyklus, PMS
  - Hypertonie
  - Kopfschmerzen

- Senkt Aufsteigendes Le-Yang (Wurzelrinde) bei
  - Kopfschmerz als Hauptsymptom, der an den Schläfen, Augen oder lateral am Kopf auftritt
  - Plötzlich auftretendem Tinnitus und plötzlich auftretender Taubheit
  - Schwindelgefühl
  - Unklarem Sehen
  - Neigung zu unkontrollierten Zornausbrüchen, Reizbarkeit, Aufgeregtheit
  - Trockenem Mund, trockenem Hals
  - Schlafstörungen
  - Nackensteifigkeit (Verspannungen im Schulter-Nackenbereich)

- Beseitigt Feuchte Hitze in Leber/Gallenblase (Wurzelrinde) bei
  - Völlegefühl und Druckgefühl im Hypochondrium und im Oberbauch, das sich durch lokalen Druck oder Wärme verschlimmert
  - Appetitmangel, Übelkeit, entstanden durch Feuchtigkeit, die das Absteigen des Magen-Qi`s blockiert
  - Feuchtigkeit, klebrig, die immer ein Gefühl der Schwere verursacht
  - Hepatitis, Cholezystitis, Cholelithiasis mit heftigen Schmerzen
  - Fettunverträglichkeit, mild abführend
  - Ikterus (+ Curcuma)

- Beseitigt Feuchte Hitze im U.E./ Niere und bewahrt das Qi (Beeren) bei
  - Feuchter Hitze im U.E., wie Zystitis, Nephrolithiasis, Fluor vaginalis (gelber Ausfluss), Diarrhoe, Colitis ulcerosa, M. Crohn

**Hitze im M.E. und U.E.:**

- Tonisiert und festigt das Nieren-Qi bei
  - Harntröpfeln, Inkontinenz
  - Regt die Diurese (Beeren) an und fördert die Ausscheidung harnpflichtiger Substanzen, Oligurie, Anurie, Harnverhalt

- Kühlt das Blut, stillt Blutungen, stärkt das Le-Blut (Beeren) bei
  - Dysmenorrhoe, Myomen, Zysten
  - Hämatemesis, Epistaxis
  - Schmerzen im Abdomen
  - Kühlt Hitze, leitet Feuchte Hitze aus, reinigt das Blut von Toxinen

- Kühlt Ma-Feuer, was einem Le-Feuer entspricht, dass in den Magen eindringt (Wurzelrinde)
  - Bei Reflux, Schluckauf, Aufstoßen, Übelkeit, Erbrechen, Reizbarkeit
  - Großem Durst, Verlangen nach kalten Getränken, da die Hitze die Flüssigkeiten im Magen verdunsten lässt
  - Brennendem Schmerz im Oberbauch als eindeutiges Zeichen für ein Magen-Feuer
  - Innerer Unruhe, Hitzegefühl
  - Trockenem Mund, Mundulzera, Stomatitis, Zahnfleischbluten, Nasenbluten, üblem Mundgeruch, roter, trockener Zunge mit dickem, gelbem Belag
  - Trockenem Stuhlgang, bedingt durch die fehlende Flüssigkeit
  - Übelkeit, Erbrechen, saurem Reflux kurz nach der Nahrungsaufnahme durch Fülle–Hitze, die das Qi im Magen nicht absinken lässt
  - Permanentem Hunger, weil das Feuer viel Energie verbraucht, die wieder aufgefüllt werden muss
  - Gastritis, Ulcus ventriculi, Ulcus duodeni, Enteritis, Koliken sind typische Erkrankungen beim Magen-Feuer

- Tonisiert das Magen-Qi (Wurzelrinde) bei
  - Morgendlicher Müdigkeit, der Patient fühlt sich auch nach ausreichendem Schlaf nicht ausgeruht
  - Appetitlosigkeit
  - Mangelndem Geschmackssinn – ein Symptom, das die Lebensqualität sehr einschränkt
  - Unwohlsein im Epigastrium
  - Weichen Stühlen
  - Schwäche in den Extremitäten, d.h. das Qi reicht nicht aus, um die Extremitäten ausreichend zu versorgen

  - Zunge: blass
  - Puls: leer, besonders auf der rechten, mittleren Position

- Unterstützt und stärkt die Milz, wenn die Leber auf die Milz (Wurzelrinde und Beeren) übergegriffen hat, angezeigt durch
  - Gereiztheit des Patienten
  - Spannungsgefühl und Schmerzen im Abdomen, durch gestörte Mi-Qi-Funktion
  - Wechselhaftem Stuhlgang, der von Obstipation bis Diarrhoe variiert. Die Konsistenz wechselt von trocken und schafskotartig bis weich und breiig. Vermehrter Abgang von Winden
  - Müdigkeit, Erschöpfung und Abgeschlagenheit
  - Kann sich zeigen in Form von Diarrhoe, entzündlichen Darmerkrankungen, Reizdarm, psychovegetativem Syndrom

**Herz:**
- Tonisiert das Herz-Qi (Wurzelrinde) bei
  - Blässe, Müdigkeit, Erschöpfung, Patient fühlt sich saft- und kraftlos
  - Schwacher Stimme
  - Palpitationen tagsüber oder Herzstolpern, Belastungsdyspnoe, die unter Belastung vermehrt, in Ruhe weniger sind
  - Spontanschweiß
  - Hat eine anregende Wirkung auf die großen Blutgefäßzentren, wirkt kreislaufanregend
  - Reduziert Ödeme
  - Erweitert die Blutgefäße und wirkt blutdrucksenkend
  - Verbessert die Durchblutung, deshalb gut einsetzbar bei Arteriosklerose, Gefäßstenosen (Claudicatio intermittens)
  - Verlangsamt die Pulsfrequenz bei Tachykardie

## Besenginster – Steckbrief

### Sorathamnus scoparius, Cytisus scoparius

**Inhaltsstoffe:** 0,8–1,0 % Chinolizidin-Alkaloide, vorwiegend im Stamm (Spartein, Lupanin, HydroxyLupanin, OXY spartein, Ammodendrin + 20 weitere Alkaloide in Spuren), biogene Amine, besonders in den Blüten (Tyramin), 0,2–0,6 % Flavonoide (Spiraeosid, Isoquercitrin, Kämpferol-/Quercetinderivate), Isoflavone (Sarothamnosid), Cumarine, Kaffeesäurederivate, Spuren von äther. Öl, Bitterstoffe, Gerbstoffe, Harz, Lektine (Samen)

**Droge:** Kraut

**Verwendete Droge:** H. Sarothamni (H. Scaparii), Tct. Sarothamni (in der Kronenapotheke erhältlich, siehe Anhang), Fertigpräparate

**Dosierung:** 30 g in einer 200 g Teemischung vom getrockneten Kraut (Assistent), ½–1 TL vom getrockneten Kraut auf 1 Tasse, 3x tgl. zum heißen Infus, Tinktur langsam eindosieren, siehe Monographie

**Cave!**

- Kontraindiziert in der Schwangerschaft!
- Überdosierung führt zu Übelkeit, Erbrechen, Diarrhoe, Somnolenz, Motilitätsstörung und Konvulsionen.
- Kontraindiziert bei Hypertonus! Keine Kombination mit MAO-Hemmern und Herzglykosiden

**Energetik:**
Geschmack: bitter, leicht scharf
Temperatur: warm und trocken im II. Grad

► **Wirkt auf He, Ni**

**Wirkungsweise:**

- Bewegt Herzblut und stagniertes Herz-Qi, stärkt He-Qi
- Bewegt Blutstasen, Lymphstau und Schleimstasen
- Diuretisch
- Purgativum, Emetikum

# Besenginster – Monographie

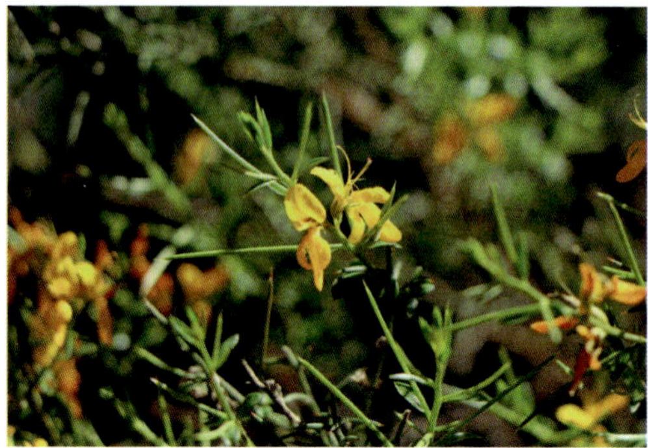
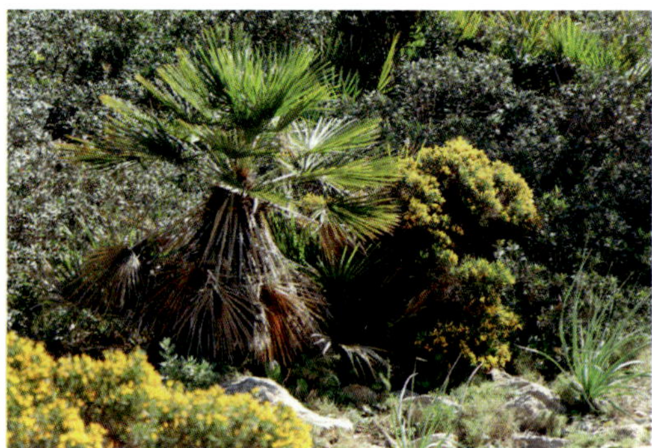

Gehört zur Familie der Schmetterlingsblütler (Hülsenfrüchtler, Leguminosen), die in der Signatur kosmische Qualität verkörpert.

Ein mehrjähriger, sommergrüner, aufrechter Strauch, der 1–3 m hoch wird. Mit vielen schmalen, geneigten, grünen Ästen. Die Blätter sind klein, lanzettlich und dreigeteilt. In der Blütezeit ist der Strauch mit duftenden, goldgelben Blüten überdeckt. Die reifen Samenhülsen sind länglich und schwarz. Sarothamnus ist in West- und Mitteleuropa heimisch. Er wächst gern auf Lichtungen mit trockenem und sandigem Boden. Seine Namensgebung bezieht sich auf die frühere Herstellung von Besen.

Besenginster hat ein schmales Wirkspektrum, ist aber bei definierter Indikation herausragend!

Besenginster ist als Herz-Qi-Tonikum gelistet, aber eher in der Gruppe der Blutbeweger anzusiedeln. Er könnte Botenqualität einnehmen, hat aber zu viele Alkaloide als Inhaltsstoffe. Als Assistent für spezielle Fälle sehr gut geeignet.

**Inhaltsstoffe:** Chinolizidin-Alkaloide 0,18–1,5 % im Stamm und in den Blüten, wobei Spartein den Hauptteil mit über 75 % ausmacht. Spartein nimmt Einfluss auf den Natriumionenaustausch und wirkt regulierend auf das Reizleitungssystem des Herzens. Es dämpft eine zu hohe Reizbildung und korrigiert leichte Herzrhythmusstörungen bei gleichzeitiger Stärkung der Herzkraft. Funktionelle Herzbeschwerden durch übermäßig nervöse Belastungen können stabilisiert werden.

Weitere Inhaltsstoffe sind Flavonoide, Cumarine und aromat. Amine z. B. Tyramin. Tyramin setzt an der glatten Muskulatur an und verengt die Blutgefäße. Während ein zu niedriger Blutdruck davon profitiert, können in der Schwangerschaft auch wehenauslösende Uteruskontraktionen auftreten. Besenginster ist in der Schwangerschaft kontraindiziert.

Die Dosierung vorsichtig einschleichen, mit 3x 5–10 Tropfen beginnen, mögliche Steigerung bis 3x 30 Tropfen über 3–4 Wochen, dann gestaffelt reduzieren auf 2x 30 Tropfen bis nur noch bedarfsweise 30 Tropfen eingenommen werden. Besenginster wirkt akut, schnell, sicher und zuverlässig. Die Einnahmedauer beträgt bei guter Verträglichkeit bis 2–3 Monate.

Im Infus ist die Verwendung von Kraut und Stengel gebräuchlich. Zur Herstellung einer Tinktur könnte man theoretisch das Kraut selbst trocknen und in Alkohol ansetzen. Standardisierte Qualität ist aber nur in Apotheken erhältlich. Im Handel ist Besenginstertinktur z. B. als *Spartiol cardio* der Firma Klein zu beziehen.

**Cave!**

Kontraindikation besteht bei Hypertonus, Schwangerschaft. Nicht in Kombination mit Mao-Hemmern (Tyramin mit dem Risiko einer Blutdruckkrise) oder anderen Herzglykosiden anwenden. Um einer Blutdrucksteigerung vorzubeugen ist die Kombination mit Weißdorn (H. c. Flos.Crataegus) zu erwägen.

### ▶ Wirkung in der TCM

**Herz:**

- Blutbeweger im Herz, bei stagniertem Herzblut
- Tonisiert das Herz-Qi bei niedrigem Blutdruck, Bradykardie
  - Regulierend bei Tachykardie, Vorhofflimmern, milderen Formen von Kammerflimmern, Stenokardien (ist nicht so toxisch wie Adonisröschen)
  - Steigert die Kapillardurchblutung bei Angina pectoris
- Bewegt die Lymphe, steigert die Drüsentätigkeit, Schleim, z. B. bei Struma
- Wirkt diuretisch bei kardialen Ödemen, bei Aszites, Anasarka und Harnverhalten (= willkommender Nebeneffekt)
- Bei funktionellen Herzbeschwerden ohne EKG-Befund = guter Bestandteil in einer Rezeptur
- Psychoaktiv wirkend
- J. Ross setzt Besenginster auch bei ekzematösen Hauterkrankungen ein. Interessanter Aspekt! bisher konnte ich noch keine eigenen Erfahrung machen

## Birke – Steckbrief

### Betula pendula, Betula alba

**Inhaltsstoffe:** 5–14 % Gerbstoffe (Leukoanthocyanidine), 3 % Flavonoide (Hyperosid, Quercitrin, Myricetindigalaktosid, Kämpferol-Myricetin, Quercetin-Glykoside, lipohile Flavonmethylester), 0,1 % äther. Öl (u. a. Sesquiterpenpenoxide), Harze, 0,5 % Ascorbinsäure, Phenolcarbonsäuren, Saponine, Salicylsäuremethylester, Bitterstoffe, Phytosterine (i. d. Rinde), Betulin (= Betulin-Betulakampher i. d. Rinde), Albumin, Mineralien K, Ca, P

**Droge:** Blätter, Rinde, Teer

**Verwendete Droge:** *Fol. Betulae*, Cort. Betulae, Tct. Betulae e Fol., Pix Betulina (Teer-äußerlich)

**Dosierung:** in einer 200 g Teemischung 30 g der getrockneten Droge (Minister), 1 TL der getrockneten Rinde, 1,5 TL der getrockneten Blätter als heißer Infus

**Energetik:**
Geschmack der Blätter: adstringierend, etwas bitter, süßlich, leicht scharf
Temperatur: kühl–kalt, trocken

► **Wirkt auf: Ni, Bl**

**Wirkungsweise:**
- Kühlt Nieren-Feuer, leitet Feuchtigkeit und feuchte Hitze aus
- Kühlt Toxische Hitze, entzündungshemmend, entgiftend
- Öffnet die Oberfläche, schweißtreibend
- Hält das Nieren-Yin

## Birke – Monographie

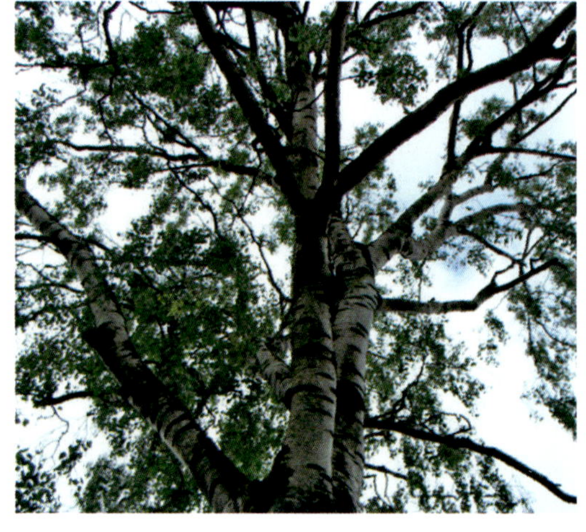

Die Birke, ein allseits bekannter Lichtbaum, der sich leuchtend weiß hervortut. Vielleicht neben dem Weihnachtsbaum, einer der ersten Bäume, die schon Kleinkinder erkennen.

*Betula,* aus dem Lateinischen stammend, ist der Name für *Birke*. *Pendula* bedeutet *hängend* und bezieht sich auf die Zweige. Der grazile, aber sehr robuste und widerstandsfähige Baum gedeiht anspruchslos.

Bereits in wenigen Jahren kann er seine endgültige Höhe bis zu 30 m erreichen. Er ist sehr kälteresistent und kann mit hohen Minusgraden umgehen. Die Birke wächst flächendeckend in Sibirien und Skandinavien, wo sie durchaus über 100 Jahre alt werden kann. Bei uns wurde das „Unkraut" im letzten Jahrhundert wegen minderwertigem Holz aus dem heimischen Wald regelrecht verbannt. Die Birke wächst bevorzugt in feuchten Gebieten und gilt als durstigster Baum. Legt man ein Stethoskop an den Stamm, hört man das Wasser in den Leitbahnen rauschen.

Hängende, tanzende Zweige mit gestielten, dreieckig gezähnten Blättern verleihen der Birke einen leichten, tanzenden, pendelnden Charakter. In der Blütezeit von April–Mai bilden sich männliche Kätzchen, die bis zu 10 cm lang werden und weibliche, etwas gedrungenere Kätzchen aus.

Geschichtlich war die Birke schon den Germanen bekannt. Sie absorbierte Krankheiten, sodass Gichtkranke in morgendlicher Stille sie aufsuchten und um Hilfe baten. Hildegard von Bingen nutzte die Birkenrinde zur Gewinnung von Birkenholzteer, der als Salbenauflage bei Hauterkrankungen, Ekzemen oder Psoriasis Anwendung fand. Medizinisch ist die Betulinsäure aus der Rinde interessant. Studien erforschten die positive Wirkung auf Krebszellen, im Besonderen auf den schwarzen Hautkrebs (Melanom). Außerdem fand man neben Zucker auch den Austauschstoff Xylit im Birkenholz. Traditionell fanden die Blätter/Blüten zur Durchspülung der Nieren bei entzündlichen Erkrankungen der ableitenden Harnorgane Anwendung. Die jungen, hellgrünen Blätter durften in der klassischen Frühjahrskur, neben Brennessel, Löwenzahn und Schafgarbe, nicht fehlen. Sie scheiden Überschussstoffe bei Gicht, Harngries, rheumatischen Beschwerden, aber auch bei Hautunreinheiten, Frühjahrsmüdigkeit und Ödemen aus. Im Gegensatz zur Brennnessel sollte die Birke nicht in der Schwangerschaft und Stillzeit und nicht bei eingeschränkter Nierentätigkeit angewandt werden.

Aus der Perspektive der Signaturen-Lehre verkörpert die Birke mit ihrem leuchtend weißen Stamm und dem im Wind bewegten, maigrünen Laubwerk, erquickende und belebende Jugendlichkeit. Dynamisch und vitalisierend kann sie alten, verhärteten Strukturen Flexibilität vermitteln. Besonders in der dunklen Jahreszeit, wo Stimmungsschwankungen und Antriebsstörungen bestehen, verleiht sie Schwung und Energie.

Die Inhaltsstoffe bieten ein weites Spektrum:

- Relativ viele Gerbstoffe, die adstringierend sind, d. h. sie binden das Yin, auch in einer bluttonisierenden Rezeptur
- Betulinkampher ist in der Rinde vorhanden, in den Blättern nicht
- Als Imlan-Salbe erhältlich
  - Wirkt bakterizid, virostatisch, fungal
  - Antiphlogistisch

- Wachstumshemmend auf Tumorzellen, man berichtet von spontanem Zelltod der Tumorzellen. Bei verschiedenen Hautkrebsarten einsetzbar, erfordert aber eine langwierige Behandlung, z. B. bei aktinischer Keratose oder Innerer Hitze bei Pfeifenrauchern
- Leber entgiftend
- Wundheilend
- Eine Behauptung aus einer Arbeitsgruppe für Chinesische Medizin, die bisher von uns noch nicht überprüft wurde, ist folgende Rezeptur
  - Innerlich! eingenommen, kann die Rezeptur das Eindringen von HIV in die Zelle verhindern

    Rezeptur bestehend aus:
    Birkenblätter
    + Ackerschachtelhalm
    + Zitonenmelisse
    + Stinkendem Storchenschnabel
    Zu gleichen Teilen, 10 Min. ziehen lassen, 3x tgl. als Tee eingenommen
- Albumine sind Eiweiße, die Yin stärkend, aber nicht tonisierend sind

**Blätter:**
- Tonisiert das Nieren-Yin, wirkt festigend und haltend
  - Gerbstoffe sind adstringierend in einer Yin-Rezeptur
  - Bei chronischen Krankheiten, sklerotischen Alterungsprozessen, Gicht, Rheuma, Sklerodermie
  - Verjüngungspflanze gegen graue Haare in jungem Alter
- Lichtbote, wie auch Ackerschachtelhalm
- Kühlt bei Nierenfeuer
  - Hervorragend zum Entgiften bei Leere- und Fülle-Hitze
  - Bei entzündlichen Erkrankungen der Niere, Blase
  - Rheuma oder Arthritis, Gicht
- Bei hitzigen Hautausschlägen, innerlich und äußerlich
- Fördert die Diurese

## Bitterorange/Pomeranze – Steckbrief

### Citrus aurantium amarum, Citrus bergamia

**Inhaltsstoffe:** Bitterschmeckende Flavonoid-Glykoside (Neohesperidin, Naringin-Bitterwert 600), Flavonoide ohne Bitterstoffcharakter (Hesperidin, Rutosid, u.a.), 1–2 % äther. Öl (Limonen, Jasmon, Linalylacetat, Geranylacetat, Citronellal, geruchsbildend ist Bergapten, Bergamottin, Campher), Pektin, Furanocumarine

**Droge:** Schale

**Verwendete Droge:** Peric. Aurantii amari, Extr. fl. Aurantii, Tct. Aurantii, Ol. aether. Aurantii, Sirupus cortices/floris) Aurantii, Aqua Aurantii floris, Fol. Aurantii

**Dosierung:** in einer 200 g Teemischung 20–30 g, 3x tgl. 2 TL der getrockneten Schale/Tasse zum Infus, Tinktur 3x tgl. 25 Trpf., Sirup 3x tgl. 1 TL verdünnt mit Wasser oder Tee

**Energetik:**
Geschmack: bitter, würzig-harzig
Temperatur: warm und trocken im I.–II. Grad (Schale), Saft neutral-kühlend

▶ **Wirkt auf Leber, Milz, Magen, Herz**

**Wirkungsweise:**
- Bewegt das Leber-Qi
- Senkt Aufsteigendes Leber-Yang, kühlt Leber-Feuer
- Senkt rebellierendes Ma-Qi
- Stärkt das Mi-Qi, transformiert Feuchtigkeit und Schleim
- Stärkt das Herz-Qi
- Klärt Herz-Feuer, beruhigt den Geist Shen, hat psychoaktive Wirkung
- Kühlt Feuer, senkt Hitze
- Fiebersenkend

# Bitterorange – Monographie

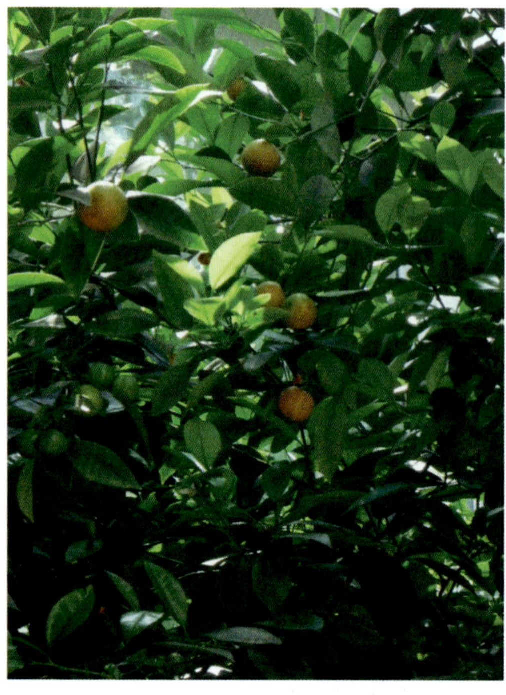

Die Bitterorange oder Pomeranze (Citrus aurantium L.), auch Sevilla-Orange und Saure Orange genannt, ist eine Zitruspflanze. Sie gehört zur Familie der Rautengewächse (Rutaceae). Ihre Frucht ist orangenähnlich, etwas kleiner und schmeckt bitter. Die Bitterorange entwickelte sich vermutlich als Hybride zwischen Pampelmuse (Citrus maxima) und Mandarine (Citrus reticulata).

Ursprünglich war die Bitterorange beheimatet in den südlichen, tropischen Gebieten des Himalayas oder in den Gebirgsregionen Chinas. Man geht davon aus, dass der Baum wegen seiner aromatischen Früchte bereits vor 4000 Jahren kultiviert wurde. Die süße Orange entstand aus den gleichen Elternarten, fand jedoch andere Verwendung. Seit dem 11. Jahrhundert exportierte man die Bitterorange auf Handelswegen nach Italien. Ihre süße Verwandte fand erst im 15. Jahrhundert den Weg nach Europa.

Der immergrüne Baum mit runder Krone erreicht eine Wuchshöhe von ca. 10 m. Die Zweige sind in den Blattachseln mit Dornen besetzt. In der Regel handelt es sich um dünne und kurze Dornen. An jungen, stark wachsenden Trieben können sie eine Länge von fünf bis acht Zentimetern erreichen. Dornen und Stacheln machen die Pflanzen wehrhaft und schützen sie vor Tier-Fraß.

Die ovalen Blätter enden in einer etwas ausgezogenen, aber stumpfen Blattspitze und sind am Blattgrund abgerundet bis keilförmig zulaufend. Die Blätter enthalten Öl-Drüsen mit dem ätherischen Öl Petitgrain, das in der Aromatherapie eingesetzt wird. Sein fruchtig, frischer Duft wirkt stimmungsaufhellend und macht glücklich.

Auch die weißen Blüten verströmen einen intensiven Duft, der im Neroli-Öl eingefangen wird. Bei der Wasserdestillation entsteht Kondenswasser, was als Orangenwasser erfrischt.

Die reifen, rundlichen, etwas abgeflachten Früchte leuchten orange. Ihre Schale ist dicker und unebener als die ihrer Schwester. Aus der äußeren Fruchtschale stellt man Orangeat her. Die gesamte Frucht schenkt uns eine köstliche Marmelade. Für die Produktion des Likörs Curaçao und der italienischen Bitterorangenlimonade Aranciata Amara verarbeitet man die Schale und den Saft. Erntezeit ist im Mittelmeerraum von Januar bis Februar.

Der Begriff Landpomeranze ist keine exotische Frucht, sondern beschreibt auf scherzhafte und zugleich abwertende Weise eine Frau vom Land. Man unterstellt ihr einen gewissen Mangel an Bildung und vergleicht ihren frischen Teint mit den geröteten Pausbacken mit der Pomeranzenfrucht.

Wir setzen die Bitterorange als Assistent in einer Teerezeptur ein. Mit ihrer psychoaktiven, entspannenden Wirkung kann sie Menschen, die psychisch und physisch enorm angespannt sind, Linderung verschaffen.

**Inhaltsstoffe:**
Die bitterschmeckenden Flavonoid-Glykoside leiten Hitze nach unten und wirken gleichzeitig trocknend. Flavonoide, wie Rutin besitzen eine entzündungshemmende Wirkung. Hesperidin dichtet die Kapillaren ab und sorgt für eine stabile Gefäßwand. Furanocumarine kommen häufig in Doldenblütlern, wie Bärenklau (Riesen-Bärenklau, Wiesen-Bärenklau), Engelwurz, Kümmel, Dill usw. vor, sind aber auch Bestandteil in Rautengewächsen, wie der Bitterorange, Zitrone und Limette. Furanocumarine erhellen das Gemüt, besonders in der dunklen Jahreszeit. Sie beeinflussen die Epiphyse, die unseren Biorhythmus reguliert und nehmen Einfluss auf das Hormon Melatonin.

**Cave!** Fotosensibilität! Die fototoxische Wirkung entsteht durch die Herabsetzung des Lichtschutzfaktors der Haut. Erst unter Einwirkung von UV-Strahlung werden Furanocumarine schädlich und rufen Rötungen, Schwellungen und Entzündungen der Haut bis hin zu Verbrennungen hervor.

**Wirkungsweise:**
**Leber:**
- Bewegt das Leber-Qi
  - Bei Depressionen
- Spasmolytische Wirkung im Verdauungstrakt, reduziert Koliken
  - Bei Völlegefühl
  - Bei abdominalen Krämpfen, wenn die Leber die Milz behindert
  - Muskelverspannungen
  - PMS mit Brustspannen, Menstruationsschmerzen, Gereiztheit, depressiver Verstimmung
  - Durchschlafstörungen (1–3 Uhr)

- Senkt Aufsteigendes Le-Yang
  - Bei Migräne (kombinieren mit Mistel (Fol. Visci albi) und Mutterkraut (H. Parthenii)
  - Kopfschmerzen, im Bereich der Schläfen und Augen
  - Myogelosen, v. a. im Schulter-Nackenbereich
  - Drehschwindel, Schwindelgefühle
  - Tinnitus, Taubheit, unklarem Sehen
  - Trockenem Mund und trockenem Hals
  - Schlaflosigkeit, Reizbarkeit, Aufgeregtheit, Neigung zu Zornesausbrüchen

**Magen:**

- Regt die Magensekretion bei Stagnation an!
- Reduziert rebellierendes Magen-Qi
  - Bei Reizbarkeit, saurem Reflux, Schluckauf, Aufstoßen, Übelkeit, Erbrechen
  - Spannungsgefühl und Schmerzen im Abdomen, Druckgefühl im Epigastrium

**Milz:**

- Tonisiert das Mi-Qi
- Transformiert Feuchtigkeit/Schleim

  Eine schwache Milz kann ihre Aufgaben, wie Transport und Transformation von Nahrung und Flüssigkeiten nicht erfüllen. Feuchtigkeit und Schleim stauen sich im Körper an
- Stärkt das Mi-Qi
  - Bei Müdigkeit nach dem Essen mit dem Bedürfnis sich hinzulegen, Erschöpfung, Appetitmangel, weichen Stühle, schwachen und kalten Extremitäten, Neigung zu Ödemen

**Herz:**

- Stärkt das Herz–Qi
  - Starke psychoaktive Wirkung bei Hyperaktivität, Nervosität
  - Beruhigt und besänftigt „Macht ein fröhlich Herz"
  - Bei depressiven Verstimmungen
- Klärt Herz-Feuer
  - Wirkt beruhigend auf den Geist Shen
  - Entspannend bei Palpitationen, innerer Unruhe, Panikattacken, Schlafstörungen

**Hitze:**

- Senkt Fieber (aufgrund der Bitterstoffe)
- Guter Einsatz bei Wechselfieber, wenn der Pathogene Faktor im Shao-Yang sitzt

- Eliminiert Blut-Hitze
  Entzündliche Hauterkrankungen werden häufig durch eine Blut-Hitze hervorgerufen
  - Akne, Psoriasis, Ekzem, Herpes
- Eliminiert Feuchte-Hitze im Urogenitaltrakt
  - Zystitis, Nephritis, Harntröpfeln, Harnverhalt, aber auch starker Harndrang
  - Schmerzen beim Wasser lassen, Harninkontinenz
  - Vaginaler Juckreiz

**Allergische Rhinitis:**
Die in der Schale enthaltenen Flavonoide haben eine antiallergische Wirkung. Sie erhalten die Zellstrukturen und verhindern das Austreten von Flüssigkeiten in die Zellzwischenräume. Die Schleimhäute schwellen deutlich weniger an. Dennoch gibt es Menschen, die auf Zitrusfrüchte allergisch reagieren. Aus diesem Grund muss eine eventuelle Unverträglichkeit vorher abgeklärt sein

**In der Aromatherapie:**
- Bergamotte-Öl zur Beruhigung und Entspannung. Eine Duftlampe im Schlafzimmer bewährt sich bei Schlafstörungen und innerer Unruhe

**Äußere Anwendung als Massage:**
- Als Massageöl: 50 ml Mandelöl mit 10 Trpf. ätherischem Bergamotte-Öl
  - Bei Verspannungen der Muskulatur
  - Bei abdominalen Beschwerden, die durch Nahrungsstagnation oder einer Milz-Qi-Schwäche hervorgerufen werden, bewährt sich eine sanfte Bauchmassage

## Blütenpollen – Steckbrief

*Blütenpollen*

**Inhaltsstoffe:** 30–40 % Proteine (50 % freie AS, wie Isoleucin, Leucin, Lysin, Methionin, Phenylalanin, Threonin, Tryptophan und Valin), 55 % Kohlenhydrate, 3 % Mineralstoffe (Ca, Fe, P, Cu, Ka, Mg, Na, Mg, Se, Si, S, Zn), Vitamine (komplette Vit. B-Komplex), 7–15 mg Vit. C, sowie Spuren von Vit. E (Tocopherol), Vit. K und Vit. D, 2 % Fettsäuren (70 % bestehen aus der Omega-3-Fettsäure Alpha-Linolensäure, 3–4 % aus der Omega-6-Fettsäure), Linolsäure, Antioxidantien (Carotinoide, u. a.), Enzyme, 1–3 % der Pollen bestehen aus nicht identifizierten "geheimnisvollen" Verbindungen

**Verwendete Droge:** Blütenpollen, direkt beim Imker oder in Naturkostläden, Drogerien und Fachgeschäften kaufen. Im Handel erhältlich sind Blütenpollen, Granulat, Blütenpollen in Kapseln oder in Tabletten

**Dosierung ohne Überempfindlichkeit gegen Blütenpollen:**

- Erwachsene: 1–2 gehäufte TL Blütenpollen Granulat/Tag lutschen oder in Saft, Joghurt, Apfelmus, Müsli einnehmen
- Kinder: Beginn mit 3 Blütenpollenkörnern, alle 2 Tage um 2 Körner erhöhen, bis eine Dosierung von ½ Teelöffel erreicht ist. Die Pollen können mit rohem Honig, Wasser oder Saft vermischt werden

**Energetik:**
Geschmack: süß, scharf
Temperatur: neutral

**Westliche Eigenschaften:** Regt die Östrogenbildung an (Östriol, Östrol, Östradiol, in den Ovarien gebildet), regt die Testosteronbildung an

### ▶ Wirkungen in der TCM

- Tonisiert Essenz und Jing
- Blut bewegend
- Blut tonisierend
- Äußerlich: Blutungen stillend und regulierend

# Blütenpollen – Monographie

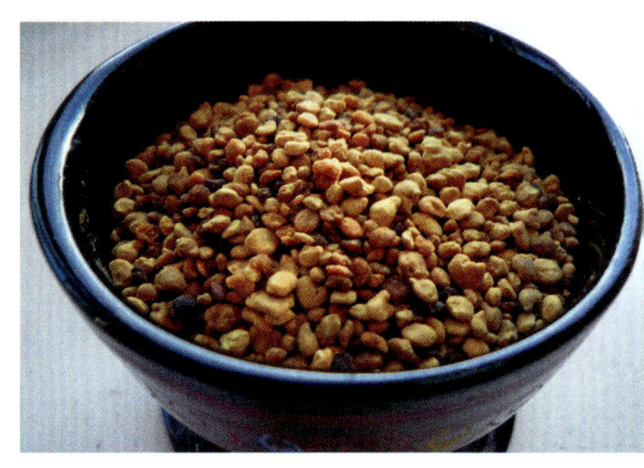

Alten Seefahrerberichten zufolge, spielte die Wirkung der Pollen schon zu Zeiten der Wikinger eine wichtige Rolle. Als Vorsorge gegen Skorbut und anderen Gebrechen transportierte man an Bord pollenhaltige Honigwaben in Tongefäßen und verzehrte sie auf langen Seerouten.

Im 15. und 16. Jahrhundert besann man sich erneut der Pollenwirkung und setzte sie gezielt bei Seeleuten ein. Neben der Versorgung mit kraftspendenden Nährstoffen erkannte man die wundheilende Wirkung. Ganz nebenbei waren die Matrosen belastbarer und weniger rebellisch. Die Einnahme von in Bier gelösten Pollen fand gute Resonanz.

Pollen sind die männlichen Keimzellen einer Blütenpflanze. Wind, Insekten und vor allem Bienen tragen sie von Blüte zu Blüte. Gelangt eine Honigbiene zu einer Blüte, beginnt sie flink mit ihren Kiefern und Vorderbeinen die losen Pollen vom Staubblatt abzukratzen. Der gewonnene Blütenstaub wird mit etwas Honig im Gepäck, einigen Verdauungsenzymen und dem Speichel der Biene befeuchtet und in die Pollensäcke der Hinterbeine geschoben. Ein Teil der kleinen Pollenpartikel bleibt am stämmigen Bienenkörper hängen und wird beim Flug zur nächsten Blüte übertragen.

Sind die Pollensäcke der Biene übermäßig gefüllt und der mikroskopische Blütenstaub nach unten gedrückt, entsteht ein einziges goldenes Granulat. Dieses Granulat wird von der Biene zum Bienenstock transportiert. Die Blütenpollen dienen als Hauptnahrungsmittel für die Aufzucht ihrer Brut.

Die Honigbiene erledigt gleichzeitig zwei Aufgaben. Sie versorgt mit den gesammelten Pollen die heranwachsende Brut im Bienenstock und bestäubt gleichzeitig mehr als 80 Prozent unserer grünwachsenden Pflanzen.

Der Imker erntet die Blütenpollen mittels einer Pollenfalle am Eingang des Bienenstocks. Sie besteht in der Regel aus einem Gitter, wodurch sich die hereinfliegenden Bienen durchzwängen müssen. Das Blütenpollen-Granulat wird dabei von den Hinterbeinen abgestreift und in einem Auffanggefäß gesammelt. Eine aufwendige Arbeit, die nicht jeder Imker auf sich nimmt.

Die Größe eines einzelnen Granulatkörnchens beträgt etwa 2 mm und enthält über zwei Millionen Pollenkörner einer Blume. Ein Teelöffel Blütenpollen umfasst über 2,5 Milliarden Pollenkörner. Für einen Teelöffel Blütenpollen arbeitet eine fleißige Biene einen ganzen Monat lang, acht Stunden pro Tag.

Blütenpollen gehören zu den nahrhaftesten Nahrungsmitteln der Natur. Sie enthalten fast alle, für den Menschen erforderlichen Nährstoffe. Sie sind reich an Proteinen, freien Aminosäuren, Mineralien, Lipiden, Kohlenhydraten und Vitamine. Sie liefern den gesamten Vitamin-B-Komplex, einschließlich Vitamin $B_{12}$ und Folsäure, aktiven Carotinoiden, sowie Flavin-Pigmenten. Blütenpollen besitzen antivirale und antibakterielle Eigenschaften, sie senken Cholesterin und stabilisieren bzw. stärken die Kapillaren. Sie normalisieren das Blutserum und den Gehalt von Triglyceriden, wodurch gefährlichen Herzerkrankungen vorgebeugt wird. Blütenpollen sind äußerst wirksam in der Behandlung von Unfruchtbarkeit und Allergien. Sie helfen beim Abnehmen, verschönern die Haut und wirken als außerordentliche Energiebomben. Der Nährstoffgehalt von getrockneten und frischen Blütenpollen kann erheblich variieren.

Unter den Inhaltsstoffen dominieren die Proteine. Blütenpollen liefern dem Körper reines pflanzliches Protein, das sofort verfügbar ist. Etwa die Hälfte dieser Proteine sind freie Aminosäuren, die der menschliche Körper nicht eigenständig bilden kann. Dazu gehören unter anderem Isoleucin, Leucin, Lysin, Methionin, Phenylalanin, Threonin, Tryptophan und Valin. Diese essenziellen Aminosäuren werden zur Reparatur von Zellschäden und zum Aufbau neuer Muskelfasern, Hautzellen, Hormone und Enzyme verwendet. Ein Mangel an Proteinen führt zu einem generellen Energiemangel, einschließlich Müdigkeit, Muskelschwäche, schlaffen Muskeln, sowie Haar- und Nagelproblemen. Blütenpollen enthalten mehr Proteine als jede andere tierische Quelle.

Insbesondere profitiert unser Gehirn von dem hohen Aminosäurengehalt. Sie stimulieren das Gedächtnis und die Konzentrationsfähigkeit (v. a. die Glutaminsäure). Psychologisch-physiologische Tests zeigen eine deutliche Steigerung der Aufmerksamkeit. Ältere Personen erleben eine intensive Verbesserung der Konzentration und Schüler gehen leichter an Prüfungsvorbereitungen. Stress, Angstzustände, erhöhte Reizbarkeit, sowie Kopfschmerzen und Schwindel verringern sich durch den regelmäßigen Verzehr von Blütenpollen.

Blütenpollen liefern wichtige Fette. 70 % bestehen aus Omega-3-Fettsäure, 3–4 % aus der Omega-6-Fettsäure, Linolsäure und 16–17 % aus einfach ungesättigten und gesättigten Fettsäuren.

Blütenpollen besitzen sehr wenige Kalorien und sind sehr hilfreich beim Abnehmen. Sie enthalten die proteinogene Aminosäure Phenylalanin, welche als aktiver Appetitzügler wirkt. Zudem senken komplexe Lecithine das Cholesterin, helfen überschüssiges Körperfett aufzubauen und die Entgiftung des Körpers zu beschleunigen.

**Antioxidantien:**
Blütenpollen besitzen deutlich mehr antioxidative, aktive Carotinoide als Karotten. Umgewandelt in Vitamin A dienen sie dem Aufbau und Wachstum im Körper. Zahlreiche Funktionen der Haut, des Blutes und des Stoffwechsels profitieren von Vitamin A. Besondere Affinität besteht zu den Augen.

Die Carotinoide in den Blütenpollen enthalten Xanthophyll-Ester-Verbindungen, Alpha und Beta-Carotine, Pigment gebende Flavin-Pigmente (Flavone, Flavonole) und Zytochrome. Sie schützen den Körper vor Schäden der freien Radikalen, sowie Veränderungen der DNA und stärken die körpereigenen Abwehrkräfte.

Ein weiteres Antioxidans in den Blütenpollen ist Rutin. Es verbessert die antioxidative Fähigkeit, stärkt das Gefäßsystem und stabilisiert Vitamin C.

Rohe, frische Blütenpollen enthalten höhere Mengen an Vitaminen $B_1$, $B_2$ und E als in Obst, Beeren und Gemüse je gefunden wurde. Außerdem Vitamin $B_3$, Vitamin $B_5$, Inositol, Biotin und im Besonderen Vitamin $B_{12}$, das die Funktion des Nervensystems unterstützt und für eine Vielzahl von Stoffwechselprozessen verbessernd wirkt.

Vitamin C, sowie zusätzliche Spuren von Vitamin E (Tocopherol), Vitamin K und Vitamin D, welches nur äußerst selten in pflanzlichen Lebensmitteln vorkommt, sind in Blütenpollen vorhanden.

Blütenpollen enthalten bis zu 60 Haupt- und Spurenmineralien.

Blütenpollen zählen weltweit zu den enzymreichsten Produkten. Frische, nicht erhitzte Pollen mit aktiven Enzymen helfen dem Körper bei der Transformation der Nahrung. Sie schützen vor zahlreichen Krankheiten, beseitigen potenzielle Krankheitsherde und sorgen für physische und geistige Energiedepots.

Blütenpollen wirken positiv auf die Haut bei entzündlichen Erkrankungen und Hautirritationen, wie Schuppenflechte oder Ekzemen. Aminosäuren, Selen und Vitamine schützen die Haut und unterstützen die Regeneration von Zellen. Sie bieten effektiven Schutz vor Austrocknung der Hautzellen und sorgen für eine Revitalisierung trockener Haut. Sie werden oft als natürliches Anti-Aging- Produkt angepriesen. Sowohl bei interner, als auch bei externer Anwendung haben Blütenpollen eine unterdrückende Wirkung auf Gesichts-Akne. Blütenpollen enthalten eine hohe Konzentration der Nukleinsäuren RNA und DNA, sowie natürlichen, antibiotischen Faktoren.

Blütenpollen enthalten pflanzliche Hormone und regen das Fortpflanzungssystem des Menschen an. Sie stimulieren die menschlichen Geschlechtsdrüsen (Hoden und Eierstöcke) und setzen damit körpereigene Hormone frei.

Beim Mann wirken Blütenpollen auf die Prostata, erhöhen die Spermienzahl, regulieren Impotenz und stimulieren das sexuelle Verlangen. Schon früher galten Pollen als stärkstes natürliches Aphrodisiakum.

Bei Frauen vermindern Blütenpollen Wechseljahrbeschwerden, lindern Menstruations-, sowie Schwangerschaftsbeschwerden und erhöhen die Fruchtbarkeit durch die Stimulierung des Eisprungs. Blütenpollen nähren die Eierstöcke und verbessern dadurch die Produktion der Eizellen.

Blütenpollen enthalten außerdem Eisen und beugen, durch gesteigerte Erythrozytenzahl, einer Anämie z. B. bei sehr starker Menstruation vor.

**Blütenpollen gegen Allergien:**
Dank der vielen Antioxidantien mit entzündungshemmender Wirkung auf das Lungengewebe, kann Einfluss auf die Entstehung von Asthma genommen werden. Gleichzeitig wird die Ausschüttung von Histamin reduziert, wodurch viele allergische Reaktionen minimiert werden. Vor allem bei der Behandlung von Heuschnupfen haben sich Blütenpollen wirkungsvoll erwiesen.

Eine gut verträgliche und wirkungsvolle Desensibilisierung auf Pollen lässt sich mittels der Gutationstropfen des Frauenmantels bewerkstelligen. Diese Methode ist besonders für Kinder zugänglich. Im zentralen Becken des Frauenmantelblattes sammelt sich Gutationswasser, das im Frühjahr, zur Zeit des Pollenfluges reich an Pollen ist. Vor allem morgens, vielleicht auf dem täglichen Weg zum Kindergarten oder Schule, kann dieser kleine, geimpfte Tropfen mit der Zunge aufgeleckt werden. Es lohnt sich nach Frauenmantel in den Vorgärten Ausschau zu halten.

Ebenfalls gute Ergebnisse hat die Desensibilisierung bei Heuschnupfen mit Blütenpollen aus der heimischen Region gezeigt. Man beginnt mit dieser Methode am besten in einem symptomfreien Intervall. Zu Anfang verabreicht man kleine Mengen, um die körpereigene Antikörperbildung gegen das Allergen zu erzeugen. Mit der Zeit wird die Dosierung fakultativ erhöht, um die Antikörperbildung vom Körper zu erweitern. Diese Methode hilft die allergische Reaktion zu beseitigen und gleichzeitig die körpereigene Immunaktivität des Allergikers zu steigern. Die Durchführung sollte von einem geschulten Therapeuten oder Arzt begleitet werden.

Personen mit einer Allergie auf Bienenprodukte, wie Honig, Propolis, Gelee Royale oder auf Bienenstiche, sollten den Verzehr von Blütenpollen nur unter Aufsicht eines erfahrenen Therapeuten/Arzt beginnen.

Dosierung für Erwachsene (ohne Überempfindlichkeit gegenüber Blütenpollen) beläuft sich auf 1–2 gehäuften Teelöffel Blütenpollen-Granulat/Tag, gelutscht oder in Saft, Joghurt, Apfelmus oder Müsli eingenommen.

Die Dosierung für Kinder (ohne Überempfindlichkeit gegenüber Blütenpollen) startet mit 2–3 Blütenpollenkörnern, die alle paar Tage um 2 Körner erhöht wird, bis eine Dosierung von ½ Teelöffel erreicht ist. Die Pollen können mit rohem Honig, Wasser oder Saft vermischt werden. Sie vertragen keine Hitze.

Rohe und unverarbeitete Blütenpollen sind am besten direkt beim Imker in der Region, sowie in Naturkostläden und Reformhäusern erhältlich. Blütenpollen-Granulat ist Tabletten oder Kapseln zu bevorzugen. Billigware aus dem Internet bietet fraglich Bio-Qualität, ist vielleicht verunreinigt, erhitzt oder mit Zusatzstoffen vermengt. Qualität steht vor Preis.

Der Geschmack variiert je nach Pollen und Nektar von leicht süß bis nussig, manchmal sogar scharf-bitter. Die Farbe variiert, wobei dunklere Körner Pigmente durch den Propolisanteil enthalten.

In der Behandlung werden Blütenpollen separat zu einer Individual-Rezeptur gegeben. Sie können langfristig in der täglichen Ernährung zugeführt werden. Blütenpollen stellen ein potentes Tonikum dar.

### ▶ TCM Wirkungsweise

- Tonisiert Essenz/ Jing
  - Bei Vergesslichkeit, Müdigkeit, Abgeschlagenheit, Energiemangel
  - Postoperativer Erschöpfung
  - Bei Knochenerkrankungen, Osteoporose, Parodontose
  - Bei Infertilität, sowohl zur Behandlung von Männern, z. B. um die Spermienqualität zu steigern, wie auch bei Frauen, um die Menstruation zu regulieren und die Ovarien zu stimulieren
- Reguliert und stillt Blutungen
  - Äußerlich bei Verletzungen, Nasenbluten
- Tonisiert Blut, bei Blutverlust durch starke Menstruation, in der Schwangerschaft, nach der Schwangerschaft
- Bewegt Blut bei
  - Schmerzen post partum, Dysmenorrhoe, schmerzhafter Menstruationsblutung, mit klumpigem Blut, Myom, Gebärmutterzysten

## Bockshornklee – Steckbrief

### Trigonella foenum-graecum

**Inhaltsstoffe:** 20–40 % Schleim in der Zellwand der Samen (Galaktomannane), 27 % Proteine, mehrere Proteinase- Inhibitoren, frei vorliegende Aminosäuren (mit 30–50 % 4-Hydroxyisoleucin), 6–10 % fettes Öl, mehrere Steroidsaponine, Furostanolglykoside, Sterole (Cholesterol, Sitosterol), Flavonoide (Vitexin, Saponaretin, Homoorientin, u. a.), 0,2–0,36 % Trigonellin, 0,015 % ätherisches Öl, Gerbstoffe

**Droge:** Samen, Öl

**Verwendete Pflanzenteile**: Sem. Foenugraeci contus, Ol. Foenugraeci (Dr. Pandalis)

**Dosierung:** max. 30 g in einer 200 g Teemischung, sonst zu bitter, 3x tgl. ½ TL der zerstossenen Samen pro Tasse als Infus

**Energetik:**
Geschmack: aromatisch, leicht kratzend-scharf, bitter, etwas süß
Temperatur: warm im I.–II. Grad, trocken im I. Grad, auch befeuchtend

► **Wirkt auf Ni, Le, Ni, Lu, Di, Ma, Le, Chong mai (historische Quellen)**

**Wirkungsweise:**

- Löst Stagnationen von Qi und Blut und erwärmt
- Bewegt Le-Qi
- Tonisiert Qi, als Roborans, unterstützt den Magen
- Befeuchtet die Lunge
- Erwärmt die Niere (untergeordnet)
- Befeuchtet den Dickdarm
- Äußerlich Qi und Blut bewegend, erweichend, zerteilend

## Bockshornklee – Monographie

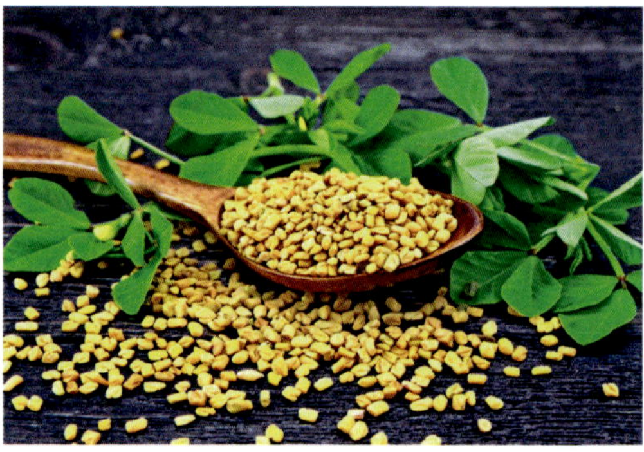

Bockshornklee gehört zur Familie der Schmetterlingsblütler (Fabacaen). Er stammt ursprünglich aus dem Mittelmeer- und asiatischen Raum. In Indien pflegt die Pflanze eine alte Tradition innerhalb der Ayurvedischen Medizin. Im frühen Mittelalter wurde er in Klostergärten nördlich der Alpen kultiviert. Karl der Große ordnete seinen Anbau in den königlichen

Hofgütern innerhalb seiner *capitulare de villis vel curtis imperilibus* an. Hildegard von Bingen postulierte ihm eine fiebersenkende Wirkung. Heute wird Bockshornklee gern als Gewürz gereicht. Die einjährige Pflanze, auch Heugras genannt, bildet sehr nahrhafte Samen aus. Leistungssportlern oder Personen nach langer Krankheit hilft sie als Roborans, um wieder zu körperlichen Kräften zu gelangen.

Die Pflanze misst ca. 50 cm, hat dreiteilige Blätter, die verkehrt eiförmig und kurz gestielt sind. Die weiß-gelblichen Blüten sitzen zwischen den oberen Blättern. Im Spätsommer entwickeln sich bis zu 10 cm lange einjährige, vielsamige Hülsen, die aufrecht, dünn und oft hornmäßig gebogen sind. Der Geruch wird meist als ungenehm empfunden.

Bockshornklee genießt unterschiedliche Einstufungen. Während er in alten Büchern eher kalt beschrieben wird, schätzte Matthiolus ihn warm im II. Grad ein. Lonicerus gestand ihm nur leicht warm zu. In der Chinesischen Medizin sieht man ihn als Yang-Tonika, warm im I. Grad.

Dank seiner Inhaltsstoffe mit vielen Schleimstoffen und Proteinen nährt und befeuchtet er das Yin. Ätherische Öle und die leichte Schärfe der Saponine verleihen ihm mäßige Wärme mit zerstreuendem Charakter, was ihm die yangigen Eigenschaften zukommen lässt.

Das Gewürz ist aromatisch, leicht scharf im Rachen, schmeckt nur niedrig dosiert (bis 30 g/200 g). Als gemahlenes Pulver ist es ein willkommenes Würzmittel, was separat auf dem Tisch gereicht werden kann. Es macht bekömmlich, fast wie vorverdaut und unterstützt die Milz in ihrer Funktion.

Zur Verordnung im Infus müssen die Samen gestoßen werden (Sem. Foenum graeci contus), um wasserlöslich zu sein. Für Apotheken ist dieser Vorgang oft aufwendig, vielleicht auch kostenpflichtig für den Kunden.

Dr. Pandalis (Naturprodukte) bietet Bockshorn-Öl im Handel an.

Verwendung findet das Küchengewürz in Teemischungen, zum Gurgeln, als Breiumschlag oder auch als Tierfutter.

### ▶ Wirkung in der TCM

- Als Qi-Tonikum, Roborans bei Erschöpfung und Hinfälligkeit
- Als Yin-Struktivum bei Substanzverlust
- Tonisiert bei Qi-Leere
- Regt als Küchenkraut den Appetit an
- Befeuchtet bei Obstipation
- Qi-Beweger, cholagog, steigert den Cholesterinstoffwechsel (bei Gallensaftdyskrasie)
- Bewegt Qi und Blut bei Stagnationen

- Laktagog, ähnlich wie Fenchel, Anis, Kümmel, Verbene
  - Innerlich bei Mastitis (Liebstöckel wäre besser)
  - Äußerlich bei Mastitis als Breiauflage (alle Mucosaccharide wirken als Emolliens)
  - Äußerlich bei Verhärtungen von Tumoren, benigner und maligner Art (Ganglion, Speichelsteine) aufweichend
- Leicht erwärmend (Dioskurides machte in Kombination mit Pfeffer wunderbare Rezepturen bei Libidoverlust)
- Bei rheumatischer Arthritis durch Wind-Kälte-Feuchtigkeit, die zur Hitze und verschiedenen Knochenerkrankungen führt
- Grundsätzlich bei allen Yin-Mangelerkrankungen, wie Pellagra, Rachitis
- Befeuchtet die Lunge bei zähem, chronischem Husten, gut zu kombinieren mit Eibisch, Huflattich
- Bei Drüsenschwellungen, wie z. B. Skrophulose bei Kindern, verdickten Lymphknoten (Toxische Hitze) oder entzündlichen Tonsillen, wie sie häufig nach Impfungen zu sehen sind
- Bei trockenen Hautproblemen, Kopfschuppen, Psoriasis
- Trockener Obstipation (besser wäre Leinsamen)
- Äußerlich als Salbe, Emolliens bei tiefen Karbunkeln
- Äußerlich als Kataplasma bei Uterusstagnation (Myomen)
  - Bei Blähungen im U.E. und sogar bei Urogenitalinfektionen bewährt sich eine Bedampfung von unten, dann kombinieren mit kühlenden Kräutern, wie Schachtelhalm, Frauenmantel, Schafgarbe. Zur Anwendung bewähren sich Gartenstühle mit perforierter Sitzfläche. Das Behältnis unter den Stuhl stellen, 2x tgl.. Alternativ könnte ein Sitzbad durchgeführt werden.

# Bohnenkraut – Steckbrief

## Sommerbohnenkraut – Satureja hortensis
## Winterbohnenkraut – Satureja montana

**Inhaltsstoffe:** Ätherisches Öl (Carvacrol, Cymen, Terpen, Cineol), 4–8 % Gerbstoffe, Schleimstoffe, Zucker, Fett, Schwefel, Phosphor

**Droge:** Kraut

**Verwendete Droge:** H. Saturejae hort., Ol. aether. Saturejae hort.

**Dosierung:** in einer 200 g Teemischung 20–30 g (Minister, Assistent), 3x tgl. 1 TL getrocknetes Kraut/Tasse zum heißen Infus

**Energetik:**
Geschmack: aromatisch-scharf, etwas bitter, würzig
Temperatur: warm und trocken im III. Grad

**Heilwirkung:** entzündungshemmend, wärmend, schmerzstillend, schleimlösend, spasmolytisch, adstringierend, nährend, verdauungsfördernd, aphrodisierend, anthelminthisch

### ▶ Wirkungen auf Ni, Mi, Ma, Lu

- Tonisiert das Nieren-Yang
- Tonisiert das Milz- und Magen-Qi und erwärmt die Mitte
- Tonisiert das Herz-Yang
- Bewegt das Leber-Qi
- Leitet Feuchtigkeit und Schleim-Kälte aus der Lunge
- Öffnet die Oberfläche, leitet Wind-Kälte aus
- Feuchtigkeits-Bi-Syndrom (Rheuma und Gicht)
- Anthelminthikum
- Äußerlich erweichend, entzündungshemmend, Qi und Blut bewegend

## Bohnenkraut – Monographie

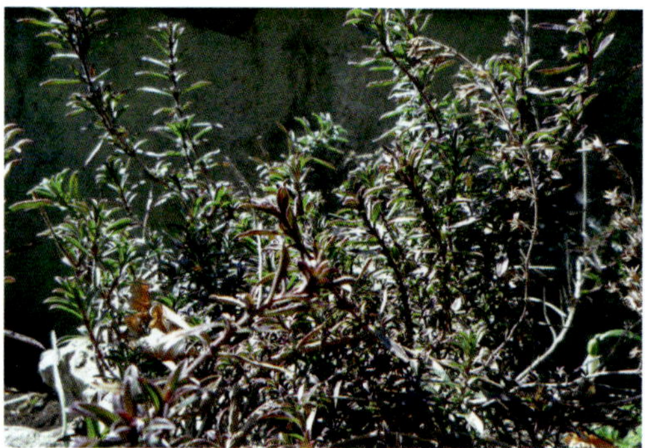

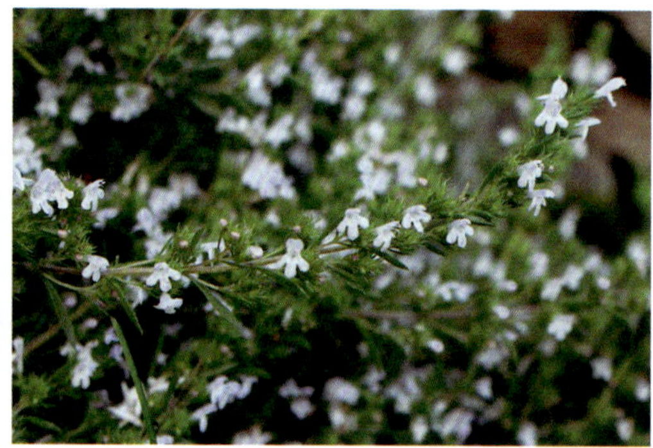

Dieses Küchenkraut sollte in jedem Haushalt vorrätig sein. Bohnenkraut beweist exemplarisch, dass Küchenkräuter gleichzeitig auch Heilkräuter sein können. Sein aromatisch-scharfer, etwas bitterer, würziger Geschmack ist unverkennbar. In der Küche wird es gerne eingesetzt, um Unverdauliches verdaulich zu machen. Man unterscheidet zwischen dem Sommerbohnenkraut (Satureja hortensis) und dem Winterbohnenkraut (Satureja montana). Beide sind sich in ihrer Wirkung und Geschmack sehr ähnlich, wobei das Winterbohnenkraut intensiver schmeckt. Darum verwendet man das mildere Sommerbohnenkraut bevorzugt in der Küche. Einen Unterschied stellen die verschiedenen Herkunftsländer dar. Das Sommer-Bohnenkraut stammt aus dem östlichen Mittelmeergebiet, wohingegen das Winter-Bohnenkraut in Südeuropa beheimatet ist. Beide Bohnenkrautarten sind schon lange kultiviert. Durch den regen Handel findet man heute auch verwilderte Formen im Mittelmeerraum, in Balkanländern, Deutschland und Österreich. Meist siedelt sich das Bohnenkraut an Bahndämmen, auf Äckern und kargen, trockenen, kalkhaltigen Böden an. Am liebsten jedoch in unseren Gärten. Seit dem 9. und 10. Jahrhundert wurde vor allem das Sommerbohnenkraut von Mönchen in Klostergärten angebaut. Alle Bohnenkrautarten zählen zur Familie der Lippenblütler. Zur Verwandtschaft anderer mediterranen Labiaten gehören Salbei, Rosmarin und Thymian. Die Gattung Bohnenkraut (Satureja) umfasst etwa 40 Arten, wobei das Sommer-Bohnenkraut und das Winter-Bohnenkraut die wohl bekanntesten sein dürften. Eine andere Bohnenkrautart, die gelegentlich im Handel angeboten wird, ist die indianische Minze (Satureja douglasii). Der größte Unterschied zwischen Sommer- und Winterbohnenkraut liegt darin, dass das Sommer-Bohnenkraut eine einjährige, krautige Pflanze ist. Hingegen das Winter-Bohnenkraut zwei- und mehrjährig sein kann. Winterbohnenkraut mit maximal 70 cm, ist meist etwas größer als das Sommer-Bohnenkraut, welches Wuchshöhen um die 55 cm erreicht. Die Blätter beider Arten sind bis zu 3 cm lang und lanzettlich geformt sein. Die kurz gestielten Blätter sind gegenständig angeordnet. Beim

Winterbohnenkraut sind die Blätter etwas ledrig, da sie robuster sein müssen. Beim Sommerbohnenkraut sind sie eher flaumig und etwas behaart. Die Sprossachse (bzw. der Stängel) kann besonders beim Winterbohnenkraut von unten beginnend verholzen. Dieses verholzende Prinzip, bekannt auch beim Ysop, stellt aus Sicht der Signaturen-Lehre den Bezug zum Planeten Jupiter her. Er regiert über die Leber, das Bindegewebe und die Gelenke. Die Blütezeit dauert von Juni bis Oktober. Beide bilden weiße, blauviolette bis zartrosa Blüten aus. Die Blüten erscheinen als klassische zweigeteilte Lippenblüten. Zur Fruchtreife entwickeln sich dunkelbraune Samen.

Schon im Altertum wurde das kleine Bohnenkraut als Aphrodisiakum verabreicht. Seinen Namen erhielt es von den lüsternen „Satyren", die als Fruchtbarkeitsdämonen zur Mannschaft des Weingottes Dionysos gehörten. Aus diesem Grund war es im christlichen Mittelalter Mönchen untersagt Bohnenkraut anzubauen oder gar zu verzehren. Jegliche Versuchung sollte unterbunden werden. Wer kein Keuschheitsgelübde abgelegt hatte, nahm das Bohnenkraut bei Bauchbeschwerden und zur Unterstützung der Verdauung ein. Zur Zeit der Renaissance beschrieb Mattiola die Anwendung und Zubereitung des Saturey (Bohnenkraut) als Tee oder Honigwasser. Er behandelte Husten, Haut- und Verdauungsprobleme mit dieser Heilpflanze.

Unter den Inhaltsstoffen finden besondere Beachtung die ätherischen Öle, wie z. B. Carvacrol, welche das Wachstum verschiedener Bakterienarten (u. a. Escherichia coli, Staphylococcus aureus) hemmen. Die antibakteriellen Eigenschaften beruhen auf der Zerstörung der Zellmembran. Carvacrol ist zudem schmerzstillend, entzündungshemmend und wärmend. Cineol weist eine anti-inflammatorische und schleimlösende Wirkung auf. Der genaue Wirkmechanismus ist bislang Gegenstand der Forschung. Ätherische Öle wirken außerdem spasmolytisch. Die Gerbstoffe haben adstringierende Eigenschaften und helfen bei Durchfall. Schleimstoffe und Zucker nähren und befeuchten die Schleimhäute. Fette haben immer einen nährenden und tonisierenden Charakter für das Yin.

**Heilwirkung:** entzündungshemmend, wärmend, schmerzstillend, schleimlösend, spasmolytisch, adstringierend, nährend, anthelminthisch

### ► Wirkungen in der TCM auf

**Niere:**

- Tonisiert das Ni-Yang, erwärmt die Nieren
- Bei einem Ni-Yang-Mangel hat die Niere nicht genügend Qi, um die Knochen (Rücken und Knie) zu stärken
  - Schmerzen/Kälteempfinden in der Lumbalregion
  - Kalte und schwache Knie, Beine und Füße

  - Libido-Minderung, Potenzstörungen, Spermatorrhoe, Infertilität (Ni-Yang-Leere) gehen mit einher. Es fehlt die notwendige Energie und Wärme, um die Essenz zu stärken, was zu einem Verlust der sexuellen Energie führt
  - Müdigkeit und Mattigkeit werden hervorgerufen, weil das Nieren-Yang die Milz nicht nährt
- Beinödeme entstehen durch die Unfähigkeit der Niere Flüssigkeiten umzuwandeln. Die Flüssigkeiten sammeln sich unter der Haut und/oder werden als reichlicher und klarer Urin, besonders nachts (Nykturie) ausgeschieden. Enuresis, Harninkontinenz, Harntröpfeln können weitere Symptome sein
  - Tinnitus und Schwindelgefühle verdeutlichen, dass das Ni-Yang nicht mehr zum Kopf aufsteigen kann. Oft resultieren daraus Antriebsarmut und eine verminderte Willenskraft
  - Blasse Gesichtsfarbe
  - Zunge: blass, schlaff, Belag dünn, weiß feucht
  - Puls: langsam, tief, schwach

**Milz und Magen:**

- Tonisiert das Mi/Ma-Qi und erwärmt die Mitte
- Bohnenkraut ist eine wunderbare Mi-Qi- Pflanze. Sie ist hervorragend bei allen Milz-Qi-Problemen! Als Küchenkraut wirkt sie auf den Verdauungstrakt und macht schwerverdauliche Nahrung, wie Hülsenfrüchte verdaulich. Sie bringt die Verdauungssäfte in Schwung und sorgt für Wärme
  - Bei Appetitmangel, mangelndem Geschmackssinn (Ma-Qi-Mangel)
  - Bei geblähtem Abdomen, besonders nach dem Essen, weichem Stuhlgang
  - Schwäche in den Extremitäten, weil die Muskeln nicht ausreichend mit Qi versorgt werden
  - Müdigkeit und dem Bedürfnis sich nach dem Essen hinzulegen
  - Morgendlicher Müdigkeit bei Ma-Qi-Mangel
  - Zunge : blass, evtl. geschwollen
  - Puls: schwach, leer

**Herz:**

Bohnenkraut hat einen leicht bitteren Geschmack, der dem Herzen zugeordnet wird.

- Tonisiert das Herz-Yang und erwärmt das Herz
  - Bei Belastungsdyspnoe, spontanem Schwitzen
  - Palpitationen, entstanden durch einen Herz-Qi-Mangel, der sich zum Herz-Yang-Mangel steigert
  - Herzrasen und Herzrhythmusstörungen (Stasezeichen) sind weitere Symptome
  - Orthostatischer Schwindel, Neigung zur Ohnmacht, Bradykardie

- Starkem Kältegefühl generell, nicht nur in den Händen. Oft kombiniert mit reduzierter Blutzirkulation, angezeigt mit zyanotischen Lippen, Zunge und Fingernägeln
- Bei Schilddrüsenproblemen (Herzprobleme) die einer Hypothyreose entsprechen
- Zunge: blass, kann auch livide sein, geschwollen, schlaff, feucht, der Belag ist weißlich
- Puls: schwach, dünn, tief, rau, unregelmäßig, aber auch regelmäßige Unregelmäßigkeit

**Leber und Chong mai (See des Blutes):**
- Bewegt das Le-Qi
- Wirkt spasmolytisch, entkrampfend, schmerzlindernd
- Bewegt das Blut im Uterus
  - Bei menstruellen Beschwerden
  - Erwärmt den Uterus (Infertilität)
- Bewegt bei Leber-Qi-Stagnation
  - Stagnationsdepression

**Lunge:**
- Öffnet die Oberfläche, leitet Wind-Kälte aus
- Die aromatisch-scharfe Geschmacksqualität öffnet die Oberfläche, um den äußeren Pathogenen Faktor, wie Wind-Kälte zu eliminieren. Es braucht scharfe und zugleich warme Pflanzen, um die Oberfläche zu öffnen und die Kälte zu vertreiben. Der Patient befindet sich im Tai yang-Stadium, mit
  - Fieber
  - Abneigung gegen Wind und Kälte
  - Kopfschmerzen oder Schmerzen im ganzen Körper (Gliederschmerzen)
  - Verstopfter Nase
  - Husten
  - Puls: oberflächlicher Puls
  - Zunge: weißer Zungenbelag
- Bewegt Schleim (Kälte-Schleim) aus der Lunge

  Milz-Qi und Lungen-Qi werden durch rezidivierende Wind-Kälte-Attacken geschwächt, was zur Bildung von Kälte-Schleim führen kann. Oft besteht bereits ein Yang-Mangel, der die Schleimentwicklung noch begünstigt.

  Schleim bei einer Kälte-Invasion zeigt sich als
  - Klares, wässriges Sputum
  - Husten und Schleimgefühl im Hals
  - Kalten Händen, allgemeinem Kälte-Gefühl; beides wird durch eine Kälte-Exposition noch verstärkt

- Kältegefühl im Thorax, Druckgefühl in der Brust
- Der Kopf fühlt sich schwer an, Schwindel und Benommenheit können sich zusätzlich manifestieren
- Zunge: geschwollen, nass, Belag weiß , klebrig

- Feuchtigkeits-Bi-Syndrom (Rheuma und Gicht)
  In diesem Fall tritt ein Äußerer Pathogener Faktor in die Muskeln und Sehnen ein. Die Folge ist ein Schweregefühl in den Gliedmaßen und dumpfe Muskelschmerzen. Gelangt der Äußere Pathogene Faktor in die Gelenke, führt dies zum Anschwellen der Gelenke. Sie schmerzen und fühlen sich schwer an. Der Inhaltsstoff Carvacrol wirkt entzündungshemmend
  - Einsatz bei Gicht und Rheuma

**Anthelminthikum (Wurmbefall)**

- Diese Wirkung ist dem Carvacrol zu verdanken

**Äußerlich: erweichend, entzündungshemmend, Qi und Blut bewegend**

- Tee herstellen, abkühlen lassen, Kompressen eintauchen, leicht ausdrücken und auf die betroffenen Gelenke oder Hautstellen auflegen

## Bohnenschalen – Steckbrief

### Phaseolus vulgaris (Stangenbohne)
### Phaseolus vulgaris var. nanus (Buschbohne)

**Inhaltsstoffe:** Aminosäuren (Arginin, Tyrosin, Leucin, Lysin), 1,16 % Zucker, Asparagin, Cholin, Allantoin, Nucleinbasen, Phasol, 48,5 % Hemizellulosen, Mineralien Al, K, Si, Mg, Ca, Na, Fe, Cr, 0,75 % Inosit (Phaseomannit)

**Droge:** geschnittene und getrocknete Bohnen-Hülsen

**Verwendete Droge:** Pericarpium Phaseoli (Fruct. Phaseoli sine. semine)

**Dosierung:** in einer 200 g Teemischung 20 g (Assistent), 3x tgl. 2 gestrichene TL der getrockneten Hülsen/Tasse zum heißen Sud oder Dekokt

**Cave!** Keine Kontraindikationen bekannt

**Energetik:**
Geschmack: süßlich, leicht adstringierend, leicht bitter, leicht salzig
Temperatur: warm und feucht im I. Grad

**Heil-/Wirkungsweise:** leicht diuretisch, unterstützend bei dysurischen Beschwerden (schmerzhaftes und erschwertes Wasserlassen), blutzuckersenkend

▶ **Wirkt auf: Niere, Herz, Uterus**

**Wirkungsweise:**
- Tonisiert das Nieren-Yin und das Jing, kühlt und befeuchtet
- Tonisiert das Herz-Yin
- Löst Stagnationen, erweicht, leitet Feuchtigkeit aus
- Bewegt stagniertes Qi im Uterus
- Kühlt Hitze

# Bohnenschalen – Monographie

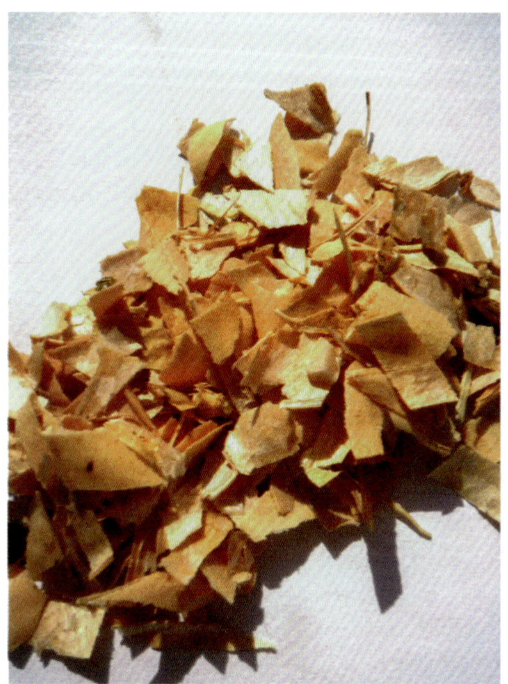

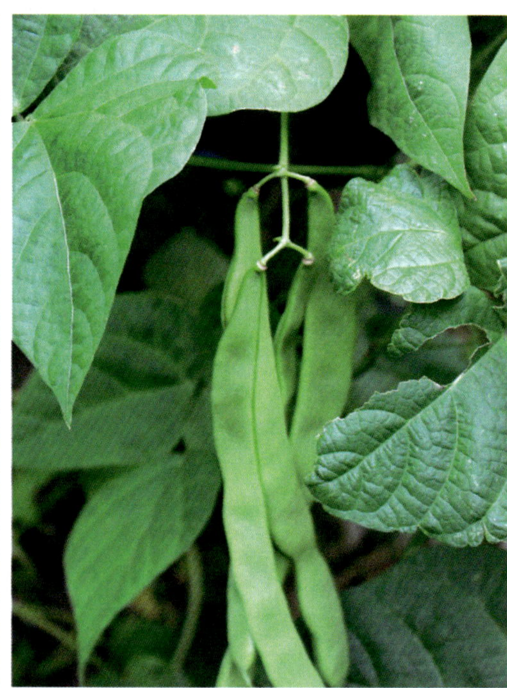

**Gewöhnliche Bohne, Strauchbohne, Buschbohne**

Die Bohne ist ein Schmetterlingsblütler (Familie Fabaceae), der als Kulturpflanze in unseren Gärten einzog. Ihr Verbreitungsgebiet reichte von Nord-Argentinien, Bolivien, Peru bis nach Mexiko. Mit den spanischen Eroberern kam sie nach Europa, wo sie seit dem 16. Jhd. angebaut wird. Der Gattungsname *phaseolos* wird mit Kahn bzw. Boot übersetzt. Damit wird auf die gebogene Form der Bohnenhülse angespielt, die an einen länglichen Kahn erinnert. Die Bezeichnung *vulgaris* bedeutet gewöhnlich, *nanus* steht für Zwerg und in Bezug zur niedrigen Wuchshöhe der Buschbohne. Die einjährige Gartenbohne präsentiert sich als niedrig-buschige oder als sich windende Stangenbohne, die eine Höhe von 4 m erreichen kann. Am ästigen Stängel wachsen die dreizähligen Blätter. Die beiden unteren Blätter sind sitzend und das obere Blatt langestielt. Die Blattform ist breit, rund und zugespitzt. Das Farbspiel der ebenfalls langgestielten Blüten reicht von weiß über hellrosa bis violett. Die Kräutergelehrten der Renaissance widmeten sich intensiv der neuen Pflanze und nahmen sie in ihre Kräuterbücher auf. Hieronymus Bock beschrieb ihre diuretische Wirkung. Matthiolus erwähnte ihre verdauungsfördernde, schmerzstillende und aphrodisierende Wirkung.

**Inhaltsstoffe:**
Der hohe Gehalt an Eiweißen in Form diverser Aminosäuren macht sie zum ausgesprochenen Yin-Tonikum. Allantoin fördert die Neubildung der oberen Hautschichten, in dem es abgestorbene Zellen entfernt und gleichzeitig das Wachstum von Epithelzellen stimuliert. Durch die hydrolytische Spaltung der Hemizellosen entsteht der süßliche Geschmack. Die enthaltenen Mineralien wirken sich positiv auf den gesamten Stoffwechsel aus. Diabetiker leiden häufig unter einem Chrommangel. Chrom (Cr) senkt den Blutzucker- Spiegel. Die blutzuckersenkende Eigenschaft der Bohnenschale wird derzeit sehr kontrovers diskutiert. Inositol ist ein Wirkstoff, der für die Funktionen der Zellmembranen notwendig ist. Vor allem bei der Übertragung von Nervensignalen im Körper spielt Inositol eine wichtige Rolle. Außerdem unterstützt es den Transport von Fetten und den Fettstoffwechsel. Vermutlich trägt Inositol auch zur Reifung von Spermien bei.

### ▶ Wirkung in der TCM

Die Bohnenschale ist ein Yin-Tonikum, das durch die diversen Aminosäuren den Aufbau und die Ernährung von Jing und in besonderem Maße das Yin unterstützt.

**Nieren:**
- Tonisiert das Nieren-Yin und das Jing, nährt und baut auf
  - Unterstützend bei Knochenschmerzen, Schmerzen in der Lumbalregion
  - Bei Abmagerung, Kachexie und nach langer, zehrender Krankheit, Nachfolgeerkrankungen von Infektionskrankheiten, wie Scharlach, Windpocken, Typhus, Mononukleose
  - Stabilisierend auch im Alter, bei Gedächtnisschwäche (Inositol wirkt sich positiv auf die Gedächtnisleistung aus)
  - Bei Tinnitus, Schwindelgefühl bis hin zum manifestem Vertigo, Schwerhörigkeit
  - Bei Nachtschweiß, trockenem Mund und Hals v. a. in der Nacht
  - Nächtlichen Ejakulationen, vorzeitiger Ejakulation
  - Guter Einsatz bei Infertilität, verbessert das Yin der Spermien
  - Bei Libido-Mangel, schon früher war die aphrodisierende Wirkung der Bohnenschale bekannt
  - Unterstützt den Heilungsprozess bei Orchitis, Allantoin regt das Epithelwachstum an
  - Müdigkeit, Erschöpfung
  - Depressionen, leichten Angstzustände
  - Dunklem, spärlichem Urin

**Herz:**

- Tonisiert das Herz-Yin
  Ursache für einen Herz-Yin-Mangel ist in vielen Fällen Überarbeitung, d.h. Überstunden machen, keine Pausen einlegen, Hektik und Stress im Berufsleben und der Freizeit. Diese Lebensumstände werden oft begleitet von Emotionen, wie Angst und Sorge. Herz-Yin-Mangel und Herzblut-Mangel äußern sich durch sehr ähnliche Symptome. Ein Herz-Yin-Mangel geht fast immer aus einem Herzblut-Mangel hervor.
  Angezeigt durch
  - Palpitationen
  - Ein- und Durchschlafstörungen, traumgestörtem Schlaf
  - Schreckhaftigkeit
  - Angstzuständen, Erregungszuständen, Panikattacken
  - Psychischer Unruhe, Unbehagen, Nervosität
  - Gedächtnisschwäche, Vergesslichkeit
  - Trockenem Mund, trockene Kehle
  - Nachtschweiß

  Westliche Diagnose wären Herzerkrankungen, Palpitationen, Tachykardie, Herzrhythmusstörungen

**Feuchtigkeit:**

- Löst Stagnationen, erweicht und leitet Feuchtigkeit aus
  - Fördert die Diurese
  - Bei leichten Schwangerschaftsödemen und leichten Herzödemen
  - Bei hartnäckigem Harnverhalt, schmerzhaftem und erschwertem Wasserlassen
- Löst Verhärtungen und Stagnationen, wie Nierensteine, Blasengrieß, Urethersteine
  Vorsicht: Zur Durchführung einer Durchspülungstherapie ist es notwendig reichlich Flüssigkeit zu trinken! Beim Vorliegen von Ödemen, die auf einer eingeschränkter Herz- und Nierentätigkeit basieren, ist von einer Durchspülungstherapie mit Bohnenschalen abzuraten, da die Flüssigkeit die geschwächten Organe zusätzlich belastet. Sollten während der Behandlung Fieber, Harnverhalten, Krämpfe beim Wasserlassen oder Blut im Urin auftreten, ist unbedingt ärztlicher Rat einzuholen
- Leitet aus bei Feuchtigkeits-Bi-Syndromen
  Allgemeine Symptome eines Bi-Syndroms sind entzündliche, sehr schmerzhafte Gelenk-, Muskel- und Sehnenerkrankungen, z.B. Arthritiden, Weichteil-Rheumatismus, aber auch eine Tendinitis etc.
  Bei einem Feuchtigkeits-Bi ist zusätzlich Feuchtigkeit eingelagert, angezeigt durch
  - Anlaufschmerz nach längerem Sitzen oder Liegen, es dauert eine Weile, bis die Bewegung einigermaßen rund läuft
  - Mäßigen, dumpfen, fixierten Schmerzen in Muskeln und Gelenken

  - Schwellung der Gelenke und Muskeln
  - Insgesamt einem Schwere- und Taubheitsgefühl

**Bewegt Qi:**

- Bewegt stagniertes Qi im Uterus
  - Beugt einer Blutstase vor
  - Bei Dysmenorrhoe mit dunklem, klumpigem Blut
  - Prämenstruellem Schmerz
  - Amenorrhoe

**Hitze-Syndrome:**

- Kühlt Hitze

  Unter Hitze versteht man in der TCM einen extremen Yang-Zustand, der jedes Organ betreffen kann. Entweder handelt es sich um innere Hitze oder um einen äußeren Pathogenen Faktoren, wie Wind-Hitze oder Feuer

  Allgemeine Anzeichen von Hitze sind:
  - Generelles Hitzegefühl, was sich deutlich am roten Gesicht zeigt
  - Durst, weil Hitze trocknet
  - Der Betroffene klagt über innere Unruhe und befindet sich in einer psychisch angespannten Verfassung
  - Zunge ist rot
  - Puls ist schnell und manchmal überflutend
  - Alle weiteren Symptome sind abhängig von den betroffenen Organen und der Qualität einer Fülle-Hitze oder einer Leere-Hitze
- Kühlt Leere-Hitze, bedingt durch einen Yin-Mangel mit Symptomen, wie
  - Hitze der fünf Flächen, Handflächen, Fußsohlen, Thorax
  - Allgemeinem Hitzegefühl, Wangenrötung speziell am Nachmittag

## Borretsch – Steckbrief

### Borago off.

**Inhaltsstoffe:** 30 % Schleimstoffe, Asparagin, Spuren von ätherischen Ölen, Harz, 3 % Gerbstoffe, Flavonglykoside, Saponine, Mineralien K, Ca, Mn, Si, davon 1,5–2,2 % in löslicher Form, Pyrrolizidinalkaloide (Spuren!)

**Droge:** Kraut, Samen-Öl

**Verwendete Droge:** H. Boraginis, Ol. Boraginis off. e semine

**Cave!** Die Verordnung von Borretschkraut ist wegen der PA`s in Deutschland verboten. Borretsch-Samenöl ist erhältlich

**Dosierung:** 1 TL getrocknetes Kraut/Tasse als heißer Infus oder als Kaltmazerat, 3x tgl., Borretschsamen-Öl in Kapselform, das als Fertigprodukt erhältlich ist

**Energetik:**
Geschmack: leicht süß, leicht salzig
Temperatur: warm, im Beginn des I. Grades und feucht

► **Wirkt auf He, Ni, Lu**

**Wirkungsweise:**
- Kühlt die Nieren, leitet feuchte Hitze aus Niere und Blase aus
- Tonisiert das Herz-Yin
- Tonisiert das Lungen-Yin, kühlt und befeuchtet
- Kühlt Toxische Hitze im Blut

## Borretsch – Monographie

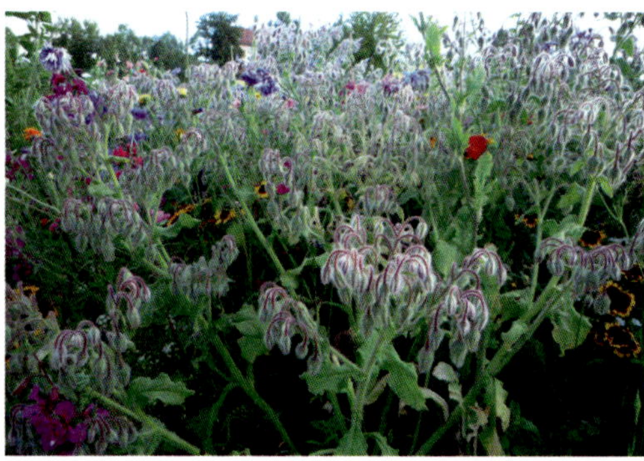

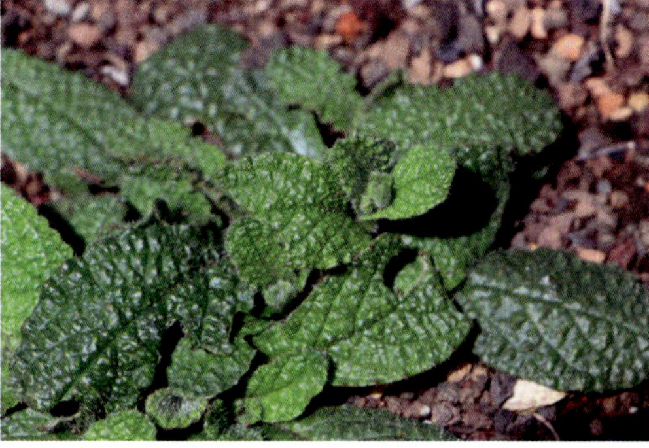

Borretsch ist ein sehr bekanntes und sehr altes Gewürzkraut. Es wurde bereits in der frühen Neuzeit von Ärzten gegen Gedächtnisverlust, Schwindel und Melancholie eingesetzt. Früher im Mittelmeerraum beheimatet, trifft man es heute in unseren Kräutergarten an. In der Küche verwendet man das Gurkenkraut mit seinen dekorativen Blüten in Salaten oder gekocht als Gemüse. Borretsch gehört zur Familie der Raublatt-Gewächsen (Boraginaceaen), deren Blätter und Blüten haarig bis stachlig sind, was bei empfindlicher Haut zu Reizungen führen kann. Die Pflanze erreicht eine Höhe von ca. 50 bis 60 cm. Die Blätter sind groß, oval, behaart und krautig. Bienen erfreuen sich an den sternförmigen Blüten, deren Blütezeit von Mai bis September dauert. Sie sind meist hellblau und neigen sich zur Erde. Ölhaltige Anhängsel in den Früchten, sogenannte Eleiosome, werden gern von Ameisen gefressen, was der Verbreitung und der Arterhaltung dient.

Aus Sicht der Signatur ist es eine wehrhafte Pflanze mit starkem Bezug zur Erde, nährend und relativ kühl. Diese Eigenschaft wird vermittelt durch die behaarten Blätter und den nach unten geneigten blauen Blütenköpfen. In der Volksmedizin ist Borretsch ein Hausmittel bei Erkrankungen der Blase, Lunge, bei Fieber, Geschwüren und Hautausschlägen.

Seit dem Nachweis von Pyrrolizidinalkaloiden (PA`s) in der Pflanze ist die Verordnung von Borretschkraut zur inneren Anwendung in Deutschland verboten. Die Einschränkung erlaubt nur noch die Verordnung von fettem Borretschsamen-Öl, in dem die PA`s extrahiert wurden. Für Privatpersonen ist der Gebrauch von Borretschkraut aus eigenem Garten nicht eingeschränkt. Die sparsame Verwendung wird empfohlen.

Befeuchtende und nährende Inhaltsstoffe sind neben dem Gehalt an Schleimstoffen, das Allantoin. Asparagin bringt tiefeingedrungene Pathogene Faktoren an die Oberfläche, während Silizium das Gewebe strukturiert.

Das Kraut ist durch seine Qualität süß, salzig und schleimig, also hervorragend zur Yin-Tonisierung geeignet.

### ▶ Wirkung in der TCM

**Kraut:**

- Tonisiert das Lungen-Yin
- Kühlt die Nieren, kühlt Nieren-Feuer
  - Bei entzündlichen Erkrankungen der Harnwege
  - Bei Hitze-Bi
- Tonisiert Herz-Yin
  - Bei Agitiertheit, Nervosität, Tachykardie, Hysterie
  - Yin-Leere-Depression

**Öl:**

- Öl nährt das Yin, allerdings ohne zu kühlen oder zu befeuchten
- Zum Aufbau der Nervenscheiden, ähnlich wie Schwarzkümmel-Öl zu verwenden
- Zum Nähren nach EBV (Epstein-Barr-Virus-Erkrankung), zum Aufbau der Milz

Borretschsamenöl-Kapseln werden separat zum Infus eingenommen und übernehmen die Funktion eines Assistenten innerhalb der Rezeptur.

## Brennnessel – Steckbrief

### Urtica dioica, Urtica urens

**Inhaltsstoffe von Kraut und Wurzel:** 1–2 % Flavonoide (Glukoside und Rutinoside von Quercetin, Kämpferol und Isorhamnetin), Scopoletin, Sitosterol, Proteine, Fette, Kohlenhydrate, Spuren von Nikotin, Histamin, Acetylcholin, Serotonin und Ameisensäure (in den Brennhaaren), Leukotriene, Kaffeesäureester, Hormone, Wachs, Schleim, Sekretin, Vit . A, $B_2$, C, E, K, Folsäure, Pantothensäure, Mineralien (1–4 % z.T. wasserlösliche Silikate, Na, K, Ca, Fe, P, S, Cu, Zn, Mn, Ni)

**Samen:** Proteine, Schleimstoffe, fettes Öl (mit 84 % Linolensäure), β-Carotin, Lutein, Violaxanthin, Scopoletin

**Droge:** Kraut, Wurzel, Samen

**Anwendung:** H. Urticae, Rad. Urticae, Sem. Urticae, Tct. Urticae, Press-Saft

**Dosierung:** bis 50 g in einer 200 g Teemischung über 2–3 Rezepturen möglich, 3x tgl. 1 TL getrocknetes Kraut/250 ml, Kraut und Samen in Kombination zusammen bis 50 g/ 200 g Teemischung, 1 gestr. TL der Wurzel oder 1 EL der Samen pro Tasse als heißen Infus, kurativ 4–6 Wochen, von der Tinktur 2–4 TL tgl.

**Energetik:**
Geschmack: süßlich, etwas bitter, leicht adstringierend, mild
Temperatur: leicht warm und trocken

▶ **Wirkt auf Ni, Le, Lu, Mi**

**Wirkungsweise:**
- Tonisiert Qi und Yang der Niere, öffnet Wasserwege
- Tonisiert Yin
- Tonisiert Blut
- Leitet Schleim aus
- Leitet Toxine aus, reinigt Blut
- Stillt Blutungen
- Erwärmt die Oberfläche

## Brennnessel – Monographie

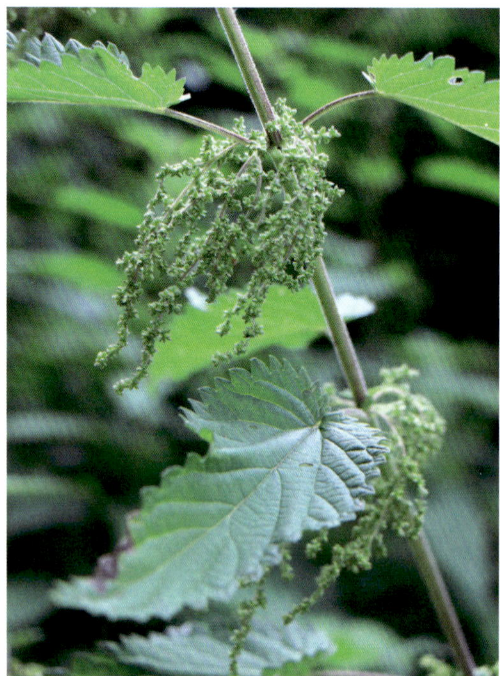

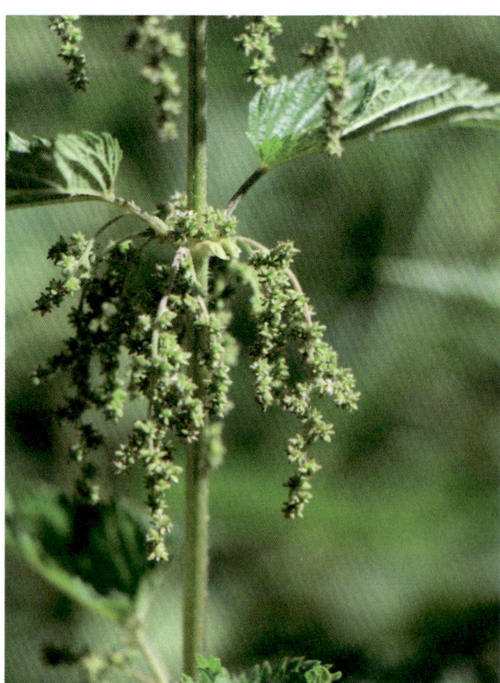

Gehört zu den Brennnesselgewächsen. Weltweit existieren bis zu 50 verschiedene Exemplare. In Mitteleuropa sind die Urticae mit Brennhaaren und die allergenträchtige *Parietaria* ohne Brennhaare bekannt. Wir verwenden Urtica dioica. Sie ist weitverbreitet, findet v. a. in stickstoffhaltigen Böden die Grundlage für ihr Turbowachstum. Als eisenreichste Pflanze wächst sie gern an Plätzen mit Schrott und Eisen. Brennnessel ist eine Kulturbegleiterin unserer Zeit.

Früher schon als Heilpflanze genutzt, wurde sie in der Antike als Aphrodisiakum erwähnt.

Schon die Blattform ist dem Mars zugeordnet, brennend und aggressiv. Nach ihrer Signatur kann ihr Temperament nicht kühl sein.

Bekannt sind Frühjahrskuren mit Press-Säften:

- Jeweils 14 Tage
  - Beginnen mit Löwenzahn
  - Wechseln zu Brennnessel
  - Beenden mit Birke

Brennnessel erdet – sie bringt auf den Boden, senkt Kopflastigkeit und vertieft die Atmung. Sie könnte als Meditationspflanze oder Pflanze der Erkenntnis gesehen werden.

**Inhaltsstoffe:**

- Viele Mineralstoffe, davon Mangan + Eisen, beide ergeben das ideale Bluttonikum
- Hormonähnliche Stoffe wie Histamin, Serotonin
- Schleimstoffe, v. a. in den Samen, die Yin und Blut tonisieren
- Sitosterol, die tägliche Zufuhr von β–Sitosterin mit der Nahrung beträgt ca. 250–300 mg. Im Magen-Darm-Trakt werden ca. 5 % resorbiert
- Phyto-Sterine, wie auch β-Sitosterin in höheren Dosen (3–6 g/Tag) verringern die Resorption von Cholesterin aus dem Magen-Darm-Trakt. Dadurch erfolgt eine Senkung des Blutcholesterinspiegels
- Enthält viele Vitamine A, B, C, K, Folsäure und Mineralien, die fast dem Spektrum an Schüssler Salzen entsprechen
- Fettes Öl in den Samen, ungesättigte Fettsäuren
- Gerbstoffe, die haltend wirken und Blutungen stillen
- Ameisensäure/Methansäure, bekannt u. a. bei Ameisen oder Laufkäferarten, dienen Brennnesseln als Verteidigungswaffe
- Die stilettartigen Brennhaare der Brennnessel sind an der Spitze mit einem Widerhaken versehen. Direkt unterhalb der Spitze ist das Brennhaar stark verdünnt, so dass die Spitze bei einer bloßen Berührung abbricht. Die dabei entstehende, scharfe Kanüle dringt in die Haut des Menschen ein und der Zellsaft gelangt in den Körper
- Acetylcholin ist einer der bedeutendsten Neurotransmitter, sowohl des Menschen, als auch zahlreicher anderer Organismen. Tatsächlich tritt Acetylcholin schon bei Einzellern auf und gilt entwicklungsgeschichtlich als eine sehr alte Substanz. Gleichzeitig ist er der erste bekannte Neurotransmitter (er wurde erstmals 1921 experimentell nachgewiesen) und genießt bis heute intensive Erforschung
- Acetylcholin (ACh) gehört, chemisch betrachtet, zur Gruppe der biogenen Amine und spielt sowohl im zentralen, peripheren, wie auch im vegetativen Nervensystem eine enorm wichtige Rolle. Bekannt ist vor allem seine Funktion als Transmitter an der motorischen Endplatte (neuromuskulären Endplatte), die die willkürliche Kontraktion von Skelettmuskeln vermittelt

Als Droge findet die komplette Pflanze ihre Verwendung:

| | | |
|---|---|---|
| Kraut | steigert Blut | |
| Wurzel | steigert Yang | separat oder kombiniert |
| Samen | steigert Yin | |

### ▶ Wirkung in der TCM auf Ni, Le, Lu, Mi

- Qi- und Yang-Tonikum der Niere
  - Früher als Tonikum für Libido, Potenz
  - Diuretikum par excellence, für alle Ödeme, Aszites, Anasarka geeignet. Scheidet nur pathologische Flüssigkeit aus, deshalb auch in der Schwangerschaft möglich
  - Fördert die Ausscheidung bei Harnsaurer Diathese, Gicht
- Tonisiert Qi, Blut, Jing, v. a. nach Krankheit oder Geburt und als Geriatrikum
  - Bei Haarausfall (aus chinesischer Sicht sind Haare die Spitzen des Blutes, deshalb ist Haarausfall Folge eines Blutmangels)
  - Früher angewandt bei grauen Haaren
  - Samen sind gut einsetzbar bei Nachtschweißen (als Bestandteil in einer Teerezeptur und/oder innerhalb der Ernährung)
  - Zum Blutaufbau, wegen dem hohen Eisen- und Mangangehalt gut geeignet
  - Bei Blässe, Blutleere lohnt sich zusätzlich die Verwendung als Press-Saft oder Pesto in der täglichen Küche
- Milz-Qi-Tonikum, v. a. wenn Hitze nicht vertragen wird
  - Senkt den Blutzucker, wegen dem hohen Chromgehalt, v. a. bei Diabetes mellitus Typ II
- Reguliert bei Bi-Syndromen, Kälte-Bi, Feuchte-Bi, Hitze-Bi. Passt sich der aktuellen Situation an
- Wichtiger Helfer und Assistent zur Ausleitung von Schleim
  - Im VDT
  - In den Bronchien
  - Bei NNH-Beschwerden, reduziert Niesen
- Allergischer Rhinitis, sollte Bestandteil in einer Allergierezeptur sein
  - Bei brennenden Augen ist die Kombination mit Löwenzahn zu empfehlen (siehe Monographie Löwenzahn)
- Toxine ausleitend bei Toxischer Hitze
  - Hitzige Ekzeme, Kontakt-, Sonnen-Allergie, Akne
  - Hervorragend bei seborrhoischem Ekzem/Kopf (entspricht einer Blut-Leere mit Trockenheit einhergehend, die eine Windkomponente zulässt)
- Leber-Qi bewegend durch die Flavonoide
  - Bei schmerzhaften PMS
  - Blutungen stillend durch die Gerbstoffe, auch postpartal
  - Bei Diarrhoe sanft wirkend
- Äußerlich:
  - Brennnessel-Spiritus macht die Leitbahnen frei
  - Nach Traumata und Bi-Syndromen, hat ähnliche Wirkung wie Baunscheidtieren

**In der Tierhaltung:**

- Brennnessel-Pulver über das Tierfutter gestreut, wird gern verfüttert
  - Macht jeden Ackergaul flott (Devise beim Pferdemarkt)
  - Erhöht die Legeleistung der Hühner, gern in Kombination mit Vogelmiere
  - Pflegt das Haarfell
  - Steigert die Milchproduktion
  - Lindert Hauterkrankungen

## Brunnenkresse – Steckbrief

### Nasturtium off.

**Inhaltsstoffe:** Senfölglykoside (Gluconasturtiin), Nitrile, Rhaphanolid-Raphanol, Rhodanwasserstoff, Diastase, Bitterstoffe, Vitamin A, C, D, E; Spurenelemente Ca, Fe, F, C, J, P, S, Mn, Si, As, Zn, Cu, Ge

**Droge:** Kraut, frisch oder getrocknet

**Verwendete Droge:** H. Nasturii, Extr. fl. Nasturtii, Frischpflanzen-Press-Saft, frische Pflanze als Salat

**Dosierung:** 3x tgl. 1,5 TL vom getrockneten Kraut/Tasse zum heißen Infus, Press-Saft 3x tgl. 1–2 TL mit Wasser verdünnt einnehmen, 20 g/Tag frisches Kraut

**Cave!** Kontraindiziert in der Schwangerschaft. Nicht über längere Zeit, nicht für Magenempfindliche und nicht für Kleinkinder, da reizend auf Schleimhäute

**Energetik:**
Geschmack: brennend scharf, leicht bitter, leicht salzig, leicht süßlich (Fluidextrakt)
Temperatur der frischen Pflanze: warm und trocken II. Grad
Temperatur der getrockeneten Pflanze: warm und trocken im III. Grad

► **Wirkt auf Ni, Bl, Le, Gb, Lu, Ma**

**Wirkungsweise:**
- Bewegt Le-/Gb-Qi
- Belebt Qi der Mitte, erwärmt, leitet Feuchtigkeit aus der Milz
- Erfrischt Blut und belebt Qi
- Bewegt Blut und Lymphe, erweicht Verhärtungen
- Erwärmt die Niere, leitet Wasserfülle aus, diuretisch
- Stärkt Jing (Samen)
- Leitet Feuchtigkeit und zähen Schleim aus der Lunge
- Reinigt und leitet Toxine aus
- Anthelminthikum
- Äußerlich Qi und Blut bewegend, schmerzlindernd

# Brunnenkresse – Monographie

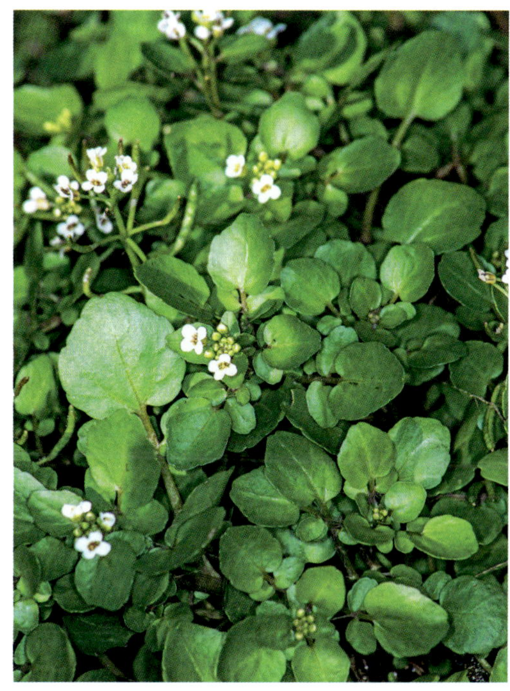

Sie gehört zur Familie der Kreuzblütler. Als echte Wasserpflanze wächst sie weltweit in Quellen, Bächen und Gewässern mit klarem und sauberem Süßwasser. Sie strotzt vor Kraft und Energie, um sich tief und in großen Matten auszubreiten. Sie ist eine viel gerühmte Heil- und Genusspflanze und besitzt ein großes Spektrum an Mineralien (u. a. Jod, obwohl im Süßwasser) und Vitamin C. Für Seefahrer war sie eine Anti-Skorbutpflanze. Heute verwendet man sie oft als Bestandteil in einer Frühjahrskur, zur Blutreinigung, als Stoffwechselstimulanz und Vitaminspender, gemeinsam mit den klassischen Frühjahrskräutern Löwenzahn, Brennnessel, Birke. In der Küche passt sie hervorragend mit anderen frischen Kräutern als Salat, im Quark zu Kartoffeln oder Nudeln.

In der Volksheilkunde wurde Brunnenkresse bei Gallensteinen, Gelbsucht und gegen *Hauptweh* empfohlen. Sie galt als fördernd für die Produktion der Verdauungs- und Gallensäfte, anregend für den Stoffwechsel und reinigend für das Blut. Hilfreich bei rheumatischen Beschwerden und Bronchitis. Lonicerus war sich der Wirkung bewußt und warnte schon früh vor dem Genuss der scharfen Pflanze für Schwangere.

Sie wächst bis zu 20 cm, dehnt sich großflächig bis zu 1 m aus. Die dunkelgrünen Blätter sind saftig, glatt, glänzend, unpaarig gefiedert, fast herzförmig. Die Stängel sind kantig, hohl, fleischig, stark verzweigt, kriechend bis aufrecht. Kleine, weiße Blüten schließen sich an und bilden bis zu 2 cm lange Schoten mit 2-reihigen Samen aus.

Im Frühjahr sammelt man nur die zarten Blätter ohne Wurzeln. Blütezeit ist im Sommer.

Den scharfen Geschmack liefern die Senfölglykosiden, die auch ihre Wärme bewirken. Als echte Wasserpflanze schöpft sie Kraft aus den Gewässern. Sie wirkt auf das Yin und Yang des Körpers. Sie wärmt und nährt, bewegt Säfte, tonisiert den Stoffwechsel, wirkt diuretisch und erweicht Verhärtungen.

### ▶ Wirkt auf Ni, Bl, Le, Gb, Lu, Ma

**Leber:**

- Bewegt Qi, fördert den Gallenfluss
  - Bei Obstipation
  - Bei Ikterus
  - Hepatosplenomegalie
  - Bei vaginalem Juckreiz
  - Müdigkeit

**Mitte:**

- Tonisiert die Milz
  - Regt den Stoffwechsel an
  - Bei metabolischem Syndrom, Diabetes, Fettstoffwechselstörungen
  - Bei breiigem Stuhl
- Tonisiert den Magen, regt die Magensäfte an
- Bei Hypothyreose

**Blut:**

- Tonisiert das Blut
- Unterstützt die Blutbildung durch den Mineralien-Mix
- Erfrischt Blut und belebt das Qi
- Bewegt bei Durchblutungsstörungen

**Lymphe:**

- Leitet Feuchtigkeit und Schleim aus
- Erweicht Verhärtungen (ist warm, auflösend und bewegend)
  - Bei benignen und malignen Tumoren
  - Struma
  - Steinleiden und Gries
- Bewegt bei Lymphstauungen

**Niere:**

- Wärmt die Nieren
  - Löst Nierengries
  - Wirkt diuretisch bei Harnstau, Ödemen, Hydrops
- Bi-Syndromen mit Feuchtigkeit und Kälte
  - Wie z. B. bei Gicht
- Stärkt das Jing (Samen)
  - Bei Schwerhörigkeit
  - Parodontose, wackelnden Zähnen

**Lunge:**

- Tonisiert die Lunge
  - Bewegt Schleim und leitet aus
  - Tonisiert das Wei-Qi
  - Bei chronischer Bronchitis
  - Frische Blätter wirken desinfizierend im Mund- und Rachenraum
- Reinigt und leitet Toxine aus
- Äußerlich als Cremes, bewegt Qi und Blut, lindert Schmerz

## Cayenne-Pfeffer – Steckbrief

### Capsicum frutescens, C. annuum

**Inhaltsstoffe:** 0,3 % Capsaicinoide (63–77 % Capsaicin, 20–32 % Dihydrocapsaicin, Nordihydrocapsaicin, Homodihydrocapsaicin), fettes Öl, Flavonoide, Carotinoide, ca. 125 sehr komplex zusammengesetzte, flüchtige Komponenten, Sapogenine, Glukose, Galaktose, Xylose, Solanin, Proteine, Lecithin, Spurenmineralien Ca, P, Fe, Vitamin A, B, und viel Vitamin C

**Droge:** Frucht

**Verwendete Droge:** Fruct. Capsici; Tct. Capsici, Extr. fl. Capsici, Salben, Linimente, Pflaster

**Dosierung:** 1 TL der getrockneten Früchte/Tasse, davon 2–4 TL einnehmen (evtl. weiter verdünnen), Tinktur: 1–5 Tropfen, langsam steigern auf 10 Tropfen (die innerliche Verabreichung wird von der Kommision E abgelehnt)

**Cave!** Kontraindiziert bei Fülle-Hitze, bei akuten Entzündungen (außer bei Wind-Kälte) und in der Schwangerschaft. Äußerlich vorsichtig anwenden, da Haut und Schleimhäute, sowie sensible Nerven geschädigt werden können. Urticaria ist eine mögliche allergische Reaktion

**Energetik:**
Geschmack: brennend scharf
Temperatur: heiß und trocken im IV. Grad

► **Wirkt auf Mi/Ma, Lu, He, Ni**

**Wirkungsweise:**
- Erwärmt das Innere, zerstreut Kälte (bei Leere-Kälte und Fülle-Kälte)
- Erwärmt die Niere
- Erwärmt das Herz, öffnet die Portale
- Erwärmt die Mitte
- Öffnet die Oberfläche, leitet Wind-Kälte aus
- Bewegt äußerlich Qi und Blut

# Cayenne-Pfeffer – Monographie

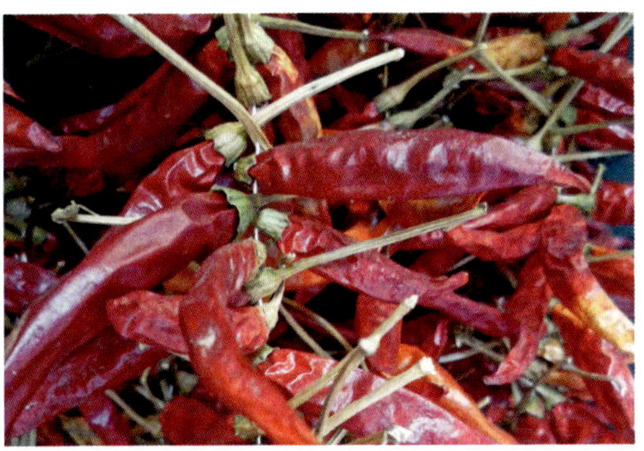

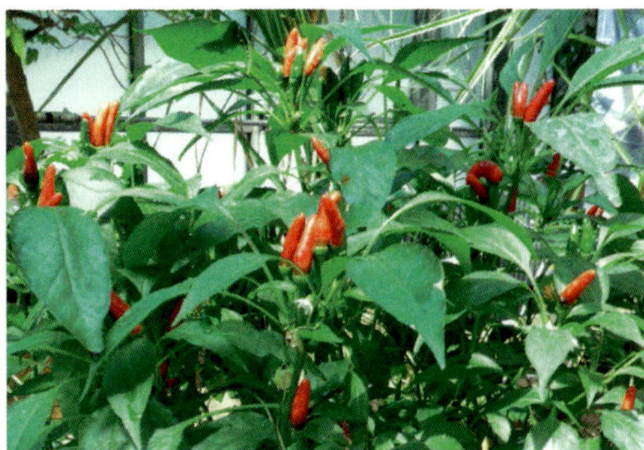

Capsicum nimmt in der Gruppe der Yang-Tonika eine Sonderstellung ein. Es handelt sich bei dieser außergewöhnlichen Pflanze um eine Stimulanz, nicht um ein Tonikum.

Die scharfen Früchte wurden durch die spanischen Eroberer von Mittelamerika noch Europa gebracht. Indianische Ureinwohner setzten Chili als Heilpflanze ein. Cayennepfeffer wird nicht, wie man aus seinem Namen schließen könnte, aus der Frucht eines Pfeffergewächses (Piperaceae) gewonnen, sondern gehört zur Familie der Nachtschattengewächse (Solanaceae). Der buschige, ca. 50–100 cm hohe Halbstrauch hat lanzettliche, hell- bis dunkelgrüne Blätter. Sie wachsen an kantigen, im oberen Bereich, etwas sparrig-verzweigten Ästen. Die weißen Blüten treten paarweise oder in Gruppen auf. Aus den Blüten entwickeln sich leuchtend orangerote, hohle, leicht gebogene, spitzzulaufende Früchte.

Als Cayennepfeffer bezeichnet man im Allgemeinen die gemahlenen, getrockneten und scharfen Früchte der „Chilisorte Cayenne". Unter diesem Namen sind weitere Gewürzpulver im Handel. Man stellt sie aus anderen cayenne-ähnlichen Sorten her. Cayenne zeichnet sich durch einen etwas rauchigen, leicht bitteren Geschmack aus. Die brennende, beißende Schärfe kann zu einer kleinen „Schärfe- Explosion" im Mund führen. Durch die Reizung fließen auch viele Tränen. Der Schärfegrad der einzelnen Pflanzen wird in Scoville-Einheiten gemessen. Cayenne ist mit 30.000–50.000 Scoville-Einheiten angegeben. Zum Vergleich Paprika besitzt 0 Scoville-Einheiten. Zu den schärfsten Chilis zählen die Habaneros, die mit einem Schärfegrad von 150.000–300.000 SC im Handeln sind.

In der Medizin wird der Schärfegrad der verwendeten Heilpflanzen in HPLC ermittelt. (HPCL = Hoch-Leistungs-Flüssigkeits-Chromatographie)

**Inhaltsstoffe:**
Die Schärfe wird hervorgerufen durch die Capsaicinoide, deren Hauptbestanteil Capsaicin ist. Bei regelmäßiger oraler Einnahme reduziert sich das heiße Brennen im Mund.

### ▶ Wirkung in der TCM

Der hitzige Charakter und die extreme Schärfe wirken durchwärmend, zerstreuend und Oberfläche öffnend. Capsicum erwärmt das Innere bei Yang-Leere. Bei eingedrungener Fülle-Kälte wird, durch das Öffnen der Oberfläche, die Kälte zerstreut. Außerdem hat es eine bewegende Wirkung bei Kälteblockaden. Capsicum nimmt unter den Heilpflanzen eine Sonderstellung ein. Durch das feurige Temperament liegt der Behandlungsschwerpunkt in der äußeren Anwendung und nicht in der oralen Einnahme.

Nicht jeder verträgt Cayenne-Pfeffer. Menschen mit empfindlicher Haut, reagieren evtl. auf den starken Reiz mit heftiger Hautrötung und Brennen. Es ist ratsam Cremes oder Salben zunächst an einer kleinen Stelle auszuprobieren, um die Hautreaktion zu beobachten.

**Cave!** Cayennepfeffer darf nicht in Kontakt mit Schleimhäuten kommen, also nicht in Nase oder Augen geraten. Um dies zu vermeiden ist gründliches Waschen der Hände von großer Bedeutung. In manchen Fällen ist das Tragen von Einmalhandschuhen zu empfehlen

### ▶ Wirkt auf

**Verdauungstrakt (VDT):**
- Vertreibt Kälte im Verdauungstrakt
  Symptome:
  - Weiche Stühle
  - Appetitmangel
  - Leicht aufgeblähtes Abdomen
  - Bei Kälte im Dickdarm, Obstipation mit dumpfen, tief empfundenen Bauchschmerzen, die sich durch Wärme bessern

**Nieren:**
- Vertreibt Kälte in den Nieren, bei Nieren-Yang-Mangel
  - Schmerzen in der LWS, Lumboischialgie, Bandscheibenproblemen
  - Kälteempfindung in der LWS und Knie
  - Frieren und Kälteaversion
  - Kalten Füßen
  - Libido-Schwäche, Fortpflanzungsschwäche

- Tinnitus mit Rauschen, Schwindel
- Weichem Stuhlgang

Kombinierbar mit:
Äußerlicher Anwendung als Einreibung oder Wärmepflaster im unteren Rücken

**Herz:**
- Kälte im Herz, bei Herz-Yang-Mangel
  - Öffnet das Herz
  - Wärmt das Herz (häufiger im Gebrauch sind Pflanzen, wie Melisse, Bitterorange oder Basilikum)

**Milz/Magen:**
- Erwärmt die Mitte bei
  - Verdauungsstörungen, mit unverdauten Nahrungsanteilen
  - Wässrigem Stuhlgang, wässrigem Erbrechen
  - Kältesymptomatik

  Zusätzlich mit äußerlicher Anwendung, wie Salben oder Wärmepflaster unterstützen

**Äußerliche Anwendung mit Salben, Cremes oder Wärmepflaster zur:**
- Anwendung bei degenerativen Schmerzen
  Degenerative, chronische Schmerzen erfordern immer eine langfristige Anwendung
  - Schulter-Arm-Syndrom, Frozen Shoulder
  - Knie- und Hüft-Arthrose
  - Arthrose der Wirbelsäule, Arthrose der Wirbelgelenke (Facettengelenksarthrose), Polyarthrose z. B. der Hände
- Bei entzündlichen Schmerzen
  - Arthritis
  - Gicht, Psoriasis-Arthritis
  - Fibromyalgie (bedarf einer langen Anwendung)
  - Neurogenen Schmerzen
  - Zoster-Neuralgie, hier erst nach Abklingen der Hautsymptomatik anwenden!
  - Diabetischer Neuropathie
  - Phantomschmerz am Stumpf
  - Trigeminusneuralgie
  - Polyneuropathien
- Akute muskuläre Schmerzen stellen eine Sonderform dar. Sie erfordern in der Regel eine sofortige, aber kürzere Anwendungsdauer
  - Häufig bei Schulter-Nacken-Syndromen
  - Schulter-Arm-Syndromen
  - Paravertebrale Verspannungen, häufig ausstrahlend bis in den Brustkorb, die zu Engegefühl mit Dyspnoe führen können

- Bei Ischialgie und Lumboischialgie
- Akutem Schiefhals (sehr schmerzhaft und ausgesprochen unangenehm)
- Muskelanspannungen, Muskelverspannungen und Myogelosen im Schulter-Nacken-Bereich
- Stumpfen Traumata, wie schweren Prellungen, Quetschungen (Kontusionen), Verstauchungen (Distorsionen), Verrenkungen (Luxationen), sowie Knochenbrüchen (Frakturen)

**Wirkmechanismus bei der Anwendung von Cayenne-Pfeffer als Applikation auf der Haut:** Bei der äußeren Anwendung von Capsaicin erfolgt eine sofortige, spezifische Bindung an die afferenten, nozizeptiven Nerven. Diese Nerven werden auch als C-Fasern bezeichnet und gehören zum Schmerzwahrnehmungssystem. C-Fasern befinden sich in der Haut, Muskulatur, Gelenken und Organen. Durch eine vermehrte Ausschüttung von Schmerzbotenstoffen, insbesondere der Substanz-P, wird Histamin freigesetzt. Histamin ist ein sogenannter Entzündungsmediator, dessen Freisetzung zur lokalen Erweiterung der Blutgefäße führt. Die Haut reagiert mit Rötung und einem brennenden Gefühl. Angenehmer Effekt ist das durchdringende, flächige Wärmegefühl. Die intensive Erwärmung und die gesteigerte Durchblutung regen den Stoffwechsel an. Stoffwechselendprodukte können vermehrt und vor allem schneller aus dem Muskelgewebe abtransportiert werden. Schmerzhafte Muskelverspannungen lassen nach. Ganz nebenbei fördert die tiefenwärmende Wirkung von Capsaicin die Produktion von Gelenkschmiere. Nur, wenn die Gelenke gut geschmiert sind, lassen sie sich optimal bewegen und schmerzen nicht. [24]

Schmerzen und Entzündungen werden bei längerer Anwendung gehemmt.

Die massive Freisetzung an Schmerzboten, führt zu deren Mangel in den Neuronen. Dadurch kommt es zur Capsaicin-Desensibilisierung. Die Folge ist eine Herabsetzung der Schmerzempfindlichkeit im betroffenen Areal.

Wichtig ist die konsequente Anwendung über mehrere Wochen. Durch Entleeren des Substanz-P-Speicher (Schmerzbotenstoff) in den Nervenendigungen, kann die Übertragung von Schmerzreizen aus der Haut, der Muskulatur und den Gelenke an das Gehirn nicht mehr erfolgen und wird nachhaltig gehemmt. Dieser Wirkmechanismus erklärt, warum die Schmerzübermittlung nach Absetzen der Therapie ausbleibt. Um den Substanz-P-Speicher zu leeren, braucht es etwas Zeit, manchmal sogar einige Wochen. Daher ist es unbedingt erforderlich die Salbe regelmäßig, mehrmals täglich tief einzumassieren. Anfängliche Hautreaktionen lassen in der Regel nach wenigen Tagen nach. Zeichnet sich eine echte Unverträglichkeit ab, muss die Salbe unverzüglich abgesetzt werden.

Im Handel werden viele capsaicin-haltige Salben, Pflaster und Tinkturen angeboten.

Die verschiedenen Produkte sind grundsätzlich nach Anordnung des Herstellers zu verabreichen.

**Tipp**

Um einen schmerzlindernden Erfolg zu verzeichnen, muss die Salbe oder Creme konsequent über einen längeren Zeitraum mehrmals täglich einmassiert werden. Das Hautareal sollte vor jeder Anwendung abgewaschen werden. Nur dann kann der gewünschte Wirkmechanismus einsetzen. Viele Hersteller geben eine Anwendungsdauer von zwei Tagen an. Dieser Zeitraum ist völlig unzureichend, um ein chronisches Geschehen zu lindern.

## Curcuma – Steckbrief

### Curcuma longa

**Inhaltsstoffe:** 3–5 % Curcuminoide, u. a. ein nicht flüchtiger, gelber Farbstoff (Curcumin), 2–7 % ätherisches Öl (Sesquiterpene u. a. Turmeron, Zingiberen, Curcumen, Sesquiphellandren, Germacron, Bisabolon), immunologisch aktive Polysaccharide (Ukonan A), Stärke

**Droge:** Wurzelstock

**Verwendete Droge:** Rhiz. Curcuma longae

**Dosierung:** in einer 200 g Teemischung bis 30 g (Assistent), 3x tgl. 1 EL des getrockneten Rhizoms/Tasse zum heißen Infus, Fertigpräparate (TRUW, Dr. Loges u. a.)

**Cave!** Kontraindiziert in den ersten vier Schwangerschaftsmonaten, da zu bewegend. Bei bekannten Gallensteinen, mit Tendenz zu Koliken

**Energetik:**
Geschmack: aromatisch-scharf, leicht bitter
Temperatur: warm und trocken

► **Wirkt auf Le, Gb, Mitte**

**Wirkungsweise:**
- Bewegt Le-Qi
- Bewegt stagniertes Qi in Milz und Magen
- Bewegt stagniertes Qi in der Niere (diuretisch bei Harnstau)
- Bewegt Qi und Blut

## Curcuma – Monographie

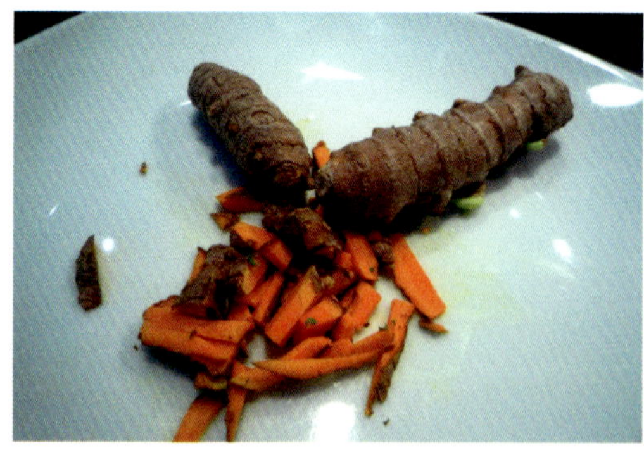

Curcuma gehört, wie seine Verwandten Ingwer und Kardamom, zur Familie der Ingwer-Gewächse und wächst unter ähnlichen klimatischen Bedingungen im tropischen und subtropischen Klima. Es ist eine mehrjährige Pflanze mit tief angesetzten, länglichen Blättern. Sie erreicht eine Höhe von knapp 1 m. Benutzt wird der orange-gelbe Wurzelstock, der sich fingerdick ausdehnt. Täglich und in großzügigen Mengen wird er in Asien als Gewürz, als Heilmittel und zum Färben von Stoffen und Götterbildern verwendet. In China nutzt man verschiedene Curcuma Sorten. Ein Vertreter wäre Curcuma xanthorizza. Er gilt als noch choleretischer und bewegender.

Pharmakologische Studien bestätigen die anregende Wirkung auf Leber und Galle, bedingt durch den Bestand an Curcuminoiden (v. a. Curcumin) und ätherischen Ölen.

Erstaunlich ist die Wirkung auf den Gallenfluss. Der Dickdarm beeinflusst über eine Feedback-Reaktion die Leber und somit die Produktion von Gallensaft quantitativ und qualitativ. Die Zusammensetzung einer physiologischen Gallenflüssigkeit wirkt präventiv auf die Entstehung von Darmkrebs. Die Knolle gilt als Antikrebsmittel, zytostatisch, zytostoxisch!

Die trocknende, antientzündliche, adstringierende, antikanzerogene und mittestabilisierende Wirkung macht Curcuma zur Heilpflanze bei Nässe-Hitze-Erkrankungen im Darm (Colitis ulcerosa, Colon irritabile, Darmerkrankungen durch Lebereinfluss). Sie tonisiert die Verdauungskräfte, speziell bei gestörter Eiweißverdauung, die oft verantwortlich für allergische Hautreaktion, wie Neurodermitis ist.

Die Kombination mit kieselsäurehaltigen Kräutern, wie Ackerschachtelhalm oder Beinwell zum Stärken der Knochen, Sehnen und Bändern, wird oft beschrieben.

Mittlerweile ist Curcuma in Mode gekommen, zahlreiche Fertigpräparate existieren auf dem Markt. Unterschiedliche Aussagen bestehen bezüglich der Bioverfügbarkeit, schwarzer Pfeffer soll steigernd auf die Transformation wirken. Je nach Hersteller wird sie propagiert oder als nichtig beschrieben.

Neben der medizinischen Verordnung sollte Curcuma fester Bestandteil in der täglichen Ernährung sein. Der empfohlene Verbrauch beträgt 1,5–3 g täglich.

### ▶ Wirkung in der TCM

Durch seine Wärme und Schärfe ist Curcuma nicht nur ein yangisierendes Gewürz, sondern v. a. ein guter Blutbeweger

**Auf Leber/Galle:**

- Bei Gallenstau, schwacher Sekretion
  - Bei vorhandenen Gallensteinen mit Vorsicht, da sehr bewegend
  - Verbessert die Gallenmischung aus Lecithin, Gallensalze, Cholesterin. Häufig besteht hier ein Ungleichgewicht, v. a. in Zusammenhang mit emotionalen Problemen der Leber

**Wirkt auf die Mitte:**

- Verdauungsmittel bei Diarrhoe, Blähungen, verhindert einen Leber-Angriff auf die Milz
- Früher eingesetzt bei Milz-Qi-Mangel und Milz-Yang-Mangel in Kombination mit Fenchel plus Galgant plus Nelken plus Koriander

**Niere:**

- Mildes Nierenmittel, diuretisch

## Damiana – Steckbrief

### Turnera diffusa

**Inhaltsstoffe:** Ätherisches Öl (trizyklische Sesquiterpene, Thymol, Calamen, Pinen, Cineol, Arbutin, u. a.), Alkaloide, Bitterstoffe (Damianin), Flavonoide, Gerbstoffe, Gummi, Harz

**Droge:** Blätter

**Verwendete Droge:** Fol. Damianae

**Dosierung:** in einer 200 g Teemischung 30 g der getrockneten Blätter, 1 TL/Tasse, 3x tägl.. Die Verwendung von Fertigpräparaten in Kapselform ist bewährt.

**Cave!** Nicht überdosieren, kontraindiziert bei Leere-Feuer mit nervöser Übereiztheit. Starkes Tonikum – NICHT bei sehr geschwächten Personen. Vorsicht bei Verdauungsproblemen mit wechselndem Stuhl!

**Energetik:**
Geschmack: aromatisch-bitter, scharf
Temperatur: warm, trocken

► **Wirkt auf Ni, He, UT**

**Wirkungsweise:**
- Tonisiert das Yang der Niere, hält das Qi der Niere
- Tonisiert das Qi und das Yang des Herzens
- Tonisiert das Qi von Milz und Magen
- Tonisiert und erwärmt den Uterus

## Damiana – Monographie

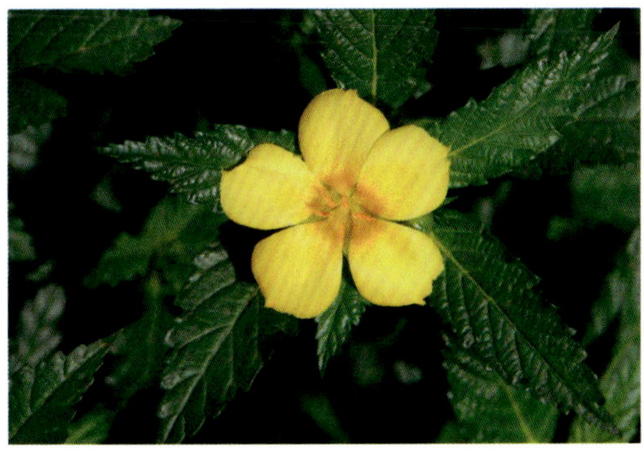

Gehört zur Familie der Damiana-Gewächse (Turneraceae). Es ist ein aromatisch riechender Strauch von 1–2 m. Die blass grünen Blätter sitzen an kurzen Stielen, sind lanzettlich und gesägt. Die kleinen, gelben Blüten mit fünf Blütenblättern entwickeln sich zu kleinen, süßen Früchten. Damiana ist in Mittel- und Südamerika und auf den westindischen Inseln heimisch. Wächst bevorzugt auf trockenem Boden in sonniger Lage.

Die Maya-Indianer nannten das Kraut *mis kok* (Asthmabesen) oder *misib kok* (das Wesen, das Asthma wegfegt).

*Der Asthmawind nimmt vom Körper Besitz, atmet seine Luft und schwächt seine Glieder. Er bringt Atemnot und Depression, er macht auch impotent und zerstört alle sexuelle Lust. [17]*

Das Kraut war in Mexico eine der wichtigsten Heilpflanzen und wurde als Abkochung, gesüßt mit Bienenhonig eingenommen. Unfehlbar gegen Husten, Heiserkeit, Asthma, außerdem gegen Gehirnschwäche, Impotenz und Entzündungen der Hoden.

Zwei Missionare nutzten die Heilkraft um die Bevölkerung zu bekehren. Die Zwillinge hießen Damian und Kosmas. Damian wurde nach einem Märtyrertod Schutzpatron der Apotheker, Kosmas, der etwas Frömmere dient als Schutzpatron der Ärzte. Seit dem 17. Jahrhundert ist das Heilkraut in Europa bekannt.

Anbau findet auch heute überwiegend in Mexico statt, wobei Wildsammlungen stärkere Wirkungen zeigen. Importiert werden weltweit große Mengen, die rezeptfrei zu Kapseln verarbeitet werden. Nicht selten ist die Kombination mit Bestandteilen anderer Pflanzen, wie Sabalfrüchte, Yohimbin, Süssholz u. a. auch eingelegt in Agavenschnaps auf dem Markt.

Über die Inhaltsstoffe liegen nicht viele Daten vor:

Bis 0,7 % Arbutin (Glukosid von Hydrochinon), ätherisches Öl, davon hauptsächlich Sesquiterpene und das Monoterpen Thymol (ca. 4 %), Alkaloide, Bitterstoffe (Damianin), Flavonoide (Gonzalitosin), Gerbstoffe, Harz, Gummi.

**Heilwirkung:** bakterienhemmend, allerdings ist der Gehalt an Arbutin zu gering, außerdem gibt es deutlich stärker wirkende Pflanzen (Bärentraubenblätter mit 12 %, nur im alkalischen Urin), blutzuckersendend und vor allem aphrodisierend. Als Sexualtonikum bedarf es nach J. Ross 60 ml Extrakt, auf drei Dosen /Tag verteilt. Maximal über 2 Monat, kurativ!

In der TCM wird Damiana als Qi-Tonika alleinig, gelegentlich auch als Assistent in einer Individualrezeptur benutzt. Für **eine** Rezeptur!

Die Verordnung der Heilpflanze ist mit Respekt durchzuführen, Damiana hat Alkaloide, die als kosmisches Pflanzengift anzusehen sind.

Es ist ein starkes Tonikum und sollte deshalb nicht bei ganz Geschwächten benutzt werden.

## ▶ Wirkung in der TCM

- Wärmend für die Niere, aphrodisierend, steigert die Libido
  - Bei Infertilität unterstützend
- Hält das Qi der Niere bei Blasenschwäche, Inkontinenz, Spermatorrhoe
- Hormonanregend über die Hypophyse
  - Im Klimax, dann aber die Hitze mit kühlenden Kräutern kompensieren
  - Weißem Fluor
  - Degenerativen Genitalien
- Erwärmt den Uterus bei ausbleibender Menstruation, unregelmäßiger Menstruation, menstruellen Schmerzen (wirkt auf den Chong mai)
- Tonisiert bei mangelndem Antrieb, stärkt die psychische und physische Leistungsfähigkeit (Hauptaspekt bei den Indianern)
- Tonisiert Milz und Magen
  - Steigert den Appetit

**Info**

Anwendung findet bevorzugt bei Frauen statt, bei Männern eher auf Yohimbe (Siehe Monographie) zurückgreifen.

**Tipp**

Da die Herkunft von Damiana nicht gesichert ist, sollte die Anwendung abgewogen werden. Als Aphrodisiakum gibt es unter den westlichen Kräutern gute Alternativen. Siehe z. B. Bohnenkraut, ein Küchenkraut, dass in fast jedem Garten heimisch ist.

## Ebereschen – Steckbrief

### Sorbus aucuparia

**Inhaltsstoffe Früchte:** Glukose, organische Säuren (Apfel-Zitronen-Bernstein-Wein-Sorbinsäure und giftige Parasorbinsäure), bis zu 12 % Sorbit, Gerbstoffe, Wachs, Pektin, Carotin, wenig äther. Öl, 38 % Vit. C, Mineralien Ca, Mg

**Droge:** getrocknete Beeren

**Verwendete Droge:** Fruct. Sorbi

**Dosierung:** in einer 200 g Teemischung 15–20 g (Assistent), 2x tgl. 2 TL der getrockneten Beeren/Tasse zum heißen Infus

**Cave!** Die Beeren enthalten Parasorbinsäure und sind in unbehandeltem Zustand für den Menschen schwach giftig. Beim Verzehr der frischen Beeren können, abhängig von der Verzehrmenge, Verdauungsbeschwerden, wie Erbrechen und Durchfall auftreten. Durch Kochen wird die leicht toxische Parasorbinsäure in die ungefährliche Sorbinsäure umgewandelt.

**Kontraindikation:** Kinder sollten keine ungekochten Vogelbeeren essen. Sollten sie vielleicht doch eine Beere versuchen, stellen sie den weiteren Konsum aufgrund der Bitterkeit schnell ein.

**Energetik:**
Geschmack: sauer, adstringierend, bitter
Temperatur: kalt und trocken

► **Wirkt auf Le, Mi, Ma**

**Wirkungsweise:**
- Besänftigt Inneren Wind
- Adstringierend, hält das Blut, stillt Blutungen
- Stärkt das Qi von Milz und Magen
- Diuretikum

# Ebereschen-Monographie

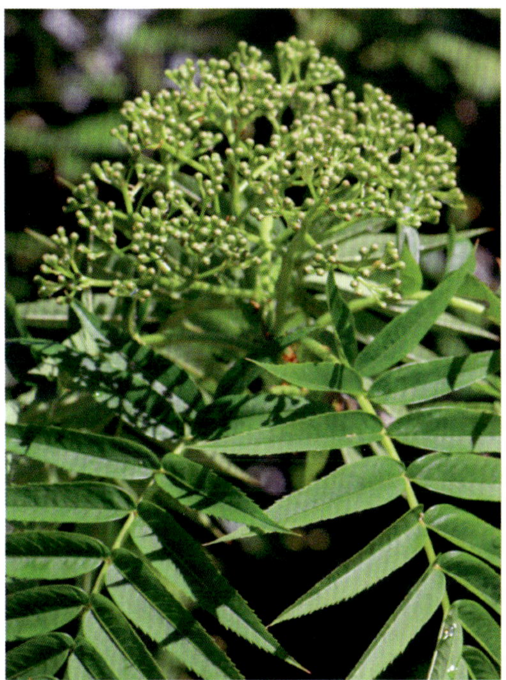

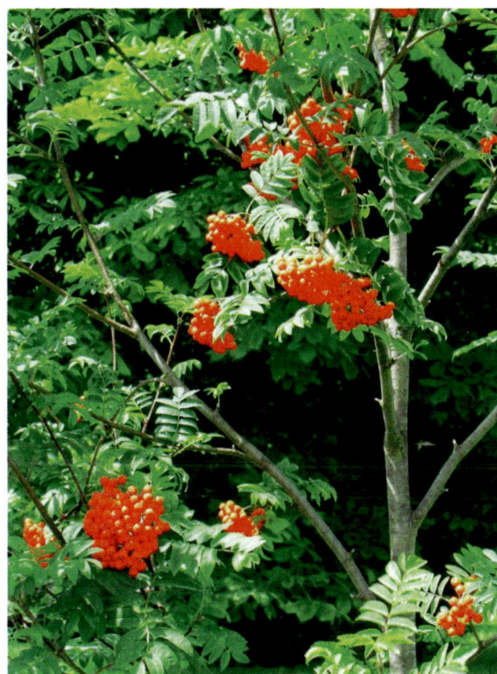

Die Eberesche ist kein imposanter Baum. Sie wächst als kleiner Baum mit einer Höhe von 3–15 m. Von Mai–Juni verzücken ihre kleinen, weißen, doldigen Blütenstände den Betrachter. Die hellroten Beeren reifen im Sommer und können im Frühherbst geerntet werden. Ihre Blätter sind länglich-eiförmige, gesägt und unpaarig gefiedert. Man findet die Eberesche auf Kahlschlägen im Wald, an lichten Wegrändern, in Gebüschen, in Parkanlagen und an Straßenrändern. In Gärten lockt sie mit ihren Beeren die Vögel an und bietet dem Gärtner etwas Schatten. Die Eberesche stellt keine hohen Ansprüche an ihren Standort. Sie begnügt sich mit einem nährstoffarmen Lehm-/ Sandboden oder einem moorigem Untergrund. Wichtig für ein gutes Gedeihen sind für den Baum viel Licht und eine hohe Luftfeuchtigkeit. Die Eberesche ist vielen unter dem Namen Vogelbeere bekannt, aber auch Eibischbaum oder Drosselbeere sind geläufig. Man geht davon aus, dass mehr als 60 verschiedene Vogelarten die kleinen, apfelartigen Früchte auf ihrem Speiseplan willkommen heißen. Aus den Beeren wurde der Zucker-Austauschstoff Sorbit gewonnen. Sorbit dient als Lebensmittel-Süßstoff und wirkt abführend. Unsere keltischen Vorfahren pflanzten die Eberesche an, um Unheil von ihren Siedlungen und ihren Lagerstätten fernzuhalten. Die alten Germanen verehrten die Eberesche als glücksbringenden Baum. Im Mittelalter etablierten sich die Beeren als fester Bestandteil der Kräuterheilkunde. Sie wurden hauptsächlich als Abführmittel, bei Rheuma, Gicht und bei Nierenleiden eingesetzt.

**Inhaltsstoffe:**
Die Beeren enthalten Parasorbinsäure, die in unbehandeltem Zustand für den Menschen schwach giftig ist. Beim Verzehr der frischen Beeren können abhängig von der Verzehrmenge Verdauungsbeschwerden, wie Erbrechen und Durchfall auftreten. Durch Erhitzen, Kochen zu Marmelade, Mus oder Verarbeitung zu Schnaps, Likör, Saft wird die leicht toxische Parasorbinsäure in die ungefährliche Sorbinsäure umgewandelt. Sorbinsäure (E200) ist ein bekanntes Konservierungsmittel, das in der Lebensmittelindustrie verwendet wird. Sorbit (E420) ist ein Zuckeraustauschstoff, der als Süßstoff eingesetzt wird. Seine Verstoffwechselung im Körper erfolgt ohne Insulin, weshalb es sich sehr gut für Diabetiker eignet. Da Sorbit eine deutlich geringere Kaloriendichte als Zucker aufweist, wird es gerne für die Herstellung von diabetischen Lebensmitteln oder in Light-Produkten verwendet.

## ▶ Wirkung in der TCM

Die kalte und trockene Vogelbeere mit ihrem sauer, bitteren Geschmack und ihrer adstringierenden Wirkung, eignet sich besonders gut, um das Blut in den Gefäßen zu halten und Blutungen zu stillen. Die Bedeutung von adstringierend, bitter und sauer mit seinen Eigenschaften wird folgend erklärt:

- Adstringierend und stabilisierend auf Qi, Blut, auffüllend für Yin und Jing
  - Der adstringierende Charakter der Beeren hat eine festigende und stabilisierende Wirkung auf das Qi. Dadurch werden die Organe am Ort und das Blut in den Gefäßen gehalten. Genauso verhält es sich mit der Energie die im Innern gehalten und gebunden wird. Durch die adstringierende, zusammenziehende, haltende Eigenschaft der Beeren können Defekte im Yin und im Jing aufgefüllt werden. Adstringierende Pflanzen wirken außerdem kühlend und blutstillend.
  - Bitter:
    Der bittere Geschmack trocknet und leitet Nässe aus, sodass Bitterpflanzen auch eine diuretische Wirkung haben. Hitze wird nach unten abgesenkt und ausgeleitet. Dieser Mechanismus wirkt insgesamt beruhigend auf alle Systeme. Qi und Yin können sich wieder aufbauen und unterstützen damit den allgemeinen Genesungsprozess. Der bittere Geschmack tonisiert das Qi und hilft dem Körper eingedrungene Pathogene Faktoren zu eliminieren. Nur ein gut tonisiertes und somit ein starkes Qi kann sich bewegen und Hitze beseitigen.
  - Sauer:
    Sauer hat die Eigenschaft festigend und stabilisierend auf das Qi zu wirken. Sauer verhindert die Zerstreuung und stärkt das Wei-Qi. Gleichzeitig wird die Haltefunkton des Geistes gestärkt, der sich gut verankert, klar und stark präsentieren kann.

**Leber:**

- Besänftigt Inneren Wind

  Ursachen für Inneren Wind sind extreme Hitze, Aufsteigendes Leber-Yang, Leber-Feuer, Leber-Blut-Mangel:

  **Extreme Hitze**

  Äußere Wind-Hitze wandelt sich in Innere Hitze. Gelangt die Hitze in die Blutschicht, kann die Entstehung von Innerem Wind ausgelöst werden. Extreme Hitze tritt im Rahmen fieberhafter Infektionskrankheiten oder beispielsweise einer Sepsis auf.

  Symptome sind

  - Hohes Fieber
  - Nackensteifigkeit
  - Konvulsionen
  - Tremor der Extremitäten
  - Bei sehr schwer verlaufenden Krankheitsprozessen kann der Patient in ein Koma fallen

  **Aufsteigendes Leber-Yang**, aufgrund eines Leber-Yin-Mangels angezeigt durch

  - Tics
  - Parästhesien, Kribbeln oder Taubheitsgefühl in den Extremitäten, Tremor der Extremitäten
  - Muskelzucken, Muskelkrämpfen
  - Akuten Sehstörungen (Augenflimmern)
  - Plötzlichem, starkem Schwindel, Gedächtnisschwäche
  - Tinnitus
  - Kopfschmerzen, Migräne, Reizbarkeit
  - Hypertonie
  - Trockenem Hals

  **Aufsteigendes Le-Yang**, aufgrund eines Blut-Mangels, weist fast die gleichen Symptome wie beim einem Leber-Yin-Mangel auf

  - Unklares Sehen
  - Feiner Tremor
  - Gesichts-Tics
  - Taubheit oder Kribbeln in den Extremitäten
  - Schlafstörungen
  - Hypomenorrhoe
  - Gedächtnisschwäche

  **Leber-Feuer-Symptome sind**

  - Intensive und pochende Kopfschmerzen im Bereich der Scheitelregion und im Bereich der Augen

  - Plötzlicher, hochfrequenter Tinnitus, oft begleitet von einem ausgeprägten Schwindel. Hörsturz, Taubheit oder eine plötzliche Schwerhörigkeit können außerdem auftreten
  - Konjunktivitis, Mundtrockenheit, bitterer Geschmack

Allgemeine Hitzeanzeichen sind
- Hitzegefühl
- Ausgeprägte Unruhezustände, Wut, unkontrollierte Wutausbrüche
- Brennender Schmerz in der Rippengegend und im Hypochondrium
- Schlafstörungen, unruhige Träume
- Mundtrockenheit und bitterer Geschmack über den ganzen Tag
- Urin ist dunkel und konzentriert
- Evtl. Auftreten von Hitzeblutungen
- Zunge: rot, gelber und trockener Belag
- Puls: schnell, voll, saitenförmig

Kopfschmerzen, Migräne, Hypertonus, klimakterische Beschwerden, Hyperthyreose, Depressionen, Tinnitus und Schwerhörigkeit, akuter Hörsturz gehören zu den westlichen Diagnosen

**Milz/Magen:**
- Stärkt das Qi von Milz
  - Bei Müdigkeit, Erschöpfung, Mattigkeit mit dem Bedürfnis sich hinzulegen
  - Appetitmangel
  - Blasser Gesichtsfarbe
  - Leicht aufgeblähtem Abdomen nach dem Essen
  - Schwäche in den Extremitäten
  - Tendenz zu Übergewicht
  - Weichen Stühlen
- Stärkt das Ma-Qi, angezeigt durch
  - Morgendliche Müdigkeit, der Betroffene fühlt sich trotz ausreichendem Schlaf nicht ausgeruht
  - Appetitlosigkeit und mangelnder Geschmackssinn sind eng miteinander verbunden. Wenn ich nicht schmecke was ich esse, vergeht mir relativ schnell der Appetit und die Lust am Essen
  - Unwohlsein im Epigastrium, das Ma-Qi senkt sich nicht ab
  - Weiche Stühle
  - Schwäche in den Extremitäten mit wackligem Stand

## Eibisch – Steckbrief

### Althea off.

**Inhaltsstoffe der Wurzel:** 5–35 % Schleimstoffe, 37 % Stärke, 10 % Rohrzucker, 10 % Pektin, 1,7 % fettes Öl, Phytosterin (Sitosterin), Eiweiß, Betain, 0,8 % Asparagin, Lecithin, Enzyme, Apfelsäure, Gerbstoffe, Spurenmineralien, Ca, P, Vit. C

**Droge:** Wurzel, getrocknete Blätter

**Verwendete Droge: Rad. Althaeae**, Fol. Althaeae, Sirupus Althaeae

**Dosierung:** in einer 200 g Teemischung 30–40 g (Kaiser/Minister), 3x tgl. 1 gestr. TL getrocknete Blätter/Tasse zum heißen Infus, 3x tgl. 1–2 TL der getrockneten Wurzel zum Kaltauszug oder heißen Infus, vom Sirup durchaus 1 TL alle 2 Std.

**Achtung:** Eibisch sollte nicht gekocht werden, da der Schleim sonst seine Konsistenz und Wirksamkeit verliert! Eingeweicht in warmem Wasser lösen sich die Schleimstoffe. Bei Mischungen ist es möglich einen Aufguß mit einer Temperatur um die 80 Grad/ 15 Min. herzustellen, so bleibt die Qualität des Schleimes erhalten. Wichtig für den tonisierenden und nährenden Aspekt.

**Cave!** Keine Nebenwirkungen bekannt

**Energetik:**
Geschmack: süß, leicht bitter
Temperatur: kühl, neutral bis leicht warm im I. Grad, sekundär auch trocknend bzw. passt sich dem Bedarf an

**Heil-/Wirkungsweise:** wirkt erwärmend, befeuchtend, reizlindernd, expektorierend, einhüllend

► **Wirkt auf Lu, Ma, Ni**

**Wirkungsweise:**
- Tonisiert das Yin der Lunge und befeuchtet
- Tonisiert das Yin des Magens, kühlt und befeuchtet
- Kühlt Feuer und Toxische Bluthitze
- Erweicht Tumore und Geschwüre (äußerlich)
- Diuretikum

# Eibisch – Monographie

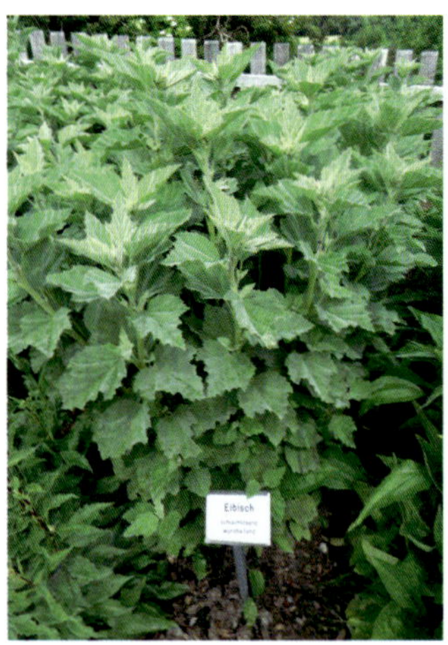
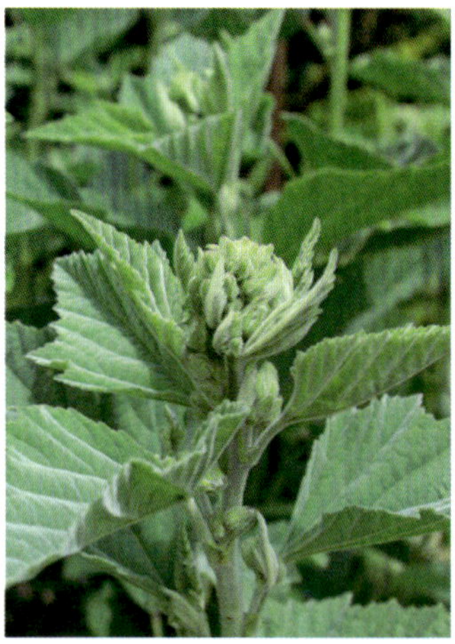
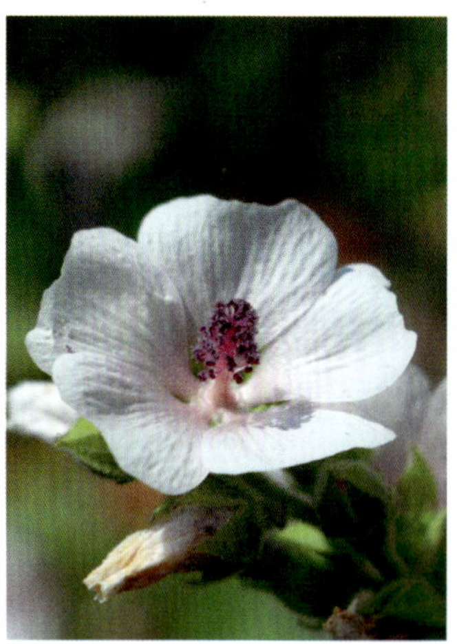

Umgangsprachliche Namen sind A(l)dewurzel, Alter Thee, Driantenwurzel, Flusskraut, Heilwurz, Heimischwurzel, Schleimwurzel, weiße Malve, Weißwurzel, Sammetpappel.

Eibisch ist eine Vertreterin der Malvengewächse (Malvaceae). Der Name Althaeae leitet sich vom griechischen *altho* ab, was heilen bedeutet. Eibisch ist vermutlich in Ländern um das Kaspische Meer, Schwarze und östl. Mittelmeer beheimatet. Bevorzugt wächst die Heilpflanze auf salzhaltigen, feuchten Böden. Wildwachsend begegnet uns Eibisch manchmal noch auf Viehweiden. Ansonsten hauptsächlich in Kulturen. Die ausdauernde Staude kann eine Wuchshöhe von bis 1,5 m erreichen. Die gestielten, spiralig am Stengel angeordneten Blätter haben eine filzige, weißliche Behaarung. Sie sind 3–5-lappig und am Rand unregelmäßig gekerbt. In ihren Achseln entwickeln sich in büscheliger Anordnung gestielte, weiße oder rötliche Blüten. Blütezeit ist von Juni bis August. Geerntet wird primär die 2-jährige Wurzel, die im Herbst den höchsten Schleimgehalt enthält. In der Antike finden sich die ersten Erwähnungen der Heilpflanze als Hustenmittel. Dioskurides setzte sich sehr intensiv mit der Pflanze auseinander und beschrieb ihre Heilwirkungen. Im Mittelalter wurde Eibisch besonders von den Benediktinern als Heilpflanze in ihren Gärten angebaut und genutzt. Genau wie die Malve, wird Eibisch in der „*Capitulare de villis*" Karl des Großen aufgeführt. Als Hustenmittel bei trockenem Husten leistete die Pflanze damals und noch heute hervorragende Dienste.

**Inhaltsstoffe:**
Besonders die Wurzeln zeichnen sich durch einen sehr hohen Gehalt an Schleimstoffen, Stärke und Rohrzucker, sowie Pektinen aus.

## ▶ Wirkung in der TCM

Die Eibischwurzel zählt auf Grund ihrer Inhaltsstoffe zu den Yin-Tonika. Sie wirkt nährend, aufbauend und befeuchtend. Durch ihre positive Wirkung auf die Schleimhäute ist sie ein wunderbares Yin-Tonikum für die Lunge.

**Lunge:**
- Tonisiert das Yin der Lunge und befeuchtet
  - Bei chronisch trockenem Husten mit zähem Sputum
  - Bei mangelndem Auswurf, trockenem Hustem mit hitzigem Schleim
  - Bei Trockenheit von Mund und Rachen, Heiserkeit
  - Bei Beginn einer Bronchitis, wenn alles fest sitzt, wenn nicht abgehustet werden kann, verdünnt sie den Schleim und fördert die Expektoration
- Wirkt tonisierend und nährend bei Yin-Schwäche
  - In der Rekonvaleszenz, im Alter und bei Kachexie

**Magen:**
- Tonisiert das Yin des Magens, kühlt und befeuchtet
  - Bei Appetitlosigkeit, trockenem Mund und Rachen, Durst
  - Bei chronisch-atrophischer Gastritis, Zungenbrennen
  - Bei Obstipation durch Trockenheit
- Befeuchtet bei entzündlichen Erkrankungen im Mund- und Rachenraum (Gurgeln mit Eibischtee plus adstringierende Pflanzen, wie z. B. Spitzwegerich)

**Hitze und Toxische Hitze:**
- Kühlt Hitze, wirkt entzündungshemmend
  - Bei allen Entzündungen der oberen Luftwege, wie Reizhusten, Keuchhusten, Bronchitis, Asthma bronchiale, Pleuritis, Pneumonie
  - Konjunktivitis, eitriger Augenentzündung (äußerlich Kompressen mit Tee der Blüten)
  - Entzündungen im Mund-/Rachenraum, Stomatitis, Gingivitis, Mundulcera
  - Entzündungen im Magen-Darm-Trakt
  - Bei Magen-Feuer, Ösophagitis, Gastritis, Ulcus, Morbus Crohn, Colitis ulcerosa, Diarrhoe, Reizdarm
  - Bei Entzündungen und Reizungen des Urogenitaltraktes, Zystitis, Urethritis, Brennen beim Wasserlassen
- Kühlt Toxische Bluthitze, leitet Toxische Hitze aus
  - Senkt Fieber
  - Bei Hautleiden durch Bluthitze oder durch Toxische Hitze, z. B. Akne, Karbunkel, Furunkel, Urtikaria
  - Blutungen durch Bluthitze, Nasenbluten, Blut im Stuhl oder Harn
  - Zur Ausleitung von Antibiotika-Nebenwirkungen

**Nieren:**
- Wirkt diuretisch

**Äußere Anwendung:**
- Erweicht Tumore und Geschwüre (als Emolliens = pflanzl. Weichmacher)
  - Zur Reifung von Abszessen, Eiterungen, Furunkeln, Karbunkeln
  - Bei Mastitis
  - Zur Aufweichung von verhärteten Wundrändern
  - Geschwollenen Lymphknoten
  - Entzündungen im Mund- und Rachenraum, bei Aphten als Gurgellösung.
  - Für Auflagen die fein zerkleinerte Wurzel im warmem Wasser einweichen, Kompresse tränken, leicht ausdrücken und auflegen

**Rezepte:**
- Eibischwurzeltee:
  - 1 EL Wurzel mit 1 Tasse Wasser übergießen, unter häufigem Umrühren 2 Std. stehen lassen, abgießen, bei Bedarf erwärmen
- Eibisch-Hustensirup:
  - 3 Handvoll Wurzeln mit 1 Liter Wasser kurz „aufkochen", 10 Min. ziehen lassen, abgießen, mit 500 g Rohrzucker auf Sirupdicke vermengen [21] und bei Husten mehrmals tägl. ½–1 TL einnehmen
- Malven- oder Eibischtinktur:
  - Frisch gesammelte Malvenblüten und –blätter locker in ein Glas legen, mit Korn (32 %) aufgießen, tägl. gut schütteln, nach 3 Wochen in dunkle Tropffläschchen abfiltrieren
- Eibischtinktur:
  - 75 g Eibischwurzeln in ¼ Liter Alkohol (45 %), wie oben verarbeiten

**Info**

Beide Tinkturen sind reizmildernd, schleimhautschützend, lindern Heuschnupfen. Wenn die Schleimhaut von Nase und Augen brennt und juckt, stdl. 10 Trpf. im Mund zergehen lassen

## Engelwurz – Steckbrief

### Angelica off., Angelica archangelica

**Botenpflanze für die Wirbelsäule**

**Inhaltsstoffe:** Bitterstoffe, Gerbstoffe, 24 % Rohrzucker, Flavonoide, 0,4–1,3 % ätherisches Öl (Phellandren, Pinen, Sabinen, Myrcen, Limonen), Sesquiterpene (Bisabolen, Bisabolol, Caryophyllen u. a.), 20 bittere Furanocumarine (Bergapten, Isoimperatorin, Xanthotoxin, Angelicin, Archangelicin, Umbelliferon u. a.), 6 % Harz, Wachs, Pektin, Stärke, Sitosterol, kristalline Angelicasäure, Apfel-Baldrian-Essigsäure

**Droge:** Wurzel

**Verwendete Droge:** Rad. Angelicae off., Oleum. aether. Angelicae, Spiritus Angelicae

**Dosierung:** in einer 200 g Teemischung 30–40 g (Kaiser, Minister), als Mono-Tee 3x tgl. ½ TL/ Tasse, von der Tinktur 3x tgl. 20–30 Tropfen, nach Angaben des Herstellers

**Energetik:**
Geschmack: bitter, leicht aromatisch-scharf, etwas süß
Temperatur: warm im III. Grad und trocken im II. Grad, durch den hohen Zuckergehalt etwas befeuchtend

▶ **Wirkung auf Lu, Mi, Ma, Le, He**

**Eigenschaften:** tonisierend, erwärmend, öffnend, bewegend, harmonisierend

**Wirkungsweise:**
- Tonisiert Qi
- Tonisiert Lu-Qi
- Tonisiert das Qi der Mitte
- Tonisiert Blut
- Bewegt Blut
- Bewegt Le-Qi
- Äußerlich Qi- und Blut bewegend

# Engelwurz – Monographie

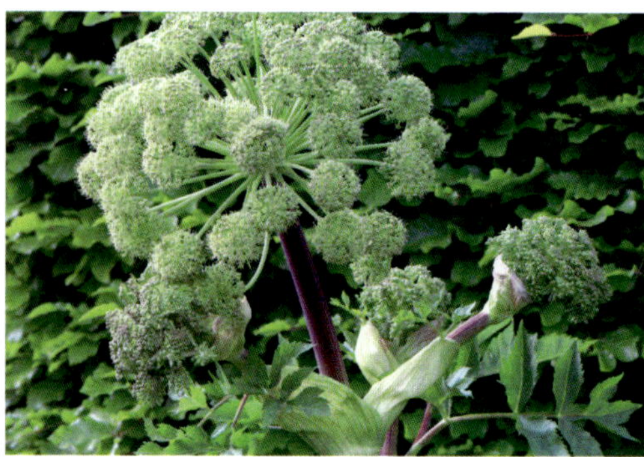

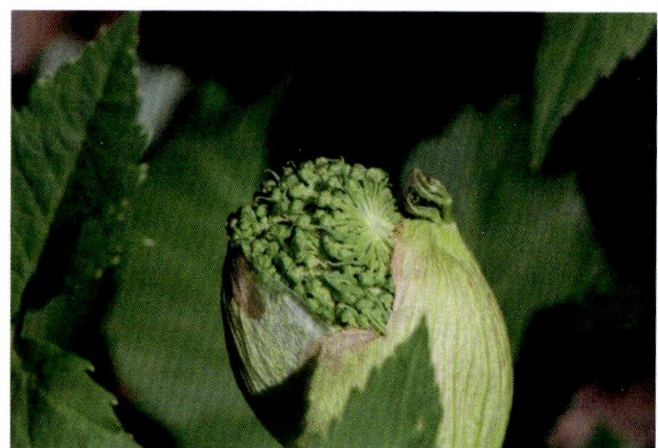

Engelwurz gehört zur Familie der Umbelliferen (Doldenblütler). Umgangssprachlich wird sie auch Brustwurz genannt. Die Angelica stammt ursprünglich aus Grönland und Island. Bereits die Wikinger legten einheimische Gärten an und betrieben Handel mit dieser kraftvollen Pflanze. Schon im Mittelalter galt sie als starke Heilpflanze mit engelhaften Kräften gegen Zauberei und Verwünschungen. Von Medizinmännern und Ärzten oft als Bestandteil in Elixieren des Lebens, in sogenannten Theriaks eingesetzt. Ein alter Volksglaube besagt, dass sie zum Festtag des Erzengels Michael blüht.

Ein Erzengel mit Macht! In hohen, fast toxischen Dosen galt sie sogar als Abortivum.

Wildwachsend wird die imposante 3-jährige Pflanze bis zu 2,50 m hoch. Sie wächst in Deutschland gern in Küstennähe. Nahe Verwandte sind Meisterwurz, Fenchel, Anis, Petersilie, die wilde Möhre, aber auch der giftige Schierling und der Bärenklau, alle sind Vertreter der Doldenblütler.

Obwohl Umbelliferen Sommerblüher sind, erscheint ihr Blühprozess irgendwie halbfertig. Während sich im ersten Jahr Blattwerk und Wurzeln entwickeln, zeigen sich im zweiten Jahr eindrucksvoll ihre Aufrichtigkeit und die Kraft mit der sie ihre Blüte aus der Blattscheide hervorbringen. Dieser Prozeß prägt den Wesensausdruck der Pflanze.

Sie nehmen Grenz- oder Vermittlerposition zwischen Himmel und Erde bzw. dem unteren, erdig-feuchten und dem oberen luftig-feurigen Pol an. Das luftig feurige Element wird nicht, wie sonst in ihrer Blüte gelebt, sondern stellt sich im hohlen Stängel dar, der die luftige Qualität aufnimmt und dem Wurzelstock entgegen bringt. Folglich herrscht der aromatische Duft in allen Teilen der Pflanze, inklusiv in den Samen vor. Die Angelica mit ihrem intensiven Aroma ist die Feinste in der Familie der Umbelliferen.

*Sie demonstriert mit ihrer Aufrichtekraft, dem sich Erheben, die Verbindung von Himmel und Erde. Darin schwingt Gradlinigkeit und Selbstständigkeit im wörtlichen Sinne als Mut zur eigenen Größe. [14]*

Die Signatur bestätigt sie als Botenpflanze für die Wirbelsäule. Die innerliche Behandlung mit Engelwurz wird durch äußerliche Einreibungen mit Engelwurz-Spiritus optimiert.

Der traditionelle Ansatz liegt bei den Verdauungsfunktionen, v. a. bei Störungen im VDT, durch Stress verursachten Magen-Darm-Krämpfen, Appetitlosigkeit, Blähungen und Völlegefühl. Sie fördert die Fließprozesse im Körper und bringt gestaute, seelische Blockaden in Fluss.

Diese aromatische Bitterstoffpflanze beinhaltet:

- Bitterstoffe, die die Verdauungssäfte anregen (siehe Inhaltsstoffe)
- Hohen Gehalt an Harz = verdichtetes ätherisches Öl mit intensivem Duft, repräsentiert kosmische Energie
- Ätherisches Öl ist aromatisch, bewegt Qi, Blut, Feuchtigkeit + Schleim, öffnet die Oberfläche und induziert Schwitzen
- Flavonoide sind der gelbe Farbstoffe, sie haben Bezug zur Leber
  - Dichten Kapillare ab
  - Unterstützen die Milz in ihrer Haltefunktion
  - Sind indirekte Blutbeweger, ähnlich dem Buchweizen, der mit vielen Flavonoiden die Durchblutung fördert, z. B. bei Claudicatio intermittens, bewegend auch bei Ödemen
- Cumarine sind direkte Blutbeweger, die oft hitzig sind
- Furanocumarine sind direkte Blutbeweger, die noch hitziger sind, sie steigern die Fotosensibilität
- Hohen Zuckergehalt, der befeuchtet, nährt und als Kraftpflanze das kosmische Qi in die Wurzel zur Speicherung (Signatur) transportiert

Die Inhaltsstoffe sorgen für eine Temperatur warm im III. Grad. Der Zuckergehalt mäßigt die Trockenheit. Die trockene und aromatische Qualität bedeutet trockend, transformierend und bewegend.

Zum Ausleiten von gelösten Stoffen bedarf es der Partnerschaft ausleitender Kräuter, z. B. Brennnessel.

Die Engelwurz oder Brustwurz wirkt auf die Lunge, Milz und Magen, Leber und Herz. Sie ist mit diesem großen Potenzial ein Kaiser oder Minister plus der Qualität einer Botenpflanze.

**Cave!** Alle Umbelliferen wirken auf alle Erwärmer!

### ▶ Wirkung in der TCM

**Qi- und Yang-Tonika :**

- Tonisiert Qi und Yang
  - Nach schwerer Krankheit oder bei Schwäche im Organismus. Im Mittelalter wurde sie als Theriak bei allen Schwächezuständen eingesetzt, heute unterliegt sie einer differenzierten Verordnung. Früher war der Alltag geprägt von Kälte und Nässe bei mangelhafter Kleidung. Heute sind Schwächezustände nicht nur Qi- oder Yang-Mangel mit Kälte. Bei Yin-Leere, Säfte-Mangel oder sehr Geschwächten sollte nicht mit Engelwurz begonnen werden. Die Stärke der Pflanze braucht Energie bei der Verstoffwechselung
  - Bringt bei Qi-Leere- Kopfschmerz (Stirn, matschig, dumpf) in Kombination mit Kalmus das klare Yang zum Kopf
- Öffnet bei Infektionen die Oberfläche, induziert Schwitzen, leitet Windkälte aus

**Lunge:**

- Tonisiert das Lungen-Qi, Brustwurz trägt schon im Namen den Bezug zur Lunge
- Wei-Qi stärkend, leitet Kälte aus, öffnet die Oberfläche, löst Schleim. Bedeutet für die Anwendung, NICHT bei trockenem Leere-Husten!
- Bei Schleimretention als Folge von Qi- und Yang-Mangel
- Bei Asthma erwärmt Angelika die Nieren, hilft das Qi aufzunehmen und hilft der Lunge das Qi abzusenken
  - Bewegt und löst die Le-Qi-Stase bei Asthma. Wirkt spasmolytisch und krampflösend
  - Findet guten Einsatz bei Kindern

**Milz/Magen:**

- Stärkt die Mitte (süß, trocken, warm), deckt als Allround-Karminativum alle Milz-Funktionen ab
- Transformiert Schleim im Magen-Darm-Trakt, klärt den Kopf
- Bei kaltem Magen und ständiger Diarrhoe

**Bluttonikum:**

- Blutbildend bei Anämie. Die Kombination in einer klassischen Bluttonisierungsrezeptur wird bei den Yin-/Blut-Tonika ausführlich beschrieben (S. 105), Brennnessel und eine saure Frucht sind fester Bestandteil der Rezeptur.
- Schlafstörungen durch Blutleere, v. a. Einschlafstörungen
- Blutbewegend durch die Flavonoide

**Leber:**

- Bewegt das Le-Qi, löst Qi-Stagnation
  - Alle Störungen im VDT (Verdauungstrakt), die durch Le-Qi-Stagnation beeinflusst werden. Sie äußern sich als krampfartige Schmerzen im VDT, oft ohne Befund
  - Bei Menstruationsbeschwerden, PMS, die unter dem Einfluss eines gestörtem Le-Qi´s stehen. Bei Brustspannen vor der Periode lohnt sich die Kombination mit Mönchspfeffer (Agnus castus, 25–30 g Fruct. Agni casti im Tee oder zusätzlich als Fertigpräparat). Vorsicht bei prämenstruellen Kopfschmerzen, da sie meist mit Blutarmut kombiniert auftreten. Die Blut-Tonisierung sollte primär behandelt werden
- Bei Kälte–Bi durch Wind und Kälte verursacht, kommt es oft zu Rückenschmerzen im LWS-Bereich. Engelwurz, als Bote für die LWS, kann hervorragend erwärmen und bewegen

**Äußerlich:**

- Als Massageöl, als Engelwurz-Spiritus für Umschläge (Wurzeln in Spiritus ansetzen oder aus der Apotheke beziehen)
  - Gut bei Neuralgien, Ischialgien (auch als Vollbad anzuwenden)

## Enzian – Steckbrief

### Gentiana lutea

**Geschützt!**

**Inhaltsstoffe:** Bitterglycoside (3 % Gentiopikrosid, 2 % Gentiopikrin, Gentiamarin, Gentinin, 0,5 % Amarogentin), Dextrose, Fructose

**Droge:** Wurzel

**Verwendete Droge:** Rad. Gentianae, Tct. Gentianae, Extr. fl. Gentianae

**Dosierung:** 5 g in einer 200 g Teemischung oder höher dosiert mit 10 g/200 g Teemischung zur Fiebersenkung, wirkt laxierend! 3x tgl. 1/2 TL der getrockneten Wurzel zum Infus oder Dekokt (kurz köcheln), Tinktur 3x tgl. 10–30 Trpf. , vom Extrakt (als Trockenextrakt) mehrmals tgl. 0,5–2 g

**Cave!** Kontraindiziert bei Feuer- und Hitze-Blutungen!

**Energetik:** sammelt extrem viel kosmisches Qi!
Geschmack: sehr bitter, auch etwas süß, sofern die Süße nicht vom Bittergeschmack überdeckt wird
Temperatur: warm und trocken im III. Grad oder warm im III. Grad und trocken im II. Grad (nach Holmes kalt, nach J. Ross neutral-kühl)

**Heilwirkung:** entzündungshemmend, wundheilend, spasmolytisch, verdauungsfördernd, brechreizhemmend

▶ **Wirkung auf Ma, Mi, Le**

**Wirkungsweise:**

- Tonisiert das Yang von Magen und Milz
- Tonisiert das Qi
- Tonisiert das Blut
- Fiebersenkend
- Klärt Hitze, leitet Feuer aus

# Enzian – Monographie

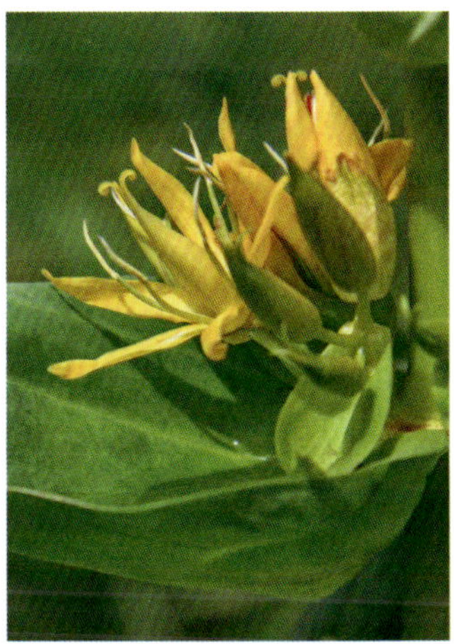
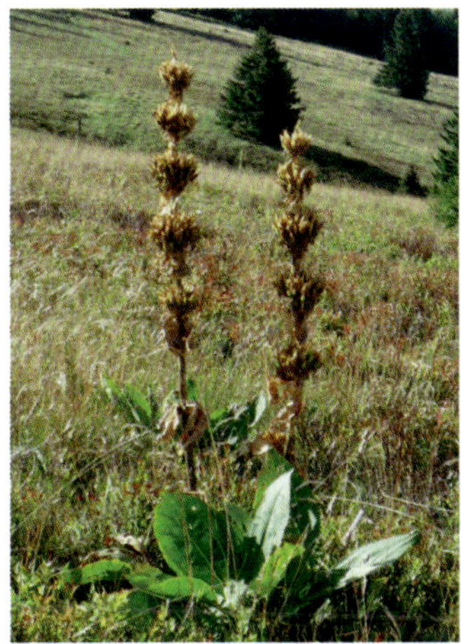
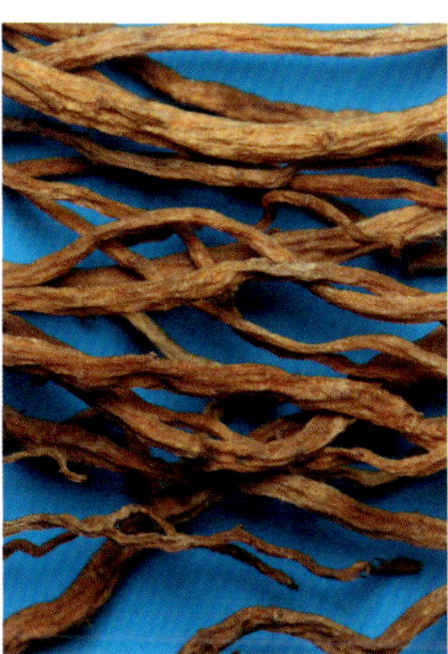

Enzian gehört, wie das Tausendgüldenkraut und der Fieberklee zur Familie der Enziangewächse (Gentinaceae–Menyanthaceae). Enzian liebt Höhenlagen vom Schwarzwald bis ins Gebirge (Schweiz, Tirol, Bayern). Er steht mittlerweile unter Naturschutz, da er durch Raubbau vom Aussterben bedroht war. Inzwischen wird Enzian in Kulturen angebaut. Es lohnt sich nach der Herkunft des Enzians zu fragen, um den Erhalt zu unterstützen. In der Zeit von Juni–August erfreut seine goldgelbe Blüte. Die 3–10 blattachselständige, trugdoldige Blüte bildet eine fünfzipflige Krone und ist randförmig angeordnet. Die mächtige Pfahlwurzel kann armdick werden. Sie bildet in den ersten Jahren zunächst nur eine Blattrosette aus. Enzian blüht erst nach 10 Jahren, wächst sehr langsam und kann ca. 60 Jahre alt werden. Die Pflanze kann eine Wuchshöhe von 1,5 m erreichen. Optimale Voraussetzungen für gutes Gedeihen sind kalkhaltige Böden auf Wiesen, Weiden und Bergmatten.

Der Name Gentiana stammt aus dem Lateinischen und leitet sich wohl von *Genthios*, dem letzten *König der illyrischen Labeaten* ab. Dieser soll nach Überlieferungen von Plinus und Dioskurides die Heilkräfte der Pflanze entdeckt haben. *Lutea* ebenfalls aus dem Lateinischen abgeleitet, wird mit *gelb* übersetzt.

Leonhard Fuchs erwähnte bereits im 16. Jahrhundert Enzian als eine Droge, die schon bei den alten Kräutermeistern sehr beliebt war.

*In Summa Entzian wurzel und der safft darvon nehmt hinweg allerlei verstopffung. Seind ein treffentliche Artzney für allerlei gifft und bekommen seer wol dem schwachen Magen [23]*

In der Volksheilkunde setzte man Enzian ein bei:

- „Magenweh"
- Um Durchfall zu stillen
- Zur Beseitigung von Vergiftungen durch verdorbene Speisen
- Magenkoliken, um eine schnelle Wirkung zu erreichen

Enzian wirkt entzündungshemmend, wundheilend, spasmolytisch, verdauungsfördernd, brechreizhemmend und fiebersenkend

### ▶ Wirkung in der TCM

**Mitte:**

- Tonisiert das Qi und das Yang von Magen und Milz bei
  - Verdauungsschwäche
  - Appetitmangel
  - Absorptionsproblemen
- Beruhigt gegenläufiges Ma-Qi bei
  - Übelkeit
  - Erbrechen
  - Besonders bei Verdauungsschwäche, wenn der Nahrungsbrei zu lange im Magen verweilt
  - Druck, Spannung und Völlegefühl im Epigastrium und Abdomen
- Tonisiert das Blut bei
  - Anämie
  - Erschöpfung
  - Allgemeinem Schwächezustand
  - Schwindel

**Leber:**

- Tonisiert und bewegt das Leber-Qi, löst Leitbahnen-Blockaden
  - Bei Leberschwäche, regt die Produktion der Gallensäfte an
  - Verdauungsstörungen

**Klärt Hitze, leitet Feuer aus:**

- Fiebersenkend

  Um eine fiebersenkende Wirkung zu erzielen, bedarf es 10 g Enzian in einer 200 g Teemischung. Es gibt jedoch bessere Heilpflanzen, um Fieber zu senken. Eine Akut-Rezeptur fällt deutlich geringer aus (50–100 g). Die Menge bitte anpassen. Bitter leitet Hitze nach unten ab. Der Patient hat vermehrt Stuhlgang oder muss vermehrt Wasser lassen. Bitter trocknet auch. Bei Hitze-Blutungen darf Enzian nicht angewendet werden, da er zu warm und zu trocken ist. In diesem Fall würde er die Symptomatik noch befeuern

- Senkt Ma-Feuer, angezeigt durch
  - Fauligen, üblen Mundgeruch
  - Zahnfleischblutungen, Stomatitis
  - Permanentem Hunger mit Leeregefühl in der Magengegend
  - Brennende Schmerzen im Epigastrium
  - Magensäure-Reflux
  - Mundtrockenheit, gepaart mit Verlangen nach kalten Getränken
  - Obstipation
  - Starker Reizbarkeit
  - Ma-Feuer-Blutungen, Hämatemesis
  - Migräne durch Ma-Hitze/Le-Hitze
  - Hypertonie

- Leitet Feuchte-Hitze in der Leber/Gallenblase aus, gekennzeichnet durch
  - Bitteren Mundgeschmack
  - Schmerzen im Oberbauch, Völlegefühl mit Druckschmerz

- Leitet Feuchte Hitze im Leber-Meridian aus, die nach unten fließt
  - Bei der Frau mit gelbem, faulig riechendem Fluor vaginalis, der oft mit Juckreiz der Vulva einhergeht
  - Juckreiz, er kann sich bei beiden Geschlechtern ausbreiten und betrifft die gesamte untere Körperhälfte
  - Beim Mann kommt es zu einem Hitzegefühl und einem Ekzem im Bereich des Skrotums. Die Hoden sind geschwollen. Der Patient beklagt brennende Schmerzen
  - Es kann sich jedoch auch eine Cholelithiasis, Cholezystitis oder Hepatitis entwickeln
  - Bei Hepatitis ist die Kombination aus Enzian, Wegwarte (Rad. Cichorii, H. Cichorii), Löwenzahn (H. Taraxaci, Rad. Taraxaci, Rad. cum H. Taraxaci), Benediktendistel (H. Cnici benedicti) eine bewährte Variante

- Leitet Feuchte Hitze in der Gallenblase aus, sie geht mit starken Schmerzen im Hypochondrium, Übelkeit, Erbrechen und Fettverdauungsstörungen einher
  - Die Patienten leiden unter Cholelithiasis, Cholezystitis evtl. auch unter Gallenkoliken

    Gute Ergänzung zum Enzian bieten Frauenmantel (H. Alchemillae vulg.), Schachtelhalm (H. Equiseti), Breitwegerich (H. Plantaginis major), Schafgarbe (H.

Millefolii). Diese Pflanzen sind kalt oder kühlend. Sie schmecken bitter und wirken trocknend und adstringierend

- Leitet Feuchte Hitze im Dickdarm aus
  - Oft akute, sehr starke Bauchschmerzen mit Diarrhoe und schmerzhaftem Stuhldrang (Tenesmen). Übel faulig riechender Stuhl mit Blut und Schleimbeimengungen schließen sich an, brennender Schmerz am Anus
  - Enteritis, Divertikulitis, Colitis, Morbus Crohn wären westliche Diagnosen

**Tipp**

Bei diesen Krankheitsbildern arbeitet man mit kalten bzw. kühlen, trockenen, adstringierenden, bitteren Pflanzen!

Rezepturvorschlag mit Enzian, Breitwegerich (H. Plantaginis major), Goldrute (H. Solidaginis), Blutwurz (Rhiz.Tormentillae)

# Fenchel – Steckbrief

**Foniculum vulgare**

**Inhaltsstoffe vom bitteren Fenchel:** 2–8,5 % ätherisches Öl (mit 70–80 % trans-Anethol, 12–18 % Fenchon, 2–8 % Estragol, Pinen, Limonen), 4–5 % Zucker, 20 % fettes Öl, 20 % Proteine, Flavonoide (Quercetin, Kämpferol), Gerbstoffe, organische Säuren (China-Kaffeesäure), Cumarine (Scopoletin), Furanocumarine (Bergapten, Psoralen)

**Droge:** Früchte

**Verwendete Droge:** Fruct. Foeniculi amari, Tct. Foeniculi compos. , Ol. aether. Foeniculi

**Dosierung:** 20 g in einer 200 g Teemischungen (Kaiser, Minister, Assistent), 3x tgl. 1–2 TL der getrockneten, vor dem Gebrauch, zerstoßenen Samen zum heißen Infus, vom ätherischen Öl 1–5 Trpf. in warmem Wasser gelöst

**Cave!** Kontraindiziert in der Schwangerschaft!

**Energetik:**
Geschmack: süß, leicht würzig-scharf, aromatisch
Temperatur: warm II.–III. Grad, trocken I.–II. Grad, kann gut mit Trockenheit umgehen, befeuchtet, kann gut mit Yin-Leere umgehen

**► Wirkungen auf Mi, Ma, Lu, Le, Ni, Chong mai, psychoaktiv**

- Erwärmt die Lunge, leitet Kälte–Schleim aus
- Erwärmt Milz und Magen
- Tonisiert das Nieren-Qi und Nieren-Yang
- Bewegt das Leber-Qi
- Erwärmt den Uterus

# Fenchel – Monographie

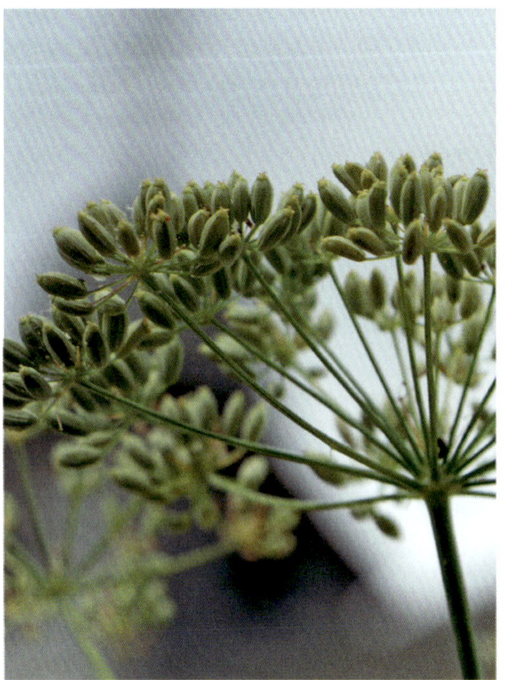

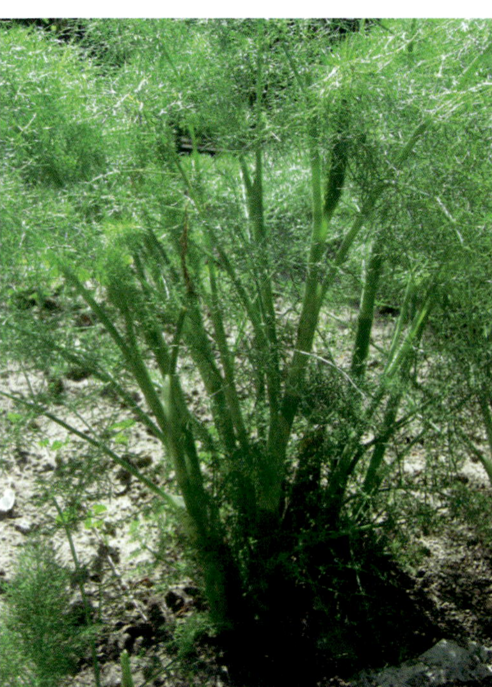

Fenchel gehört zur Familie der Doldenblütler, er ist eine sogenannte Steppen-Umbellifere. Seine Heimat ist der Mittelmeerraum, wo er wild wachsend und auch kommerziell angebaut, vorkommt. An Bekanntheit gewann Fenchel bei uns durch den Anbau in Klostergärten. Hildegard von Bingen verabreichte Fenchel gegen die Melancholie. Aus Sicht der TCM durchaus auch heute sinnvoll erscheinend z. B. wenn Schleim die Poren des Herzens verlegt.

Fenchel ist eine sehr aromatisch riechende, zwei- bis mehr-jährige Pflanze, die bis 2 m hoch werden kann. Der gräulich unbehaarte, fein gestreifte Stängel mit Blattscheiden bildet gefiederte Blätter, die viel kosmische Energie empfangen. Aus den gelben Doldenblüten entwickeln sich längliche, gerillte, dunkelgraue Früchte. Klassisch finden Fenchelfrüchte in Kombination mit Anis und Kümmel Verwendung gegen jegliche Art von Bauchschmerzen. Andere gebräuchliche Verwendungsformen sind Fenchel-Honig bei Bronchialkatarrhen, als Gewürz in Brot, zu Fisch, Wurst oder auch als Bonbon bei Erkältungen.

Die Gemüsepflanze entspricht dem süßen Fenchel, der energetisch deutlich kühler und befeuchtend ist, aber keine Verwendung in Teerezepturen hat.

Die Inhaltsstoffe des bitteren Fenchels prägen seinen aromatischen, warmen Charakter. Vorherrschend sind die ätherischen Öle, hier im Besonderen Fenchon und Estragol, die expektorierend sind. Psychisch harmonisierend wirkt der hohe Anteil an trans-Anethol, das in hohen Dosen das Bewusstsein verändern kann. „Fenchel macht glücklich". Dieser Satz könnte sich in unserem Kräuterwissen verankern. Dank des hohen Gehaltes an fettem Öl plus Zucker sind die Samen nicht nur trocknend, sondern auch befeuchtend. Er passt sich wunderbar in Rezepturen zur Behandlung einer Yin-Leere an. Cumarine, v. a. Furanocumarine sorgen für Wärme und Bewegung.

Fenchel ist ein Qi- und Yang-Tonikum und bedient, wie alle Umbellifere alle drei Erwärmer O.E., M.E., U.E.. Zudem wirkt er auf die Mitte, Lunge, Leber, Niere und den Chong mai. Im Prinzip ein Allround-Karminativum mit aufhellendem Charakter.

### ▶ Wirkung in der TCM

**O.E.:**
- Erwärmt und öffnet die Lunge bei Kälte
- Transformiert Schleim
  - Kombination aus Fenchel + Thymian bei kaltem Schleim
  - Expektorisch, sekretolytisch, spasmolytisch
- Entkrampft die Lunge und öffnet die Brust
  - Bei Husten, Krampfhusten, Keuchhusten, Bronchialasthma
  - Hartnäckiger Bronchitis mit Verschleimung

**M.E.:**
- Mitte tonisierend, erwärmend
- Transformiert bei feuchter Milz, hilft bei der Fettverdauung
- Erwärmt, bewegt und leitet Schleim aus
- Spasmolytisch, schmerzlindernd, blähungswidrig
- Entspannt bei Krämpfen im VDT
  - Blähungskoliken bei Kindern, kleine Kinder haben oft eine Milz-Qi-Schwäche
  - Chronischer Obstipation
  - Gastritis, Übelkeit, Erbrechen
- Wurmmittel

**U.E.:**
- Le-Qi bewegend, spasmolytisch, entkrampfend durch die ätherischen Öle
- Unterstützt die Fettverdauung
- Psychoaktiv, macht den Menschen fröhlich
- Bewegt bei Le-Qi- Depression
- Bewegt den Chong mai (wird durch die Leber bewegt)

- Wirkt auf Menstruationsstörungen, Dysmenorrhoe, klumpigem und dunklem Blut
- Yang-tonisierend für die Niere
  - Erwärmend
  - Aphrodisierend, steigert die Libido
  - Erwärmt die Blase bei Nieren-Yang-Leere
  - Fördert die Harnausscheidung
  - Enuresis, Dysurie
- Chong mai
  - Bewegt den Chong mai
  - Erwärmt den Uterus,

**Tipp**

Auch nach gynäkologischen Untersuchung sollte die Wärme im U.E. wieder hergestellt werden

- Wärmt den Schoß in Bezug auf Fortpflanzung
- Reguliert die Menstruation

Kontraindikation besteht in der Schwangerschaft, da zu hitzig!

Nach der Schwangerschaft als milchbildender Tee häufig genutzt. Es sollte aber die Hitzigkeit beachtet werden, die leicht auch eine Mastitis begünstigen könnte. Eisenkraut als Stilltee ist deutlich harmonischer.

Vergleich von Fenchel mit

| | |
|---|---|
| Kümmel | ähnlich, aber nicht so süß, etwas trockener, nicht psychoaktiv |
| Anis | ähnlich süß wie Fenchel, hilft ebenso bei Fettverdauung |

Bei der Verordnung in einer Teemischung ist zu beachten, dass die ätherischen Öle nur durch Zerstoßen der Früchte gelöst werden.

Fruct. Foeniculi contus ist von jeder Apotheke lieferbar, hat aber den Nachteil, dass die ätherischen Öle sehr flüchtig sind. Optimal wäre das Zerstoßen erst kurz vor dem Überbrühen.

## Fieberklee/Bitterklee – Steckbrief

### Menyanthes trifoliata

**Geschützt!**

**Inhaltsstoffe:** Secoiridoidglykoside (Dihydrofoliamenthin, Swerosid, Menthiafolin), Iridoidglykoside (Loganin, Desoxyloganin), Monoterpenalkaloide (Gentianin, Gentianidin; Gentialutein, Gentiatibetin), Gerbstoffe, Flavonoide (Hyperosid, Rutin), Triterpene, Cumarine, Phenolcarbonsäuren, ätherisches Öl, Harz, Cholin, Phytosterine, Saponine (?), fettes Öl

**Droge:** Blätter

**Verwendete Droge:** Fol. Trifolii, Extr. fl. Trifolii

**Dosierung:** in einer 200 g Teemischung 5–10 g (Assistent), 3x tgl. 1/2 TL/Tasse der getrockneten Blätter zum heißen Infus

**Cave!** Nicht in der Schwangerschaft verabreichen, kann Erbrechen auslösen!

**Energetik:**
Geschmack: sehr bitter
Temperatur: kühl, trocken

► **Wirkung auf Le, Gb, Ma**

**Wirkungsweise:**
- Kühlt Leber- und Gallenblasen-Feuer, senkt Aufsteigendes Leber-Yang
- Kühlt Hitze und besänftigt Inneren Wind
- Stimuliert das Magen-Qi (niedrig dosiert)
- Leitet Feuchte Hitze aus dem U.E./M.E.

## Fieberklee/Bitterklee – Monographie

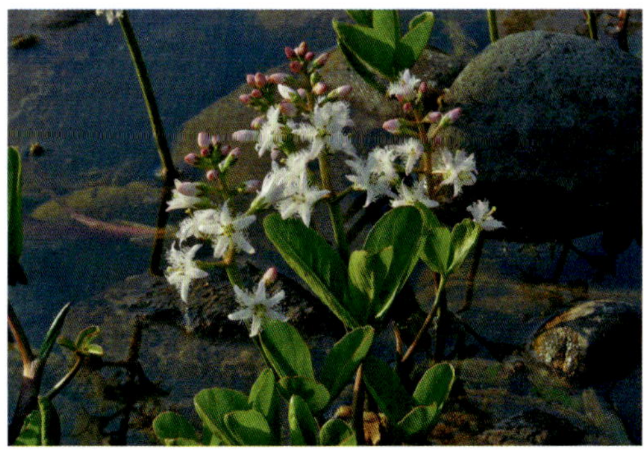

Fieberklee gehört, wie Enzian und Tausendgüldenkraut, zur Familie der Enziangewächse (Gentianaceae) und der Fieberkleegewächse (Menyanthaceae). Das Hauptverbreitungsgebiet ist die nördliche Halbkugel. Die mehrjährige, krautige Pflanze erreicht eine Wuchshöhe von bis zu 30 cm. Fieberklee liebt es feucht, wächst in Sümpfen, Mooren und in Ufernähe. Sein kriechender Wurzelstock kann eine Länge von einem Meter erreichen. Die Blütezeit erstreckt sich von Ende April bis Juni. Die weiß-rötlichen, auffallend hübschen Blüten sind an einem Stiel in Trauben angeordnet. Ihr Durchmesser beträgt ca. 1,5 cm. Die Kronblätter sind von kräftigen, langen Fransenhaaren bedeckt. Im Herbst kann es zur zweiten Blüte kommen. Die Blätter sind dreizählig. Stängel und Blattstiel sind hohl, was der Durchlüftung an sauerstoffarmen Standorten, wie Sumpf oder Moor zu Gute kommt. Fieber- oder Bitterklee ist eine alte Heilpflanze. „Bitter" und „Fieber" sind eng miteinander verbunden. Bitterstoffe wurden zur Senkung von Fieber eingesetzt. Mit ihnen sollte der Darm und das darmassoziierte Lymphsystem unterstützt werden. Heute ist Fieberklee streng geschützt und wird in der Heilkunde kaum noch verwendet. Trotzdem ist er eine besondere Pflanze, die zum Wissensschatz eines gut geschulten Pflanzenheilkundlers gehört.

**Heilwirkung:** inzwischen wird der Fieberklee hauptsächlich bei Magen-/ Darmerkrankungen eingesetzt. In der Volksheilkunde wurde er bei weiteren Krankheiten, wie Rheuma, Arthritis und Gicht verabreicht, im Besonderen bei Fieber und Skorbut.

**Inhaltsstoffe:** Secoiridoidglykoside haben einen intensiv bitteren Geschmack. Gentianin, Gentianidin, Gentialutein, Gentiatibetin tragen ebenfalls zur Bitterkeit der Pflanze bei. Gerbstoffe verhindern die Fäulnisbildung. Cumarin wirkt entzündungshemmend, spasmolytisch, beruhigend und nimmt Einfluss auf die Blutgerinnung. Cumarine enthalten viele Aromastoffe, weshalb sie häufig als Duftstoffe in der Parfümherstellung genutzt werden. Rutin wirkt entzündungshemmend, blutverdünnend und anti-oxidativ. Fettes Öl nährt und dient dem Aufbau von Yin.

Wirkt entzündungshemmend, blutverdünnend, spasmolytisch, appetitanregend, verdauungsfördernd.

### ▶ Wirkung in der TCM auf Leber und Gallenblase

- Kühlt Leber-Feuer und Gallenblasen-Hitze:
  Allgemeine Symptome von Feuer sind
  - Es lodert empor
  - Trocknet sehr aus
  - Schädigt Blut und Yin
  - Kann Blutungen verursachen (Nasenbluten, Magenblutungen, Darmblutungen, Bluthusten)
  - Kann Wind erzeugen
  - Beeinträchtigt den Geist (Schlaflosigkeit, Erregtheit, Zornausbrüche)
  - Verursacht Ulcera mit Schwellungen

Leberfeuer-Symptome
- Augen sind rot, geschwollen, brennen, schmerzen
- Kopfschmerzen, sehr starke pochende Schmerzen im Bereich der Schläfen

Migräne, Spannungskopfschmerzen mit
- Bitterem Mundgeschmack, der den ganzen Tag anhält
- Reizbarkeit
- Neigung zu Zornesausbrüchen
- Traumgestörtem Schlaf
- Tinnitus, Taubheit
- Zunge: geröteter Zungenkörper, gerötete Zungenränder, trockener, gelber Belag
- Puls: voll, schnell, gespannt

• Senkt Aufsteigendes Le-Yang:
  Häufigste Ursache sind emotionale Probleme!
  Symptome sind
  - Angestaute Wut, Ärger oder Zorn
  - Kopfschmerzen, Spannungskopfschmerzen, pochend, meist an Schläfen, Augen und lateral am Kopf, häufig einseitiger Schmerz, zyklusabhängige Migräne
  - Tinnitus mit hohem Pfeifton bei plötzlichem Beginn
  - Taubheit, Schwerhörigkeit, kann akut mit einem Hörsturz beginnen
  - Unklares Sehen, trockene, auch gerötete Augen. Das Element Holz öffnet sich in den Augen
  - Schlafstörungen, verbunden mit einer inneren Unruhe und vielen Träumen
  - Gereiztheit, Zornausbrüche
  - Nackensteifigkeit
  - Zunge: rot, besonders an den Rändern, rissig. Bei gleichzeitigem Leber-Blut-Mangel kann die Zunge auch blass mit geröteten Rändern sein. Manchmal auch geschwollene Ränder, trocken bei dünnem oder fehlendem Belag
  - Puls: gespannt, schnell, evtl. auch dünn

• Kühlt Hitze und besänftigt Inneren Wind:
  Angezeigt durch
  - Unwillkürliche Bewegungen, wie Tremor, Tics, starke Benommenheit
  - Schwindel
  - Taubheitsgefühl
  - Konvulsionen (tonisch-klonischer Krampfanfall)
  - Apoplex-Symptomatik (Asymmetrie des Mundes etc.)

• Stimuliert das Magen-Qi (niedrig dosiert):
  - Bei morgendlicher Müdigkeit, Patient fühlt sich nach der Nachtruhe nicht erholt

- Appetitlosigkeit, verstärkt durch Geschmacksverlust
- Beschwerden im Epigastrium
- Verdauungsschwäche begleitet von Übelkeit, Erbrechen und unangenehmem Aufstoßen
- Schwäche in den Extremitäten
- Zunge: blass, kann etwas aufgequollen sein
- Puls: leer und schwach, besonders auf der Magenposition

• Leitet Feuchte-Hitze aus dem M.E./U.E.:
Feuchte Hitze in der Leber mit
  - Völle bzw. Völlegefühl im gesamten Abdomen
  - Appetitmangel
  - Schweregefühl
  - Klebrigem Mundgeschmack
  - Klebrigem Stuhlgang
  - Hepatitis
  - Nässenden, klebrigen Hautläsionen, besonders im Genitalbereich, da Feuchtigkeit die Tendenz hat nach unten zu sinken, z. B. Geschwüre, Bartholinischer Abszess, Fluor vaginalis mit gelbem Ausfluss, Ekzemen mit starkem Juckreiz, Schwellung des Skrotums
  - Zunge: roter Zungenkörper, gerötete Ränder, gelber und klebriger Belag
  - Puls: schlüpfrig, gespannt, schnell

• Leitet Feuchte Hitze in der Gallenblase aus, einhergehend mit
  - Cholelithiasis, Cholezystitis, Gallenkoliken
  - Hepatitis, Ikterus (Skleren und Haut sind matt-gelb)
  - Schmerzen, Spannungs- und Völlegefühl im Abdomen, bevorzugt rechts
  - Wechsel von Hitze und Kältegefühl, Fieber
  - Übelkeit, Erbrechen
  - Problemen bei der Fettverdauung
  - Schweregefühl, geschwollenen Füßen
  - Wechselhaftem Stuhlgang, entweder weiche Stühle oder Obstipation
  - Wenig dunklem, auch trübem Harn, ohne Durst (bedingt durch Feuchtigkeit)
  - Zunge: dicker, klebriger, gelber Belag
  - Puls: schlüpfrig, saitenförmig und schnell

## Galgant – Steckbrief

### Alpinia officinarum, Galangal

**Inhaltsstoffe:** ätherisches Öl (Gingerol, Galangol), Flavonoide, Gerbstoffe

**Droge:** Wurzelstock

**Verwendete Pflanzenbestandteile:** Rhiz. Galangae

**Dosierung:** 30 g in einer 200 g Teemischung (Kaiser, Minister, Assistent), 3x tgl. ½ TL der getrockneten Wurzel zum heißen Infus, Pulv. Galangae (praktikable Variante als Galgantpulver mit Fenchelpulver, im Verhältnis 1 : 2 mischen), bei Bedarf oder mehrmals tgl. 1 gestrichenen TL (Schluckauf, Magenkrämpfe); Tabletten bei akuten pectanginösen Beschwerden 2 Tbl.

**Energetik:**
Geschmack: scharf, bitter-aromatisch
Temperatur: heiß im IV. Grad

**Kontraindikation:** bei Feuer- und Hitzeerkrankungen, Yin-Mangel mit Hitzeentwicklung

▶ **Wirkung: He, Mi/Ma, Lu, Le, alle Erwärmer**

**Wirkungsweise:**
- Bewegt stagniertes Herzblut, entkrampft Gefäße, reguliert Herz und Shen
- Tonisiert Qi und Yang der Milz
- Wärmt Milz, trocknet und leitet Feuchtigkeit aus
- Tonisiert Lungen-Qi und Wei-Qi
- Leitet Schleim aus der Lunge, entspannt
- Wirkt spasmolytisch auf die glatte Muskulatur
- Bewegt Leber-Qi und reguliert die Galle
- Äußerlich und innerlich antiviral, trocknend, spasmolytisch

## Galgant – Monographie

Galgant gehört zur Familie der Zingiberaceaen, ist also ein Verwandter vom Ingwer. Er ist heimisch in Asien, Malaysia und China. Heute findet der Anbau in vielen tropischen und subtropischen bis gemäßigten Gebieten statt.

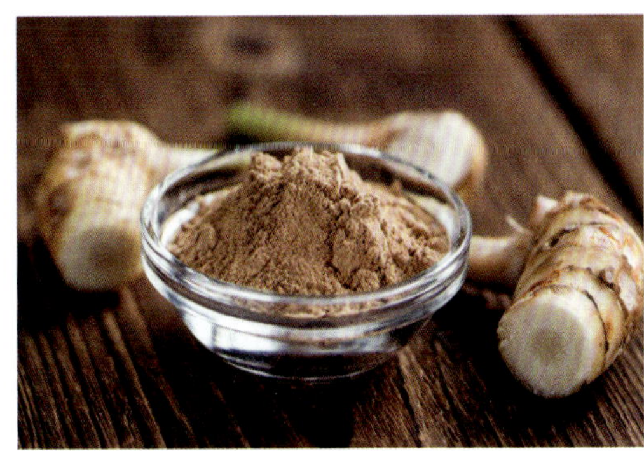

Der echte Galgant ist eine krautige Pflanze, die durchaus bis 1,30 m hoch wird. Es entwickelt sich ein Rhizom mit zylindrischen, horizontal verlaufenden Auswüchsen mit Überdauerungsorganen. Die langen Laubblätter sind ungestielt, werden 20 bis 30 cm lang und 1 bis 2,5 cm breit.

Von September bis März bilden sich traubige Blütenstände, die sich zu behaarten Fruchtknoten entwickeln. Es entstehen rundliche, rote Kapselfrüchte mit etwa 1 cm Durchmesser.

Bereits im 12. Jhd. war er im Haushalt ein gebräuchliches Gewürz und in der Volksheilkunde ein beliebtes Heilmittel. Wegen seiner erwärmenden Natur wurde er v. a. bei Verkrampfungen im Bauchraum eingesetzt. Später nutzte man seine vegetativ ausgleichende Wirkung auch bei Sympathikusdominanz mit der Neigung zu peripheren Gefäßkrämpfen. Er war Bestandteil von vielen Nerven- und Stärkungsmitteln.

Hildegard von Bingen lobte ihn als ausgesprochenes Herzmittel. Tatsächlich erweist er sich hilfreich bei pektanginösen Anfällen und funktionellen Herzbeschwerden mit psychosomatischer Ursache.

Von den Inhaltsstoffen dominieren die ätherischen Öle, sie regen die Verdauungssäfte an und wirken spasmolytisch im Verdauungstrakt. Durch seine antibakterielle und entzündungshemmende Eigenschaft findet er Anwendung bei funktionellen Dyspepsien, Übelkeit und Appetitlosigkeit, auch bei anorektischen Personen. Neben fungizider Wirkung konnte Galgant auch eine tumorhemmende Wirkung nachgewiesen werden. Er hilft Nebenwirkungen bei zytostatischer Behandlung zu dezimieren.

Der Echte Galgant wird heutzutage leider nur noch selten als Heilpflanze verwendet. Nebenwirkungen und Kontraindikationen sind nicht beschrieben. Aus chinesischer Sicht ist er kontraindiziert bei Feuer- und Hitzeerkrankungen, wie auch in der Schwangerschaft.

In China findet der scharfe und wärmende Galgant traditionell Anwendung bei kaltem Magen und Verdauungsschwäche.

Galgant spricht Personen an, die recht sensitiv agieren, denen in der Vergangenheit viel zu Herzen gegangen ist. Das Herz als Kaiser, aber auch der Geist Shen schützen sich durch das umhüllende Perikard. Diese Hülle bewahrt vor Verletzung, hält aber auch Distanz zu den Freuden des Alltags. Herzneurotiker könnten von Galgant profitieren. Lang andauernde Herzanspannung mit und ohne Palpitationen führen langfristig zu somatoformen Schäden. Bei akuten Anfällen kann ein kräftiger Tee aus der Wurzel oder die Einnahme der schnell auflösenden Kräutertabletten Erleichterung schaffen.

In alten Büchern wird von halluzinogener Wirkung nach hoher Dosis berichtet. Erwähnt sind verschärfte Wahrnehmung von Farben, vornehmlich Rottöne. Somit schließt sich der Kreis zum Herz- bzw. Feuerelement.

## ▶ Wirkung in der TCM

**Herz:**

- Bewegt stagniertes Herzblut
  - Bei funktionellen Herzbeschwerden
  - Pektanginösen Beschwerden
- Peripheren Gefäßverengungen, Morbus Raynaud
- Bei nervösen Herzbeschwerden, Ängsten, Panik
- Bei nervösen Schwächezuständen

**Milz:**

- Tonisiert Qi und Yang der Milz
  - Bei physischer und psychischer Schwäche
- Bei allen Kältesymptomen der Milz mit Feuchtigkeit
  - Kälte in Milz und Magen
  - Schweregefühl und Müdigkeit nach dem Essen
  - Chronischer Pankreatitis
  - Erwärmt und entkrampft den Magen
  - Appetitlosigkeit, regt die Verdauungssäfte an
  - Verbessert die Vit. $B_{12}$ Aufnahme im Darm
- Löst Schleim bei allen Schleimansammlungen im VDT
- Wirkt spasmolytisch
  - Auf alle Erwärmer wärmend und entkrampfend
  - Bei Verspannungen der glatten Muskulatur in Gefäßen, Gallengängen, Bronchiolen

**Lunge:**

- Tonisiert Lu-Qi und Wei-Qi
  - Bei Schleimansammlungen durch Lungen-Qi-Mangel
  - Asthma bronchiale, spastischer Bronchitis
  - Erhöht die Abwehr gegen virale Erkrankungen, wie Herpes Labialis, Herpes Zoster innerlich und äußerlich, virale Hepatitis

**Leber:**

- Bewegt Le-Qi
- Stimuliert die Gallenblase, fordert Gallensäfte, entkrampft die Gallengänge

**Äußerlich:**

- Antiviral, spasmolytisch, trocknend bei H. Labialis, H. Zoster
- Als Herzsalbe oder Pflaster bei vegetativen Herzbeschwerden

## Goldmohn – Steckbrief

**Eschscholzia california**

*Kalifornischer Mohn*

**Inhaltsstoffe:** Bis 1,1 % Alkaloide (Protopin, Allocryptopin, Chelerythrin, Escholin, Californidin, Sanguinarin, Coptisin, Escholzin, Corydin, Isocorydin, Chelirubin, Macarpin, Chelilutin u. a.), Flavonglykoside

**Droge:** Goldmohnkraut mit Blüten

**Verwendete Droge:** H. Eschscholziae, Tct. Eschscholziae (Urtinktur)

**Dosierung:** 30 g vom getrockneten Kraut in einer 200 g Teemischung zum heißen Infus (Assistent), 1–2 TL getrocknetes Kraut/Tasse 3x tgl.. Bei Schlafstörungen vor dem Schlafen 30–40 Trpf. von der Tinktur und/ oder bei Bedarf nachts beim Aufwachen in etwas lauwarmem Wasser (für Kinder entsprechend dem Alter 10–20 Trpf.)

**Cave!** Nicht in der Schwangerschaft. Geht in die Milch über, in der Stillzeit anscheinend erlaubt, aber mit Vorsicht einzusetzen

**Energetik:**
Geschmack: bitter, leicht säuerlich
Temperatur: kühl bis leicht warm, trocken

► **Wirkt auf Le, He**

**Wirkungsweise:**
- Kühlt Herz-Feuer und Herz-Yin-Leere-Feuer
- Kühlt Leber-Feuer
- Löst Le-Qi-Stagnationen
- Fiebersenkend

# Goldmohn – Monographie

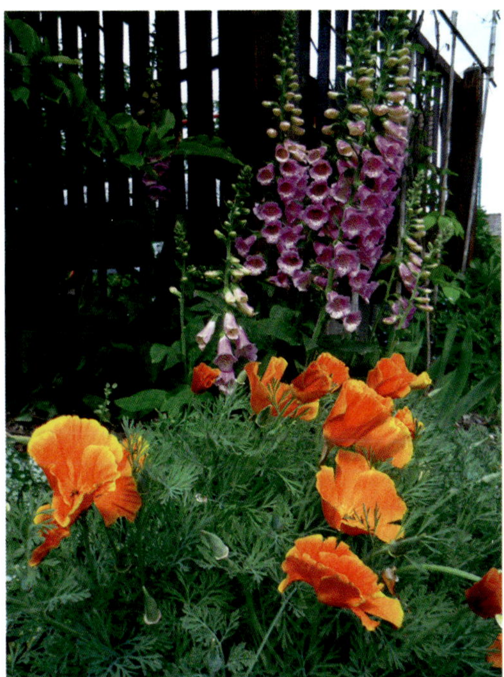
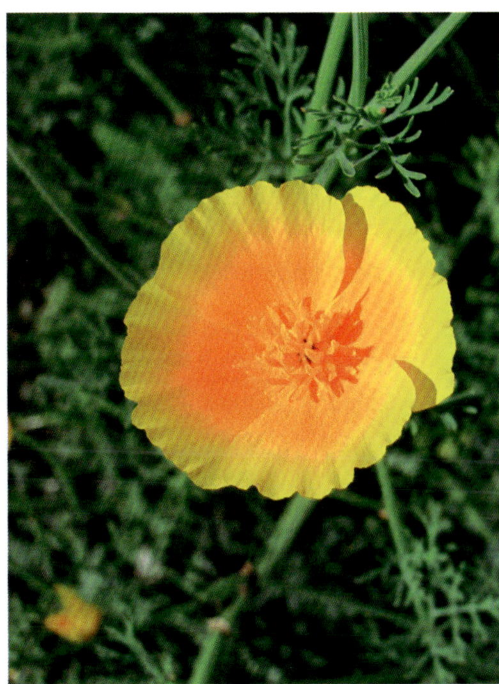

Gehört zur Familie der Mohngewächse (Papaveraceae), wie auch Schöllkraut, Erdrauch und Klatschmohn. Er ist heimisch in Californien, wächst dort wild und flächendeckend. Bei uns ist das hübsche Kraut mittlerweile kultiviert in vielen Vorgärten. Alle Mohngewächse besitzen Milchsaft, der nach der Signaturen-Lehre Einfluss auf den Bewusstheitszustand nimmt. Es sind die Alkaloide, die in ein frühes embryonales Stadium zurückführen. Sie entspannen, relaxieren bei Schmerzen und vertreiben zehrende Sorgen, Kummer und Probleme. Schon die Ureinwohner Nordamerikas nutzten die Pflanze bei spirituellen Festen und zur Regulierung bei gestörtem Schlaf, was sich im umgangssprachlichen Namen Schlafmützchen wiederspiegelt.

Die ein- bis zwei-jährige Pflanze wächst anspruchslos auf trockenem, sandigem Boden. Sie erreicht eine Höhe von ca. 30–60 cm. Es ist eine aufstrebende Pflanze mit verholzendem Stengel. An der Basis befindet sich eine Rosette, die grau-grüne, dreifach fiederteilige Blätter hervorbringt. Auf langen Stielen bilden sich kugelige, später kegelförmige Blütenknospen. Die Blüten sind radiärsymmetrisch mit untertassenähnlichem Boden und einem Durchmesser von 2 cm–12 cm. 2 Kelchblätter umschließen 4 leuchtend gelbe bis orangefarbene Kronenblätter in Form einer Schlafmütze. Beim Aufblühen fallen die Kelchblätter gesamt ab. Um den Fruchtknoten sitzen viele Staubblätter. Nach der Blütezeit von Juli bis September bilden sich bis zu 10 cm lange Schoten, die sich nach der

Reifung seitlich öffnen und zahlreiche braune bis schwarze, elliptische Samen von ca. 2 cm Länge hervorbringen.

Goldmohn wird fiebersenkende Eigenschaften zugesprochen. Er wirkt generell beruhigend, sedierend, angstlösend, ausgleichend, schlafördernd, spasmolytisch, schmerzstillend, diuretisch, euphorisierend, schweißtreibend und die Östrogenbildung hemmend.

Aus chinesischer Sicht deutet die Milchsaftsignatur auf einen bewegenden Charakter hin. Durch seine spasmolytische Wirkung kann er als Muskelrelaxans eingesetzt werden. Eschscholzia bewegt das Le-Qi z. B. bei Muskelverspannungen jeglicher Art unter anderem auch bei Bruxismus.

**Wirkt auf Leber und Herz:**

- Beruhigt den Shen
  - Bei innerer Spannung, die nervlich bedingt ist, Nervosität, Angst
  - Insomnia, Schlaflosigkeit, Einschlafstörungen
  - Depressiver Verstimmung, Neuropathie, Erregbarkeit, Unruhe, Enuresis nocturna, Bettnässen
- Wirkt bei Schmerzpatienten lindernd. Beruhigt sanft, wenn das Herz überdreht ist
  - Sediert ohne das Bewusstsein zu beeinträchtigen. Der Betroffene ist nach der Einnahme voll orientiert
  - Adaptogen für Stress, Patient profitiert von seiner Filterfunktion
- Senkt Herzfeuer, senkt Leere-Feuer und Fülle-Feuer
  - Bei Schlafstörungen unterstützend, Ein- und Durchschlafstörungen. Bei Bedarf kann die Einnahme nachts wiederholt werden
  - Nervöser Anspannung
  - Bei Herzangst (nicht Nierenangst), als Angstlöser bei Hysterie, Panik
- Kühlt Leber-Feuer und Leber-Hitze
  - Ist ein mildes Sedativum
- Bei Zahnschmerzen 2 Blätter kauen
- Leicht euphorisierend
- Dauer der Einnahme nach Bedarf, separat zur Individual-Rezeptur oder als Bestandteil in einer Tee-Rezeptur

**Tipp**

Herstellung der Tinktur:

| | |
|---|---|
| Getrocknete Droge (Blätter und Blüten) | 40 % Wodka |
| Im Verhältnis | 1:5 ansetzen |

Standardisierte Qualität ist in der Apotheke erhältlich

## Goldrute, gemeine – Steckbrief

### Solidago virgaurea

**Inhaltsstoffe:** 1,4 % Flavonoide (u.a. Quercetin, Rutin, Kämpferol, Isorhamnetin), 2,4–6,2 % Triterpensaponine (30 verschiedene Solidagosaponine), 0,1–0,5 % ätherisches Öl, Phenolcarbonsäuren (u.a. 0,1 % Salicilsäure), Anthocyanidine, 8–15 % Catechingerbstoffe, Polysaccharide

**Droge:** Goldrutenkraut

**Verwendete Droge:** H. Solidaginis virg.

**Dosierung:** 30 g in einer 200 g Teemischung (Kaiser, Minister, Assistent), Mono-Tee 3x tgl. 2 TL der getrockneten Droge/ Tasse zum Kaltauszug oder heißen Infus, viele Fertigpräparate, Dosierung nach Herstellerangaben

**Energetik:**
Geschmack: adstringierend, bitter, salzig, süßlich, nachfolgend aromatisch-scharf- kratzend
Temperatur: warm, leichtwarm, auch kühlend und trocken im II. Grad

▶ **Wirkt auf Ni, Lu**

**Wirkungsweise:**
- Leitet Feuchte Hitze aus dem U.E. (Ni, Bl, Di)
- Leitet Feuchtigkeit aus dem U.E.
- Leitet Schleim aus dem O.E./ U.E.
- Adstringierend, stillt Blutungen, hält das Ni-Qi
- Entzündungshemmend, entgiftend, kühlend, wundheilend (innerlich, äußerlich)

## Goldrute, gemeine – Monographie

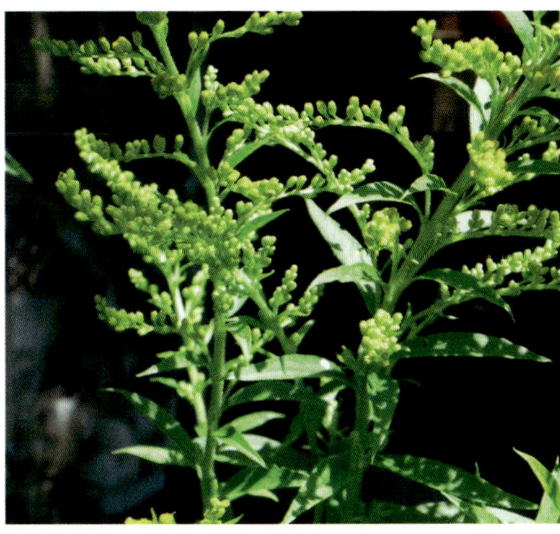

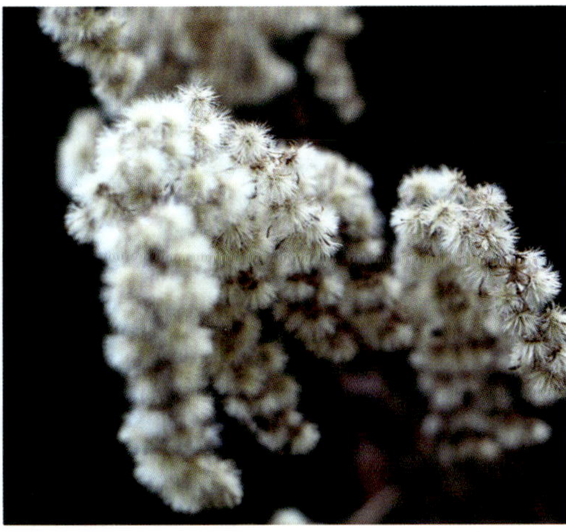

Gehört zur Familie der Korbblütler. Die gemeine Goldrute hat eine nahe Verwandte, Solidago canadensis aus Nordamerika, die mittlerweile als Neophyt auch bei uns weit verbreitet ist. Solidago canadensis lässt sich durch die kleineren Blütenkörbchen und ihren Standort unterscheiden. Sie wächst gern auf lichten Waldstücken in Gruppen, ihre gelben Blüten wiegen sich im Wind wie Fähnchen.

Die heimische Goldrute, Solidago virgaurea, ist eher eine Solitärpflanze. Nicht zu verwechseln mit dem Fuchs-Greifskraut.

Die Germanen nutzten sie schon früh als wertvolle Wundheilpflanze. Traditionell eingesetzt als Alterativum bei Gicht, Rheuma, Arthritis und Hauterkrankungen. Die heilende Wirkung im Urogenitaltrakt ist schon seit Urzeiten bekannt. Hildegard von Bingen verordnete sie gern bei allen Wunden im Mund- und Halsbereich als Gurgellösung.

Sie gilt heute noch als klassisches Kraut bei allen Blasen- und Nierenerkrankungen, sogar mit aufbauendem Charakter des Nierenparenchyms. *Solidago* (lat.) heißt übersetzt *zusammenfügen* oder *befestigen*. Aus psychischer Sicht nimmt sie Bezug zur Angst, also der Emotion der Niere, z. B. Angst innerhalb der Partnerschaft, Beziehungskrisen, Verlustängsten. Nicht selten sind rezidivierende Blasenentzündungen bei jungen Frauen zu beobachten. Neben der Diagnostik gilt es auch eventuelle Nebenschauplätze zu betrachten. Die Frage nach Problemen mit Nähe und Distanz sollte natürlich neutral gestaltet werden. Auch Kinder mit Blasenentzündungen tragen nicht selten eine familiäre Last mit sich. Solidago kann als potenter Minister, aber auch als Kaiser eingesetzt werden.

Die mehrjährige Pflanze wächst bis zu 1 m mit länglichen, lanzettlichen, gesägten Blättern. Die Stängel richten sich rutenförmig auf, sind oben mit vielen Blättern verzweigt. Die goldgelbe Blüte besteht aus aufrechten, dichten Traubenrispen, mit 8–12 großen, gelben, weiblichen Zungenblüten. Die Frucht trägt Pappushaare, die die dekorative Pflanze auch im Herbst gut erkennen lässt. Die Wurzeln ohne Ausläufer ragen bis zu 1 m tief in den Boden.

Sie wächst in trockenen Felslandschaften, Wiesen und Wäldern. Im Garten verbreitet sie sich stark. Wer dies verhindern möchte, sollte die Blüten vor der Versamung abschneiden.

In China benutzt man sie als kühles Kraut, um die Leber zu besänftigen, Toxine zu klären, Schwellungen zu reduzieren, auch im Rachen.

**Inhaltsstoffe:**
Prägend sind die Saponine, die Schleim lösen, zähe Flüssigkeiten fließender machen, adstringierend und bitter sind. In Kollegenkreisen wird mitunter diskutiert, ob Solidago reizend für Schleimhäute sei und nur in einer Rezeptur verordnet werden sollte. Alternativ gilt Katzenbart (Orthosiphon) als unbedenkliche Austauschpflanze. Weitere Inhaltsstoffe, wie adstringierende Gerbstoffe, sind entzündungshemmend und sogar granulationsfördernd. Ergänzend wirken die Phenolsäuren (Kaffeesäure), Rutin, Quercetin (Flavonoide). Die Polysacharide befeuchten und nähren zusätzlich. Meines Erachtens ist im Verbund der Pflanze keine Schädigung der Schleimhäute zu erwarten. Die langfristige Gabe von Fertigpräparaten ist aber zu überdenken.

Die Temperatur kann als leicht warm und trocken eingestuft werden. Goldrute passt sich auch einer kühlen Rezeptur gut an. Der Einsatz bei Feuchte-Hitze-Erkrankungen im U.E. hat sich bewährt.

## ▶ Wirkung in der TCM

**Nieren, Blase:**
- Bei allen Harnproblemen bis zur Niereninsuffizienz, Nieren-, Blasen-Steinen, leichtes Harnverhalten und Enuresis
- Feuchte Hitze mit Candida-Infektion
- Sanftes Diuretikum für generalisierte Ödeme, Knöchelödeme
- Bei Zystitis, einhergehend mit Blut/ Schmerzen und braunem Urin, was auf Hitze hinweist
  - Bärentraubenblätter (für kurze Dauer, bei basischem Urin), Schachtelhalm, Queckenwurzel, Birke u. a. sind geeignete Vertreter mit nur mäßiger Temperatur
- Schmerzen und häufiger Harndrang, aber keine Bakterien im Urin weisen auf Kälte hin
  - Hier bewährt sich die Kombination mit warmen Kräutern, wie Damiana, Zimt, Sabale, Bohnenkraut u. a.

**Dickdarm:**
- Feuchte Hitze im Dickdarm, wie Colitis, M. Crohn
- Wundheilende Wirkung auf die Schleimhäute, entzündungshemmend durch Rutin als Blutbeweger
- Blutungsstillend durch den hohen Gerbstoffgehalt bei Leere- und Fülle-Blutungen (+ Tormentilla), Ulcus cruris (entspricht einer Leere-Blutung, kombinieren mit Schafgarbe, Hirtentäschel, Eichenrinde)

**O.E./Lunge:**
- Allergischer Rhinitis
- Bronchitis
- Leitet Feuchtigkeit aus, schleimlösend
- Bewegender und ausleitender Aspekt, aber auch kühlend

**Entzündungen:**
- Gute Eiterpflanze z. B. bei Furunkel, Karbunkel
- Wundheilend bei Hauterkrankungen
- Desinfektion im Rachenraum
- Bei Parodontose: äußerlich und innerlich, kombinieren mit Myrrhe, Salbei, Ratanhia (z. B. Repha os Spray von Repha)

## Hafer, grüner – Steckbrief

### Avena sativa

**Inhaltsstoffe:** Flavone (besonders in den Blütenständen), Triterpensaponine vom Furostanoltyp (Avenacoside), Carotinoide, Chlorophyllderivate, ein Indolalkaloid (Gramin), 0,8 % Pektin (Methylpektat), Pentosane (Xylan), Wachs, Fett, 55–70 % $SiO_2$ in der Asche (davon ca. 2 % in löslicher Form z. B. als Ester der Kieselsäure mit Polyphenolen, sowie mit Mono- und Oligosachariden), Fe (39 mg/100 g Trockenmasse), Mn (8,5 mg), Zn (19,2 mg), Vit. A

**Droge:** Haferstroh, Haferkraut, grüner Hafer, Hafertinktur

**Verwendete Droge:** Stramentum Avenae, Herba Avenae sat., Tct. Avenae sat. e Stratment

**Dosierung:** 20–30 g in einer 200 g Teemischung vom getrockneten Stroh oder getrockneten Kraut (Minister, Assistent), 3x tgl. 1 gehäufter EL/Tasse zum heißen Infus (zur äußeren Anwendung bis zu 1 Std. ziehen lassen), Tinktur mehrmals tgl. 30–40 Trpf.

**Energetik:**
Geschmack: süßlich, fad
Temperatur: leicht warm (?), äußerlich angewendet kühlend

▶ **Wirkt auf He, Ni, Mi**

**Wirkungsweise:**
- Kühlt Herz-Leere-Feuer, bewegt stagniertes Qi im Herzen, beruhigt den Shen
- Tonisiert das Herz-Qi und Nieren-Qi
- Stärkt das Blut
- Äußerlich kühlend, schmerzlindern, Qi bewegend

## Hafer, grüner – Monographie

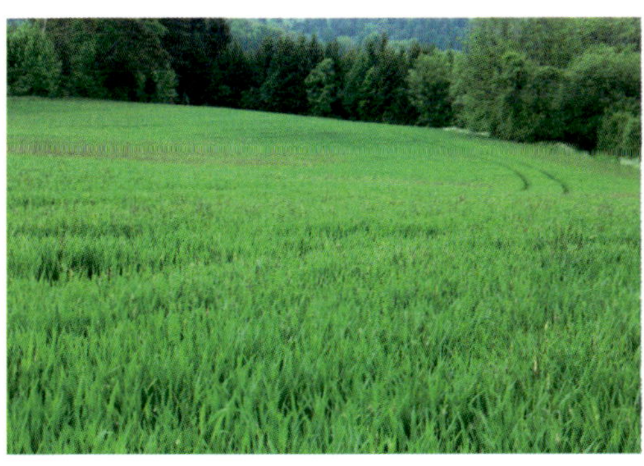

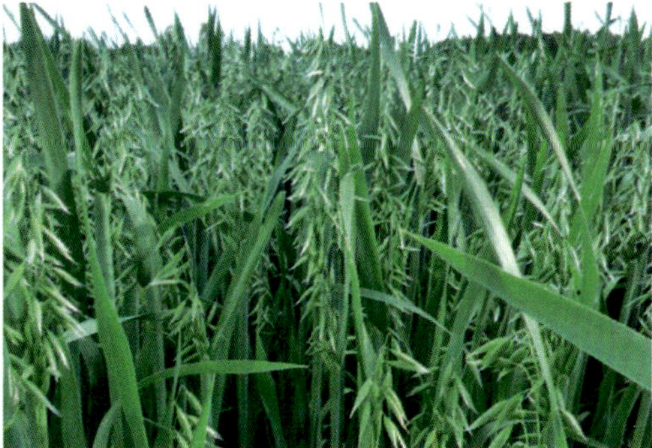

Hafer stammt ursprünglich aus den Mittelmeergebieten, Nordafrika und Äthiopien. Einst war Hafer ein unerwünschter Begleiter von anderen Getreidearten. Heute wird Hafer in vielen Gebieten der Erde in vielen Sorten kultiviert. Medizinisch werden die kurz vor der Vollblüte geernteten, grünen, oberirdischen Teile des Hafers (Haferkraut, Avenae herba), das Haferstroh (Avenae stramentum) und die reifen, getrockneten Haferfrüchte (Avenae fructus) verwendet.

Hafer ist ein bis zu 1 m hohes, aufrechtes, einjähriges Kulturgras. Die Stängel der Pflanze sind hohl, die Blätter schmal und spitz zulaufend. Die zwei- bis dreiblütigen Ährchen sind in lockeren Rispen angeordnet. Das getrocknete Haferkraut besteht aus den Stängelabschnitten, eingerollten Stückchen der Blattscheiden und flachen Blattfragmenten. Haferkraut verbreitet einen etwas eigenartigen Geruch, der an Stroh erinnert. Geschmacklich ist Haferkraut recht mild und keiner bestimmten Geschmacksrichtung zuzuordnen.

Unter den Pflanzenbestandteilen unterscheidet man

- Entspelzte Haferfrüchte, der sogenannte Rollhafer, gewalzt als Haferflocken bekannt. Rollhafer ist ein Stärkungsmittel und bewährt bei Magen-/Darmerkrankungen. Haferschleim, hergestellt aus Haferflocken mit Wasser und wenig Salz ist altbekannt
- Grüne, kurz vor der Ernte gewonnene, oberirdische Pflanzenteile werden als grüner Hafer bezeichnet. Grüner Hafer wird zur Teezubereitung genutzt. Er enthält zusätzlich Flavonoide und Kieselsäure. Die Verordnung von grünem Hafer hilft bei nervöser Erschöpfung, Schlaflosigkeit, Rheuma, Gicht und als Durchspülungstherapie bei Stein- und Nierenleiden
- Getrocknete, gedroschene Stängel und Blätter entsprechen dem Haferstroh, das bei juckenden und entzündlichen Hauterkrankungen Anwendung findet

Haferfunde aus bronzezeitlichen Pfahlbauten in der Schweiz (Ende 3. bis Beginn 1. Jahrtausend v. Chr.) belegen, dass bereits damals dieses nahrhafte Getreide Verwendung fand. Auch die Germanen schätzten Hafer als stärkende Mahlzeit. Bis ins Mittelalter galt er als Nahrung der armen Leute. Die Griechen und Römer nutzten ihn hauptsächlich als Viehfutter und zu medizinischen Zwecken. Im Mittelalter entdeckte man das Bierbrauen mit Hafer.

Verschiedene Brauchtümer existieren um den Hafer. In England legten die Bauern Haferbüschel zur Weihnachtszeit aus, um ihre Tiere für das folgende Jahr vor Krankheit zu schützen. Beschrieben wird auch, dass Burschen am Stefanstag (26. Dezember) junge Mädchen mit Haferkörnern bewarfen. Dieser Brauch galt als Fruchtbarkeitszauber. Je mehr Haferkörner in den Kleidern des Mädchens hängen blieben, umso mehr Kinder würde sie später einmal gebären. Aus dem gleichen Grund bewarf man Brautleute mit Hafer. Auf dem Brauttisch stand zudem eine Schale Wasser, in die man Haferkörner warf. Gingen sie unter, galt dies als schlechtes Zeichen für die Ehe.

Hafer gehört zu den hochwertigsten Getreidesorten in Mitteleuropa. Er enthält neben dem hohen Proteingehalt viele Vitamine und Mineralstoffe. Das Mehl lässt sich jedoch nicht verbacken, da es einen zu geringen Kleberanteil enthält. Vielseitig verbreitet sind dafür Haferflocken, Hafergrütze und Hafermilch.

Es ist lohnenswert, sich an die Qualitäten von Hafer zu erinnern. Hafer liefert sehr viel Energie durch

- leicht verdauliche Kohlenhydrate, die voller Schleimstoffe stecken. Aufgelöst in Wasser quellen sie auf, nähren und befeuchten die Schleimhäute im VDT. Bekannt sind Haferflockensuppe, Porridge und Haferschleim. Ideale Anwendung bei empfindlichen Schleimhäuten, bei Entzündungen, Reizungen im Magen-Darm-Trakt, bei Schwangerschaftserbrechen und als Linderung bei Strahlen- oder Chemotherapie. Positive Ergebnisse werden bei Colitis ulcerosa berichtet
- Mineralien (Natrium, Kalium, Calcium, Phosphor, Magnesium, Eisen, Kieselsäure, Zink, Mangan und Chrom). Zink und Chrom verbessern die Zuckerbelastbarkeit des Körpers, darüber hinaus senken Glukokinine den Blutzucker. Sogenannte „Hafertage" sind Diabetikern zur Entlastung der Bauchspeicheldrüse bekannt
- wertvolle essenzielle Aminosäuren stärken das Yin
- Vitamine des B-Komplexes, viel Folsäure, Vitamin E und Carotinoide
- In der Samenschale steckt ein Indolalkaloid (Avenin), das eine beruhigende Wirkung entfaltet und den Schlaf verbessert. So hilft der Hafer bei Schlafstörungen, mindert akute und chronische Angst-, Spannungs- und Erregungszustände und muntert bei Niedergeschlagenheit auf
- Ballaststoffe und Steroidsaponine verstärken die Ausscheidung von Cholesterin über die Galle und reduzieren so das Risiko für koronare Herzkrankheiten

Die Firma Wala bietet einige Produkte an, in denen Hafer enthalten ist. Sie beschreibt sehr treffend seine Signatur:

*Hafer liebt sowohl das Luftige als auch das Wässrige. Unter den einheimischen Getreidearten benötigt er am meisten Wasser für ein gutes Wachstum. Seine Blütenstände sind dagegen am luftigsten ausgebildet. Seine Eigenart, diese beiden Elemente miteinander zu verbinden, drückt sich im Saponingehalt aus. Diese Verbindungen bilden beim Schütteln in Wasser einen seifenartigen Schaum. Sie verbinden sozusagen Luft mit Wasser. Ist im menschlichen Organismus das rhythmische Verbinden und Lösen des Seelischen mit dem Leiblichen gestört, können Schlafstörungen die Folge sein. Hafer greift hier regulierend ein. [13]*

Aus chinesischer Sicht wird die Verknüpfung von Herz und Nieren beschrieben, die sich häufig als Shen-Störung mit Schlafstörung zeigt.

### ▶ Wirkung aus Sicht der TCM auf He, Ni, Mi

Innerhalb der Ernährung nach den 5 Elementen ist Hafer ein gängiges Produkt. Haferbrei oder Porridge als warmes Frühstück ist es ein ideales Milz-Qi-Tonikum. Energetisch wird Hafer als warm mit Qi-tonisierendem Charakter eingestuft. Diese Angaben sind nicht auf alle Bestandteile übertragbar. Grüner Hafer ist durch sein frühes Ernten im noch grünen Zustand deutlich kühler, wahrscheinlich neutral in seiner Temperatur. Haferstroh ist zwar durch die Sommerhitze bzw. den Reifeprozess gegangen, aber es fehlt ihm die Qualität der Früchte. Haferstroh ist kühler als Haferflocken, weshalb auch die äußere Anwendung von Ekzemen angenehm beruhigend wirkt.

**Herz:**

- Kühlt Herz-Leere-Feuer und Herz-Fülle-Feuer (grüner Hafer)
- Reguliert Schlafstörungen
- Bewährt bei Personen, die die Anspannung mit in den Schlaf nehmen
- Bei angstinduzierter Tachykardie
- Nervösen und erschöpften Leuten
- Senkt bei Schilddrüsenüberfunktion
- Einsatz in der Sucht-Therapie, egal ob Nikotin, Alkohol oder anderen Suchtmittel, auch in der Schwangerschaft möglich. Indische Ayurveda-Ärzte nutzten Hafer bei Entwöhnungskuren von Opium
  - Gute Vorbereitung für Frauen mit Kinderwunsch. Bei Süßsucht mit Bitterstoffen kombinieren z. B. Wermut, Fieberklee

**Tipp**

Raucherentwöhnung

- OAP (Ohrakupunktur der Suchtpunkte, AA, Lunge, Leber, Niere, Shen men, + druckdolente Punkte nach Bedarf)
- + Avena sativa als Tee in Kombination mit Pflanzen, die für die Ausleitung über Leber, Niere sorgen
- Orale Einnahme von
  + Tabacum C 200 Glob.
  + Lobelia C 30
  + Rubinia C 30, als Gewebemittel
  Je 2 Gobuli (6 Globuli) über 3 Tage nach der OAP

**Niere:**

- Tonisiert Qi und Essenz (Früchte)
  - Festigt die Knochenstruktur durch viele Mineralien bei Osteoporose, Zahnschäden in Kombination mit Schachtelhalm
- Tonisiert das Qi (Früchte und Stroh)
- Überall dort, wo schnell und mehr Tatkraft bzw. Energie gebraucht wird, z. B. Freiberufler und Selbstständige, Mütter kleiner Kinder, Berufstätige mit starker Arbeitsbelastung, Mobbing-Opfer. Auch Menschen in Trennungs- oder Scheidungssituationen profitieren von einem Haferfrühstück
- Fördert die Ausscheidung von Toxinen (grüner Hafer)
- Kühlt bei Hitze-Bi, Gicht (grüner Hafer), bekannt als Dr. Vollmer`s grüner Hafertee

**Blut:**

- Eher ein Yin-Struktivum als ein Blut-Tonikum
- Stärkt das Blut bei Müdigkeit, Erschöpfung, Blässe
- Schützt das Yin, ist festigend durch die Kieselsäure

**Äußerlich:**

- Als Sitzbad (Haferstroh) bei vaginaler Mykose, Zystitis, feuchter Hitze
  - Kombinieren mit Frauenmantel, Breitwegerich, Schachtelhalm, evtl. Cimicifuga je 20 g
- Bei Kindern mit juckenden Ekzemen oder Neurodermitis haben sich Stempelkissen mit Haferflocken bewährt. 2 EL in ein Stofftaschentuch zu kleinen Stempeln binden und im Badewasser befeuchten bis sich eine milchige Flüssigkeit ausdrücken lässt. Die betroffenen Hautpartien mit dem Stempelkissen betupfen. Eine spielerische Wohltat für Mutter und Kind in einer reizenden Phase
- Für ein Vollbad
  - 100 g Haferstroh auf 3 Liter Wasser eine Stunde leicht köcheln lassen und dem Badewasser zufügen

## Hagebutten – Steckbrief

### Rosa canina

**Inhaltsstoffe der Früchte:** 11,6–15,6 % Gesamtzucker (Dextrose, 10–14 % Invertzucker, 0,6–2,4 % Saccharose), 0,03 % äther. Öl, 15 % Pektine, Carotin, fettes Öl (Linolensäure), 3–3,6 % Fruchtsäuren, 2–2,7 % Gerbstoffe (Gallensäurederivate), Spuren von Flavonoiden und Anthocyanen, Carotinoide als rote und gelbe Farbstoffe (Rubixanthin, Lycopin ß-Carotin), 0,2–2 % Vit. C (je nach Sorte + Reifezustand), Spuren von Lecithin, Mineralien Ca, Al, Phosphate

**Droge:** Hagebuttenschalen

**Verwendete Droge:** Fructus Cynosbati sine sem. oder Pseudofructus cynosbati

**Dosierung:** in einer 200 g Teemischung 15–20 g (Assistent), 3x tgl. 1 gestrichenen TL der getrockneten Schale/Tasse zum heißen Infus

**Energetik:**
Geschmack: süß, sauer
Temperatur: kalt

**Heil-/Wirkungsweise:** entzündungswidrig, wundheilend, pilzfeindlich, blutreinigend, blutflusshemmend, antiallergisch

► **Wirkt auf Le, Gb, Ma, Mi**

**Wirkungsweise:**

- Adstringiert, stillt Blutungen
- Stärkt das Leber-Blut, hält das Leber-Blut
- Stärkt die Gallenblase
- Stärkt das Magen-Qi
- Diuretikum

## Hagebutten – Monographie

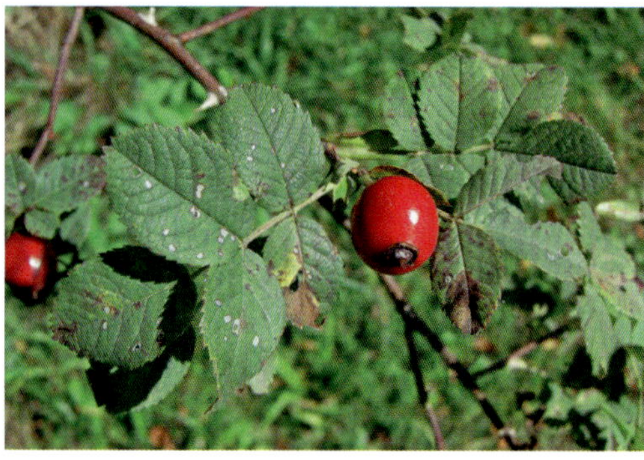

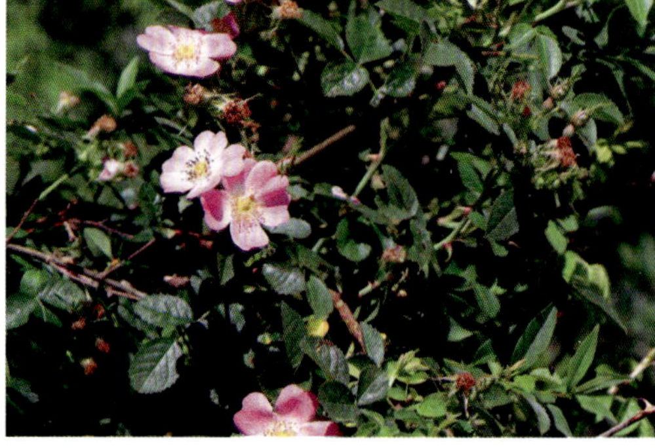

Bei der Hundsrose handelt es sich um ein Rosengewächs (Rosaceae). Sie kommt in Europa, Nordafrika, Vorder-/Mittelasien vor. Die mehrjährige Hecke bevorzugt Waldränder, lichte Wälder, Parkanlagen und Gärten. Sie kann eine Wuchshöhe von bis zu 5 m erreichen. Ihre mit Stacheln besetzten Äste sind rotüberlaufend und hängen nach vorne über. Ein unfreiwilliger Kontakt mit den Dornen einer Heckenrose kann sehr schmerzhaft sein. In der Signaturen-Lehre deuten die Stacheln und die rotüberlaufenden Äste auf den kriegerischen Mars. Ihm werden Blut und Abwehrkraft zugeordnet. Außerdem bringen die Dornen der Heckenrose ihre Wehrhaftigkeit gegenüber Fressfeinden unmissverständlich zum Ausdruck. Hecken bieten für Mensch und Tier Schutz vor feindlichen Übergriffen. An den Ästen sitzen unpaarig, gefiederte Blätter. Von Juni bis Juli blühen Blüten in hellrosa bis weiß. Typisch für Rosengewächse sind fünf Blütenblätter. Im Herbst kann man die roten, voll ausgereiften Scheinfrüchte der Hagebutte ernten. Sie schmecken süßlich-sauer und haben einen fruchtigen Geruch. Verwendet werden die roten Schalen ohne Kerne. Die eigentliche Frucht sind die Kerne, die man früher gerne als Juckpulver einsetzte, um seine Schulkameraden zu ärgern. Mit dem deutschen Namen Hundsrose wird deutlich, dass es sich bei dieser Rose nicht um eine Edelrose, sondern um eine „hundsgewöhnliche„ Rose handelt. Auch im Lateinischen wird dies durch den Beinamen *canina* für *Hund* zum Ausdruck gebracht. Neben Heckenrose kursieren weitere Bezeichnungen, wie Hagedorn, Hagrose oder Mariendorn. Die Hagebutte ist eine Heilpflanze, die schon in der Antike und im Mittelalter bei verschiedenen Krankheitsbildern eingesetzt wurde. In der Rose vereinigen sich Venus und Mars. Die wunderschönen Blüten werden als Sinnbild der Liebe verehrt und Venus zugeschrieben. Die stechenden Dornen werden dem kriegerischen Mars zugeordnet. Betrachtet man die Rose aus Sicht der chinesischen Philosophie vereinigen sich in hier Yin und Yang.

Die Hebamme Inge Stadelmann hat die Rose so beschrieben:

*„Während der Geburt gibt es keinen besseren Duft, als den der Rose, denn beides – Geburt und Rose – stellen die Krönung der Liebe dar" [15]*

**Inhaltsstoffe:** Die Gerbstoffe wirken adstringierend und halten gemeinsam mit den Fruchtsäuren das Blut in den Gefäßen. Dies ist die Hauptaufgabe der sauren Früchte in einer Teerezeptur. Pektine und Fruchtsäuren haben zudem eine leicht abführende Wirkung. Die Hagebutte weist einen hohen Gesamtzuckeranteil auf, der sie zu einem nährenden und gleichzeitig befeuchtenden Yin-Tonikum macht. Fettes Öl wirkt immer nährend auf das Yin. Der relativ hohe Anteil an Vit. C stärkt das Immunsystem.

## ▶ Wirkung in der TCM

Saure Früchte werden in den Teerezepturen hauptsächlich wegen ihrer adstringierenden Wirkung eingesetzt. Sie halten das Blut in den Gefäßen und wirken wie ein Badewannenstöpsel. Man kann Blut- und Yin-Aufbau nur dann sinnvoll gestalten, wenn die Struktur gehalten wird. Vergleichbar mit einem Schaumbad, wenn der Stöpsel in der Wanne fehlt, wird meine Wanne nie volllaufen, weil permanent Wasser durch den Abfluss verschwindet.

**Wirkungen:**

- Adstringierend
  - Kühlend, blutstillend
  - Festigt und stabilisiert das Qi, damit es Dinge an ihrem Platz halten kann
  - Hält und bindet Energie im Inneren
- Kann Defekte im Yin und Jing auffüllen
- Stärkt das Leber-Blut und „hält" das Leber-Blut!
- Stärkt die Gallenblase

  Eine Schwäche der Gallenblase beschreibt in gewisser Weise den Charakter eines Menschen. Mangelnder Mut, Ängstlichkeit, mangelnde Entscheidungsfähigkeit, fehlende Initiative sind typische Merkmale. Eine Gallenblasenschwäche geht immer auch mit einer Le-Qi-Schwäche und einem Leber-Blut-Mangel einhergeht.

  Symptome von Leber-Blut-Mangel
  - Unklares Sehen, Mouches volantes
  - Schwindelgefühle
  - Nervosität
  - Ängstlichkeit, Schreckhaftigkeit, Seufzen
  - Mangelnder Mut, Unschlüssigkeit, unfähig Entscheidungen zu treffen
  - Wacht sehr früh auf und oft mit unruhigen Träumen einhergehend
- Stärkt das Ma-Qi bei
  - Morgendlicher Müdigkeit
  - Appetitlosigkeit
  - Mangelndem Geschmackssinn
  - Unbehagen im Epigastrium
  - Weichen Stühlen
  - Schwachen Glieder
  - Erbrechen, Übelkeit, Schluckauf, Gastritis, Ulcus ventriculi und duodeni
- Diuretikum:
  - Die Hagebuttenschale wirkt mild diuretisch

**Hinweis:**

Alle sauren Früchte haben einen bluthaltenden Aspekt. Bei der Auswahl der sauren Frucht spielt vielleicht der landschaftlich-kulturelle Hintergrund des Therapeuten eine gewisse Rolle. Therapeuten in Nord- und Ostdeutschland haben sicher einen engeren Bezug zum Sanddorn, als ein Therapeut aus Süddeutschland. Den süddeutschen Behandler zieht es vermutlich mehr zur Hagebutte, weshalb er sie bevorzugt einsetzt. Bei der Arbeit mit Heilpflanzen entwickeln sich im Laufe der Zeit immer bestimmte Vorlieben oder besondere Beziehungen. Tritt dieser Zustand ein, ist man dem Wesen einer Heilpflanze sehr nahe gekommen.

## Heidelbeere – Steckbrief

### Vaccinium Myrtillus

**Botenpflanze für die Augen**

**Inhaltsstoffe:**

- Früchte: 10 % Gerbstoffe (Catechingerbstoffe, Proanthocyanidine), Flavonoide (Quercetin, Astralgalin), Chlorogensäure, Fruchtsäure, Invertzucker, Inosit, Pektine, Iridoide (in unreifen Früchten), Glykoside (Arbutin, Myrtillin, Ericolin), Mineralien
- Blätter: bis 7 % Catechingerbstoffe und Catechin, Epicatechin, Gallocatechin, Proanthocyanidine, Flavonoide (Quercetin, Astragalin), Iridoide, Phenolkarbonsäuren, Chinilizidinalkaloide Myrtin und Epomyrtin, Spuren von Arbutin und Hydrochinon, Spurenmineralien Mn, Cr (9 ppm)

**Droge:** Früchte, Blätter

**Verwendete Droge:** Fruct. Myrtilli, Fol. Myrtilli

**Dosierung:** in einer 200 g Teemischung 15–20 g getrocknete Früchte (Assistent), 1–2 TL der getrockneten Früchte pro Tasse als heißer Infus, 2 TL der getrockneten Blätter

**Cave!** wegen des Hydrochinons nicht über längere Zeit einnehmen

**Energetik:**
Geschmack der

- Blätter: leicht bitter, leicht adstringierend, etwas salzig
- Früchte: adstringierend, etwas sauer

Temperatur: kalt im II. Grad und trocken

▶ **Wirkt auf Mi, Ma, Di, Lu**

**Wirkung:**

- Adstringierend, blutstillend
- Kühlend, entzündungshemmend
- Unterstützt Mi- und Ma-Qi
- Äußerlich adstringierend, kühlend, entzündungshemmend, Verhärtungen erweichend

# Heidelbeere – Monographie

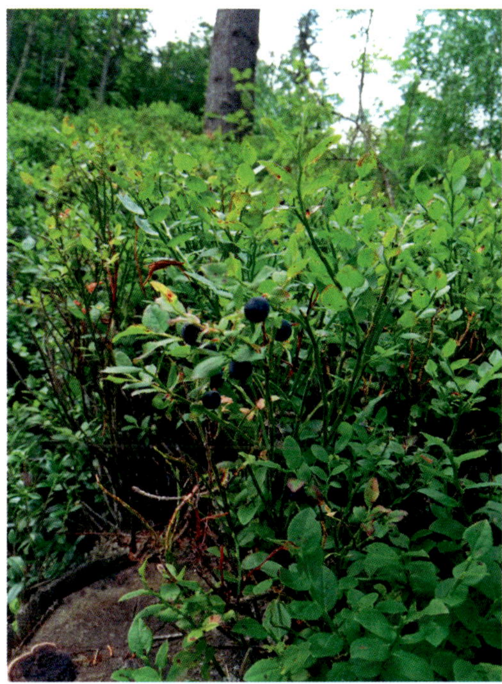

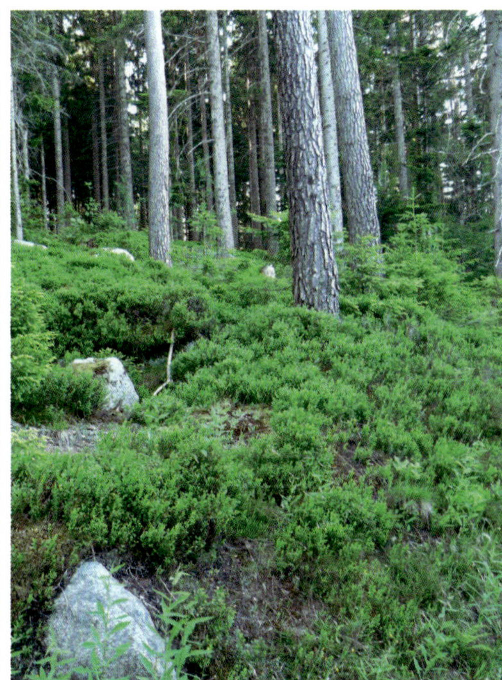

Gehört zu der Familie der Ericacea. Die Wildbeere ist ein niedrig wachsender Halbstrauch bis ca. 50 cm, wächst verholzend am Waldrand, auf saurem Boden. Heidelbeere und ihre Verwandten (Preiselbeere, Heidekraut) sind regelrechte Säureanzeiger für den Standort. Ihre hellgrünen, ledrigen Blätter sind spitzeiförmig und fein gesägt. Die Blüten hängen glockig, grünlich rot, durchaus verwechselbar mit Preiselbeeren oder Bärentrauben. Die Früchte sind rund, blauschwarz, durch den Wachsüberzug blau bereift, saftig und süß. In der Volksmedizin wird die Heidelbeere bei Harnwegserkrankungen und Diabetes eingesetzt. Getrocknete Früchte gelten als traditionelles Mittel bei akuten Durchfallerkrankungen und äußerlich zu Mundspülungen. Frische Beeren sind wegen ihrem hohen Gehalt an Anthocyanen zur Herstellung von Extrakten bei Augenerkrankungen geschätzt. Zum kommerziellen Verbrauch wird die Pflanze im großen Stil kultiviert angebaut. Die Verwendung von Heidelbeerblättern wäre wegen der Gerbstoffe denkbar, erhielt aber keine praktische Empfehlung.

Die Heidelbeere ist durch den verholzenden Charakter erdbezogen, die hängenden Blüten deuten auf die Yin-tonisierende Wirkung. Die blauen Früchte sind kühl bis kalt.

Wir verwenden in einer Bluttonisierenden Rezeptur die Frucht der Heidelbeere als Äquivalent zur Hagebutte oder anderen sauren Früchten. Bei Augenproblemen sollte sie, als Botenpflanze für die Augen, bevorzugt zum Einsatz kommen.

**Inhaltsstoffe:**

- Viele Gerbstoffe, v. a. in den Früchten decken die Hauptwirkung ab
- Zucker, Inosit, Glykoside, Flavonoide
- Fruchtsäuren wirken adstringierend, aber auch süß
- Saure Geschmack der Früchte hat haltende Funktion auf das Leber-Blut, Leber-Yin
- Mineralien
- Iridoidglykoside u. a. Hydrochinon als Umwandlungsprodukt aus Arbutin (auch in Bärentraubenblättern enthalten) wirken antibakteriell bei Entzündungen der ableitenden Harnwege

**Cave!** Bei Überdosierung kann es zu einer Hydrochinon-Vergiftung kommen!

- Blätter enthalten viel Chrom, wirken auf den Blutzucker senkend

**Wirkung:**

- Adstringierend bei Hitzediarrhöen
  - Getrocknete Beeren (10 Stck.) bei Reisekrankheiten gut gekaut essen
  - Bei Colitis ulcerosa, der rote Farbstoff Myrtillin (auch in Roter Beete enthalten) schützt die Darmschleimhaut
  - Adstringierend bei Blutungen im Darm
- Antientzündlich bei Erkrankung der Blase (eher Blätter), es gibt aber bessere Pflanzen bei Zystitis
- Hält das Leber-Yin und das Leber-Blut, wie alle sauren Früchte (Berberitze, Sanddorn, Eberesche, Hagebutte)
- Als Botenstoff bei Augen-Problemen, häufig als Mouches volantes bei Blut-Leere anzutreffen. Heidelbeerextrakt ist in Augenfit-Kapseln (Lutein, Beta-Carotin, Zeaxanthin, Heidelbeerextrakt, Vit. E, $B_2$, Zink, Selen) enthalten
- Milz-Tonikum, da appetitanregend, allerdings durch die Kälte auch schwächend bis abführend bei ausgeprägter Milz-Schwäche
- Regulierend bei Diabetes mellitus durch den hohen Chromgehalt (Blätter)

Temperatur ist kalt im II. Grad, deshalb beschränkt sich ihre Verwendung nur als Assistent und nicht bei ausgeprägter Mi-Qi-Schwäche.

## Himbeere – Steckbrief

### Rubus idaeus

**Botenpflanze Uterus, Schwangerschaft, Fruchtbarkeit, Geburt**

**Inhaltsstoffe:** Gerbstoffe, davon 2,5 bis 7 % Ellagitannine, 0,5–1 % Flavonoide (besonders Quercetin und Kämpferol), organische Säuren, Schleimstoffe, Alkaloid (Fragarin), organische Säuren, Vitamin A, C, Mineralien Ca, P, Fe

**Droge:** getrocknete Blätter

**Verwendete Droge:** Fol. Rubi idaei

**Dosierung:** in einer 200 g Teemischung 20–30 g (Assistent), 3x tgl. 2 gestr. TL getrocknete Blätter/Tasse zum heißen Infus

**Cave!** Zur Einnahme von Himbeerblättern während der Schwangerschaft gibt es sehr unterschiedliche Auffassungen!

**Energetik:**
Geschmack: adstringierend, etwas bitter
Temperatur: kühl und trocken

**Heil-/Wirkungsweise:** adstringierend, blutstillend, kühlend, entzündungshemmend, fiebersenkend, diuretisch

**Äußerlich:** adstringierend, kühlend, entzündungshemmend

► **Wirkt auf Ren mai, Chong mai, Uterus, Di, Ma, Mi, Lu, Le**

**Wirkungsweise:**
- Tonisiert und reguliert den Uterus
- Tonisiert und befeuchtet das Yin von Uterus, Milz, Magen, Lunge
- Kühlt Feuchte-Hitze im Dickdarm
- Kühlt Leber-Feuer und Blut-Hitze
- Ernährt das Leber-Blut
- Diuretisch

# Himbeere – Monographie

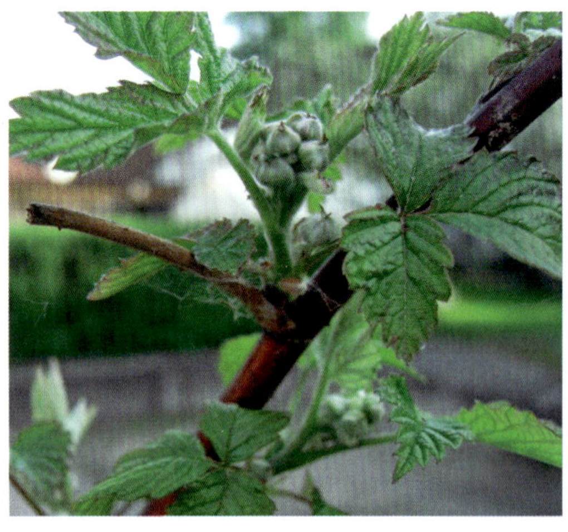

Die Himbeere ist eine Vertreterin der Rosengewächse (Rosaceae). Ihr natürliches Verbreitungsgebiet erstreckt sich über ganz Europa und die gemäßigten Klimazonen Asiens. In Mitteleuropa häufig an Waldwegen, Waldlichtungen, Kahlschlägen und Gärten anzutreffen. Stickstoffreicher Boden bietet die optimale Grundlage für gutes Gedeihen der Pflanze. Aus einem kräftigen Wurzelstock entwickeln sich Ausläufer, die für eine wundersame Verbreitung im Garten sorgen. Der sommergrüne Strauch erreicht eine Höhe von bis zu zwei Metern. Seine rutenartigen Zweige wachsen zuerst senkrecht, später überhängend. Die Zweige sind mit feinen, dünnen Stacheln besetzt. Erst im zweiten Jahr trägt der Strauch Früchte. Die 3–7-zählig, gefiederten Blätter sind eiförmig. Die Blattoberseite ist hellgrün, die Unterseite mehr weißlich und behaart. Die Blattadern geben eine klare Struktur vor und sind gelegentlich mit feinen Stacheln versehen. Der Blattrand ist scharf, einfach oder doppelt gesägt. Von Mai bis Juni entwickeln sich weiße Blüten. Die roten, kugeligen bis eiförmigen, ausgehöhlten, behaarten und wohlschmeckenden Sammelfrüchte können ab Juni geerntet werden. Sie finden Verwendung als Marmelade, Kompott, Likör, Sirup, Essig und Wein. Himbeerblätter werden in der Volksheilkunde wegen der adstringierenden und leicht stopfenden Wirkung als Gurgelmittel bei Entzündungen der Mund– und Rachenschleimhaut oder bei Durchfällen eingesetzt. Weitere Anwendungsgebiete sind Atemwegsinfekte, Hautausschläge, Hautentzündungen, grippale Infekte und Fieber. Schweiß-, harn- und gallentreibende Eigenschaften werden ebenfalls beschrieben. Inzwischen ist das Haupteinsatzgebiet in der Frauenheilkunde. Als Botenpflanze für Fruchtbarkeit, Schwangerschaft und Geburt werden die Blätter bei Menstruationsbeschwerden, während der Schwangerschaft und in der Geburtsvorbereitung verwendet. Außerdem verabreicht man die Blätter zur Blut- und Hautreinigung. Umgangssprachlich nennt man sie Haarbeere, Hochbeere, Mutterbeere.

**Inhaltsstoffe:**

Der Gerbstoffgehalt der Himbeerblätter bestimmt das Wirkspektrum der Pflanze. Bewahrende, zusammenziehende, blutstillende und entzündungshemmende Eigenschaften stehen dabei im Vordergrund. Schleimstoffe wirken nährend und befeuchtend. Kämpferol ist ebenfalls entzündungshemmend. Quercetin wirkt antioxidativ.

## ▶ Wirkungen in der TCM

Behandlungsschwerpunkt der Himbeerblätter ist die Gynäkologie, insbesondere Schwangerschaft und Geburtsvorbereitung.

**Wirkung auf den Ren mai:**
Der Meridian wirkt auf alle Phasen des weiblichen Zyklus. Er nimmt Einfluss auf Pubertät, Menstruation, Fruchtbarkeit, Empfängnis, Schwangerschaft, Geburt und Menopause.

- Reguliert den Uterus und das Blut der Frau

In diesem Zusammenhang finden die Himbeerblätter Anwendung bei

- Infertilität
- Menstruationsbeschwerden

**Chong mai:**
- Die adstringierende Eigenschaft wirkt sich positiv auf das Fruchtbarkeitsgeschehen aus. Der Vaginalschleim wird zäher und die Spermien werden länger gehalten
- Bei Schwangerschaftsübelkeit kann man Himbeerblätter mit Minze und einer ganz geringen Menge Ingwer ergänzen
- Bei drohendem Abort haltend (hier sind die Gelehrten sich sehr uneinig, siehe unten)

**Uterus:**
- Tonisiert und reguliert den Uterus, tonisiert das Yin des Uterus
  Zur Einnahme von Himbeerblättern während der Schwangerschaft existieren sehr unterschiedliche Auffassungen, darum rät M. Madejsky mit Achtsamkeit auf seinen Körper zu hören.
  In meiner Praxis nutze ich den adstringierenden Aspekt der Himbeerblätter, d. h. bei Infertilität, zum Halten der Schleimhäute, nach einer ICSI und im Rahmen einer Schwangerschaft bei vorzeitigen Wehen in Absprache mit dem Gynäkologen bzw.der Hebamme

Kommen Schwangere in den letzten SSW erstmals in die Praxis und nehmen bereits Himbeerblätter zur Dammschnitt-Prophylaxe, belasse ich die Anordnung auf sich beruhen.

Es bestehen unterschiedliche Aussagen zur Einnahme von Himbeerblättern:

1. Einnahme von Himbeerblättern in den letzten SSW senkt die Dammschnittrate
   Zur Dammschnitt-Prophylaxe Himbeerblätter-Tee in den letzten 2–4 Wochen tgl. 3x 1 Tasse (200 ml) trinken
   - Himbeerblätter kräftigen und stärken das Bindegewebe und den Uterus
   - Steigern die Elastizität von Beckenboden und Uterus

- Lockern die Muskulatur im Unterleib, nehmen positiven Beeinflussung auf den Geburtsverlauf

2. Manche Autoren warnen vor dem Gebrauch der Himbeerblätter, weil sie den Muttermund evtl. weicher machen und den Uterus stimulieren könnten, deshalb nicht bei
   - Neigung zu Fehlgeburten
   - Vorzeitigen Wehen
3. Andere Therapeuten empfehlen die Himbeerblätter sogar bei
   - Fehlgeburtsneigungen und frühzeitigen Wehen

**Lunge:**

- Tonisiert das Lungen-Yin
  - Bei trockenem, unproduktivem Husten, der sehr quälend und erschöpfend ist
  - Bei schwachem, quälendem Husten mit wenig Auswurf, evtl. etwas blutig tingiert, verursacht durch die Trockenheit der Schleimhäute
  - Bei schwacher, auch heiserer Stimme, bedingt durch Feuchtigkeitsmangel
  - Es besteht eine Redeunlust und Müdigkeit
  - Nachtschweiß
- Bei Beschwerden des Atemtrakts, hervorgerufen durch den Lungen Qi-Mangel
  - Dyspnoe
  - Mund- und Rachenschleimhäute sind trocken
  - Entzündungen im Atemtrakt
  - TBC
  - Bronchiektasien
  - Rhinitis, Sinusitis, chronischen Halsentzündungen
  - Pertussis, Bronchitis, blutigen Auswurf

**Verdauungstrakt:**

- Kühlt Feuchte-Hitze im Dickdarm
  Ursachen für die Entstehung von Feuchter Hitze im Dickdarm sind Lebensmittelintoxikationen, Infektionen, übermäßiger Verzehr von heißer und fettiger Nahrung. Die Disharmonie äußert sich mit folgenden Beschwerden
  - Meist akuten Schmerzen und Tenesmen (schmerzhafter Stuhldrang) im Dickdarm mit Diarrhoe und Völlegefühl
  - Stinkendem, faulig riechendem Stuhlgang, kann Blut oder Schleimbeimischungen aufweisen
  - Häufiger, heftiger Stuhldrang, der auch nach der Stuhlentleerung weiter besteht
  - Hellroten Rektumblutungen vor und nach dem Stuhlgang
  - Brennenden Schmerzen im Analbereich

  - Diarrhoe
  - Enteritis, akuter Schub einer Colitis ulcerosa, M. Crohn, Divertikulitis
- Hämorrhoiden, oft auftretend im Rahmen einer Schwangerschaft und bei der Geburt
- Hitzegefühl mit
  - Fieber, das durch Schwitzen nicht gesenkt wird
  - Durst, aber kein Bedürfnis zu trinken
- Generelles Schweregefühl und Schwere der Extremitäten durch die Feuchtigkeitsansammlung im Körper
- Wenig und konzentrierter Urin

**Mitte:**

- Tonisiert und befeuchtet das Yin von Milz und Magen:
  Ein Magen-Yin-Mangel wird häufig verursacht durch fehlende oder falsche Essgewohnheiten. Oft wird die Hauptmahlzeit erst am späten Abend nach einem anstrengenden Arbeitstag eingenommen. Mahlzeiten werden tagsüber ausgelassen oder in einer kurzen Mittagspause hektisch und schnell hinuntergeschlungen. Bevor es wieder an die Arbeit geht, gönnt man sich noch eine Zigarette. Die Gabe von Medikamenten, wie Antibiotika können das Magen-Qi und das Magen-Yin zusätzlich beeinträchtigen. Über Milz-Yin-Mangel findet sich nur wenig in der chinesischen Literatur. Häufig tritt er gemeinsam mit einem Magen-Yin-Mangel auf
- Magen-Yin-Mangel ist gekennzeichnet durch Trockenheit. Er äußert sich durch einen trockenen Mund und Rachen und dem Verlangen in kleinen Schlucken zu trinken. Diese Symptome treten verstärkt am Nachmittag auf. Da dem Körper die Feuchtigkeit fehlt, ist auch der Stuhlgang trocken. Weitere Symptome kommen hinzu, wie
  - Appetitmangel oder nur leichtes Hungergefühl ohne Verlangen etwas zu essen
  - Übelkeit, evtl. mit Erbrechen
  - Völlegefühl v.a. nach der Nahrungsaufnahme
  - Leere- und Unbehaglichkeits-Gefühl im Epigastrium
  - Dumpfer Schmerz im Epigastrium

> **Tipp**
>
> Die adstringierende und entzündungshemmende Wirkung der Gerbstoffe auf die Schleimhäute ist bemerkenswert. Die Himbeerblätter passen gut in eine Rezeptur zur Behandlung einer Gastritis, Ulcus ventriculi oder Ulcus duodeni. Die Kombination mit Schafgarbe (H. Millefolii), Odermennig (H. Agrimoniae), Nelkenwurz (Rad. Gei urbani), Eibisch (Rad. Althaeae) oder Vogelmiere (H. Stellariae med.) bewähren sich

**Hitze:**

Kühlt Leber-Feuer und Blut-Hitze:

- Kühlt Leber-Feuer

  Beim Leber-Feuer ist alles gerötet. Rotes Gesicht, rote Augen, aber auch geschwollene, rote und schmerzhafte Augen. Ein sehr eindrucksvolles Beispiel stellt die subkonjunktivale Blutung, das Hyposphagma dar. Es handelt sich um eine ungefährliche, scharf begrenzte Blutung aus den konjunktivalen Gefäßen unter die Bindehaut (Konjunktiva). Sie tritt gehäuft bei Gebärenden auf, wenn sie in der Wehenphase in die falsche Richtung pressen. Außerdem angezeigt durch:
  - Zungen– und Mundulzera
  - Bitterem Mundgeschmack
  - Spärlich, dunklem Urin
  - Trockenem Stuhl
  - Blutungen
  - Schlaflosigkeit
  - Psychischer und motorischer Unruhe
  - Ausgeprägte Reizbarkeit, Neigung zu Zornausbrüchen (Le-Feuer)
  - Evtl. Erbrechen von Blut oder Epistaxis
- Blut-Hitze
  - Hitzegefühl
  - Hautkrankheiten mit roten Eruptionen, Durst, Blutungen
  - Hauterkrankungen mit Juckreiz, Hitze und Rötung
  - Furunkel, Abszesse, eitriger Akne

**Blut:**

- Nährt das Leber-Blut:

  Sehr wichtiger Faktor während der Schwangerschaft und nach der Geburt. Gerade nach einer anstrengenden Schwangerschaft und Geburt sind die Blutreserven erschöpft.

  Die Frauen zeigen das Vollbild eines Leber-Blut-Mangels
  - Matt-blasse Gesichtsfarbe ohne Glanz
  - Blasse Lippen
  - Muskelschwäche, Krämpfe
  - Trockene, brüchige Haare
  - Häufig auch Haarausfall
  - Nägel sind ebenfalls brüchig und spröde
  - Trockene Haut
  - Schwindelgefühle, treten vermehrt nach einer Geburt mit starkem Blutverlust auf

- Taubheit in den Extremitäten
- Schlafstörungen
- Unklares Sehen, Auftreten von Mouches volantes
- Verminderte Sehfähigkeit in der Nacht
- Depressionen, hier auch an Postnatale Depressionen denken
- Gefühl der Ziellosigkeit
- Hypomenorrhoe oder Amenorrhoe

**Äußere Anwendung:**

- Die gerbstoffhaltigen Himbeerblätter wirken äußerlich kühlend und entzündungshemmend. Sie führen zum Abschwellen der Schleimhäute und sind gleichzeitig krampflösend. Gute Anwendung als Tee, Sitzbad und als Salbe

**Besonderheit der Himbeerblätter:**

Auf psychischer Ebene haben Himbeerblätter eine sanft entspannende Wirkung und vermitteln Gelassenheit. In Hinblick auf die Geburt sind das bedeutende Eigenschaften, besonders wenn eine Frau der nahenden Geburt sehr ängstlich gegenüber steht. Ist die Mutter entspannt und gelassen, wirkt sich das auch auf das Kind aus. Aus diesem Grund kann man die Pflanze auch einnehmen, um ein unruhiges Kind intrauterin zu beruhigen. In der Schwangerschaft ist weniger immer mehr, nicht nur bezogen auf die Dosis. Die Frau muss dazu angehalten werden, sehr genau auf Veränderungen in ihrem Körper zu reagieren.

## Hopfen – Steckbrief

### Humulus lupulus

**Inhaltsstoffe:** Bitterstoffe, die im Harz der Zapfen und Drüsen enthalten sind (Humulon, Lupulon, u. a.), alle Bittertoffe sind labile Verbindungen, die beim Lagern abgebaut werden, 0,3–3 % äther. Öl (Myrcen, Humulen, Caryophyllen u. a.), 2–4 % Gerbstoffe vom Typ der oligomeren Proanthocyanidine, Flavonoide (Kämpferol, Quercetin, Xantholhumolol), Cholin, Asparagin, östrogene Substanz, Harz

**Droge:** Hopfenzapfen

**Verwendete Droge:** Strob. Lupuli, Extr. fl. Humuli lupuli e Florib., Glandulae Lupuli, Ol. Humuli lupuli

**Dosierung:** 10–15 g der getrockneten Hopfenzapfen in einer 200 g Teemischung (Assistent), 3x tgl. 1 TL der getrocketen Hopfenzapfen/Tasse zum heißen Infus, 3x tgl. 15 Trpf. vom Fluidextrakt

**Cave!** Nicht mit Tranquilizern oder Sedativa kombinieren (Psychopharmaka)!

**Energetik:**
Geschmack: bitter-aromatisch, adstringierend, leicht salzig, überlagerte Droge riecht nach Urin, Schweiß
Temperatur: warm und trocken im I. Grad (früher im II. Grad), nach Holmes kühl

► **Wirkt auf He, Ni, Ma, Le, Chong mai**

**Wirkungsweise:**
- Stärkt das Herz-Yin, beruhigt Fülle- und Leere-Feuer, beruhigt den Shen
- Bewegt Le-Qi, senkt Aufsteigendes Le-Yang
- Stärkt das Nieren-Yin, beruhigt Nieren-Feuer
- Hitzekühlend, fiebersenkend
- Tonisiert das Ma-Qi
- Diuretisch
- Äußerlich erweichend, entzündungshemmend

# Hopfen – Monographie

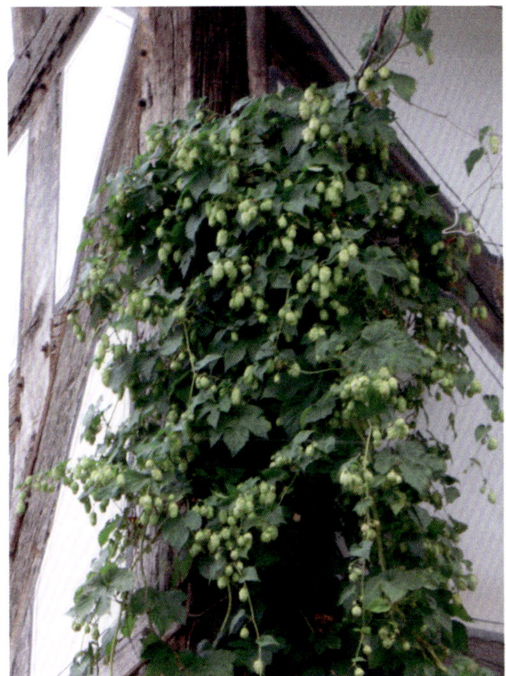

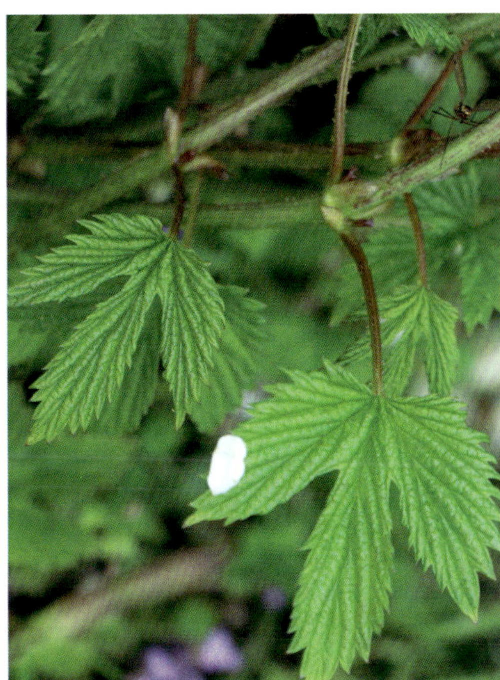

Hopfen gehört zur Familie der Hanfgewächse. Er ist zweihäusig und wird auch Femelhopfen, Nesselhopfen (männlich), Läufer (weiblich) genannt.

Hopfen findet man als typische Kletterpflanze in Hecken, Auenwäldern, an Waldrändern oder verwilderten Orten, wo er sich an Bäumen oder Drähten emporwinden kann. Er wächst bis 7 m rechtswindend. Seine Blätter sind 3–5-lappig, handförmig geteilt, der Rand ist gezähnt und erinnern an Weinrebenblätter. Die Stängel und Blätter sind rau, borstig mit feinen Widerhaken, männliche Blüten sind klein, grün, angeordnet in Rispen und weibliche sind grünlich-gelb, ca. 1,5 bis 2,5 cm lang in hängenden, kugeligen Blütenständen. Die Zapfen sind mit gelblich-orangen Harzdrüsen besetzt.

**Inhaltsstoffe:**

- Harzartige Bitterstoffe (Humulon, Lupulon) werden chemisch umgebaut und als baldrianduftige Stoffe (Farnesol) wahrgenommen, intensiv und betäubend. Frische Hopfenblüten sind deutlich bitterer, alte hingegen stinken wie Baldrian durch die Umwandlung in Valerian
- Würziger Geschmack, dank der Flavonoide
- Farnesol ist für den Duft und den harzig-aromatischen Geschmack verantwortlich

- Viele Gerbstoffe, die antioxidativ wirken
- Xanthohumol, v. a. in frischen Blüten enthalten, reduziert die Entstehung von Krebszellen. Im getrockneten Zustand ist der Inhaltsstoff nur in Spuren vorhanden (auch in Rotwein vorhanden). Das Flavonoid Xantohumol gilt als Botenstoff für Tumorzellen und ist 200 x stärker als das im Rotwein vorkommende Resveratrol. Es kann auf 60 verschiedene Tumorzellen Einfluss nehmen, v. a. in Kombination mit OPC`s. Hervorragend einsetzbar bei HIV, Herzinfarkt, Apoplex, KHK, Arteriosklerose und Osteoporose
- Asparagin (Aminosäure) ist Jing-stärkend und leitet alte Pathogene aus. Bekannt ist meist nur die diuretisch Wirkung
- Das pflanzliche Östrogen Prenylnaringenin wird als sehr anticancerogen gehandelt. Es ist das wirksamste, bisher gefundene Phytoöstrogen, dass gegenwärtig weltweit in Universitäten und Forschungseinrichtungen bezüglich seiner Anwendungen in der Pharmazie untersucht wird

Hopfen ist eine historisch bekannte Pflanze. Schon früh wurde seine besondere Würze für die Bierbrauerei entdeckt. „Hopfen und Malz, Gott erhalt`s". Es waren die Mönche, die die Bierkultur pflegten. Sie profitierten einerseits von den nährenden Eigenschaften des Gebräus, andererseits von der antiaphrodisierenden Wirkung des Hopfens. Der Duft der Hopfenblüten wirkt sedierend auf die Manneskraft, hingegen belebend bei den Mägden. Es ist dem Phytoöstrogen zu zuschreiben, weshalb sich die Monatsblutung der Hopfen-Arbeiterinnen verzögerte bis ganz ausblieb. Nach getaner Arbeit waren die Männer völlig erschöpft, während die Frauen in den Nachbarorten zum Tanz gingen. Erst seit dem 15. Jahrhundert wurde Hopfen durch Hildegard v. Bingen medizinisch verwendet. Sie beschrieb ihn als traurig machende Pflanze. Den hohen Bitterstoffgehalt hingegen sah sie als nützlich an.

In seiner Signatur zeigt sich seine kosmosaktive Wirkung, die Rechtsdrehung hilft die Energie zu materialisieren. Sie bietet die zentrale Anziehungskraft für feinstoffliche Energie = warm und trocken.

Aus der Beschreibung zum Ceres-Produkt:

*... hilft Menschen, die eher am Stoffwechselpol verhaftet sind und zu einer gewissen Erdenschwere neigen, d. h. die tagsüber schläfrig sind und nachts wach liegen. Durch die Einnahme verlieren sie die Schwerfälligkeit, das Schläfrige und erfahren nachts eine lösende Ruhe. [14]*

Warm im I. Grad, trotzdem fiebersenkend wegen der Bitterstoffe

- Bewegend, aber trotzdem beruhigend und fröhlich machend
- Bei Einschlafstörung und Durchschlafstörungen bewährt sich die Kombination mit Baldrian oder Passionsblume

- Sicher in der Schwangerschaft, nicht aber in der Stillzeit, da abstillende Eigenschaften beobachtet wurden.
- Frische Pflanzen können eine Kontaktdermatitis hervorrufen

**Cave!**

- Nicht mit Tranquilizern, Sedativa oder Psychopharmaka kombinieren
- Nicht bei total Geschwächten anwenden, da das Qi abgesenkt wird. Kontraindiziert bei einer Qi-Leere-Depression

### ▶ Wirkung auf He, Le, Ni, Ma, äußerlich

**Herz:**

- Kühlt Herz-Fülle-Feuer mit motorischer Unruhe (zum Vergleich Baldrian ist tonisierend und kontraindiziert bei Fülle)
- Kühlt Herz-Leere-Feuer mit psychischer Unruhe
  - Logorrhoe
  - Bei Schlafproblemen mit Nervosität, Depression, Neurosen bewährt sich die Kombination mit Passionsblume oder Goldmohn (Eschscholzia)
  - Bei Einschlafproblemen mit kreisenden Gedanken
- Wirkt beruhigend auf die Schilddrüse ergänzt durch Passionsblume und Salbei

**Leber:**

- Konstitutionspflanze bei Burnout, Workaholics, nicht umsonst wirkt ein Bier am Abend entspannend, Hopfentee reicht auch
- Leber-Qi bewegend durch seine aromatischen Stoffe
- Spasmolytisch wirkend auf die Muskulatur, relaxierend bei Bruxismus!, aber auch auf die Gesamtmuskulatur, ähnlich wie Baldrian und Traubensilberkerze bei HWS-Beschwerden
  - Unterstützend bei Dysmenorrhoe und Amenorrhoe
  - Bei psychischer Labilität im Präklimax
- Spasmolytisch, fröhlich machend, wirkt auf Hun und Shen, was sich durch die Leichtigkeit der Droge schon ausdrückt
- Senkt Aufsteigendes Leber-Yang mit Symptomen, wie Kopfschmerz, Durchschlafproblemen, Tremor, Tinnitus und Spasmen
- Eliminiert Wind
- Senkt ab und kühlt bei Kopfschmerzen und Migräne durch Leberfeuer (Scheitel, Schläfen)
- Spasmolytisch bei allen Krämpfen, dann kombinieren mit Heilziest
- Traumverbessernd, kombinieren mit Heilziest bei Leberträumen, mit Mistel bei Herzträumen

- Befreit die Lunge vom Lebereinfluss, was sich bei Asthma und nervösem Hustenreiz bewährt

**Nieren:**

- Unterstützt das Ni-Yin, obwohl Hopfen trocken ist
- Wirkt als Antiaphrodisiakum, antiandrogen bei Nieren-Leere-Feuer
  - Senkt Ni-Feuer bei Nymphomanie (entspricht einem Leere-Feuer) oder vorzeitigem Samenerguss

> **Info**
>
> Die Ausbildung zur Gynäkomastie ist hormonell bedingt, stellt die Speicherform von Östron dar. Starke Biertrinker sind häufig durch die zusätzliche Schwächung der Leber betroffen

- Hormonell unterstützend
  - Im Klimax (10–15 g), erklärt, weshalb Bier ein Frauengetränk sein könnte
  - Bei Infertilität
- Früher bei Geschlechtskrankheiten
- Helfend bei Geräuschempfindlichkeit, entstanden durch eine Nieren-Leere

**Magen:**

- Senkt rebellierendes Ma-Qi, senkt Übelkeit, ist auch in der Schwangerschaft möglich
- Bei nervösem Magen und Milz-Qi-Schwäche mit Bauchbeschwerden
- Eliminiert Feuchte Hitze und entgiftet
- Diuretisch, deshalb bei Blasenschwäche nicht nach 17.00 h trinken

**Äußerlich:**

- Als Sitzbad anzuwenden bei pathologischem Pap-Abstrich
  - Antiviral bei Herpes Genitalis, Herpes Labialis, Herpes Zoster

## Huflattich – Steckbrief

### Tussilago farfara

**Inhaltsstoffe:** 6–10 % Schleimstoffe (saure Polysaccharide), Inulin, Dextrin, 5 % Gerbstoffe, Bitterglykoside, Flavonoide, Gallussäure, Wein-Apfel-Zitronen-Phosphorsäure, Phytosterine (Faradiol, Arnidiol), wenig äther. Öl, Mineralien Ca, Mg, Fe, K, Na, Al, S, P, Zn; Vit. C, Pyrrolizidinalkaloide

**Droge:** getrocknete Blätter, Blüten

**Verwendete Droge: Fol. Farfarae**, Flor. Farfarae

**Dosierung:** in einer 200 g Teemischung 20 g (Minister/Assistent), 3x tgl. 1–1,5 gestr. TL getrocknetes Kraut/Tasse zum heißen Infus

**Cave!** Wegen der Pyrrolizininalkaloide kontraindiziert in der Schwangerschaft und Stillzeit

**Info**

Nach aktuellem Erkenntnisstand (Oktober 2018) dürfen Arzneimittel, die Huflattichblätter enthalten, egal in welcher Darreichungsform, einen Grenzwert von 1 µg PA pro maximal deklarierter Tagesdosis nicht überschreiten. Dies bedeutet, dass nur geprüfte Heilpflanzendrogen aus kontrollierten Kulturen mit reduziertem PA-Gehalt angewendet werden sollten

Im Fall von Huflattich wurden in den letzten Jahren PA- freie Sorten herausselektioniert, was die Herstellung von Huflattich- Arzneimitteln prinzipiell wieder erlaubt.

**Energetik:**
Geschmack: bitter, süß, schwach aromatisch
Temperatur: kühl (frische Blätter) oder neutral bis leicht wärmend (getrocknete Blätter); nach Matthiolus feucht, nach Holmes feucht und trocken

**Heil-/Wirkungsweise:**
schleimlösend, antibakteriell, entzündungshemmend, reizlindernd, schweißtreibend, stoffwechselanregend, beruhigend auf das Nervensystem und tonisierend

▶ Wirkt auf Lunge

**Wirkungsweise:**
- Kühlt und befeuchtet die Lunge
- Leitet (Hitze-) Schleim aus der Lunge aus
- Tonisiert das Lungen–Yin
- Kühlt Toxische Hitze
- Äußerlich erweichend, entzündungshemmend, wundheilend

## Huflattich – Monographie

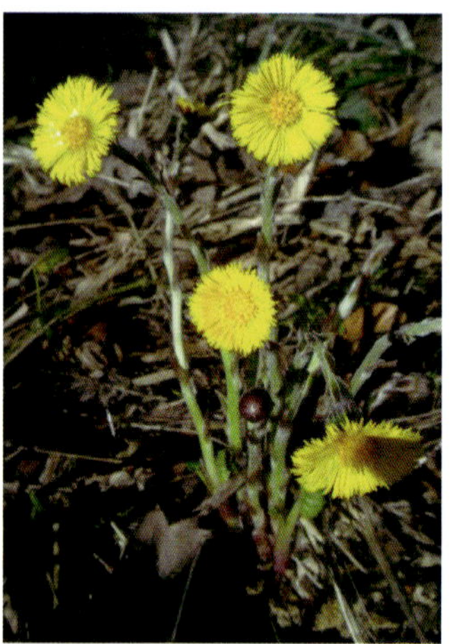
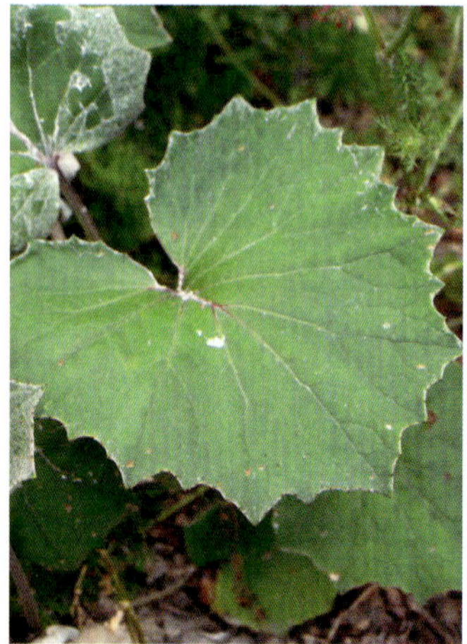
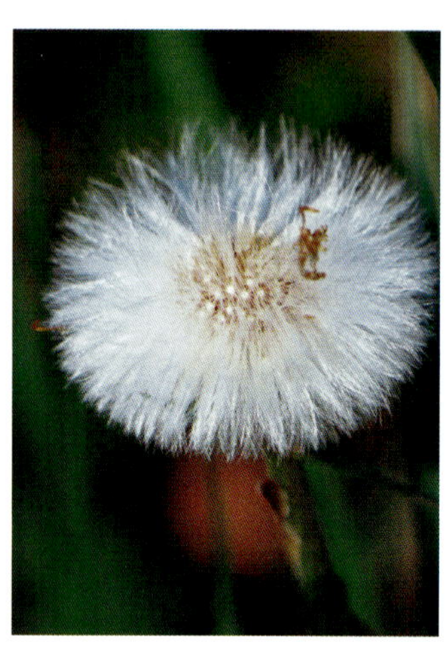

Huflattich gehört zur Familie der Korbblütler (Asteraceae). Sein Verbreitungsgebiet erstreckt sich von Europa, Asien bis Nordamerika. Huflattich ist eine ausgesprochen genügsame Pflanze, die keine hohen Ansprüche stellt. Sie mag lehmige Böden, Kiesgruben, Wegränder, Schuttplätze, Wiesenränder, Gärten, Waldlichtungen und Bauchufer. Besonders wohl fühlt sie sich an sonnigen Standorten. Huflattich ist eine sehr spezielle Pflanze. Ihr weit verzweigtes Wurzelwerk besteht aus einer dünnen, schuppigen Grundachse, von der bis zu 2 m lange kriechende Wandersprossen abgehen. Wenn der erste Schnee schmilzt, steht der Huflattich bereits in den Startlöchern. Er ist eine der ersten Frühlingspflanzen, die anzeigen, dass der Frühling naht. Wie kleine, rotüberlaufende Raketenköpfchen bahnen sich die Blütenköpfe ihren Weg durch den Schnee. Die Blüten öffnen sich von März bis April und erfreuen das Auge mit ihrer leuchtend gelben Farbe. Häufig wird die Blüte mit Löwenzahn verwechselt. Beim Huflattich zeigt sich also zuerst die Blüte und etwa sechs Wochen später das Blattwerk. Dies hat ihm auch den Namen „ Filius ante patrem" eingebracht, was übersetzt bedeutet „der Sohn vor dem Vater". Huflattich ist eine der wertvollsten Hustenpflanzen, die wir haben.

Schon ihr Name kündigt ihre heilbringende Wirkung an. Das lateinische Wort *tussis* bedeutet Husten und *ago* wird übersetzt mit *ich vertreibe*. Tussilago heißt also *ich vertreibe den Husten*. Der Beiname *farfare* bezieht sich auf die im Jungstadium bemehlten Blätter. Umgangssprachlich existieren Namen, wie Roßhut, Eselslattich, Brustlattich und Hustenblätter. Schon Dioskurides, Plinius und Galen empfahlen den Rauch der angezündeten Huflattichblätter gegen Husten. Hildegard von Bingen wies auf die Heilkraft bei Erkrankung der Atmungsorgane hin. In alten Kräuterbüchern finden sich Hinweise, dass Huflattich im Mittelalter verräuchert oder geraucht wurde. Das Rauchen oder Inhalieren von Huflattichblättern oder -wurzeln wird auch heute noch gelegentlich praktiziert. Es gibt Empfehlungen bei Dyspnoe Huflattich-Wurzeln auf glühende Zypressenkohlen zu legen und den Rauch durch einen Trichter zu inhalieren. Der Rauch wirkt schleimlösend und krampflösend. Eine weitere Option wäre Huflattichblätter in einer Tabakpfeife zu rauchen, falls man Pfeifenraucher ist.

**Inhaltsstoffe:**
Besondere Aufmerksamkeit gilt den Pyrrolizidinalkaloiden. Zubereitungen aus Huflattichblättern oder Huflattichblüten enthalten mutagene und potenziell karzinogene Pyrrolizidinalkaloide (PA`s).

Nach aktuellem Erkenntnisstand dürfen Huflattichblätter-haltige Arzneimittel, egal in welcher Darreichungsform einen Grenzwert von 1 µg PA pro maximal deklarierter Tagesdosis nicht überschreiten

Der in der Kommission E-Monographie genannte Grenzwert von 10 µg PA ist damit nicht mehr gültig!

Dies bedeutet, dass nur geprüfte Heilpflanzendrogen aus kontrollierten Kulturen mit reduziertem PA- Gehalt angewendet werden sollten. Im Fall von Huflattich wurden in den letzten Jahren PA- freie Sorten herausselektioniert, was die Herstellung von Huflattich-Arzneimitteln prinzipiell wieder erlaubt.

### ▶ Wirkung in der TCM:

Huflattich ist ein wunderbares Lungen-Yin–Tonikum, das wir als Assistent oder Minister bei großer Hitze in der Lunge einsetzen können. Seine Wirkstoffkombination nährt und befeuchtet die Schleimhäute. Sind die Schleimhäute in einem guten Zustand können sie auch mit Eindringlingen (Bakterien, Viren, Pilze) fertig werden.

**Wirkt auf die Lunge:**
- Kühlt die Lunge und befeuchtet
- Wirkt reizmildernd auf die Atemwege, da sich die Schleimstoffe wie ein Schutzfilm auf die Schleimhäute legen, dadurch werden Hustenreiz und Schmerz gelindert.

Trockene Lunge bedeutet trockener, rauer, bellender, schmerzhafter Husten

- Kaum Sputum oder zähflüssiges und schwer abzuhustendes Sputum, evtl. auch blutig tingiert
- Nase, Mund, Zunge und Rachen sind trocken
- Manchmal auch juckende Schleimhäute
- Heisere Stimme bis zur Aphonie
- Durst
- Akute Sinusitis, Nasenbluten, Halsentzündungen
- Aversion gegen Hitze, evtl. Fieber

**Info**

Wird die Trockenheit durch den Pathogenen Faktor Kälte hervorgerufen besteht eine Aversion gegen Kälte

- Leitet Hitze-Schleim aus der Lunge aus
  Hier handelt es sich häufig um einen chronischen Krankheitszustand mit
  - Bellendem Husten
  - Viel klebrigem, gelb-grünlichem Sputum, Mundtrockenheit
  - Dyspnoe, der Patient ist kaum belastbar
  - Pfeifatmung
  - Druckgefühl im Thorax
  - Schleim im Hals
  - Hitzegefühl
  - Durst
  - Schlafstörungen
  - Erregtheit, innerer Unruhe
  - Schwindelgefühl
  - Schweregefühl und Benommenheit im Kopf (macht der Schleim)
  - Bei akuter und chronische Bronchitis, Bronchiektasien
  - Asthma bronchiale, Ephysem
  - Pneumonie, Keuchhusten, Lungenabszess
- Tonisiert das Lungen-Yin
  - Bei trockenem, unproduktivem Husten, der sehr quälend und erschöpfend ist
  - Manchmal ist der Patient geplagt von schwachem Husten mit wenig Auswurf, der Auswurf kann in diesem Fall auch etwas blutig sein, bedingt durch die Trockenheit der Schleimhäute
  - Die Stimme ist schwach, kann durch den Feuchtigkeitsmangel auch heiser klingen
  - Es besteht eine Redeunlust und Müdigkeit
  - Nachtschweiß

- Dyspnoe, hervorgerufen durch den Lungen-Qi-Mangel
- Mund– und Rachenschleimhäute sind trocken
- TBC
- Bronchiektasien
- Chronischer Rhinitis, atrophischer Rhinitis, Sinusitis, chronischen Halsentzündungen
- Bronchitis, Keuchhusten, Emphysem, Sarkoidose

**Hitze:**

- Kühlt Toxische Hitze:
  Hitze hat folgende Eigenschaften
  - Flammt nach oben auf
  - Trocknet sehr stark aus, angezeigt durch trockenen Mund, trockene Haut, viel Durst
  - Schädigt Blut und Yin
  - Kann Blutungen verursachen
  - Kann Inneren Wind erzeugen, Tremor, Tics, starke Benommenheit, Schwindel Taubheitsgefühle, evtl. Konvulsionen, Bewusstlosigkeit, Hemiplegie, evtl. hängender Mundwinkel
  - Beeinträchtigt den Geist
  - Verursacht Geschwüre und Schwellungen, eitrige Prozesse, Karbunkel, Furunkel, Lymphknotenschwellungen

**Äußerlich Anwendung:**

- Bei Geschwüren und Schwellungen, eitrigen Prozessen, Karbunkeln, Furunkeln, Lymphknotenschwellungen
  - Armbad, Fußbad , Vollbad
  - Auflagen auf die entsprechenden Körperstellen aufbringen

# Ingwer – Steckbrief

## Zingiber off.

**Inhaltsstoffe:** 2,5–3 % ätherisches Öl (mit 30 % Zingiberon, 10–15 % Bisabolon, 15–20 % Sesquiphellandron, Zingiberol u. a.), fettes Öl, Harz, Farnesol, Shoagol

**Droge:** Wurzelstock

**Verwendete Droge:** Rhiz. Zingiberis, als Tinktur, frisch innerlich und äußerlich, getrocknet (dann noch hitziger) auch im Infus

**Dosierung:** von der getrockneten Wurzel bis zu 30 g in einer 200 g Teemischung, 3x ½ TL oder 1 dünne Scheibe (frisch) zum Infus, 3x tgl. 10–20 Trpf. als Tinktur oder 3x tgl. 1–3 Trpf. ätherisches Öl, äußerliche Auflage mit frischem Ingwer

**Energetik:**
Geschmack: scharf, etwas süß
Temperatur: warm im III. Grad, trocken im I. Grad (frische Wurzel), warm im IV. Grad bei getrockneter Droge

**Kontraindikation:**

- Im 1. Trimeon der Schwangerschaft (oder nur in Spuren, siehe Monographie)
- Klimakterium, wenn Hitze vorherrscht
- Hitze-Fülle
- Lu-Hitze

### ▶ Wirkung: Ma, Lu, Mi

**Eigenschaften:** wärmend, bewegend, öffnend

**Wirkungsweise:**

- Erwärmt Milz und Magen
- Erwärmt die Lunge und löst Schleim
- Öffnet die Oberfläche und leitet Wind-Kälte aus
- Antidot gegen Gifte
- Fördert die Hautdurchblutung (äußerlich)

# Ingwer – Monographie

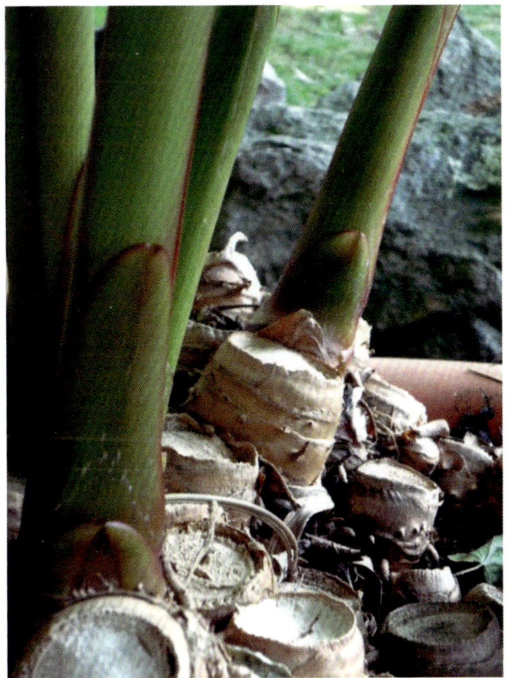

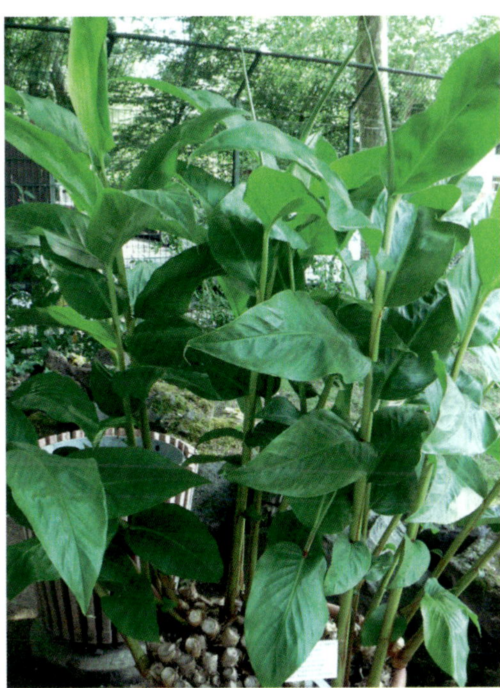

Ingwer wächst in warmen tropischen und subtropischen Gefilden, oft in Asien, Indonesien, Australien, Afrika. Nigeria gilt als Hauptanbauregion. Ingwer gehört zur Familie der Gräser, verwandt mit Quecken und Getreidearten. Es ist eine krautige Pflanze mit einer Höhe bis zu 1 m. Die langen Blätter sind tief angesetzt und geben der Pflanze ein schilfartiges Aussehen. Bedeutung hat das flachverlaufende Rhizom, was im Aussehen einem Horn gleicht. Junge, grüne Wurzelstücke sind deutlich milder. Der Geschmack ist aromatisch-scharf. Ein Muss in asiatischen Gerichten, aber auch in Getränken, wie Ginger Ale und Ginger-Limonade ist Ingwer gebräuchlich.

Zu Heilzwecken wurde er schon früher wegen seiner verdauungsfördernden Wirkung eingesetzt, wegen seiner Schärfe auch als Aphrodisiakum, ähnlich wie Pfeffer.

In der Chinesischen Medizin wird er gegen das Eindringen von Pathogenen Faktoren auf die Oberfläche genutzt, was dem 1. Stadium einer Erkältung entspricht. Außerdem zur Erwärmung von Milz und Magen und bei Schleim im VDT und dem Bronchialsystem.

Dank seiner Inhaltsstoffe mit hohem Gehalt an ätherischem Öl, schärfendem Gingerol und Shoagolen, wirkt Ingwer antioxidativ, antiemetisch, entzündungshemmend und anregend. Eine insgesamt bewegende und Oberfläche öffnende Gesamtmischung. Farnesol liefert den typischen Duftstoff im frischen Ingwer.

Die gesteigerte Wirkung auf den Verdauungstrakt könnte alternativ und/oder ergänzend mit dem noch hitzigeren Galgant und/oder Kardamom erfolgen.

Die Darreichungsform variiert von frisch bis getrocknet und als Tinktur zur inneren und äußeren Anwendung.

Die antiemetische Wirkung ist bekannt bei Reisekrankheit, postoperativ und bei Schwangerschaftserbrechen. Speziell Schwangere sollten aber mit der Verwendung von Ingwer, der hitzig und bewegend ist, vorsichtig sein. Siehe Wirkung auf die Mitte.

Ingwer erfährt seit geraumer Zeit eine hohe Popularität. Ingwerwasser, Ingwer in Ayurvedischen Tee´s als Mittel gegen jegliche Krankheit. Ahnungslos trinken u. a. klimakterische Frauen im Hochsommer Ingwer und wundern sich über ständige Transpiration. Kontraindikation besteht bei Hitzeerkrankungen, Spontanschweißen aus Mangelzuständen und Hitzeblutungen. Schwangere sollten Ingwer nur bedingt und in geringen Mengen anwenden.

Ingwer kann je nach Einsatz als Kaiser, Minister oder auch als separater Assistent fungieren. Das getrocknete Rhizom ist hitziger und kann als Bestandteil einer Rezeptur innere Kälte vertreiben. Die Zugabe einer frischen Ingwerscheibe wärmt schnell, öffnet die Poren und vertreibt Wind-Kälte. Die Wärme ist jedoch nur von kurzer Dauer.

Er hat eine zentripetale und eine zentrifugale, wärmende Kraft.

**Wirkung auf die Mitte:**

- Ingwer yangisiert alle Speisen, wärmt Milz und Magen und den Darm
- Senkt das Ma-Qi ab, wird häufig eingesetzt bei rebellierendem Ma-Qi
  - Verteilt bei Nahrungsstagnation

**Info**

- In der Schwangerschaft mit Vorsicht zu verwenden, bei Sodbrennen in der frühen Schwangerschaft lediglich an einer frischen Scheibe Ingwer nippen!
- Alternativ bewährt sich eine Scheibe Ingwer auf Pc 6 zu applizieren und mit Pflasterstreifen fixieren

- Antiseptisch
- Antidot bei Giften, wirkt bei Nahrungsvergiftung stark verteilend (Vorsicht bei Leberfülle)

**Lunge:**

- Löst Kälteschleim in der Lunge, unterstützt das Abhusten von zähem, kaltem Schleim, ist trotz der Trockenheit befeuchtend
- Äußerlich eine Scheibe Ingwer auf C 7 (siebter Halswirbel) legen, mit Pflaster fixieren, löst Schleim in den NNH (Vorsicht bei zu geschwächten Personen). Wichtig! Hautstelle wegen dem Risiko auf Hautreizungen beobachten
- Bei sehr ausgeprägtem, sichtbarem, gelbem Schleim lohnt es sich mit einer 3-tägigen Kur zu beginnen
    - Über 3 Tage 3x tgl. eine Tasse (250 ml)
      Ingwer + Kardamon + Fenchel gestoßen, zu gleichen Teilen trinken. Entspricht einem schleimerweichenden Infus

  Erst nach der 3-tägigen Kur mit der Individual-Rezeptur weiter arbeiten

**Kälte zerstreuend:**

- Bei Windkälte äußerlich (Kälteblockaden sind noch äußerlich, Kältekontraktionen: Frozen shoulder)
- Innerer Kälte
- Kälte im Uterus, kalter Schleim
- Äußerlich als Kompresse oder in Kombination mit Moxa z. B. mit Salz auf dem Bauchnabel

**Wei-Qi stärkend:**

- Stärkt das Lu-Qi
- Zerstreut Wind-Kälte

# Islandflechte – Steckbrief

## Lichen islandicus, Cetraria islandica

**Botenpflanze für Psoriasis**

**Inhaltsstoffe:** 50–70 % schleimhaltige Polysaccharide (Lichenine), 2–3 % bittere Flechtsäuren (Fumarprocetrarsäure, Procetrarsäure, Cetrarsäure, Usninsäure), Spurenelemente (Zn, Jod), Enzyme, Vit. A, $B_1$, $B_{12}$

**Droge:** getrocknete Flechten

**Verwendete Droge:** Lichen islandicus

**Dosierung:** in einer 200 g Teemischung 10–20 g (Kaiser/ Minister/ Assistent), 3x tgl. 1 gestr. TL der getrockneten Flechten/ Tasse zum heißen Infus. Zum Fieber senken nimmt man 30 g/200 g in einer Teemischung!

**Cave!** Kontraindiziert bei Hyperthyreose!

**Energetik:**
Geschmack: bitter, leicht süß
Temperatur: kühl, feucht, trocken, hat beide Qualitäten

**Heil-/Wirkungsweise:** hustenstillend, auswurffördernd, antibiotisch gegen die Bakterien Helicobacter pylori und Staphylococcus aureus, appetitanregend, verdauungsfördernd, wundheilungsfördernd

► **Wirkt auf Lu, Ma, Ni, Le**

**Wirkungsweise:**
- Kühlt und befeuchtet die Lunge
- Leitet (Hitze-) Schleim aus der Lunge aus
- Tonisiert das Lungen–Yin
- Tonisiert das Magen-Yin, befeuchtet den Magen
- Befeuchtet die Körpersäfte
- Tonisiert das Blut
- Tonisiert das Ni-Yin
- Kühlt Toxische Hitze
- Senkt das Le-Yang
- Leitet Feuchte Hitze aus
- Äußerlich erweichend, entzündungshemmend, wundheilend

# Islandflechte – Monographie

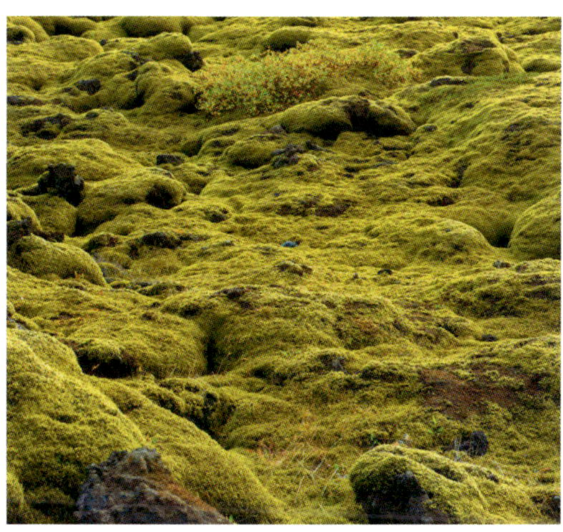

Islandflechte ist Botenpflanze bei Psoriasis, aber auch bewährt bei anderen schuppigen Hauterkrankungen.

Flechten leben in einer besonderen Lebensgemeinschaft. Eine Flechte sucht sich einen Photosynthese treibenden Partner z. B. einen Pilz, eine Alge oder ein Cyanobakterium. Der Pilz bildet in dieser Partnerschaft das stabilisierende Gerüst, die Alge liefert die Energie. Erst durch diese symbiotische Verbindung stellen sich die klassischen Flechtenmerkmale heraus und bieten die Grundlage einer starken Gemeinschaft.

Isländisches Moos wächst nicht nur auf Island und in Skandinavien, sondern in allen Höhenlagen Europas. Neben Island sind die größten Vorkommen in den Bergen der Schweizer Alpen in einer Höhe zwischen 1500 und 2500 m anzutreffen. An windexponierten Stellen im Hochgebirge bildet die Islandflechte gemeinsam mit anderen Flechten, flächendeckende Rasenstücke aus. Auf Island stellen die riesigen Polster, die unter idealen Bedingungen bis zu 20 cm hoch werden, eine Gefahr für Wanderer dar, weil sie die Spalten im Gestein und im Lava-Feld verdecken. Man findet die nahrhafte Pflanze aber auch im Flachland an offenen Standorten auf sandigen Böden. Sie ist typisch für Moore und lichte Kiefernwälder.

Die Flechten erreichen etwa eine Höhe von 4–12 cm. Ihre einzelnen Triebe verzweigen sich geweihartig, sind starr, schuppig und oft rinnig verbogen. Die Oberseite ist oliv bis braungrün, auf der Unterseite weiß–grün gefärbt. Die 3 bis 6 mm flachen Bänder sind am Rand regelmäßig gezähnt. Je nach Lichtexposition lagern Flechten unterschiedliche Mengen eines braunen Pigments ein, das als Sonnenschutz dient. Flechten im Hochgebirge sind daher dunkelbraun bis schwarzbraun gefärbt.

Ihren Namen erhielt die Islandflechte vermutlich von den Isländern, die als Erste ihre Heilkraft erkannten und nutzten. Flechten wurden nicht nur zu Heilzwecken, sondern auch als Nahrungsmittel genutzt. Die Bezeichnungen variieren je nach Standort von Isländisch Moos über Islandflechte oder auch Felsengras. Getrocknet und zerkleinert fanden sie Verwendung als Getreideersatz und wurden als Grütze zubereitet. In den harten Wintermonaten Skandinaviens und Russlands dienen Flechten den Rentieren als wertvolle Nahrungsquelle. Ab dem 17. Jahrhundert hielt das Isländische Moos Einzug in Europa und sogar in europäischen Apotheken. Als Hustenmittel erfreute es sich wachsender Begeisterung und wird auch heute noch in Pastillenform bei Reizhusten, Heiserkeit und Bronchitis eingenommen.

Inhaltsstoffe sind u. a. Polysaccharid- Schleimstoffe, die stark nährend und befeuchtend wirken, davon ist *Lichenin* heiß löslich, *Isolichenin* kalt löslich. Die Flechtensäuren prägen den bitteren Geschmack des Isländisch Moos und wirken antibiotisch. Zink + Sulfur + Phosphor regen den Stoffwechsel an. Flechten haben auf Grund ihrer speziellen Zusammensetzung eine besondere Heilwirkung. Die jodhaltigen Algen wirken unterstützend bei Hypothyreose. Außerdem wird Islandflechte eine antitumoröse Wirkung zugeschrieben. Sie soll im Umgang mit Strahlenbelastungen unterstützend sein.

### ▶ Wirkung in der TCM

Islandflechte entfaltet ihr Wirkspektrum im Element Metall. Sie wirkt heilend auf Lunge, Dickdarm und Haut. Besonders bewährt ist der Einsatz bei trockenen, schuppigen Hauterkrankungen. Sie ist Botenpflanze bei Psoriasis. Als Monopflanze werden die Flechten aufgekocht, über Nacht stehen gelassen und täglich gegessen.

Die schleimhaltigen Polysaccharide wirken nährend und befeuchtend auf die Schleimhäute. Diese Eigenschaften machen die Islandflechte zu einem exzellenten Yin-Tonikum. Sie unterstützen den Aufbau von Qi und Yin und wirken sich positiv auf den Genesungsprozess aus. Die enthaltenen Flechtsäuren verleihen der Pflanze einen bitteren Charakter. Die Geschmacksrichtung bitter wirkt unter anderem trocknend und gleichzeitig tonisierend auf das Qi. Ein starkes Qi bringt Bewegung, kann Hitze beseitigen und unterbindet Stagnationsansammlungen. Pathogene und Toxine heften sich bevorzugt an Stagnationsansammlungen und bilden Krankheitsherde für Rezidive. Die bittere Geschmacksrichtung regt außerdem die Verdauungssäfte an, was sich auf den ganzen Verdauungstrakt vorteilhaft auswirkt.

**Wirkungen auf die Lunge:**
- Tonisiert das Lungen Yin bei
  - Trockener Lunge mit trockenem Husten, der bellend und sehr schmerzhaft ist
  - Trockenem Hals, Mund, trockener Zunge
  - Durst, bedingt durch die Trockenheit
- Schützt die gereizten und entzündeten Schleimhäute der Atemwege bei
  - Bronchitis, Husten, Heiserkeit
  - Rachen- und Kehlkopfkatarrh
  - Pneumonie, TBC, Keuchhusten und Lungenemphysem

> **Tipp**
> Gute Kombination in einer Teerezeptur bieten Eibisch, Malve oder Huflattich, die alle befeuchtend, nährend und schützend auf die Schleimhäute wirken

**Magen:**

- Tonisiert das Magen-Yin, befeuchtet den Magen
- Die Bitterstoffe der Islandflechte regen die Produktion der Verdauungssäfte und den Appetit an, bei
  - Appetitmangel oder einem leichtem Hungergefühl, ohne dem Verlangen etwas zu essen
  - Übelkeit evtl. auch mit Erbrechen
  - Völlegefühl speziell nach der Nahrungsaufnahme, dumpfen Schmerzen, sowie einem unbehaglichen Gefühl der Leere im Epigastrium
  - Genereller Trockenheit im Mund und Rachenraum, die verstärkt am Nachmittag auftritt. Das Bedürfnis in kleinen Schlucken zu trinken ist typisch für einen Magen-Yin-Mangel
  - Trockenem Stuhlgang

  Westliche Diagnosen mit Magen-Yin-Mangel einhergehend, sind Erbrechen, Übelkeit, Gastritis, Ulcus ventriculi, Ulcus duodeni u. a.

- Befeuchtet die Körperflüssigkeiten JinYe:
  *Jin* (Flüssigkeiten) sind die dünnflüssigen, klaren Anteile, die mit dem Wei-Qi an der Körperoberfläche zirkulieren. Sie ernähren und befeuchten die Muskulatur, die Haut und stehen in engem Kontakt mit dem Blut. Gemeint sind Tränen, Schweiß, Speichel und Schleimsekretionen.
  *Ye* (Säfte) vertreten die dickflüssigen, trüben Anteile, die mit dem Nähr-Ying-Qi im Körperinneren zirkulieren. Gemeint sind Gelenkflüssigkeiten, Liquor und beispielsweise das Pankreassekret. Sie bewegen sich langsam und sind für die Befeuchtung der inneren Organe, der Marksubstanz, der Gelenke und den Sinnesorganen zuständig
  - Bei Trockenheit, die durch intensives Schwitzen verursacht wird
  - Trockenheit der Schleimhäute im Mund, VDT, Augen
  - Trockenheit der Haut, die sich als Neurodermitis, Psoriasis oder Flechten zeigt, gute Kombination mit Erdrauch (H. Fumariae)
  - Obstipation, trockenem Stuhl

**Blut:**

- Tonisiert das Blut nach starken Blutverlusten, regt die Produktion von Leukozyten und Erythrozyten an.

Ein massiver Blutverlust ist an der matt-blassen Gesichtsfarbe und den auffallend blassen Lippen zu erkennen. Da das Blut die Mutter des Qi's ist, wird bei einem Herzblut-Mangel auch immer das Herz-Qi geschwächt. Der Patient ist völlig erschöpft und kraftlos. Hinweis auf eine Herz-Qi-Schwäche sind Palpitationen, die tagsüber unter Belastung, aber ohne Begleitung von Emotionen auftreten. Palpitationen, bedingt durch einen Herzblut-Mangel treten eher abends und in Ruhe auf. Sie sind immer mit Emotionen, wie Angstzuständen und einem leichten Unwohlsein im Brustkorb verknüpft. Es kommt zu Schwindelgefühlen, da auch das Gehirn nicht optimal mit Blut versorgt wird. Das Herz beherbergt den Geist Shen und regiert über das Blut. Verliert Shen seine Residenz, kann er sich nachts nicht mehr zurückziehen. Es kommt zu Schlafstörungen, einem traumgestörten Schlaf, Angstzuständen und Schreckhaftigkeit. Das Denken fällt schwerer, kognitive Fähigkeiten zeigen Schwächen und die Vergesslichkeit nimmt zu.

**Nieren:**

- Tonisiert Ni-Yin
  - Nährt das Ni-Yin nach langer Krankheit, einhergehend mit Gewichtsverlust und Kachexie

> **Tipp**
> Gute Kombination mit Nachtkerzenöl in Kapselform nach Anleitung des Herstellers

Ein Nieren-Yin-Mangel tritt u. a. nach chronischer Erkrankung auf, die alle Reserven verbraucht hat.

- Unterstützt bei Müdigkeit, Erschöpfung und Kraftlosigkeit
- Baut Substanz auf bei Schmerzen in der Lumbalregion, Knochenschmerzen, Schwerhörigkeit, Tinnitus
- Kräftigt bei Schwindelgefühl, der bis zum manifesten Vertigo die Lebensqualität deutlich einschränkt. Besonders unangenehm werden die nächtlich auftretenden Begleiterscheinungen, wie Nachtschweiß, trockener Mund, trockener Hals empfunden. Sexuelle Dysfunktionen, Infertilität, nächtliche oder vorzeitige Ejakulationen erzeugen zusätzlich Druck und Angst bis hin zu depressiven Verstimmungen

> **Tipp**
> Islandflechte ist eine hervorragende Pflanze bei Erschöpfung und nach langer, schwerer Krankheit. Ihre vielen Spurenelemente sind ein Zugewinn für die vegetarische Ernährung

**Leber:**
- Regt die Verdauung an durch die Bitterstoffe
- Leitet Feuchte Hitze nach unten ab, trocknet
- Senkt Aufsteigendes Leber-Yang

**Äußere Anwendung:**
- Man nützt die Kraft von Isländisch Moos, indem man einen Kaltauszug zubereitet
  - 4 gestrichene EL Isländisch Moos mit 1 Liter kaltem Wasser übergießen, über Nacht zugedeckt stehen lassen. Am nächsten Tag abgießen (die Flechten können verzehrt werden). Den Kaltauszug als Wundauflage bei Psoriasis oder anderen hitzigen Hauterkrankungen nutzen. Man taucht eine Kompresse in den Kaltauszug ein, drückt sie etwas aus und legt sie auf die betroffene Stelle auf. Die Auflagen wirken äußerlich kühlend, erweichend, entzündungshemmend, wundheilend

## Johanniskraut, echtes – Steckbrief

### Hypericum perforatum L.

**Inhaltsstoffe:** 10 % Gerbstoffe, 0,5–1,0 % Flavonglykoside, 0,3 % äther. Öl, Harz, 1 % Naphthobianthrone (Hypericin), Phloroglucinderivate, Procyanidine, Xanthone, Carotin, Pektin, Cumarine, Phytosterine

**Verwendete Droge:** Kraut

**Droge:** H. Hyperici, Tct. Hyperici, Ol. Hyperici

**Dosierung:** 30 g in einer 200 g Teemischung (Minister, Assistent), im Mono-Tee 3x tgl. 1–2 TL/ Tasse getrocknetes Kraut, von der Tinktur 3x tgl. 20–30 Trpf., 3x tgl. 1 TL Johanniskraut-Öl innerlich oder äußerlich als Einreibung

**Energetik:**
Geschmack: bitter, etwas süß, adstringierend
Temperatur: warm und trocken im II.–III. Grad, nach J. Ross kühl

► **Wirkt auf Lu, Ni, Le, Mi, Ma, He**

**Wirkungsweise:**
- Bewegt das Herz-Qi, beruhigt den Shen
- Stimuliert und bewegt das Mi- und Ma-Qi
- Bewegt das Leber-Qi, beruhigt Inneren Wind, besänftigt Hun
- Leitet Feuchtigkeit und kalten Schleim aus
- Stimuliert das Lu-Qi, erwärmt die Lunge
- Adstringierend
- Kühlend und entzündungshemmend
- Bewegt Qi und Blut (äußerlich)

## Johanniskraut, echtes – Monographie

Gehört zur Familie der Hartheugewächse (Hypericaceae) und ist ein bis zu 1 m hohes, mehrjähriges Kraut mit einem ausgedehnten System aus kriechenden Wurzelstöcken. Die aufrechten 4-kantigen Stängel sind im oberen Teil verästelt. Die gegenständigen Blätter sind länglich bis oval, ungestielt und haben durchsichtige Punkte, die sogenannten

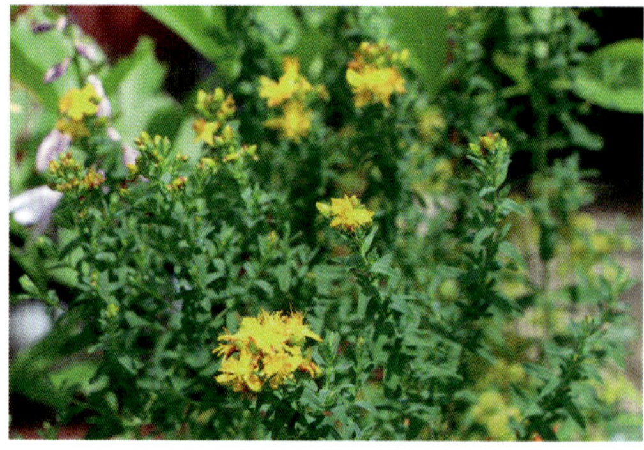

Hypericin- Speicherzellen. Kennzeichnend tritt beim Zerreiben der Blüten und der oberen Blätter ein dunkelroter Saft hervor. Die Blüten besitzen fünf gelbe Blütenblätter mit schwarzen Flecken. Hypericum ist in Europa heimisch. Es wächst auf Wiesen, in Wäldern und an Böschungen.

Da der Inhaltstoff Hypericin die UV-Strahlen der Sonne speichert, gehört er zu den fotosensibilisierenden Pflanzenstoffen. Um diesen Effekt zu erreichen, bedarf es einer hohen Dosis im Organismus bei gleichzeitiger Sensibilität und intensiver Sonnenbestrahlung.

Übersetzt bedeutet Hypericum, griech. *Hyper* = über, *erike* = Heidekraut, *perforatum* = durchlöchert

Als gängige Volksnamen kursieren Hartheu, Gottes Gnadenkraut, Sonnenwend, Konrads-, Tausendlöcherkraut, Christusblut, Maria Bettstroh, Elfenblutkraut und viele mehr.

Christliche Völker brachten Johanniskraut mit Johannes dem Täufer in Verbindung. Resultierend aus der Blütenfülle, die ihr Maximum am 24. Juni, seinem Gedenktag, erreicht. Johanniskraut ist eine antike Pflanze. Schon Dioskurides, Plinius der Ältere und Galenus nutzten die Wirkung bei Ischialgien. Im Mittelalter wurde Johanniskraut als Marienbettstroh zur Geburtserleichterung verwendet, indem es verräuchert oder den Gebärenden an die Waden gebunden wurde. Bereits Paracelsus rühmte die antidepressive Wirkung.

Man erforschte Johanniskraut in der Berliner Charité intensiv. Gemäß klinischen Studien bewährt es sich bei leichten bis mittelschweren Depressionen. Hierbei kommt es nicht auf die Quantität, sondern auf die Qualität der Pflanzen an.

Sie ist ein Lichtbote, der mit intensiver Sonneneinwirkung, vornehmlich aus südlichen Ländern an Kraft gewinnt. Die Wirkung von hochdosierten, rezeptpflichtigen Johanniskrautpräparaten ist deshalb zu hinterfragen.

**Inhaltsstoffe:**
Blühendes Kraut: 10 % Gerbstoffe, 0,5–1,0 % Flavonoidglykoside (Hyperosid, Quercetin, Rutosid, Biflavonoide), Harze, Xanthone, Acylphloroglucinole (Hyperforin), 0,3 % ätherisches Öl (Methyloctan, Sesquiterpene, Pinen, Caryophyllen), Catechingerbstoffe, Kaffeesäurederivate, 1 % Naphthobianthrone (= Hypericin, wirkt auf den Melantonin-Stoffwechsel, gemäß dem Lichtfaktor)

**Sicherheitshinweise:**
Eine Tagesdosierung über 1 g (entspricht 1 mg Hyperforin) führt zu Wechselwirkung bei gleichzeitiger Einnahme von Immun-Suppressiva, Herzglykosiden, HIV-Protease-Inhibitoren, Chemotherapeutika, Gerinnungshemmern, SSRI (Paroxetin, Trazodon, Sertralin) oder ähnlichen serotonen Medikamenten, wie Venlafaxin, Amitriptylin, Theophyllin, Phenytoin, sehr niedrig dosierten Verhütungsmittel usw. In Prinzip alle Medikamente, die über das Enzym CYP 450 3A4 verstoffwechselt werden.

Laut Kommission E ist Johanniskraut gelistet zur Behandlung von psychovegetativen Störungen, depressiven Verstimmungszuständen, Ängsten und nervöser Unruhe.

Die mit 30 g angegebene Dosierung ist als Infus gut möglich. Bei Bedarf könnte auch mit einer homöopathischen Verabreichung kombiniert werden. Die Firma Steierl bietet ein wunderbares Präparat *Hypericum* Tropfen im Potenzakkord an. Dosierung nach Angaben des Herstellers.

Es bedarf keinen vielversprechenden Höchstdosen in Kapselform, wie z. B. in Laif 900, was außerdem rezeptpflichtig ist.

Die Wirkung von Johanniskraut wird oft falsch beschrieben. Johanniskraut ist kein Sedativum! Ganz im Gegenteil. Der Vorzug von Johanniskraut liegt in seiner bewegenden Eigenschaft.

### ▶ Wirkung:

Hervorragender Qi-Beweger, er wirkt dort, wo Stagnationen bestehen z. B. bei Depression, Nervosität, Sprachstörungen, Konzentrationsdefiziten, klimakterischen Störungen usw.. Verantwortlich sind v. a. die Inhaltsstoffe Rutosid, Cumarin

- Wirkt auf den VDT, v. a., wenn die Leber die Mitte attackiert. Es befreit vom Einfluss der Leber, besonders, wenn emotionale Faktoren auf die Mitte wirken

**Bewegt Le-Qi:**
- Senkt Inneren Wind
- Bei Migräne, Menstruationsbeschwerden, Krämpfen, Tetanie, Schwindel, Wetterfühligkeit (= allesamt Winderkrankungen)
- Bei Hun-Störungen
- Psychoaktiv als Stimmungs-Aufheller, als Lichtbringer, erhellt v. a. in den Wintermonaten
- Kombination mit Baldrian ist möglich, wird aber selten praktiziert

**Cave!**
- Nicht in Kombination mit Tranquilizern, Sedativa
- Nicht bei Fülle-Depression

Das rote Öl wirkt **äußerlich** antibakteriell, bleibt trotz der Flüchtigkeit relativ stabil. Es wird eingesetzt zur Be- und Nachbehandlung von Schnitt- und Schürfwunden, sowie stumpfen Verletzungen, Zerrungen, aber auch Sonnenbrand und Verbrennungen I. Grades.

Die beruhigende Wirkung macht es bei Nervenschmerzen, Ischialgien, Hexenschuss und Post-Zoster-Neuralgien, wie auch rheumatischen Beschwerden wertvoll. Bei trockener Haut wirkt es pflegend und Juckreiz stillend.

**Äußerlich anwendbar als Rot-Öl:**
- Senkt Schmerzen bei Neuralgien, auch bei Neuritiden (Zähnen)
- Bei Ohrenschmerzen bewährt sich das Mastoid einzureiben
- Bi-Syndromen, Lähmungen
- Vereiterungen, Furunkeln, Abszessen, schweren Stich- und Schlagverletzungen
- Bei Ulcus cruris, hier nur die Wundränder einreiben

**Herstellung von Rot-Öl:**
Im sonnenverwöhnten Sommer 2018, pflückte ich zur Mittagszeit, also der yangigsten Tageszeit, über einen Zeitraum von 2 Wochen, täglich eine Handvoll Johanniskrautblüten. Ausschließlich Blüten, deren Staubblätter gesättigt mit Blütenstaub waren.

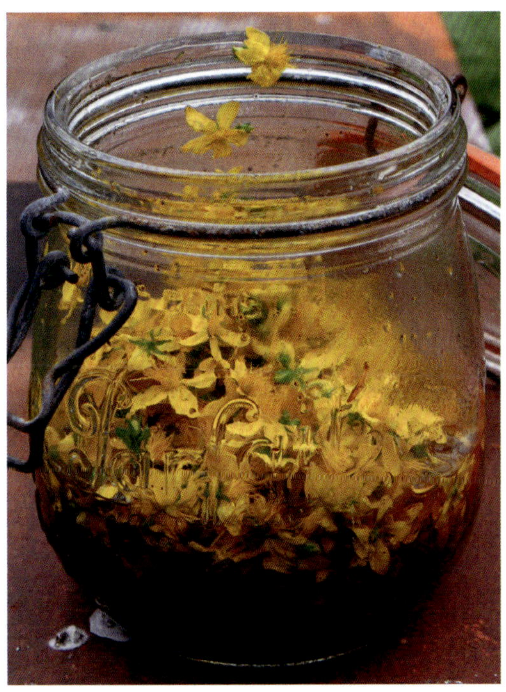

Jeden Tag bestückte ich das mit feinstem Olivenöl gefüllte Einmachglas. Nach 6 Wochen an einem sonnigen Platz entwickelte sich unter täglichem Schütteln ein Rot-Öl. Die Rückmeldung der Patienten bestätigte die Wirkung.

Die Wirkung gegen Alzheimer und in der Krebstherapie ist noch nicht dokumentiert, bietet aber ein vielversprechendes Potenzial. Da Hypericin sich an krebsartigen Zellen ansammelt, könnte es als Indikator für Fotosensibilatoren eingesetzt werden. Unter der Bestrahlung mit einem bestimmten Lichtspektrum bildet Hypericum vor Ort aggressive Sauerstoff-Radikale, die Krebszellen abtöten.

## Kalmus, echter – Steckbrief

### Acorus Calamus

**Inhaltsstoffe:** 1,5–3,5 % ätherisches Öl (Asaron), Pinen, Kalmuskampher, Kamphen (Sesquiterpen), Gerbstoffe (Katechingerbstoffe), Bitterstoffe (Acorin), Cholin, Methylamin, Dextrin, Dextrose, Schleim, 25–40% Stärke

**Droge:** Wurzelstock

**Anwendung:** Rhiz. Calami, Tct. Calami, Spiritus Calami

**Dosierung:** in einer 200 g Teemischung 30 g–50 g (Kaiser, Minister), vom Kaltauszug 3x tgl. 1 TL, von der Tinktur 3x tgl. 10–30 Trpf., Spiritus unverdünnt zu Einreibungen oder 100 ml auf ein Vollbad

**Kontraindikation:** Schwangerschaft!

**Energetik:**
Geschmack: bitter–aromatisch-scharf, etwas süß
Temperatur: warm und trocken im III. Grad

**Wirkung:** erwärmend, trocknend, adstringierend, entschleimend, eröffnend, anregend, Qi-tonisierend

► **Wirkt auf Mi, Ma, He, Le, Jing**

**Wirkungsweise:**
- Stärkt die Yun Hua-Funktion (Transformation) der Milz, leitet Feuchtigkeit aus
- Erwärmt Milz und Magen
- Hebt das Milz-Qi
- Befreit die Poren des Herzens von zähem Schleim, beruhigt den Shen
- Bewegt das Le-Qi

## Kalmus, echter – Monographie

Gehört zur Familie der Aronstabgewächsen (Araceae). Ursprünglich war Kalmus in Indien beheimatet, bevorzugt an schattigen, modrigen Standorten. Seit dem 16./17. Jhd. wächst er verwildert auch in unseren gemäßigten Zonen an Schilfgürteln von Seen und Teichen. Dieser Prozess sich aus dem dunklen Umfeld dem Licht zu zuwenden, ist kennzeichnend für sein kosmisches Qi. Als Wasserpflanze reflektiert er die Sonne.

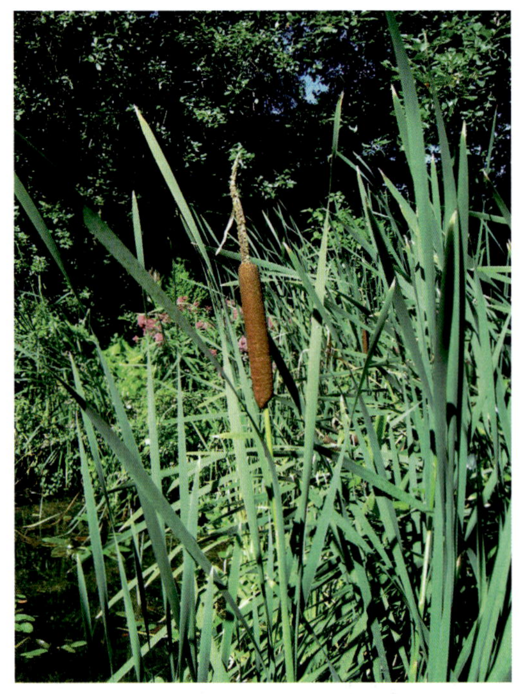

Typisches Merkmal ist der kolbenförmige Blütenstand, Höhe bis 150 cm, Blätter schwertförmig, unscheinbare Einzelblüten, umrahmt von Hüllblättern. Sein Wurzelstock ist kräftig, verzweigt, kriechend, grünlich braun und robust.

Kalmuswurzel ist vielbeschrieben, oft als Allheilmittel v. a. bei Verdauungsbeschwerden angepriesen.

Kanadische Cree–Indianer kauten früher Kalmus wegen seiner halluzinogenen Wirkung. Heute ist das partiell toxische Asaron in Zuchtformen nicht mehr giftig.

Aufgrund seiner Inhaltsstoffe und seiner Qualität findet er häufig Einsatz in Teemischungen als hochwertiger Minister oder Kaiser. Neben dem hohen Gehalt an ätherischen Ölen, Gerbstoffen und Bitterstoffen, nähren und befeuchten vor allem die Mucosaccharide im Rhizom.

Kalmus wirkt auf Milz, Magen, Herz und Leber. Eine besondere Qualität des Kalmus ist die Tonisierung des Jings.

### ▶ Wirkung in der TCM

**Milz und Magen:**

- Stärkt die Transformationsfunktion der Milz, somit einsetzbar bei allen Milz-Qi-Mangelsymptomen, wie breiiger Stuhl, Diarrhoe, Müdigkeit usw.
- Leitet Feuchtigkeit aus bei Ödemen mit Schweregefühl
- Hebt das klare Yang bei Organprolapsen, Hernien, z. B. in Kombination mit Frauenmantel (kalt)
- Milz- und Magen-Qi stärkend durch den hohen Zuckergehalt
- Besonders wirksam auf den mittleren und unteren Erwärmer
  - Bei Kältegastritis
  - Rebellischen Magen-Qi durch Kälte, Aufstoßen
  - Hilft Milch zu verdauen

**Bei allen Kälteschleimsymptomen, angezeigt durch**

- Dumpfe Kopfschmerzen
- Lernschwierigkeiten, Konzentrationsmangel, Gedächtnisschwäche, Müdigkeit. Dann gut kombinierbar mit Rosmarin und Meisterwurz zu gleichen Teilen. Die Kombination mit Benediktendistel wäre eine kühlere Variante
- Schleim im Kopf, z. B. Polypen. Direkt nach OP mit einer Individual-Rezeptur mit Kalmus als Rezidiv-Prophylaxe beginnen und über mehrere Monate fortsetzen
- Lipome, mit Artischocken in einer Milz-Qi stärkenden, Leber-Qi bewegenden + Schleim ausleitenden Rezeptur, kombinieren. Zusätzlich äußerlich (manuell) behandeln, kann den Ist-Zustand erhalten bis verbessern
- Hernien im unteren Erwärmer, Kalmus verbessert die Strukturen, festigt das Gewebe
- Geschwollene Lymphknoten
- Bei Restschleim wirkt Kalmus innerhalb einer Individual-Rezeptur ausleitend und entgiftend. Artischocke ist ein guter Partner

**Befreit das Herz von Schleim:**

- Beruhigt den Shen (antidepressiv, Psychosen)

**Leber-Qi bewegend:**

- spasmolytisch, Schmerz lindernd
  - Bei Menstruationsbeschwerden
  - Bei Gallensteinen, präoperativ in Kombination mit Artischocke bei Gallenblasenreizungen, nach Cholecystektomie oder Gallen-OP kombinieren mit Löwenzahn
- Bei chronisch verstopfter Nase hilft es ein Stück Kalmuswurzel zu kauen

**Yang-Tonikum für die Nieren und Milz**

**Jingstärkend! (Besonderheit)**

- Bei schmerzenden Knochen
  - Auch bei älteren Personen mit Rachitis in der Anamnese
  - Frauen nach Mamma-Ca unter Tamoxifen-Einnahme
  - Wachstumsschmerzen
- Bei frühem Haarausfall und frühem Ergrauen, gut kombinierbar mit Birkenblättern
- Stabilisierend bei Osteoporose, dann kombinieren mit Ackerschachtelhalm

## Kampher – Steckbrief

### Cinnamomum camphora

**Inhaltsstoffe:** Ätherisches Öl (d-Campher, Cineol, Geraniol, p-Cynol, Phellandren, Limonen u. a.), Flavonoide

**Droge:** Kampher-Öl, Kampher-Tinktur

**Verwendete Droge:** Camphora japonica, Ol. Camphoratum, Ungt. Camphoratum, Tct. Camphorae, Vinum caphoratum

**Dosierung:** 3x tgl. 1–2 Tropfen ätherisches Öl innerlich, zur äußerlichen Einreibung und Inhalation 3x tgl. 10 Tropfen der Tinktur. Nicht auf Schleimhäute oder verletzte Haut auftragen!

**Cave!** Die Dosierungsangaben sollten wegen der Toxizität nicht überschritten werden

**Energetik:**
Geschmack: scharf, bitter
Temperatur: innerlich warm-heiß, äußerlich erst kühlend und sekundär erwärmend

► **Wirkt auf He, Pc, Lu, Di**

**Wirkungsweise:**
- Erwärmt das Herz, öffnet die Poren des Herzens
- Öffnet die Oberfläche, leitet Wind-Kälte und Wind-Hitze aus
- Erwärmt Milz und Magen
- Äußerlich Qi und Blut bewegend, Wind und Feuchtigkeit von der Oberfläche vertreibend und die Leitbahnen durchlässig machend, kühlend, desinfizierend

## Kampher – Monographie

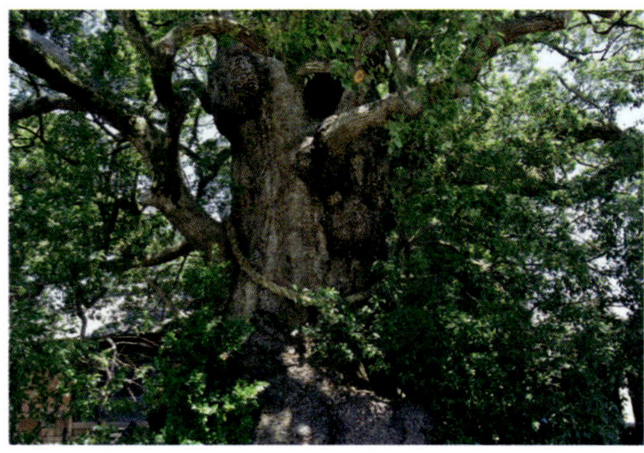

Der Campherbaum oder Kampherlorbeer gehört zur Familie der Lorbeergewächse (Lauraceae). Der immergrüne, hohe Baum ist in Japan und Asien beheimatet. Um gut zu wachsen bedarf es einer beständigen Wärme über 15° C und feuchten Böden in sonniger Lage. Seine Rinde ist grau und grob schuppig. Die jungen Blätter riechen intensiv nach Campher. Im Frühjahr und Sommer entwickeln sich aus den blassen, hellgrünen Blüten schwarze Beeren.

Aus dem Holz des Campherbaumes, am gehaltvollsten ist die untere Stammregion, wird mittels Wasserdestillation ein ätherisches Öl gewonnen.

Während in der arabischen Medizin Campher als Heilmittel und Aphrodisiakum genutzt wurde, schätzte Hildegard von Bingen seinen Einsatz zur Auffrischung des Geistes, um dem Gottesdienst aufmerksamer zu folgen.

In der Volksmedizin inhalierte man Campher-Öl bei Verstopfung der Atemwege. Außerdem zur äußerlichen Einreibung bei Muskel- und Gelenkschmerzen und Frostbeulen.

Die Einnahme von Campher-Öl kann berauschend wirken, in höheren Dosen auch Halluzinationen herbeiführen. Dieser Rausch soll, wenn häufig provoziert, auch süchtig machen.

In Japan ist Campher ein wichtiger Räucherstoff bei rituellen Handlungen.

Den Hauptbestandteil der Droge liefert Cineol, was stark campherähnlich riecht. D-Campher und weitere ätherische Inhaltsstoffe runden das Spektrum ab. D-Campher ist uns u. a. bei der Schafgarbe und manchen Lippenblütlern begegnet.

Der stark flüchtige Campher wirkt entzündungshemmend, krampflösend, anregend auf Kreislauf und Nerven, fördert die Verdauung und bekämpft Parasiten.

Wegen seiner Toxizität kontraindiziert bei Schwangeren, in der Stillzeit und bei Kindern. Äußerliche Anwendung ist nicht bei Kindern unter 2 Jahren zu empfehlen. Nicht auf offene Wunden applizieren und Vorsicht bei Asthmatikern. Eventuelle Überempfindlichkeit ist vor der Behandlung zu erfragen.

Bei Überdosierung kann es zu Übelkeit, Krämpfen und Herzklopfen kommen.

Energetisch ist Campher in der Gruppe der Yang-Tonika anzutreffen. Er wärmt innerlich, äußerlich zunächst kühlend und erst sekundär erwärmend. Wegen dieser Doppelnatur passt er durchaus in die Gruppe der Oberfläche öffnenden Kräutern. Er leitet Wind-Kälte und Wind-Hitze aus!

### ▶ Wirkung:

**Lunge:**
- Im 1. Stadium gut einsetzbar um Wind-Kälte/Wind-Hitze zu eliminieren
- Vorbeugend als ätherisches Öl in einer Duftlampe
- Passiert die Blut-Hirn-Schranke

**Bewegend bei Muskel- und Gelenk-Bi:**
- Äußerlich auch als Gua Sha, z. B. in Tigerbalsam
- Einreibungen
  - Erwärmt, steigert die Blutzirkulation

**Herz:**
- Bewegt als Herzöffner
- Bei Hypotonie
  - Ohnmachtsneigung, Yang-Kollaps

**Verdauungstrakt:**
- Wirkt auf den MDT, steigert die Peristaltik (es gibt harmlosere Pflanzen)

**Campher ist nicht wasserlöslich, löst sich aber in Alkohol!**

**Herstellung einer Campher-Tinktur aus ätherischem Campherol:**
- 7,5 ml Öl mit 60 % igem Alkohol auf 100 ml auffüllen
- Dosierung 3x 10 Tropfen tgl. in Wasser einnehmen

**Bekannte Fertigprodukte sind:**
- Korodin Herz Kreislauf Tropfen
  Ein pflanzliches Arzneimittel mit D-Campher und Weißdornfrüchten
  - Bekannt in der praktischen roten Taschenbox mit Würfelzucker zum Einnehmen
- Herzsalbe Cor-Vel von der Firma Truw mit Campher, Fichtennadel, Menthol, Rosmarin

# Knoblauch – Steckbrief

## Allium sativum

**Inhaltsstoffe:** 0,2 % ätherisches Öl Alliin (aus 6 % Allylpropyldisulfid, 60 % Allyldisulfid als Geruchsträger), antibiotisch wirkende Substanzen (Allicin, Garlicin, Allistatin), Enzyme, Cholin, Schleimstoffe, hormonähnliche Substanzen, Glucokinine, Mineralien Si, Zn, Mg, S, Vit. A, $B_1$, C, Germanium

**Droge:** Knoblauchzehe

**Verwendete Droge:** Bulbus Allii sativi, Tct. Allii sativi, Knoblauch-Frischsaft

**Dosierung:** In der Literatur existieren unterschiedlichste Informationen! Empfehlung 1 kleine Zehe mehrmals tgl., von der Tinktur tgl. 3x 20 Trpf. oder nach Angaben des Herstellers, vom Press-Saft 3x tgl. 1 EL, Fertigpräparate nach Angaben des Herstellers

**Cave!** Nicht in der Schwangerschaft, kontraindiziert bei allen Trockenheitszuständen, wie Hitze, Hitze-Blutung, Blut-Säfte-Leere und Yin- Leere!

**Energetik:**
Geschmack: scharf, etwas süß
Temperatur: warm und trocken im IV. Grad

**Heil-/Wirkungsweise:** antimikrobiell, antithrombotisch, stimulierend, diuretisch, stoffwechselanregend, verdauungsfördernd, karminativ, sekretolytisch, expektorierend/auswurffördernd, anthelminthisch (gegen Würmer), stimuliert den Metabolismus im Körper

► **Wirkt auf Mi, Lu, Le, Di, Ni**

**Wirkungsweise:**
- Erwärmt Milz und Magen, leitet Feuchtigkeit und kalten Schleim aus
- Bewegt das Leber-Qi
- Tonisiert das Yang, bewegt stagniertes Qi
- Öffnet die Oberfläche, leitet Wind-Kälte aus
- Stärkt das Lungen-Qi
- Entgiftet, erweicht Geschwüre, Tumore, bewegt stagniertes Blut
- Diuretisch

# Knoblauch – Monographie

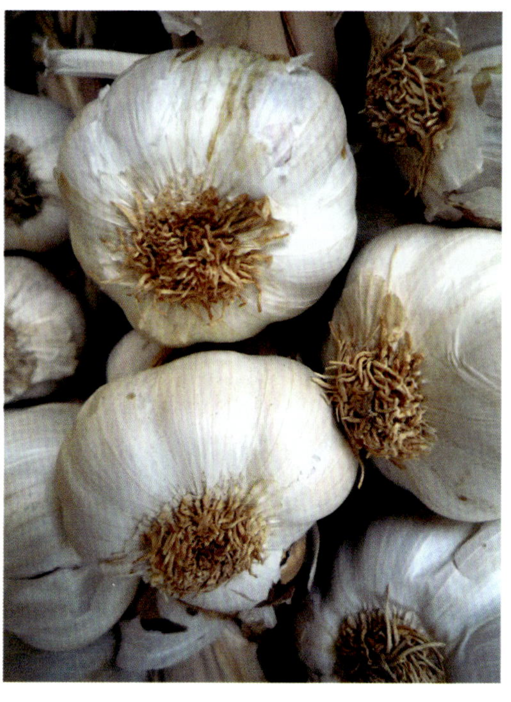

Knoblauch, die heiße Knolle, ist ein Vertreter der Allium- oder auch Lauch-Gewächse. Zu dieser Familie zählt neben Knoblauch (A. sativum) auch Porree (A. porrum), Schalotte (A. ascalonicum), Schnittlauch (A. schoenoprasum) und Bärlauch (A. ursinum L.). Knoblauch gehört außerdem zur Kategorie der Geophyten, was bedeutet, dass sein Speicherorgan unter der Erde liegt. Charakteristisches Merkmal ist die Knolle, oft auch als Zwiebel benannt. Sie besteht aus mehreren Zehen, davon ist jede einzelne Zehe, aber auch alle Zehen gemeinsam von mehreren Häuten umschlossen und geschützt. Im Vordergrund steht das intensive Aroma, geprägt von einem scharfen und leicht herben Geschmack. Der dominante Knoblauchgeruch wird von manchen Menschen als unangenehm empfunden.

Aus der Hauptzwiebel wächst ein senkrechter Stängel. Er kann zwischen 50 cm – 70 cm hoch werden. Die Blätter sind lanzettlich. Von Juli bis August erfreut uns Knoblauch mit seinen rötlich-weißen Doldenblüten. Allium sativa gehört zu den Heilpflanzen, die den Menschen schon sehr lange begleiten. Man vermutet, dass der Ur-Knoblauch schon vor ca. 5000 Jahren in Zentralasien angebaut wurde. In China verwendet man die Superknolle seit ca. 2000 Jahren. Seine Reise führte ihn über die Handelswege vom Nahen Osten bis nach Europa. Im alten Ägypten pflegte man ein sehr intensives Verhältnis mit der heiligen Pflanze. Knoblauch wirkt antibakteriell und stoppt somit das Wachstum von Bakterien. Ohne das Wissen mikrobiologischer Untersuchungen wussten die „Alten" ihre Mumien vor Zerstörung zu schützen und legten unter anderem Knoblauchknollen in die Gräber. Auch die Römer erkannten seine Heilkräfte. Eine Armee, die sich auf den Weg machte die Welt zu erobern, musste gesund bleiben. Auf den Märschen der Soldaten setzten begleitende Ärzte Knoblauch bei Infektionen, Schwächezuständen, Kampfwunden und vermutlich bei allen Beschwerden ein. Um den Nachschub zu sichern, pflanzten sie Knoblauch am jeweiligen Standort an. So verbreitete sich der Knoblauch nicht nur über die Handelswege, sondern auch über die Marschrouten der Römer. Im Mittelalter fand Knoblauch Einsatz gegen ansteckende

Krankheiten, wie Pest und Darminfektionen. Die mittelalterliche Klosterheilkunde erwähnte ihn außerdem, um die Liebeslust anzufeuern, natürlich eine sehr heikle Angelegenheit, an der sich die Geister der Klosterbetreiber schieden. Aus Sicht der Signaturen-Lehre stellen die Hüllblätter einen Bezug zur Haut her. Die Haut besitzt als äußere Hülle eine schützende Funktion. Sie zeigte sich als magische Schutzpflanze, die durch den intensiven Geruch sogar Schutz vor Dämonen und Vampiren bot.

**Inhaltsstoffe:**
Die Hauptwirksubstanz im Knoblauch ist Allicin, eine Schwefelverbindung, die als Vorstufe Alliin vorliegt. Alliin ist eine schwefelhaltige Aminosäure. Verletzt man die Zellstrukturen durch Quetschen, Hacken oder Schneiden, kommt es zur Freisetzung des Enzyms Alliinase. Treffen Alliin und Alliinase auf Sauerstoff, entsteht Allicin. Dieser Vorgang schützt die Pflanze vor Fressfeinden, die antibiotische Wirkung schützt vor Parasiten. Es handelt sich dabei um einen genialen Schachzug der Natur.

Die Schleimstoffe wirken nährend und befeuchtend. Enzyme verbessern die Verdauung.

Mineralien, wie Zink wirken als Katalysator der Enzymsynthese. Sie spielen eine wichtige Rolle für die Verdauung, oft besteht ein Mangel.

Knoblauch wirkt der Bildung von Plaques an den Gefäßwänden entgegen, gilt als Präventionsmittel.

## ▶ Wirkung in der TCM auf Mi, Ma, Le, Ni, Di, Lu, Blut

Knoblauch gehört von seinem Temperaturverhalten warm und trocken im IV. Grad zu den heißen Pflanzen. Die Knolle ist eine ausgezeichnete Vertreterin, um Kältedisharmonien, Feuchtigkeit und Schleim zu behandeln. Die Geschmacksrichtung scharf, öffnet die Oberfläche und wirkt zerstreuend, kann also einen Pathogenen Faktor ausleiten. Süß bedeutet nährend, befeuchtend und harmonisierend. Durch das hitzige Temperament darf Knoblauch nicht bei Hitzedisharmonien eingesetzt werden.

**Milz und Magen:**
- Tonisiert die Mitte
- Erwärmt Milz und Magen, leitet Feuchte-Kälte und Schleim aus, bei
  - Völle- und Druckgefühl in Thorax und Abdomen
  - Gefühl der Schwere durch Feuchtigkeit erzeugt
  - Appetitmangel
  - Ödemen
  - Mangelndem Durst
  - Verklebten Augen
  - Hautausschlägen, Pusteln mit Flüssigkeit gefüllt

  - Flockigem Urin
  - Fluor vaginalis
  - Chronisch, breiigem Stuhlgang, der durch Kälte in Milz und Dickdarm entstanden ist
  - Wässrigem Stuhlgang, wässrigem Erbrechen (Stuhl und Erbrochenes riechen nicht, was auf eine Kältesymptomatik deutet!!)
- Bei Mi-Yang-Mangel und Kälte-Fülle sehr gut geeignet!
  - Mit Kältegefühl, kalten Extremitäten, Frösteln
  - Weichen Stühlen
  - Wässriger Diarrhoe mit unverdauten Nahrungsanteilen. Sehr gute Verdauungsunterstützung, sollte aber maßvoll dosiert werden (die Dosis macht das Gift)
  - Völlegefühl im Bauch, das durch Druck und Wärme besser wird
  - Müdigkeit!
  - Evtl. Ödeme, die durch Feuchtigkeitsretention entstehen

**Leber:**
- Bewegt das Le-Qi, hat eine kühlende Wirkung auf die Leber
- Bringt das Qi zum Fließen, verhindert dadurch einen Hitzestau!
  - Löst Stagnationen, Krämpfe im Verdauungstrakt (ohne Hitzeentwicklung)
  - Entspannt die glatte Muskulatur im Verdauungstrakt
  - Bei nervösen, stressbedingten Verdauungsstörungen

**Nieren:**
- Tonisiert das Ni-Yang, bewegt stagniertes Qi bei
  - Großer Aversion gegen Kälte, insgesamt ausgeprägtem Kältegefühl
  - Kalten Knien, kaltem Po, Kälte in den Beinen
  - LWS-Beschwerden, Kälte im Mingmen
  - Harninkontinenz, Harnverhalt, Enuresis nocturna, Harnwegsinfekte durch Kälteinvasion

**Dickdarm:**
- Feuchte Kälte im Dickdarm mit
  - Akuter schmerzhafter, wässriger Diarrhoe
  - Plötzlich einsetzenden Bauchschmerzen
  - Kältegefühl allgemein und abdominal
  - Druck wird als sehr unangenehm empfunden (Fülle-Kälte)
  - Die Ursache können in einer zu kalten Ernährung mit viel Rohkost liegen, nasse Badekleidung, die nicht gewechselt wird oder langes Sitzen auf feuchten, kalten Unterlagen

- Kälte im Dickdarm mit Qi-Stagnation
  - Obstipation mit dumpfem, tief empfundenem Bauchschmerz, der sich durch Wärme bessert

**Lunge:**
- Öffnet die Oberfläche, leitet Wind aus, bei
  - Akutem Husten
  - Dumpfen Kopfschmerzen im Bereich Stirn, Hinterhaupt
  - Nackensteifigkeit
  - Gliederschmerzen, Abgeschlagenheit, generellem Unwohlsein
  - Evtl. auch Fieber mit Schüttelfrost
- Leitet Wind-Kälte aus bei
  - Großer Abneigung gegen Kälte
  - Starkem Schüttelfrost, kaum Fieber
  - Kratzen im Hals, Stimme ist belegt, rau
  - Husten mit weißem, wässrigem Sputum
  - Schwitzen, wenig oder überhaupt nicht
  - Nase ist im Wechsel verstopft oder es stellt sich ein Fließschnupfen ein (typisch für Wind)
- Leitet Kälte-Schleim aus
  - Bei Kälteaversion, Kältegefühl im Thorax, kalten Händen
  - Löst und leitet Schleim/Sputum aus, der weiß und wässrig ist und sich gut abhusten lässt
  - Husten, chronisch, anfallsartig
  - Druckgefühl im Thorax
- Schleimansammlung im Hals, angezeigt durch
  - Belastungsdyspnoe
  - Rasselgeräuschen in Hals und Thorax
  - Symptome sind morgens und nach dem Essen (Fülle) meistens schlimmer
  - Bronchitis, auch geeignet bei nicht produktiver Bronchitis, da Knoblauch Schleimstoffe enthält

**Bewegt Blut:**
- Durchblutet die Peripherie, bei pAVK (peripherer, arterieller Verschlußkrankheit)
- Bei Schleimhypertonus
  (Cholesterin wird in der chin. Medizin dem Schleim zugeordnet, Arteriosklerose, Hypertonie, Apoplex, Demenz)
- Bessere Blutversorgung des Augenhintergrunds bei grünem und grauen Star, Makuladegeneration
- Hemmt die Gerinnung, hemmt die Thrombozytenaggregation

**Äußerliche Anwendung:**

- Lokale Einreibung wirkt hyperämisierend
- Verstärkt als perforierte Moxa-Unterlage die Moxa-Wirkung, wie Ingwer
- Äußerliche Wirkung als Knoblauchöl oder Knoblauchbrei
  - Erweicht Tumore, Geschwüre, Hämatome
  - Bewegt stagniertes Blut in den Leitbahnen
  - Antifugal und antibakterizid
  - Bei Scheidenmykose: abends unverletzte Zehe an einem Faden fixieren, in Naturjoghurt tauchen und in die Vagina einlegen (nicht für jede Frau angebracht)

In der Literatur werden verschiedene Möglichkeiten zur Anwendung von Knoblauch bei einem beginnenden grippalen Infekt beschrieben [10]

- Frischen Knoblauch, heiß überbrühen und trinken, wäre die einfachste Variante
- Bei den ersten Anzeichen einer Erkältung:
  - Eine geschälte Knoblauchzehe so lang im Mund behalten, bis sie keinen Geschmack mehr hat. Dann ausspucken und die Prozedur noch zweimal wiederholen. Die antibakteriellen Wirkstoffe des Knoblauchs gehen in den Speichel über und können dort resorbiert werden
- Knoblauchsaft Alternative 1
  - 1 gepresste Zehe mit 1 EL Zitronensaft und 1 EL Honig mischen und diesen Saft bis zu fünfmal täglich nehmen
- Knoblauchsaft Alternative 2
  - 2 Knoblauchzehen fein hacken und mit 4 EL Honig in 250 ml Wasser aufkochen. Der Saft muss danach 3 h ziehen und sollte täglich mit 3 TL eingenommen werden

**Fazit:** Insgesamt ist Knoblauch eine sehr hitzige, etwas aggressive Zehe, die man nur in Akut-Rezepturen gibt. Nicht als fester Bestandteil in einer Teerezeptur über mehrere Wochen verabreichen.

Verabreichung als Tropfen, Kapseln, frisch oder gekocht in kleinen Mengen!

## Königskerze – Steckbrief

**Verbascum densiflorum Bertol. = Großblütige Königskerze**
**Verbascum thapsiforme = Kleinblütige Königskerze**
**Verbascum phlomoides = Gemeine/Windblumen-Königskerze**

**Inhaltsstoffe:** 3 % Schleimstoffe (Galactose, Arabinose, Glucose, Xylose, Rhamnose), 11 % Invertzucker, Iridoide (Aucubin, Cataopol), Saponine (Verbascosaponin), 0,5–4 % Flavonoide (Apigenin, Luteolin, Rutin, Kämpferol), Phenolkarbonsäuren (Kaffeesäure, Ferulasäure, Protocatechusäure), Phytosterole (Verbasterol), Fette, Inosit, Spuren von äther. Öl

**Verwendete Droge:** Blüten

**Droge:** Flos. Verbasci

**Dosierung:** in einer 200 g Teemischung 10–15 g (Assistent), 2 TL der getrockneten Blüten/Tasse, 3x tgl. zum Kaltauszug oder heißen Infus

**Energetik:**
Geschmack: leicht süß, leicht bitter
Temperatur: neutral- leicht warm, feucht und trocken

▶ **Wirkungen auf Lu, Di, Ma, Bl**

**Wirkungsweise:**
- Tonisiert das Lungen-Yin, kühlt und befeuchtet die Lunge
- Leitet Schleim-Hitze aus der Lunge aus
- Kühlt Magen–Feuer, tonisiert das Ma-Yin
- Kühlt Dickdarm-Hitze, befeuchtet den Dickdarm
- Diuretikum
- Äußerlich kühlend, entzündungshemmend, wundheilend, reizmildernd

## Königskerze – Monographie

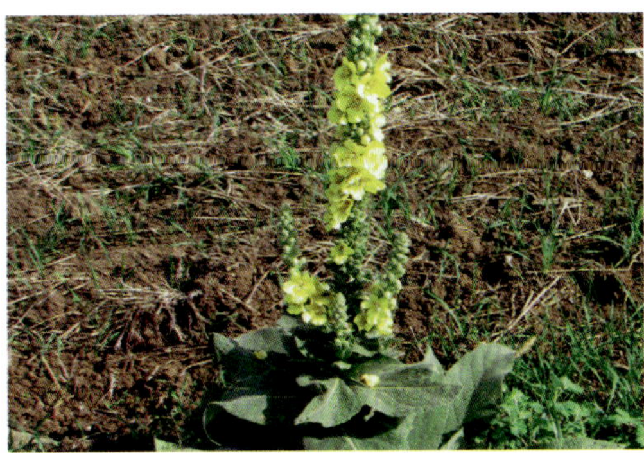

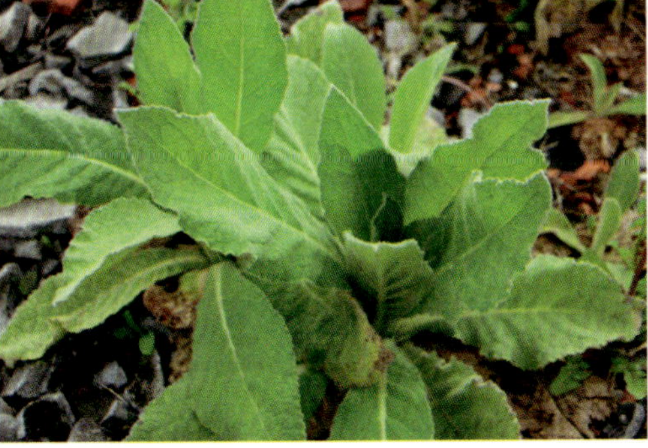

Aus dem Lateinischen übersetzt, leitet sich *barbascum* von *barba* ab, was Bart bedeutet. Wahrscheinlich nimmt der Name Bezug auf die behaarten Blätter und Stängel. Das Wort *densiflorum* wird mit *dicht* übersetzt, was auf den dichten Blütenstand der Königskerze hinweist. Der deutsche Name Königskerze lässt sich vermutlich auf das königliche Wachstum und auf die Tatsache zurückführen, dass die Pflanze früher mit Teer, Pech, Wachs oder Harz bearbeitet wurde, um sie als Fackel oder Kerze zu nutzen. Da die Blüten von Hand geerntet werden, bevorzugt man Pflanzen mit großen Blütenblättern. Verwendung findet die Großblütige Königskerze (Verbascum densiflorum), die Gemeine Königskerze (Verbascum phlomoides) und interessanterweise auch die Kleinblütige Königskerze (Verbascum thapsus).

Die Königskerze gehört zur Familie der Braunwurzgewächse (Scropulariaceae). Ihr Ausbreitungsgebiet erstreckt sich von Mittel- und Süd-Europa, Kleinasien bis Marokko. Die zweijährige Pflanze wächst bevorzugt auf trockenem Boden. Man findet sie auf Schuttplätzen, an Wegrändern, sonnigen Böschungen oder am Rand von Kiesgruben. Die majestätische, aufrechte Königskerze kann eine stattliche Höhe von bis zu 3 Metern erreichen. Manchmal finden sich mehrere Majestäten zu einer Gruppe zusammen. Gemeinsam setzen sie einen leuchtend gelben Farbakzent in einer eintönigen Umgebung.

Aus einer grundständigen Blattrosette gehen die großen, kräftigen, etwas runzligen Blätter hervor. Sie wachsen verkehrt-eiförmig und sind wollig-filzig behaart. Vom kerzengeraden, behaarten Stängel entwickeln sich breit-lanzettlich, herablaufenden Blätter. Sie weisen eine deutliche Kerbung am Blattrand auf. Die wunderschönen, gelben, fast radförmigen Blüten sitzen in einem behaarten Kelch. Sie besitzen 5 weiße, wollige Staubblätter. Die Blüten wachsen dicht in ährenförmigen Trauben. Aus ihnen reifen die samenreichen Kapselfrüchte. Geerntet werden die Blüten in der Zeit von Juli–September. Zur Lagerung brauchen die empfindlichen Blüten eine sorgsame Trocknung.

Die Königskerze ist eine traditionelle Heilpflanze. Bereits in der Antike setzte Hippokrates sie zur Wundbehandlung ein. In der Literatur finden sich Hinweise, dass Königskerzensamen auf Grund ihres Saponingehaltes eine betäubende Wirkung auf Fische haben. Diese Eigenschaft nutzte man, um die Fische leichter zu fangen. Als Erster beschrieb Dioskurides die Wirkkraft der Blüten bei chronischem Husten. Im Mittelalter setzte Hildegard von Bingen die Droge bei Erkrankungen der Bronchien ein. In der Renaissance beschriebt Leonhart Fuchs den Einsatz der Heilpflanze bei langwierigem Husten und Adamus Lonicerus bei Heiserkeit. Die Königskerze wird auch heute noch als zentrale Pflanze in einen Kräuterbuschen gebunden, der zu Mariä Himmelfahrt am 15. August geweiht wird. Er soll das Haus und seine Bewohner, den Hof und die Tiere vor Krankheit schützen und die Gesundheit erhalten.

**Inhaltsstoffe:**
Alle drei Königkerzenarten haben sehr ähnliche Inhaltsstoffe, die in vergleichbaren Mengen vertreten sind. Die Schleimstoffe wirken nährend und befeuchtend. Sie legen sich wie ein Schutzfilm über die gereizten Schleimhäute von Mund, Rachen, Bronchialsystem und Verdauungstrakt. Dadurch wirken sie lindernd bei Halsschmerzen und trockenem Husten. Die Saponine lösen und zerschlagen zähes Sekret und erleichtern das Abhusten. Aucubin und Catalpol wirken antibiotisch, entzündungshemmend und reizmildernd. Catalpol wirkt zusätzlich leberprotektiv. Invertzucker nährt und befeuchtet, unterstützt von dem nährenden Charakter der Fette.

## ▶ Wirkung in der TCM auf Lu, Ma, Di

Die Königskerze ist eine neutral bis leicht warme Pflanze, die durch ihre leichte Süße befeuchten kann, aber durch den bitteren Geschmack auch trocknende Aspekte aufweist. Besonders die befeuchtende, nährende und kühlende Wirkung auf die Schleimhäute von Mund, Nase und Bronchien bis zum gesamten Verdauungstrakt, zeichnen sie als Yin-Tonikum aus.

**Lunge:**
- Tonisiert das Lungen-Yin und befeuchtet die Lunge, hustenstillende und reizlindernde Wirkung bei
  - Trockenem, unproduktivem Husten, der sehr quälend und erschöpfend ist
  - Schwachem Husten mit wenig Auswurf, der auch etwas blutig sein kann
  - Schwacher Stimme, die durch den Feuchtigkeitsmangel heiser klingen kann
  - Redeunlust und Müdigkeit
  - Nachtschweiß
  - Dyspnoe, hervorgerufen durch Lungen-Qi-Mangel
  - Trockenen Mund- und Rachenschleimhäuten
  - TBC
  - Bronchiektasen
  - Chronischer Rhinitis, atrophischer Rhinitis, Sinusitis, chronischen Halsentzündungen
  - Bronchitis, Keuchhusten, Emphysem, Sarkoidose
- Kühlt die Lunge und befeuchtet
  - Wirkt reizmildernd auf die Atemwege, da sich die Schleimstoffe wie ein Schutzfilm auf die Schleimhäute legen, lindert dadurch Hustenreiz und Schmerz
  - Bei trockenem, rauem, bellendem, schmerzhaftem Husten mit wenig Sputum oder zähflüssigem und schwer abzuhustendem Sputum, evtl. auch blutig tingiert

  - Trockener Nase, Mund, Zunge und Rachen
  - Juckenden Schleimhäuten, was sehr unangenehm ist
  - Heiserer Stimme bis zur Aphonie
  - Durst
  - Aversion gegen Hitze, evtl. mit Fieber kombiniert

**Info**

Wird die Trockenheit durch den Pathogenen Faktor Kälte hervorgerufen, besteht eine Aversion gegen Kälte

  - Bei akuter Sinusitis, Nasenbluten, Halsentzündungen
  - Bronchitis, Pneumonie, Pharyngitis etc., wirkt entzündungshemmend durch die Inhaltsstoffe Aucubin und Catalpol, löst zähen Schleim durch die Saponine

- Leitet Schleim-Hitze aus der Lunge aus, gerade bei chronischen Erkrankungen kommt zur Schleimbelastung häufig Hitze hinzu
  - Der Patient leidet unter bellendem Husten mit reichlich klebrigem, gelb-grünlichem Sputum
  - Hitze verursacht Hitzegefühl mit Mundtrockenheit und Durst
  - Erschwerte Atmung bis zur Dyspnoe, die sich durch die Schleimansammlungen in den Atemwege kombiniert mit Trockenheit zu einer Pfeifatmung entwickelt
  - Schleim sammelt sich in Hals und Thorax, es entsteht ein unangenehmes Druckgefühl
  - Schlafstörungen, Erregtheit und innere Unruhe schränken die Lebensqualität zusätzlich ein
  - Schleimansammlungen im Kopf sorgen für Schwindel, Schweregefühl und Benommenheit im Kopf
  - Akute und chronische Bronchitis, Bronchiektasien, Asthma bronchiale, Emphysem, COPD, Pneumonie, Keuchhusten, Lungenabszess sind die westlichen Diagnosevariantionen

**Magen:**

- Kühlt Magen-Feuer, was einem Inneren Hitze-Fülle Muster entspricht und alles austrocknet!

  Angezeigt durch:
  - Großen Durst und Verlangen nach kalten Getränken, da die Hitze die Flüssigkeiten im Magen verbrennt
  - Brennendem Schmerz im Oberbauch, der für ein Magen-Feuer hinweisend ist

  - Innere Unruhe mit Hitzegefühl
  - Trockenem Mund, Mundulzera, Stomatitis, Zahnfleischbluten, Nasenbluten, üblem Mundgeruch, roter Zunge mit dickem, gelbem Belag
  - Trockenem Stuhlgang, bedingt durch die fehlende Flüssigkeit
  - Übelkeit, Erbrechen kurz nach der Nahrungsaufnahme und saurem Reflux durch die Fülle–Hitze, die das Qi im Magen nicht absinken lässt
  - Permanentem Hunger mit dem Ziel die Energie wieder aufzufüllen, die durch das Feuer verbraucht wurde
  - Gastritis, Ulcus ventriculi, Ulcus duodeni sind typische Erkrankungen beim Magen-Feuer
- Tonisiert das Magen-Yin, gekennzeichnet durch
  - Trockenheit
  - Appetitlosigkeit oder leichtem Hunger, ohne dem Bedürfnis zu Essen
  - Leichtem Völlegefühl nach dem Essen
  - Obstipation, trockenem Stuhl
  - Trockenem Mund, trockenem Hals, besonders am Nachmittag
  - Belaglose Zunge oder Zunge mit wurzellosem Belag
  - Bedürfnis in kleinen Schlucken zu trinken, als eindeutiges Zeichen für einen Magen-Yin-Mangel
  - Dumpfen oder leicht brennenden Schmerzen im Oberbauch
  - Gastritis, Ulcus ventriculi, Ulcus duodeni, Übelkeit und Erbrechen, Zahnfleischbluten, Singultus sind Leitsymptome

**Dickdarm:**

- Kühlt Dickdarm–Hitze und befeuchtet den Dickdarm, was einer akuten Hitze-Fülle entspricht, die die Flüssigkeiten verbrennt und zu Trockenheit führt mit
  - Trockenem Stuhlgang und Obstipation
  - Trockenen Schleimhäuten um den Anus und im angrenzenden Areal
  - Schmerzhaften Fissuren, die Schwellungen mit unangenehmem Druckgefühl und Schmerzen verursachen können, v. a. im Sitzen und Gehen

> **Tipp**
> Sitzbad mit Königskerze, Eibisch, Vogelmiere und Ackerschachtelhalm sorgen für Linderung bei schmerzhaften Fissuren

**Diuretikum:**

- Regt die Ausscheidung harnpflichtiger Substanzen an
  - Der Patient scheidet spärlich dunklen und konzentrierten Harn aus

- Äußerlich kühlend, entzündungshemmend, wundheilend anwendbar in
  - Teil-Bädern, Auflagen, Umschlägen
  - Bei Verbrennungen, Frostbeulen, Geschwüren, Juckreiz
  - Rheumatischen Beschwerden

## Kümmel – Steckbrief

**Carum carvi L.**

**Inhaltsstoffe:** 3–4 % ätherisches Öl (davon 50–63 % Carvon, Carveol, 30 % Limonen), 10–20 % fettes Öl, Gerbstoff, 1,5 % Harz, 3 % Wachs, Schleimzucker, Eiweiß, $SiO_2$, $Fe_2O_3$, MgO

**Droge:** Samen

**Verwendete Droge:** Fruct. Carvi, Ol. aether. Carvi (ätherisches Öl nicht an Kinder und Schwangere verabreichen)

**Dosierung:** in einer 200 g Teemischung 10 g (Minister/Assistent), 3x tgl. 1–2 gestr. TL getrocknete Samen/Tasse zum heißen Infus, vom ätherischen Öl nach Anweisung des Herstellers

**Cave!** Nicht in der Schwangerschaft, da bewegend für Blut und Qi. Die hochdosierte Langzeiteinnahme von ätherischem Kümmel-Öl kann zu Leber- und Nierenschäden führen

**Energetik:**
Geschmack: etwas scharf, etwas bitter- aromatisch
Temperatur: warm und trocken im III. Grad

**Heil-/Wirkungsweise:** trocknend, erwärmend spasmolytisch, schleimlösend, schmerzlindernd, öffnend, durchblutungsfördernd, diuretisch, antiseptisch, emmenagog, laktagog, antiseptisch, fungizid

► **Wirkt auf: Mi, Ma, Le, Lu**

**Wirkungsweise:**
- Tonisiert das Qi von Milz und Magen und erwärmt den Mittleren Erwärmer
- Bewegt das Leber-Qi
- Tonisiert das Lungen-Qi
- Bewegt das Blut, harmonisiert den Geist
- Äußerlich: antiseptisch, schmerzlindernd, fungizid, durchblutungsfördernd

# Kümmel – Monographie

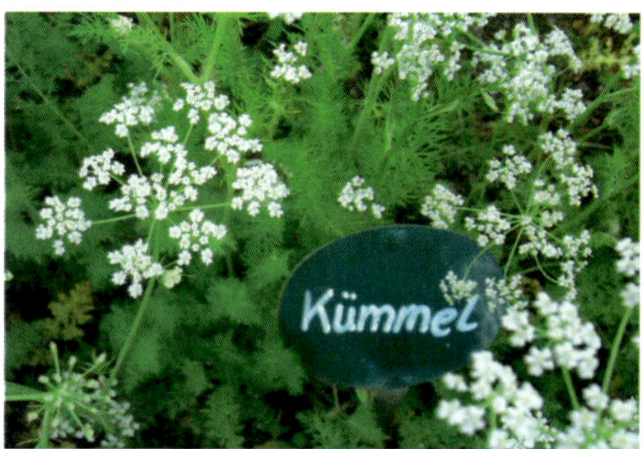

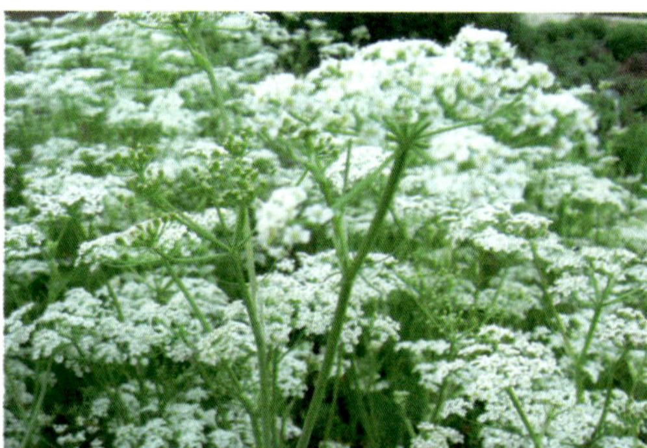

Kümmel gehört zur Familie der Doldenblütler (Apiaceae, Umbelliferae). Verwandte dieser großen Familie sind unter anderem Fenchel, Anis, Angelikawurzel, Meisterwurz, Liebstöckel und noch einige mehr. Doldenblütler-Gewächse können gut mit Feuchtigkeit umgehen und sind aufgrund ihres warmen Charakters Blut- und Qi-Beweger. Kümmel wächst verstreut auf Wiesen, Weiden und an Wegrändern. Er traut sich in die Berge bis zu einer Höhe von 1800 m. Nährstoff- und humusreiche Lehm- oder Tonböden sorgen für ein gutes Wachstum. Mit einer Wuchshöhe von 50–100 cm erreicht Kümmel eine beachtliche Größe. Kümmel ist eine zweijährige Pflanze. Im ersten Jahr entwickelt sich aus der spindelförmigen Pfahlwurzel eine Blattrosette. Aus ihr erhebt sich im zweiten Jahr ein aufrechter, runder, hohler, gerillter und stark verästelter Stängel. Die Blätter sind doppelfiederteilig und laufen bis zur Spitze linear zu. Im zweiten Jahr blühen von Mai bis Juni die typischen Doldenschirme. Kleine, weiß bis rot gefärbte Blüten entwickeln sich zu zweiteiligen Spaltfrüchten. Von seiner ursprünglichen Heimat Nordafrika, dem Nahen Osten und dem Mittelmeerraum gelangte Kümmel, vermutlich durch die Römer über die Alpen. Funde aus der Jungsteinzeit belegen die alte Tradition dieser Heilpflanze. Kümmel wurde im alten Ägypten auch als Grabbeigabe ins Grab von Tutanchamun gelegt. Im frühen Mittelalter schaffte es die aromatisch-würzige Pflanze sich einen Platz in der Landgüterverordnung der „capitulare de villis" von Karl dem Großen zu sichern. In alten Kräuterbüchern wird Kümmelsamen und Kümmelwurzel zu Heilzwecken eingesetzt. Als Küchengewürz mit blähungswidrigen und verdauungsfördernden Eigenschaften hat er auch in der Volksmedizin einen festen Platz. Es existieren Namen wie Wiesenkümmel oder Karbensamen. Schwerverdauliche Speisen werden bekömmlicher. Besonders in Tirol erfreut sich Kümmel größter Beliebtheit. Er wird In Wurst, Brot und Käse verarbeitet.

Kleine Anmerkung: „Echter Kümmel" und Kreuzkümmel (Cuminum cymnium) gehören nicht zur gleichen Gattung. Kreuzkümmel ist zwar ein Doldenblütler, zählt aber zur

Gattung Cumin. Er unterscheidet sich durch sein Wirkspektrum und seinen Geschmack. Kreuzkümmel ist deutlich kräftiger und bitterer. Ähnlich verhält es sich mit Schwarzkümmel (Nigella sativa), der mit dem Wiesenkümmel nichts gemeinsam hat.

**Inhaltsstoffe:**
Hervorzuheben sind die ätherischen Öle. Sie wirken sehr stark karminativ. Cumarine entfalten ihre beruhigende, entspannende, sowie spasmolytische Wirkung. Die fetten Öle sind nährend und tonisieren das Yin

### ▶ Wirkung in der TCM auf Mi, Ma, Le, Lu, Ni

Wunderbares Yang-Tonikum, besonders einzusetzen bei Problemen im Verdauungstrakt

**Milz, Magen, Mittleren-Erwärmer:**

- Tonisiert das Qi von Milz und Magen und erwärmt den Mittleren-Erwärmer
  - Verdauung anregend, entblähend
  - Beseitigt Völlegefühl, dyspeptische Beschwerden, z. B. beim Roemheld-Syndrom
  - Erwärmt und stärkt Milz und Magen
  - Vertreibt Wind in Magen und Darm
  - Stillt Bauchschmerzen, besonders bei krampfartigen Schmerzen
  - Bei Appetitlosigkeit, regt die Verdauungssäfte an
  - Verdauungsstörungen bei Säuglingen mit schwachem Mi-Qi

**Leber:**

- Bewegt das Leber-Qi und das Leber-Blut
  - Bei stechenden Schmerzen im Hypochondrium, Druck verschlimmert die Beschwerden
  - Menstruationsstörungen, wie Dysmenorrhoe, fixierter, stechender Schmerz und unregelmäßiger Zyklus
  - Wirkt emmanogog, regt die Menstruation an, z. B. bei verspäteter Menstruation
  - Regt den Milchfluss an
  - Bewegt bei klumpigem und dunklem Menstruationsblut
  - Epistaxsis
  - Evtl. Hämatemesis
  - Wirkt spasmolytisch, bei Gallenkoliken, Darmkoliken, Uteruskrämpfen

**Lunge:**

- Tonisiert das Lungen-Qi
  - Tonisiert und senkt Lu-Qi ab
  - Bei Bronchitis mit wässrigem, feuchtem Schleim
  - Sinusitis mit klarem Sekret, bedeutet, dass noch keine Hitze eingedrungen ist
  - Schwitzen bei geringer Anstrengung

  - Leichtem Husten und leichter Dyspnoe
  - Schwacher Stimme und keine Lust zu reden
  - Erhöhter Infektanfälligkeit
  - Müdigkeit und Schwäche
- Transformiert Kälte-Feuchtigkeit, transformiert Kälte-Schleim, leitet Kälte-Schleim aus
  - Bei Kälteaversion, Kältegefühl im Thorax, kalten Händen
  - Schleimlösend, ausleitend, Schleim/Sputum ist weiß, wässrig und gut abzuhusten
  - Husten, chronisch, anfallsartig, mit viel weißem Sputum
  - Druckgefühl im Thorax
  - Schleimansammlung im Hals
  - Engegefühl im Thorax mit Belastungsdyspnoe
  - Rasselgeräuschen im Hals und Thorax
  - Die Symptome sind morgens und nach dem Essen (Fülle) meistens schlimmer
  - Bei Bronchitis, chronischer Bronchitis antibakteriell, fungizid, antimikrobiell wirkend

**Niere:**

- Tonisiert das Nieren-Qi und das Nieren-Yang
  - Wirkt diuretisch
  - Erwärmt die Niere

**Äußerlich:**

- Bei Zahn- und Ohrschmerzen als warmes Kümmel-Säckchen auflegen
  (Das Säckchen kann man sehr gut selbst nähen und befüllen)
  - Für die Behandlung bei Kindern gerne zwischen 2 Bettflaschen erwärmen,
  - Temperatur am eigenen Handgelenk testen, dort ist man am empfindsamsten
- Blähungskoliken bei Erwachsenen und größeren Kindern
  - Einen Infus herstellen etwas abkühlen lassen,
    Baumwolltuch eintauchen, ausdrücken und auf den Bauch legen,
    Wärmflache drauflegen und in ein vorgewärmtes Handtuch einschlagen. Hinlegen und Ruhen ist angesagt
- Blähungskoliken bei Kleinkindern und Babys
  - Kümmelsäckchen siehe oben
- Kümmel-Öl nach Anweisung des Herstellers
  - Einreibung mit Kümmelöl nach Anweisung des Herstellers. Nie reines ätherisches Öl verwenden, immer mit einem Neutral-Öl (Mandel-, Jojoba-, Oliven-Öl) mischen

## Kürbis – Steckbrief

### Cucurbita pepo

**Botenpflanze Blase/Prostata**

**Inhaltsstoffe der Kerne:** 1 % Sterole, 30–35 % fettes Öl, 10 % Kohlenhydrate, 25 % Proteine, Spurenelemente und Mineralien Magnesium, Calcium, Kalium, Phosphor, Kupfer, Selen, Zink, Mangan; Vitamine A, B, C, D und E. Art und Menge der Inhaltsstoffe sind stark sortenabhängig.

**Inhaltsstoffe im Kürbiskernöl:** Eiweiße sind nur in geringen Mengen enthalten. Sie werden vor der Pressung vom Öl getrennt.

**Droge:** Kürbiskerne

**Verwendete Droge:** Sem. Cucurbitae, Kürbiskernöl, zahlreiche Fertigpräparate

**Dosierungsempfehlung:** 3x tgl. ½ TL vom Öl, von den Kernen 1–2 EL (Assistent) gut kauen

**Energetik:**
Geschmack
- der Kerne: süß, scharf, bitter
- vom Öl: aromatisch-nussig

Temperatur: neutral-warm

**Heil-/Wirkungsweise:** entgiftend, auswurffördernd, macht den Stuhl gleitfähig

▶ **Wirkt auf Yin, Jing, Prostata:**

**Wirkungsweise:**
- Tonisiert das Yin und kühlt
- Tonisiert das Jing
- Anthelminthikum
- Botenpflanze für die Prostata

## Kürbis – Monographie

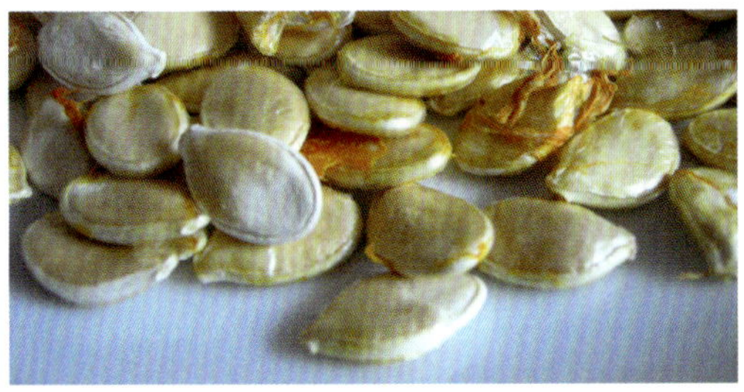

Ursprünglich stammt der Speisekürbis aus dem mittelamerikanischen Raum. Die Mexikaner kultivierten diese Pflanze bereits vor Jahrtausenden. Als Columbus Amerika entdeckte, brachte er nicht nur Gold

und Silber mit, sondern auch verschiedene Lebensmittel. Neben unserer heißgeliebten Kartoffel, war auch der Wildkürbis eine willkommene Abwechslung auf dem Speiseplan. Nachdem es gelungen war, einige Pflanzen mit einem deutlich geringeren Bitterwert zu züchten, begann der Siegeszug der Kürbisfrüchte in die Küchen der Welt. Kürbisse gehören zur Familie der Kürbisgewächse (Cucurbitaceae). Der *Curcurbita pepo* auch Gartenkürbis genannt, gehört zu den kultivierten Kürbisarten. Um gut zu gedeihen, benötigt die Pflanze einen sonnigen, humusreichen Boden. Mit Vorliebe werden Kürbisse auf Komposthaufen gepflanzt, was verschiedene Vorteile hat. Der Komposthaufen wird durch den Kürbis verdeckt und sieht gleich viel ansprechender aus. Außerdem spendet das üppige Blattwerk Schatten für den Komposthaufen. Kürbis ist eine einjährige, krautige Pflanze mit niederliegenden oder mit mehrspaltigen, kletternden Ranken. Sie erreicht Längen von mehreren Metern und kann den ganzen Garten einnehmen. An den kantigen, dicken, behaarten Stängel wachsen wechselständig, teilweise langgestielte, behaarte, meist fünflappige Laubblätter. Die Kürbispflanze besitzt weibliche und männliche Blüten. Die glockigen, großen, leuchtendgelben Blüten erfreuen uns mit ihrer Schönheit zwischen Juni und August. Aus ihnen entwickeln sich die großen bis sehr großen, orangefarbenen drei- bis fünf-fächrig, vielsamigen Früchte, die man als Panzerbeeren bezeichnet. Erntezeit ist von September bis Oktober. Dann wird entweder die Kürbisfrucht in allen Variationen zubereitet oder die Kürbiskerne geerntet und weiterverarbeitet. Sie kommen getrocknet als Kürbiskerne oder gepresst als Kürbiskernöl auf den Markt.

Ein besonders hochwertiges Öl ist in der Steiermark in Österreich heimisch. Um einen Liter Öl herzustellen, benötigt man ca. 35 steirische Kürbisse. Normalerweise werden die Kerne des gewöhnlichen Feldkürbisses zuerst geschält und anschließend gepresst. Bei der Kaltpressung erhält das Öl eine gelbe Farbe, bei der Heißpressung entsteht das dunkel gefärbte Öl. Hält man das heiß gepresste Öl gegen das Licht, funkelt es rotbraun in seiner Flasche. Der steirische Ölkürbis hat schalenlose Kerne, dadurch entfällt das Schälen. Die Kerne werden vor dem Pressen geröstet und anschließend einer schonenden Pressung unterzogen. Auf diese Art erhält das echte, steirische Kürbisöl seine typische grüne Farbe.

**Inhaltsstoffe:**
Phytosterole oder Phytostanole besitzen eine ähnliche chemische Struktur wie Cholesterin. Sie senken den Blutcholesterinspiegel, indem sie die Aufnahme von Cholesterin im Dünndarm teilweise blockieren. Phytosterole kommen hauptsächlich in fettreichen Pflanzenteilen vor, wie Sonnenblumensamen, Weizenkeimen, Sesam, Sojabohnen, sowie Kürbiskernen. Durch die Verarbeitung, z. B. dem Raffinieren von Öl, geht ein hoher Anteil der Phytosterole verloren. Daher ist es empfehlenswert, das unbehandelte „native Öl" zu verzehren.

Der genaue Wirkmechanismus von Phytosterol auf die Prostata ist noch nicht eindeutig geklärt. Man vermutet, dass Phytosterol die Bildung des Geschlechtshormons Testosteron negativ beeinflusst, wodurch das Wachstum der Prostata gehemmt wird. Wahrscheinlich tritt auch eine entzündungshemmende und abschwellende Wirkung auf die Prostata ein.

Spurenelemente spielen eine wichtige Rolle:
- Mangan für die Eisenresorption
- Silizium für die Calciumresorption
- Zink/Kupfer zur Aktivierung des Immunsystems

### ▶ Wirkungen in der TCM auf das Yin, Jing, Prostata

Manche Autoren beschreiben Kürbis-Öl und Kürbissamen als *kühlendes* Yin-Tonikum. Unumstritten ist, dass Samen und Öle nährend und aufbauend sind und einen generell Yin tonisierenden Charakter haben. Alles was reifen soll, muss durch die Hitze des Sommers gehen. Das bedeutet, dass für diesen Prozeß viel Feuerenergie notwendig ist. Beim Öl verhält es sich ähnlich. Öl ist eine kosmische Substanz und daher warm. Die tatsächlich kühlende Wirkung ist vermutlich auf die entzündungshemmende und abschwellende Wirkung der Phytosterole zurückzuführen.

**Yin:**
- Tonisiert und kühlt das Yin bei Yin-Mangel, der als Hauptsymptom Trockenheit mitbringt
  - Trockener Mund am Nachmittag
  - Trockene Haut- und Schleimhäute
  - Trockene Augen

  Persisitiert ein Yin-Mangel, führt er zur Entwicklung von Leere-Hitze, die sich klinisch manifestiert in
  - Hitzegefühl am Nachmittag
  - Trockenem Mund mit dem Bedürfnis in kleinen Schlucken zu trinken
  - Besonders auf Herz, Lunge, Niere, Leber und Magen auswirkend

**Jing:**
- Tonisiert das Jing, prädestiniert für
  - Frauen im Klimakterium
  - In der Rekonvaleszenzphase nach langen auszehrenden Erkrankungen
  - Tonikum für Yin und Jing durch den hohen EW- Gehalt (25 %), der nur in den Kürbiskernen enthalten ist
  - Bei Reizblase, gute Ergänzung mit Sabale, die ebenfalls Phytosterole enthält
  - Reduziert häufiges Wasserlassen

**Botenpflanze für die Prostata**

- Leitet Feuchtigkeit aus wirkt diuretisch bei
  - Miktionsstörungen, die sich durch Schmerzen beim Wasserlassen, erschwertes Urinieren oder durch Tröpfeln zeigen
  - Strangurie, bedeutet schmerzhafter Harndrang bei eingeschränkter Miktion
  - Dysurie, das Urinieren ist erschwert und schmerzhaft
  - Prostataadenom, Prostatahyperplasie, Prostatahypertrophie, Prostata- Adenom, Ödemen, Reizblase, Reizblase psychosomatisch bedingt, Bindegewebeveränderung
- Leitet Feuchtigkeit und Schleim aus, bei
  - Erhöhten Cholesterinwerten
  - Entzündungen
  - Harnwegsinfekten
- Wirkt anthelmetisch
  - Bei der Bekämpfung von Darmparasiten können Kürbiskerne in Kombination mit anderen Kräutern, wie Wermut oder Bohnenkraut und weiteren Maßnahmen wie z. B. Einläufen, Fastentagen oder Abführmitteln verordnet werden. Als Monodroge verabreicht, wirken sie lähmend auf Band- und Spulwürmer, die im Anschluß ausgeschieden werden können. Um den Parasiten effektiv zu Leibe zu rücken, benötigt man große Mengen an Kürbiskernen. Angegeben werden 60–120 g täglich für die Behandlung bei Bandwürmern. Kürbisskerne zeichnen sich durch ihre zuverlässige Wirkung in der Behandlung dieser Parasiten aus. Nebenwirkungen sind nicht zu befürchten. Während einer Wurmkur nimmt man über mehrere Wochen dreimal täglich eine Handvoll Kürbiskerne zu sich. Die Wirkstoffe der Kürbiskerne sind wasserlöslich und können daher als Abkochung verwendet werden. Bei der Abkoch-Variante trinkt man nur den Sud und entsorgt die Kerne. Häufig leiden Kinder unter Wurmbefall. Treten die Kinder in „Kürbiskern-Streik" bietet sich die Verabreichung vom Sud an. Gute Möglichkeit selbstverständlich auch für Erwachsene

> **Tipp**
>
> aus der Küche: Geraspelte Karotten mit Knoblauch und Kürbiskernen sind als Salat sehr schmackhaft und sehr wirksam bei Wurmbefall

## Leinsamen – Steckbrief

### Linum usitatissimum

**Inhaltsstoffe:** 3–10 % Schleimstoffe (mit Xylose, Galactose, Galacturonsäure und Rhamnose, sowie Arabinose, Fructose, Glucose), 25 % Ballaststoffe, 30–45 % fettes Öl mit hohem Gehalt der dreifach ungesättigten Linolensäure (40–60 %), zweifach ungesättigten Linolsäure (10–25 %), einfach ungesättigte Ölsäure (13–30 %), 25 % Proteine, 0,7 % Phosphatide, Sterole und Triterpene (Cholesterol, Stigmasterol, Sitosterol u. a.), 0,1–1,5 % cyanogene Glycoside (Linustatin, Neolinustatin)

**Droge:** Lein-Samen

**Verwendete Droge:** Semen Lini, Oleum Lini, Placenta seminis Lini

**Dosierung innerlich:** bei habitueller Obstipation 2–3x tgl. 1 EL der unzerkleinerten oder nicht aufgeschlossenen (nicht geschroteten) Leinsamen mit 150 ml Flüssigkeit

**Dosierung äußerlich:** siehe Monographie

**Cave!** Kontrainduziert bei Ileus, nicht zu empfehlen bei Divertikulitis

**Energetik:**
Geschmack: süßlich
Temperatur: warm im I. Grad und feucht

▶ **Wirkt auf Lu, Di**

**Wirkungsweise:**
- Tonisiert Lungen-Yin, befeuchtet die Lunge
- Befeuchtet den Dickdarm (Samenschalenschleim)
- Befeuchtet die Körpersäfte (Samenschalenschleim)
- Kühlt Hitze, lindert Schmerz
- Äußerlich kühlend, entzündungshemmend, erweichend (Kataplasma oder Öl)

## Leinsamen – Monographie

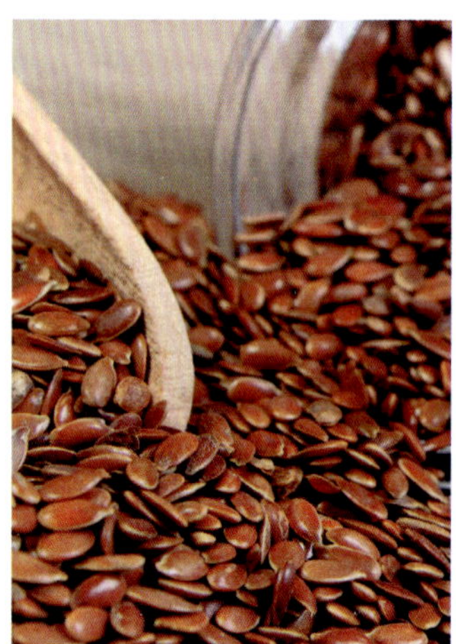
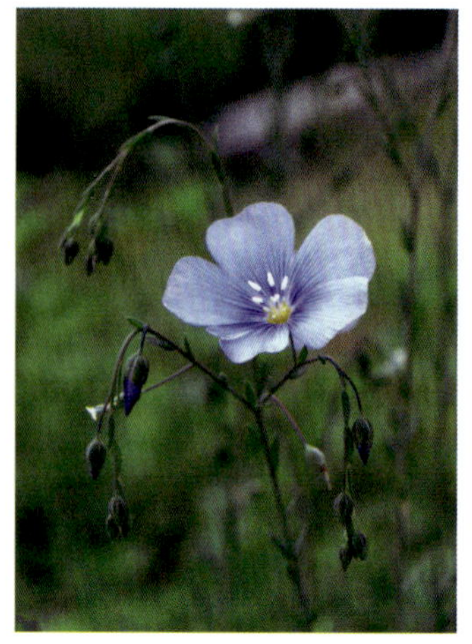
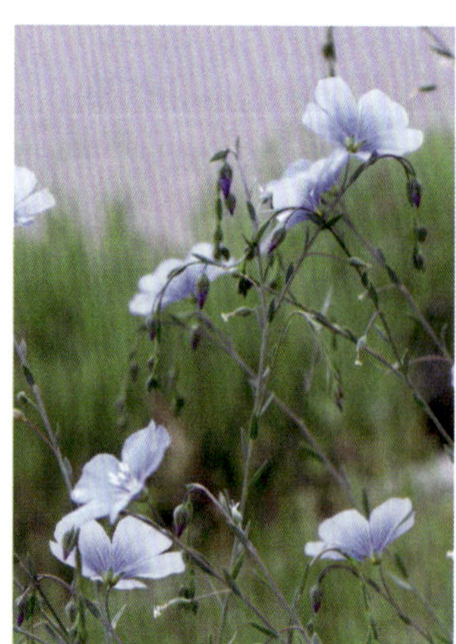

Leinsamen ist eine alte, bekannte Kulturpflanze. Sein Anbau kann bis in die Zeit der Babylonier zurückverfolgt werden. In Mitteleuropa war er weit verbreitet, wurde v. a. als Faserlieferant für Textilien aus Lein oder Flachs verwendet. Mit Beginn der Industrialisierung geriet er mehr und mehr in Vergessenheit. Bedeutsam ist er bis heute wegen seiner dunklen, glänzenden Samen, die sowohl in der Nahrungsmittel- und Tierfutterindustrie, als auch in der Medizin genutzt werden.

In der Volksheilkunde ist Leinsamen ein bewährtes Mittel gegen Verstopfung. Das gehaltvolle Öl (470 kcal /100 ml) wird beim Verzehr von ganzen, ungeschroteter Samen nicht freigesetzt.

Lein und mehrere Leinarten (am bekanntesten ist der Purgierlein) gehören zur heimischen Flora, kommen aber nur auf bestimmte Regionen begrenzt vor. Er wächst bis zu 130 cm, die Blätter sind graugrün, zugespitzt, ganzrandig und zweigen sich von einem aufrechten Stängel ab. Von Juni bis August formen sich die langgestielten, hellblauen Blüten in Wickeln. Die umgebenden Kelchblätter sind fein bewimpert. Die kugelige Kapselfrucht bringt flachgedrückte Samen mit glänzend brauner, glatter Schale hervor. Leinsamen ist ein- bis zweijährig.

Die abführende Wirkung beruht auf den Schleimstoffen in der Leinsamenschale, die in Verbindung mit Wasser, aufquellen. Der Stuhl wird aufgelockert und gewinnt an Volumen, was im Darm Dehnungsrezeptoren aktiviert und die Peristaltik in Gang setzen. Es bedarf ungefähr der 10- fachen Wassermenge im Verhältnis zum Leinsamen. Pauschal sollte mindestens ½ Liter Wasser kombiniert mit den Leinsamen getrunken werden. Wird zu wenig Flüssigkeit aufgenommen, entzieht der Leinsamen zusätzlich Feuchtigkeit aus dem Darm und die Kotmasse wird zum trockenen Passagehindernis.

Unter der Schale der Leinsaat befinden sich cyanogene Glykoside (Linustatin und Neolinustatin). Sie entsprechen Vorstufen von Blausäure, sind aber durch den geringen Wassergehalt und dem Einfluss unserer Magensäure beim Verzehr von üblichen Mengen für Vergiftungen nicht relevant. Durch Erhitzen jeglicher Art, z. B. Brotbacken werden die Glykoside zerstört.

Unversehrter, ganzer Leinsamen – auch nach Quellung – verlässt meist unverändert das Verdauungssystem des Menschen, weshalb eine nennenswerte Aufnahme der Inhaltsstoffe (z. B. Linustatin, Cadmium, Linolsäure und Linolensäure) ausbleibt.

Geschroteter Leinsamen gibt alle Inhaltsstoffe preis (gute und schlechte), wirkt intensiver, ist aber nur kurze Zeit haltbar. Enthaltene wertvolle Fettsäuren zersetzen sich schnell, was einen penetranten, ranzigen Geruch hinterlässt. Die Lagerung sollte kurzfristig, trocken und kühl in luftdichten Gefäßen erfolgen.

Als Yin-Tonika zum Schutz der Magenschleimhaut bei entzündlichen Prozessen kommt Leinsamen bei morgendlicher Einnahme oder bei Bedarf zum Einsatz.

Bei der Herstellung von Leinöl bleibt als Restprodukt der Leinkuchen übrig. Dieser Presskuchen kann als schmerzlindernder Breiumschlag äußerlich aufgelegt werden. Ersatzweise könnte auch gepulverter Leinsamen benutzt werden. Die im Leinkuchen wasserlöslichen Lignane besitzen antioxidative Eigenschaften. Behandlung bei Mamma-Ca und Prostatabeschwerden werden beschrieben.

Leinsamen war um die Jahrtausendwende wegen Gen-Belastung in Verruf geraten. Dank gesetzlicher Auflagen sollten heute nur einwandfreie Produkte auf dem Markt sein. Nichtsdestotrotz bleibt Leinsamen ein Absorber für Schadstoffe aus dem Boden, deshalb ist beim Kauf von Leinsamen unbedingt auf Bio-Qualität zu achten.

Leinsamen im Infus bringt nicht das Spektrum seiner Eigenschaften. Bevorzugt kommt innerlich Leinsamen-Schleim oder Leinsamen-Wasser zum Einsatz. Äußerlich auch Leinsamenbrei.

### ▶ Wirkungen innerhalb der TCM auf

**Lunge:**

- Yin nährend und befeuchtend
  - Bei trockenem Reizhusten, ausnahmsweise auch mit Honig, der medizinisch befeuchtend wirkt
  - Bei Heiserkeit und rauer Stimme
  - Leinsamen mit Rosinen ist ein altes Rezept bei TBC

**Darm:**

- Gegen trockene Obstipation (unzerstoßen, abends 1 EL mit Wasser einweichen, morgens den Schleim trinken und b. B. auch die Samen innerlich einnehmen, sie sind aufgeweicht und nicht mehr spitzig)
- Anregend auf die Darmperistaltik, mit Quelleffekt, unbedingt viel trinken, sonst besteht die Gefahr eines Ileus
- Schleim (pur) auch nach Antibiotikagabe oder bei Spätwirkung durch Laxantien zum Aufbau der Mucosa
- Reguliert Cholesterin erhöht HDL, senkt LDL

**Yin:**

- Befeuchtet Yin und Körpersäfte
  - Bei trockenen Schleimhäuten, Vaginal-, Mund-, Darmschleimhäuten
  - Bei chron. trockener Gastritis kombinieren mit Eibisch, Islandflechte und /oder Süßholz
  - Befeuchtet Gelenke bei Gelenksteifigkeit, trockenen Sehnen, evtl. bedingt durch Leberblut-Mangel, bewährte Kombination mit Glucosaminsulfaten, Zeel von Heel, Osteoheel, Traumeel
- Wirkung als Phytoöstrogen, regt die Östrogenbildung an
  - Bei verfrühter Menstruationsblutung, Menstruationszyklusschwankung, Wechseljahrbeschwerden, Klimakterium, Menopausensyndrom (10 g oder 1 gestrichener EL während 3 Monaten täglich einnehmen)

**Hitze:**

- Kühlt Hitze bei
  - Allen Schleimhautreizungen

> **Info**
> Zum Kühlen von hitzigen Schleimhautreizungen bewährt sich Leinsamenschleim zur innerlichen Anwendung

  - Gastritis, Enteritis, Duodenitis, Colitis
  - Besonders gute Erfahrung bei M. Crohn, dann kombinieren evtl. mit Bockshornklee als Yang ming- Kraut oder Curcuma. Auf typische Milz-Schwäche-Symptome achten, gegebenenfalls mit Kalmus, Süßholz kombinieren
- Nieren- und Blasenproblemen mit Entzündung u./o. Trockenheit, möglich bei allen Entzündungen
- Hitzigen Geschehen mit Toxischer Hitze, mit z. B. Frauenmantel, Tormentill, Sanikel, Goldrute, Schachtelhalm, Schafgarbe, Blutweiderich kombinieren

- Degenerativen Erkrankungen
  - Zur Krebs-Prophylaxe, bei Dickdarmkrebs, Brustkrebs, Prostatakrebs, + äußerlich nach Bestrahlung

**Äußerlich:**

- Leinsamenpresskuchen ist zur Mast von Tieren schon immer bewährt
- Auflagen bei Verhärtungen z. B. Ganglion im frühen Stadium
  - Bei Rheuma, Arthritis: Presskuchen mit Wasser zu Brei rühren und auflegen
  - Bei Blasenbildung, mit noch unverletzter Hautoberfläche
  - Nicht auf offene Wunden
  - Bei trockenen und rissigen Hauterkrankungen, Presskuchenbrei auflegen
- Bei Unterleibsentzündungen als Sitzbad
  - Alte Rezepte waren:
  - Bei Hitzeblutungen aus der Nase nahm Matheolus gestossenen Leinsamen mit Essig als Stirnauflage (kühl, bewegend und adstringierend)
  - Bei Schnupfen benutzte Lonicerus eine Pfeife aus Leinsamen
- Bei Verbrennungen (ganzen Leinsamen mit Wasser kochen, den Schleim durch ein Sieb streichen, Leinentuch damit bestreichen und auf die Verbrennung legen, zum Feuchthalten abdecken)
- Bei Psoriasis, Schuppenflechte, Hauterkrankungen als Auflage

# Liebstöckel – Steckbrief

## Levisticum officinale

**Botenpflanze für Brust und Lymphsystem**

**Inhaltsstoffe:** 0,4–1,7 % ätherisches Öl mit bis zu 70 % Alkylphthaliden (Ligustilid, Levistolid, Phellandren, Citronellal), Zucker, Stärke, Gerbstoffe, Bitterstoffe, 0,1 % Cumarine und Furanocumarine (Cumarin, Umbelliferon, Bergapten, Psoralen), Sitosterol, Ferulasäure, Benzoesäure, Angelica- und Isovaleriansäure

**Droge:** Wurzel

**Verwendete Droge:** Rad. Levistici, Extr. fl. Levistici e radice

**Dosierung:** in einer 200 g Teemischung 20–30 g als Kaiser/Minister, 3x tgl. ½ –1 TL der getrockneten Wurzel zum heißen Infus

**Cave!**
- Nicht in der Schwangerschaft! Liebstöckel ist ein starker Qi- und Blutbeweger
- Nicht bei entzündlichen Nierenerkrankungen!!

**Energetik:**
Geschmack: süß, würzig, leicht scharf, etwas bitter
Temperatur: warm und trocken im II.–III. Grad

**Heilwirkung:** stark entwässernd, harntreibend, leicht spasmolytisch, menstruationsfördernd, nierenreizend in höheren Dosen

► **Wirkt auf: Mi, Ma; Le, Lu, Ni**

**Wirkungsweise:**
- Tonisiert Qi der Lunge
- Tonisiert Qi von Milz und Magen
- Bewegt Leber-Qi
- Bewegt Blut
- Tonisiert Nieren-Qi und Ni-Yang

# Liebstöckel – Monographie

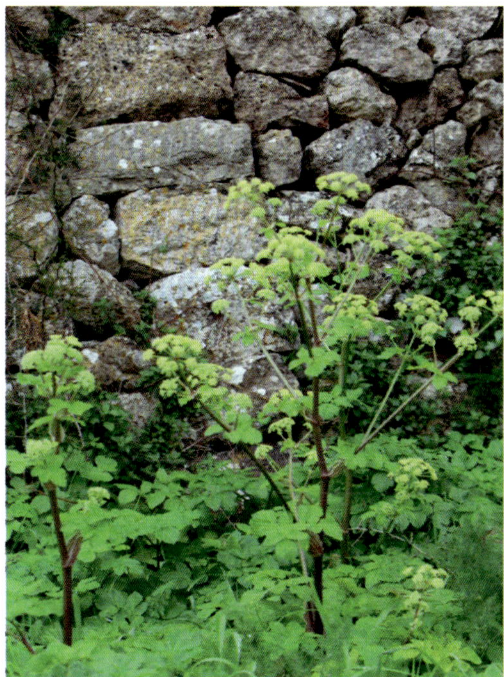

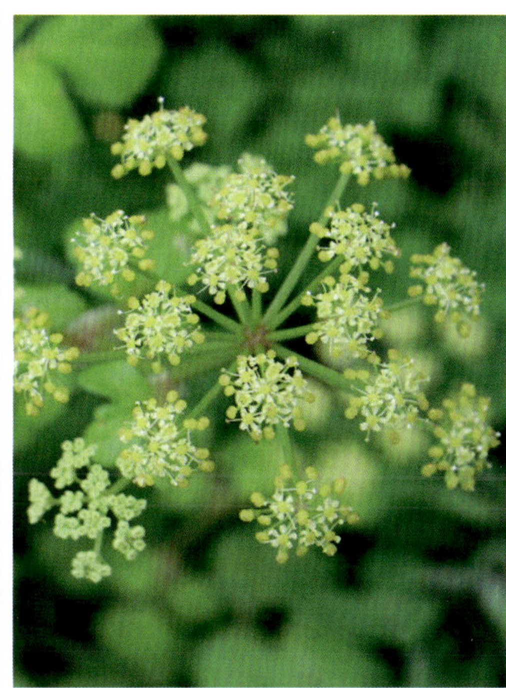

Liebstöckel gilt als Botenpflanze für die Brust und nimmt Bezug zum Lymphsystem im Oberen Erwärmer, im Besonderen zu Brust und Achseln.

Die ursprüngliche lateinische Bezeichnung „Ligustrum Levisticum" oder *libusticum ligusticum* bedeutet „Kraut aus Ligurien". Der deutsche Begriff *offizin* ist ein veralteter Ausdruck für Apotheken. Pflanzen mit diesem Zusatz werden schon seit ihrer Benennung von Apothekern als Heilmittel verwendet. Liebstöckel ist ein Doldenblütler (Umbelliferae) und kommt vermutlich aus Südeuropa. Er kam mit den Benediktinermönchen über die Alpen. Seit dieser Zeit ist er in unseren Kräutergärten kultiviert. Der deutsche Name Liebstöckel lässt so allerlei vermuten. Weitere gängige Namen wie Maggikraut, aber auch Gebärmutterkraut, Gichtwurz, Suppenlob, Nervenkraut, Hebammenpflanze, Luststecken und Badekraut kursieren unter der Bevölkerung. In der Volksmedizin erlangte Liebstöckel als Liebestrank große Bedeutung. Mütter gaben das Kraut ins Badewasser ihrer Töchter, um ihnen zukünftig die Gunst der Männer zu sichern. Eingesetzt auch, um die Liebeslust des Mannes anzuregen. Aus Wurzeln und Kraut bereitete man einen Sud und fügte ihn dem Badewasser zu. Heiratsfähige, junge Frauen trugen Liebstöckel im Mieder. Der starke Geruch sollte betörend auf Männer wirken. Diese wiederum trugen das Kraut, um unwiderstehlich auf die Damenwelt zu wirken. H. v. Bingen setzte

Liebstöckel bei Frauen ein, deren Menstruationsblutung schwach war oder ausblieb. Die Aufgabe der Heilpflanze war es, Stauungen im Unterleib zu lösen. Der Name Gebärmutterwurz erklärt sich durch diese Wirkung.

> **Tipp**
> Liebstöckel Urtinktur 2–3x 10–15 Trpf. Urtinktur bringt die Menstruationsblutung in Fluss. Bei der Dosierung immer auf die Anweisung des Herstellers achten.

Für gutes Wachstum benötigt er einen humusreichen und feuchten Boden. Die intensiv aromatische Pflanze kann bis zu 2 m hoch werden. Der dicke, hohle und feingerillte Stängel ist im unteren Pflanzenbereich kahl. Erst im oberen Teil der Pflanze bilden sich einfach- bis doppel-fiedrige Blätter mit grober Zähnung am Blattrand aus. Der Doldenblütenschirm ergibt sich aus kleinen, blassgelben Blüten. In der Signaturen-Lehre wird Liebstöckel durch seinen hohlen Stängel dem Element Luft und somit Merkur zugeordnet. Merkur regiert über den Stoffwechsel und die Hormone. Die gelben Blüten stellen den Bezug zur Leber her.

**Inhaltsstoffe:**
Dominant ist das ätherische Öl der Pflanze. Der intensive Geruch ist auf Pheromone zurückzuführen. Dabei handelt es sich um hormonartig wirkende Sexuallockstoffe der Pflanze, die die Liebeslust steigern sollen. Außerdem wirkt das ätherische Öl spasmolytisch auf die glatte Muskulatur, antimikrobiell, diuretisch und menstruationsfördernd. Die blutbewegende Eigenschaft bewirkt Kontraktionen, die in der Schwangerschaft nicht erwünscht sind. Höhere Dosierungen können zu Nierenreizungen führen.

### ▶ Wirkungen in der TCM

Liebstöckel ist eine Pflanze, die auf alle 3 Erwärmer wirkt. Wer so ein großes Wirkspektrum aufweisen kann, ist entweder ein Minister oder gar ein Kaiser. Durch sein Temperaturverhalten warm und trocken im II.–III. Grad ist er durchaus ein Yang-Tonikum. Die Geschmackseigenschaft süß wirkt nährend und befeuchtend, würzig– aromatisch bringt die Verdauungssäfte in Schwung, leicht scharf öffnet die Oberfläche und zerstreut, etwas bitter leitet Hitze nach unten ab und fördert die Verdauung. Insgesamt eine wunderbare Pflanze, die vielseitig einsetzbar ist.

> **Tipp**
> Manche Menschen mögen den intensiven Geschmack von Liebstöckel nicht, deshalb ist es wichtig den Patienten vorher zu fragen.

**Wirkung auf die Lunge:**

- Tonisiert das Lungen-Qi
  - Bei leichtem Husten
  - Redeunlust, schwacher Stimme, Erschöpfung
  - Spontanschweißen
  - Wirkt spasmolytisch auf den Oberen Erwärmer, lindert bei krampfartigem Husten
  - Wirkt schleimlösend

**Mitte:**

- Tonisiert das Qi von Milz und Magen
  - Weiche Stühle, Müdigkeit, Erschöpfung, Blässe, leichte Blähungen (Milz)
  - Mangelnder Geschmackssinn, Appetitmangel, Liebstöckel riecht sehr intensiv und hat eine anregende Wirkung auf die Geschmacksknospen (Magen)
  - Morgendliche Müdigkeit, nicht erholt und unausgeschlafen
- Tonisiert das Milz-Blut
  Die Milz bildet Blut aus dem Nahrungs-Qi
  - Blutmangel kann sich durch Schwindel, Müdigkeit, Antriebsarmut und Blässe äußern
  - Dem Betroffenen schwinden die Lebensgeister
  - Appetitmangel und mangelnder Geschmackssinn erschweren die Nahrungsaufnahme zusätzlich, da dem Betroffenen die Freude am Essen fehlt

**Beweger für Qi und Blut:**

- Bewegt Qi und Blut im Uterus!
  - Bei verhaltener Menstruation
  - Gute Unterstützung zur Geburtseinleitung, öffnet die Portio und beschleunigt die Geburt
  - Wirkt schmerzlindernd
  - Bei Myomen, bewegt Blutstagnation
- Bewegt das Leber-Qi und das Leber-Blut
  Leber-Qi-Stagnation angezeigt durch
  - Globusgefühl im Hals
  - Starke An- und Verspannungen, Muskelverspannungen
  - PMS: spasmolytische Wirkung bei krampfartigen Schmerzen während oder vor der Menstruation
  - Brustspannen
  - Menstruationsbeschwerden

- Tonisiert und bewegt Leber-Blut-Leere, angezeigt durch
  - Hypomenorrhoe, führt auch zu Blutmangel im Chongmai und zum Ausbleiben der Regelblutung
  - Unklarem Sehen, da die Augen nicht gut genährt werden
  - Trockenen, spröden Sehnen, die unter Belastung reißen, z. B. Achillessehnenruptur, überdehnten Bändern im Sprunggelenkbereich usw. . Das Leberblut nährt die Sehnen und Bänder. Leber-Blut-Mangel tritt häufig nach einer Geburt auf
  - Kribbeln, Krämpfe
  - Gerillte Nägel deuten auf die Disharmonie im Element Holz hin

**Auf die Nieren:**

- Tonisiert das Nieren–Qi und Nieren-Yang
  - Wirkt stark diuretisch, bei Ödeme (alle Umbelliferen wirken diuretisch)
  - Leitet Toxine aus den Nieren
  - Durchspülungstherapie, bei Blasengrieß, besonders bei alten Menschen
  - Enuresis
  - Bei Kältegefühl im gesamten Körper, häufig in der Nierengegend (hier kann ein Nierenwärmer ausgezeichnete Dienste leisten)
  - Müdigkeit
  - Schmerzen und Schwäche in der Lumbalregion
  - Schwachen und auffallend kalten Knie, kalten Gliedmaßen, manchmal auch leicht marmoriert
  - Mit reichlichem und klarem Urin
  - Häufigen Miktionen mit dünnem Strahl und Nachtröpfeln
  - Harninkontinenz, die psychisch sehr belastend ist
  - Nykturie, mindert die Schlafqualität erheblich
  - Nächtliche Samenergüsse ohne Träumen
  - Ejaculatio praecox, Spermatorrhoe
  - Uterusprolaps
  - Chronischer Fluor weißer vaginalis
  - Habituellem Abort
  - Zunge: blass
  - Puls: tief, schwach, besonders auf der Nieren-Position

## Lorbeer – Steckbrief

### Laurus nobilis

**Inhaltsstoffe:** Ätherisches Öl 1–3 % (Cineol, Pinen), Sesquiterpene, Flavonoide (Rutin, Isoquercitrin, Hyperosid, Kämpferol-3-Glucosid), Catechine, Proanthocyanidine, fettes Öl

**Droge:** getrocknete Blätter

**Verwendete Droge:** Fol. Lauri nobilis, Ol. Lauri expressum, Ungt. Lauri comp. (Salbe = lat. Unguentum)

**Dosierung:** in einer 200 g Teemischung 10–20 g (Assistent), 3x tgl. 1 gestr. TL der getrockneten und zerkleinerten Blätter/Tasse, äther. Öl nach Angaben des Herstellers

**Cave!** nichts bekannt, trotzdem Vorsicht in der Schwangerschaft

**Energetik:**
Geschmack: Blätter: würzig-aromatisch, leicht scharf
Temperatur: warm und trocken im III. Grad

Früchte: scharf

**Heil-/Wirkungsweise:** antiseptisch, appetitanregend, verdauungsfördernd, blutzuckersenkend, hyperämisierend, schweißtreibend, stimulierend, sedierend

► **Wirkt auf: Le, Mi, Ni, Uterus, Lu**

**Wirkungsweise:**
- Bewegt das Leber-Qi
- Erwärmt die Mitte, leitet Feuchtigkeit aus
- Erwärmt die Niere
- Erwärmt den Uterus
- Stärkt die Lunge, leitet Feuchtigkeit aus
- Äußerlich Qi und Blut bewegend, erweichend, macht die Leitbahnen durchlässig

# Lorbeer – Monographie

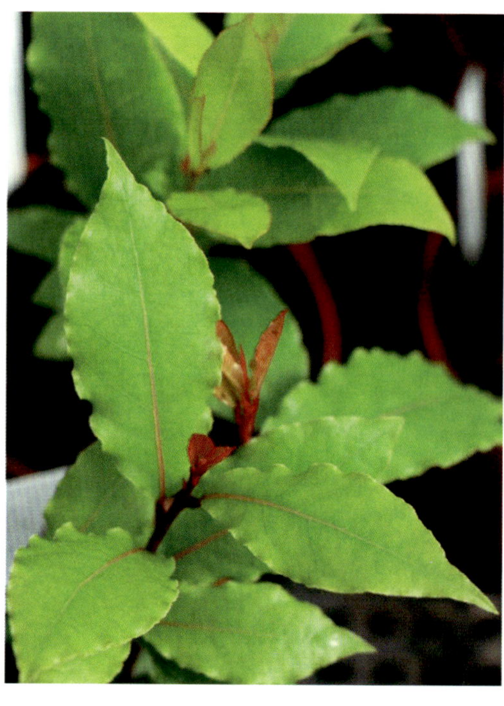

Lorbeer ist uns vor allem als würzig-aromatisches, leicht scharfes Küchenkraut bekannt. Mit seinem wundervollen Aroma verfeinert er eingelegte Speisen, wie Sauerbraten, Gewürzgurken, Eintöpfe und was den emsigen Köchinnen und Köchen sonst noch einfällt. Da das Aroma sehr intensiv ist, reichen schon kleine Mengen. Lorbeer gehört zur Familie der Lorbeergewächse (Lauraceae). Sie stammen fast alle aus dem tropischen oder subtropischen Raum. In Europa ist er der einzige Vertreter unter den Lorbeergewächsen. Hauptsächlich finden wir ihn im Mittelmeerraum, aber auch in Deutschland (Rheinland-Pfalz), gern als Terrassenpflanze in heimischen Gärten oder in Parkanlagen. Zu seinen Verwandten zählen der Zimtbaum, Kampferbaum und Sassafras. Lorbeer kann als Strauch und unter optimalen Vorrausetzungen als Baum eine Wuchshöhe von bis zu 20 m erreichen. Die immergrünen, festen und ledrigen Blätter sind wechselständig, kurz gestielt, breit, lanzettlich bis oval. Die Oberseite ist dunkelgrün, glänzend mit gewellten Rändern. Aufrechte, steife Zweige tragen hellgelbe, kleine Blüten, die zu büscheligen Dolden angeordnet sind. Sie blühen vom April bis Mai. Aus den Blüten entwickeln sich die scharfen, dunkelbraunen bis schwarzen Beeren. Die Rinde ist glatt und grau.

Der Lorbeer schenkt uns zwei verschiedene Öl-Sorten. Einmal das ätherische Öl, das uns mit seinem kraftvollen, würzigen Duft verwöhnt. Zum anderen das ebenfalls intensiv aromatisch duftende, fette Öl, was sich durch eine tiefgrüne Farbe auszeichnet, die auf den hohen Chlorophyllgehalt der Blätter zurückzuführen ist. Seine feste Konsistenz erinnert an Wachs oder Butter.

Lorbeer ist eine uralte mythologische Heilpflanze. Der immergrüne Baum war im alten Griechenland Apollon geweiht. Gott des Lichts, der Heilung, des Frühlings, der Weissagung, der Künste (steht oft vor Museen), der sittlichen Reinheit und Mäßigung. *Erkenne dich selbst* stand auf den Toren Delphis geschrieben, der Orakelstätte des Sonnengottes Apollon. Hier spielte der sonnenhafte Lorbeer eine ganz besondere Rolle. Im Tempel aus Lorbeerholz ruhten die Orakelpriesterinnen auf Lorbeerblättern und zerkauten sie, um ihre Sehergabe zu stärken. Der griechische Name „Mantikos" bedeutet Hellseherkraut. Zur Stärkung der Seherkraft wurde der Lorbeer auch geräuchert. [22]

**Inhaltsstoffe:**
Das Wirkprinzip des Lorbeers wird bestimmt durch die ätherischen Öle. Der würzig-aromatische und leicht scharfe Geschmack regt die Verdauungssäfte an und öffnet durch seine Schärfe die Oberfläche. Sein Temperaturverhalten, warm und trocken im III. Grad, zeichnet ihn als Yang-Tonikum aus. Flavonoide, wie Rutin wirken blutverdünnend, antioxidativ und entzündungshemmend. Hyperosid, wirkt antidepressiv. Kämpferol hat neben antibakteriellen Eigenschaften noch blutdrucksenkende und fettabbauende Wirkungen. Das fette Öl nährt das Yin. Das kaltgepresste fette Lorbeerblatt-Öl dient als Salbe zur äußeren Anwendung, v. a. bei Muskel- und Gelenkschmerzen. Sehr gut einzusetzen bei rheumatischen Beschwerden, besonders im Rahmen einer Psoriasis. Das Öl hat neben seinem hautpflegenden Charakter auch schmerzlindernde Eigenschaften. Das ätherische Öl fördert die Konzentration. Es regt an, erfrischt und klärt den Geist. Als Siegerpflanze (Symbol Lorbeerkranz) steigert Lorbeer das Selbstvertrauen.

## ▶ Wirkung in der TCM

Lorbeer zählt zu den Yang-Tonika. Gleichzeitig übernimmt er die Aufgaben eines Qi- und Blutbewegers. Er erfüllt die Qualitäten einer Küchenpflanze und einer Heilpflanze. Im Praxisalltag verordne ich Lorbeer kaum. Umso mehr empfehle ich ihn als heilendes Küchenkraut. Lorbeer erfreut den Gaumen mit seinem Aroma und wertet Speisen thermisch auf.

**Milz und Mitte:**
- Erwärmt die Mitte, leitet Feuchtigkeit aus
  - Kälte-Leere- Gastritis
  - Kälte- Gefühl im Epigastrium
  - Schweregefühl des Körpers und des Kopfes
  - Kein Durst, aber Ödeme
  - Müdigkeit, Erschöpfung
  - Dyspeptischen Beschwerden
  - Weichen Stühlen
  - Leitet Schleim aus, auch Fluor vaginalis im U.E.

**Niere:**

- Erwärmt die Niere bei Ni-Yang-Leere
  - „Hält das Feuer am Kochen"
  - Blasenschwäche (ergänzen mit Gerbstoffe)
  - Feuchtigkeit der Niere, Ödeme in den Beinen und Knöcheln
  - Kältegefühl in den Beinen und Rücken

**Uterus:**

- Erwärmt Qi und Blut im Uterus
  - Wirkt geburtseinleitend, schmerzlindernd, Placenta ausleitend, (Anwendung häufig als Räucherwerk über das Geruchssystem)
  - Menstruationsfördernd als wärmendes Bad (Sud aus Blättern dem Badewasser zugeben)

**Leber:**

- Bewegt das Leber-Qi (Einfluss auf die Menstruation)
- Befreit den Verdauungstrakt vom Einfluss der Leber
  - Schmerzen im Hypochondrium
- Reguliert in Stress- und angespannten Lebenssituationen

**Chong mai:**

- Reguliert das Blut im Uterus
  - Dysmenorrhoe, Amenorrhoe
- Klimakterium
  - Vorzeitig eintretende Wechseljahre vor dem 40. Lebensjahr
  - Verzögert einsetzende Wechseljahre nach dem 50. Lebensjahr
- Tumore, Entzündungen im Unterbauch
  - Myome
  - Urethritis
  - Bei Männern bei Prostatitis und Impotenz

**Bei Wind-Bi, Kälte-Bi, Feuchtigkeits-Bi:**

- Wärmend, zerteilend und Feuchtigkeit ausleitend, bei Wind-Bi oder wanderndem Bi, das angezeigt ist durch
  - Anfallsartige Schmerzen in den Gelenken und Muskeln
  - Hauptangriffspunkt ist die obere Körperhälfte
  - Wechselnde Schmerzstellen, da der Wind im Vordergrund steht
  - Bewegungseinschränkung und Taubheitsgefühl
  - Verschlimmerung im Frühjahr, durch Wind und emotionale Belastungen, wie z. B. Stress

- Kälte-Bi oder schmerzhaftes Bi:
  Im Vordergrund stehen
  - Stechende, bohrende und fixierte Schmerzen
  - Verbesserung durch Bewegung und Wärme
  - Tagsüber ist der Schmerz nicht so schlimm
  - Steifigkeit, Bewegungseinschränkung, häufig kombiniert mit einem lokalen Kältegefühl
  - Verschlimmerung durch Kälte und Ruhe
  - Nachts ist der Schmerz schlimmer
- Feuchtigkeits-Bi, auch fixiertes oder haftendes Bi
  mit
  - Mäßigen, dumpfen, aber fixierten Schmerzen in den Muskeln und Gelenken
  - Schwellung von Muskeln und oder Gelenken
  - Taubheitsgefühl, bleierne Schwere, alles fühlt sich schwer an
  - Anlaufschmerz
  - Verschlimmerung durch feuchtes Wetter

**Wirkung auf die Lunge:**
- Stärkt das Lungen-Qi
- Bei erhöhter Infektanfälligkeit
  - Husten
  - Bronchitis

**Äußerlich:**
- Qi und Blut bewegend, macht die Leitbahnen durchlässig, erweichend
- Bei Ohrenschmerzen
  - Auf Mastoid auftragen, wenige Tropfen einer Mischung aus 10 Trpf. Öl auf 50 ml Mandel- oder Jojobaöl
- Äther. Lorbeer-Öl verfestigt realtiv schnell, also sanft im Wasserbad erwärmen
- Bei Bi-Syndromen
  - Muskelschmerzen, Muskelkater, Rheuma, Verspannungen, Arthritis
  - Akut eingedrungener Wind, Kälte, Feuchtigkeit, bisher ohne Beteiligung einer Blut- und Yin-Leere in den Muskeln, Bändern und Haut

**Aromabad: (Anleitung und Dosierung nach Angaben von Primavera)**

- Ätherisches Öl bedarf einem Emulgator, z.B. mit 2 EL Sahne oder Honig, flüssiger Seife oder einer Handvoll Meersalz mischen
  Dosierungsanleitung:
  - Vollbad: 5–15 Trpf.
  - Sitzbad: 3–5 Trpf.
  - Fußbad: 3–5 Trpf.

**Aromakompresse:**

- 2–4 Trpf. ätherisches Öl in 2 Liter Wasser mischen und mit einem Baumwolltuch aufsaugen

## Lungenkraut – Steckbrief

### Pulmonaria off.

**Inhaltsstoffe:** Schleimstoffe (saure Polysaccharide), Flavonoide (Kämpferol), 6–10 % Gerbstoffe (Catechine, Gallotannine), Chlorogen- und Rosmarinsäure, Allantoin, Saponine (?), Ascorbinsäure, Phytosterin, Harz, Fructane, 15 % Mineralien, 3 % Gesamtkieselsäure (lösliche und unlösliche Gehalt ansteigend vom Frühjahr zum Herbst), Ca- und K- Salze

*Pyrrolizidinalkaloide konnten nicht nachgewiesen werden!*

**Droge:** getrocknetes Kraut

**Verwendete Droge:** H. Pulmonariae

**Dosierung:** in einer 200 g Teemischung 20–30 g (Minister/ Assistent), 3x tgl.1,5–2 gestr. TL getrocknetes Kraut/ Tasse zum heißen Infus

**Cave!** Keine Kontraindikationen bekannt

**Energetik:**
Geschmack: süßlich, leicht adstringierend, leicht bitter, leicht salzig
Temperatur: kühl, feucht

**Heil-/Wirkungsweise:** reizmildernd, schleimlösend, festigt das Lungengewebe, stärkt die Lunge, adstringierend, kühlend

▶ **Wirkt auf: Lunge, Herz**

**Wirkungsweise:**
- Tonisiert das Yin der Lunge, kühlt und befeuchtet
- Kühlt Hitze in der Lunge
- Adstringiert, stoppt Blutungen
- Beruhigt den Shen, kühlt He-Feuer
- Wundheilmittel (äußerlich)

# Lungenkraut – Monographie

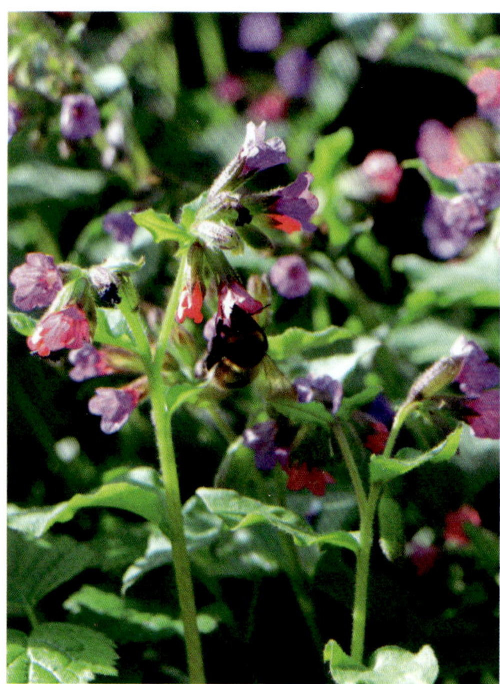

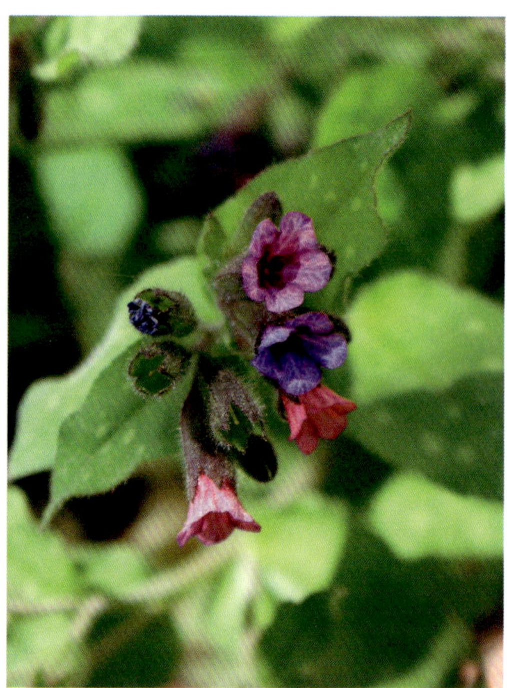

Das mehjährige Lungenkraut gehört zur Familie der Borretschgewächse (Boraginaceae) und kommt in ganz Mitteleuropa vor. Regional ist es geschützt. Als eines der ersten Frühlingsboten wagt es sich zwischen März und Mai an die Oberfläche und trotzt dem unbeständigen Wetter. Lungenkraut liebt kalkhaltige Böden im Halbschatten. Es wächst gern in Laub- und Mischwäldern, an Bachufern und im Gebüsch. Die Heilpflanze gibt mit ihrem Namen schon den Wirkort Lunge und das Hauptanwendungsgebiet die Lungenerkrankungen preis. Mit einer Wuchshöhe von ca. 15–30 cm handelt es sich um eine niedrige, bescheidene Pflanze, die gerne den Kontakt zur Erde pflegt. Gehalten wird sie von einem dünnen, waagrechten, verästelten Wurzelstock. Die alte Blattrosette hat als bräunlicher Blätterhaufen den Winter überdauert und bildet die Grundlage für das neue Wachstum. Im zeitigen Frühjahr erhebt sich ein kantig, derb grüner, behaarter Stängel. Leicht verzögert entwickeln sich die neuen, wechselständig angeordneten, dunkelgrünen, langgestielten, rau-behaarten Blätter. Sie sind spitz ausgebuchtet und lungenförmig. Auffallend sind die weißen Tupfen oder Flecken auf der Blattoberfläche. Am Stängelende sitzen kurzgestielte, schlüsselblumenähnliche Blüten, die in einem grünen Kelch eingehüllt sind. Die Blütenfarbe ist anfangs weinrot, wechselt jedoch nach der Bestäubung zu violett-blau. Das Farbspiel ist dem Anthocyan des Zellsaftes zuzuschreiben. Es liegt zuerst in saurer Konzentration vor und wird durch den Prozess, während der Bestäubung in eine alkalische Lösung, umgewandelt. Man weiß heute, dass sich die Insekten vermehrt von roter Farbe angezogen fühlen. Pflanze und Tier gehen eine Beziehung ein, von der beide profitieren. Die Pflanze weist dem Insekt durch das wechselnde Farbspiel den Weg zu den unbestäubten Blüten. Dieser geniale Schachzug der Natur zeigt wieder einmal, wie vollkommen sie arbeitet.

Das Lungenkraut blüht immer zweifarbig, was ihm in der Volksheilkunde auch verschiedene Namen einbrachte. Umgangssprachlich wird es ungleiche Schwestern, Tag und Nacht, Fleckenkraut, Lungenwurz genannt.

**Inhaltsstoffe:**
Die Inhaltsstoffe vom Lungenkraut erklären das große Spektrum der Heilpflanze. Schleimstoffe wirken nährend und befeuchtend, der hohe Anteil an Mineralien und an Kieselsäure gibt Struktur und stabilisiert das Gewebe. Flavonoide wirken entzündungshemmend. Gerbstoffe, wie Rosmarinsäure wirken nicht nur adstringierend, sondern außerdem antiviral, antibakteriell und antiinflammatorisch. Catechine sind starke Antioxidantien, die sogar die immunmodulierende Wirkung von Vit. C + E übertreffen. Sie wirken antibakteriell, antiviral, antitumorös. Allantoin befeuchtet und fördert die Proliferation, also das Wachstum von Epithelzellen.

### ▶ Wirkung in der TCM auf Lunge und Herz

Das kühle und feuchte Lungenkraut mit seinem süßlich, leicht adstringierenden, leicht bitteren und leicht salzigen Geschmack, verkörpert alle Eigenschaft, die ein Lungen-Yin-Tonikum auszeichnet. Der Frühlingsbote schenkt uns seine Heilkraft genau zu dem Zeitpunkt, wenn Erkältungskrankheiten, wie Bronchitis, Rhinitis, grippale Infekte, evtl. Pneumonien oder Pleuritiden mit stechenden Schmerzen in der Brust Hochkonjunktur haben.

**Lunge:**

- Tonisiert das Yin der Lunge, kühlt und befeuchtet
  - Z. B. bei chron. Bronchitis, chron. Heiserkeit, bei Trockenheit und Durst

> **Tipp**
> Gute Ergänzung mit der kalten und feuchten Vogelmiere innerhalb einer Individual-Rezeptur

> **Info**
> Lu-Yin-Mangel ist geprägt von Trockenheit. Es entsteht durch den Mangel an Flüssigkeiten.

Häufig betroffen sind Menschen, die viel reden müssen, wie Lehrer, Dozenten, Verkäuferinnen etc., angezeigt durch

- Trockenen, unproduktiven Husten, der sehr quälend und erschöpfend ist
- Husten mit wenig, aber klebrigem Sputum
- Schwacher, heiserer Stimme, ohne Lust zu reden
- Trockenem Mund und Hals, Kitzeln im Hals
- Müdigkeit, Benommenheit
- Abgemagertem Körper (flacher Brustkorb)
- Nachtschweiß
- Zunge: normale Farbe, trocken, ohne Belag oder wurzellosem Belag im vorderen Areal
- Puls: oberflächlich, leer, schnell

Entstehung von Leere-Hitze zeigt sich durch

- Hitzegefühl am Abend
- Fieber am Nachmittag
- Hitze der Fünf Flächen
- Geröteten Wangen
- Zunge: rot, ohne Belag
- Puls: oberflächlich und leer

**Hinweis:** Traurigkeit und Kummer schwächen das Lu-Qi. Bei einer bestehenden konstitutionellen Neigung zu Yin-Mangel, können diese Emotionen das Lungen-Yin erschöpfen

**Hitze in der Lunge:**
Lungen-Hitze kann akut oder chronisch auftreten. Im akuten Fall handelt es sich um eine Wind-Hitze-Invasion, die zu einem Inneren Wind wird und sich in Hitze wandelt. Chronische Lungen-Hitze entsteht, wenn ein Mensch einer Attacke von äußerem Wind ausgesetzt war und der pathogene Faktor sich im Innern festsetzt. Der Betroffene scheint auf dem Weg der Genesung zu sein. Dies geht meist mit Einnahme eines Antibiotikums einher. Eine Rest- Hitze verbleibt jedoch in der Lunge und wartet auf ihre Reaktivierung. Das Vorhandensein eines alten Pathogens ist an der punktuellen Rotfärbung des Lungenareals auf der Zunge erkennbar.

Westliche Diagnosen, wie Pleuritis, Pneumonie, Laryngitis, Pharyngitis sind Krankheitsmuster, die von dem stark nährenden und befeuchtenden Charakter und der entzündungshemmenden Eigenschaft des Lungenkrauts profitieren.

- Husten und leichte, gegebenenfalls auch schwere Dyspnoe entstehen, weil die Hitze das Absteigen des Lungen-Qi verhindert

- Es treten allgemeine Hitzesymptome, wie Durst, rotes Gesicht und Hitzegefühl auf. Der Zungenkörper ist rot mit gelbem Belag. Ganz deutlich zeigt sich die Hitze an einem überflutenden, schnellen Puls
- Thoraxschmerzen, bedingt durch die Hitzeblockade im Brustkorb sind meist mit Angst verbunden
- Die Lunge öffnet sich in der Nase, besteht eine Nasenflügelatmung, handelt es sich um ein hochakutes Geschehen, wie z. B. eine Pneumonie. Hier ist Gefahr im Verzug!

**Herz:**

- Kühlt Herz-Feuer, beruhigt den Geist Shen

**Info**

Ein Herz–Feuer entwickelt sich über Jahre. Emotionen, Ängste, Sorgen bis zur Depression sind meist beteiligt, wenn nicht sogar ursächlich für eine Stagnation, die in Hitze mündet. Durst, rotes Gesicht, starkes Hitzefühl, begleitet von Palpitationen prägen das Krankheitsbild. Der schnelle, überflutende, teils auch jagende Puls zeigt das akute Geschehen an. Die Zunge ist rot mit gelbem Belag. Die Zungenspitze ist noch intensiver gerötet. Die Zunge ist der Ausläufer des Herzens. Steigt die Hitze des Herzens nach oben, treten rote, erhabene und äußerst schmerzhafte Zungenulzera auf. Der Geist Shen fühlt sich durch die Hitze gestört. Starke Erregtheit, verbunden mit einer ausgeprägten psychischen, inneren Unruhe folgt. Durch die Hitze findet Shen nachts keine Ruhe, was sich in massiven Schlafstörungen mit vielen Träumen zeigt. Der Mundgeschmack wird nach einer schlaflosen Nacht als bitter wahrgenommen. Hitze trocknet! Gibt das Herz die Hitze an den Dünndarm ab und dieser über die Tai yang-Schicht an die Blase, wird der Patient über einen dunklen oder blutigen Urin klagen

- Adstringiert, stoppt Blutungen
  - Nimmt die Hitze überhand, kann es zu Blutungen kommen. In Kombination mit z. B. Hirtentäschel (H. Bursae pastoris) oder Blutweiderich (H. Salicaris) stehen dem Lungenkraut unterstützende, adstringierende Pflanzen zur Blutstillung zur Seite
- Wundheil zur äußeren Anwendung
  - Lungenkraut enthält Allantoin, was sich positiv auf die Zellbildung, den Zellaufbau und die Zellregeneration auswirkt. Es hat eine beruhigende Wirkung auf die Haut und auf die Schleimhäute. Gerade bei schlechtheilenden Wunden sind diese Eigenschaften sehr wertvoll

## Maisbart – Steckbrief

### Stigma maydis

**Inhaltsstoffe:** Flavonoide (Maysin), Mineralstoffe v. a. Kalium (2,7 %), Chlorogensäure, Phytosterole, Gerbstoffe (ca. 12 %), Schleimstoffe, Saponine, fettes Öl (2 %), Harze, Zucker, Alkaloide, Allantoin

**Droge:** Maisgriffel, Maisbart

**Verwendete Droge:** Stigmata maydis, Flüssigextrakte oder Kapseln in Fertigpräparaten

**Dosierung:** in einer 200 g Teemischung 30 g der getrockneten Droge (Assistent), 3x tgl. zum heißen Infus, als Monotee 3x tgl. 0,5 g der getrockneten Griffel auf 250 ml zum heißen Infus

**Energetik:**
Geschmack: süß, fad, die Gerbstoffe sind nicht zu schmecken, es gibt wenig aktuelle Angaben zu den Inhaltsstoffen
Temperatur: neutral, J. Ross meint neutral und kühl

► **Wirkt auf Bl, Ni, indirekt auf Mi, Gb, Le**

**Wirkungsweise:**
- Klärt Hitze und Nässe-Hitze in der Blase
- Klärt Nässe-Hitze in Leber und Gallenblase
- Reizlinderndes, tonisierendes Diuretikum

## Maisbart – Monographie

Gehört zur Familie der Gräser (Gramineae, Poaceae). Bereits bei den Maya und Inka bekannt, also schon seit Jahrtausenden, ist Mais eine wichtige Getreidepflanze. Kolumbus brachte sie im 15. Jahrhundert nach Europa.

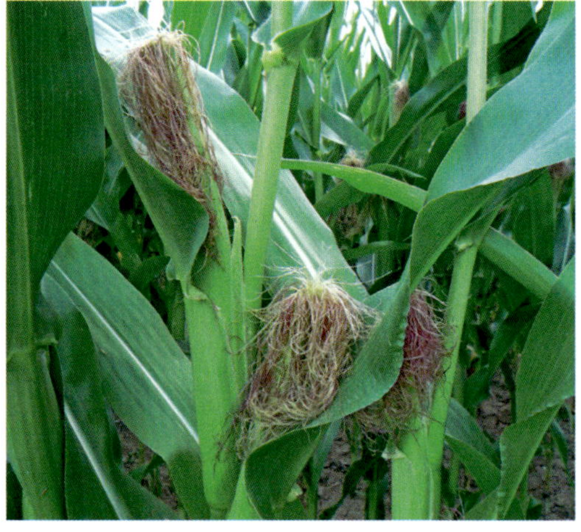

Mais ist eine einjährige, 2 bis zu 5 m hohe Getreidepflanze mit aufrechtem Stängel. Er ist eine einhäusige Pflanze (monözische), bei der die männlichen Blüten an endständigen Rispen sitzen, während die weiblichen Blüten als Kolben in den

Blattachseln ausgebildet werden. Die Kolben sind in mehreren Schichten von Blättern (Lieschblätter) umhüllt. An jedem Samen (Maiskorn) hängt ein blassgelber, fadenförmiger Maisgriffel (Seide), der an der Spitze aus den Lieschblättern ragt. Eine zylindrische Maisfrucht enthält 200–400 Samen. Mais ist in Mittelamerika heimisch und wird weltweit angebaut. Mittlerweile leider oft genmanipuliert. In jüngster Zeit vermehrt angebaut als wertvoller Rohstoff für Biogasanlagen. Die Inhaltsstoffe sind wenig erforscht. Sicherlich sind Mineralien enthalten, die diuretisch wirken, aber auch Gerbstoffe, die haltende Funktion haben. Befeuchtende Schleimstoffe, Saponine, die Verhärtungen auflösen und zerschlagen, wie auch fettes Öl, das nährend ist. Allantoin ist ein wertvoller Inhaltsstoff für die Haut und kollagene Fasern. Bisher sind keine Kontraindikationen bekannt.

Maisgriffel werden traditionell in China verwendet. Eingesetzt zur Förderung der Harnentleerung, bei Behandlung von schmerzhaftem Harntröpfeln und Ödemen aufgrund von Hitze-Symdromen oder Harnsteinen.

Maisbart ist das einzige Kraut, das dauerhaft bei Ödemen, die durch eine Nephritis bedingt sind, verabreicht werden kann. Er klärt außerdem Nässe-Hitze in Leber und Gallenblase, bei Hepatitis, Cholezystitis, Cholelithiasis.

Meine erste Information über Maisbart war mit der tonisierenden Wirkung in Bezug auf die Milz verknüpft. Diese Qualität ist in der Literatur nicht zu finden. Durch den Gehalt an Gerbstoffen ist diese Aussage durchaus denkbar, dann aber einsetzbar als kühles, trocknendes Milz-Tonikum, z. B. bei Diabetes mellitus.

Seine Wirkung ist entzündungshemmend, oxidationshemmend, harntreibend, antidiabetisch und leberprotektiv.

### ▶ Wirkung in der TCM auf

**Nieren/Blase:**

- Entzündungshemmend, reizlindernd, steinbildungshemmend, harntreibend
  - Bei Harnwegsentzündungen mit Schmerzen
  - Bei Prostatitis, Schwierigkeiten der Harnentleerung, Harntröpfeln, Bettnässen mit Harnwegsentzündungen
  - Bei Ödemen jeglicher Art
  - Harnsteinen

**Leber/Gallenblase:**

- Kühlt Hitze in Leber und Gallenblase
  - Begleitend bei Hepatitis, Cholezystitis, Gallensteinen

# Majoran – Steckbrief

## Origanum majorana, Majorana hortensis

**Botenpflanze für Schleim in der Nase und Nasennebenhöhlen (NNH)**

**Inhaltsstoffe:** 5–10 % Gerbstoffe, Bitterstoffe, 0,3–2 % ätherisches Öl (Terpineol, Terpinen, Sabinen, Thymol, Carvacrol, Borneol, Kampfer, Sesquiterpene), Rosmarinsäure

**Droge:** getrocknetes Kraut

**Verwendete Droge:** H. Majoranae, Tct. Majoranae, Ungt. Majoranae, ätherisches Öl

**Dosierung:** 20–30 g in einer 200 g Teemischung (Minister), 3x tgl. 1 gestr. TL getr. Kraut/ Tasse zum heißen Infus, vom ätherischen Öl nach Anweisung des Herstellers, Tinktur nach Anweisung des Herstellers, äußerlich als Salben, Massageöl

**Cave!** Nicht in der Schwangerschaft, zu Blut und Qi bewegend

**Energetik:**
**Geschmack:** aromatisch-scharf, etwas bitter, leicht adstringierend
**Temperatur:** warm und trocken im III. Grad

**Heil-/Wirkungsweise:** antibakteriell, appetitanregend, sedierend, diaphoretisch, tonisierend, spasmolytisch, harntreibend, schleimlösend, diuretisch

► **Wirkt auf Lu, He, Mi/Ma, Chong mai, Le**

**Wirkungsweise:**
- Leitet Feuchtigkeit und Kälteschleim aus der Lunge
- Öffnet die Oberfläche, leitet Wind-Kälte aus (wenn höher dosiert)
- Bewegt stagniertes He-Qi
- Tonisiert die Mitte, erwärmt Milz und Magen
- Erwärmt den Uterus, bewegt stagniertes Qi und Blut
- Bewegt das Le-Qi
- Diuretikum
- Äußerlich bewegend, zerteilend, erweichend

# Majoran – Monographie

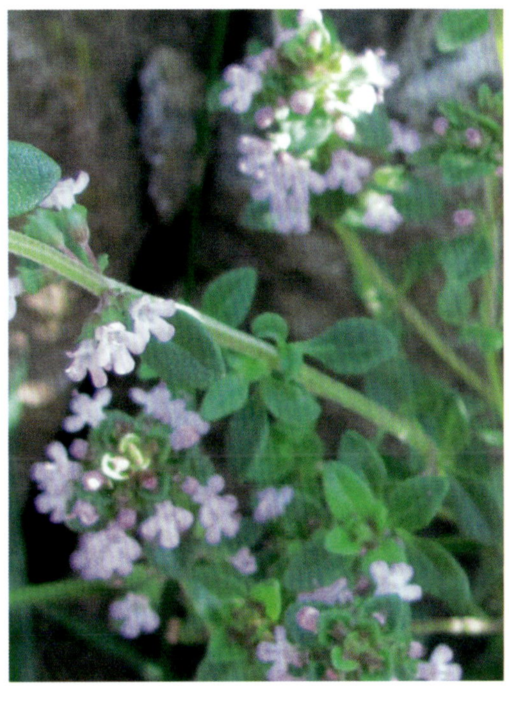

Majoran ist ein intensiv aromatisch duftendes Heil- und Küchenkraut. Majoran mit seinem markanten Aroma wird bevorzugt zum Würzen deftiger Speisen, wie Eintöpfen, Fleischgerichten und Wurstwaren eingesetzt. Letzteres ist wohl auch der Grund für die Bezeichnung Wurstkraut. Weitere Namen sind Badkraut und Bratenkräutel. Auf eine angemessene Dosierung ist zu achten, da Majoran alle anderen Geschmäcker überdeckt. Wie seine Verwandten Oregano, Rosmarin oder Thymian ist er ein mediterraner Lippenblütler (Laminaceae) mit Vorliebe für warme Gefilde. Inzwischen gibt es aber Züchtungen, die im Mittelgebirge überwintern können. Majoran wird 20–50 cm hoch und zeichnet sich durch eine starke Verästelung aus. Im Gegensatz zu den anderen Lippenblütlern braucht Majoran lockere, humus- und nährstoffreiche Böden. Seine Stängel sind vierkantig, dünn und zäh. Die spatelig, ganzrandigen, abgerundeten Blätter sind beidseits kurzbehaart. Von Juli bis August sitzen in dichten, eiförmigen Scheinähren hellrote bis weiße Blüten in den Achseln der Deckblätter. Die gesamte Pflanze verströmt einen phantastischen, aromatischen Duft. Schon die griechischen Ärzte waren sich vor 2000 Jahren der Heilkraft des Majorans bewußt. Er wurde bei Ohr- und Zahnschmerzen eingesetzt. Ab dem späten Mittelalter hielt Majoran Einzug in die Klostergärten Mitteleuropas. Nördlich der Alpen als einjährige, nicht winterharte Pflanze. In der Literatur finden sich Hinweise, dass Majoran unter anderem zur Cholerabehandlung eingesetzt wurde.

Bei den Inhaltsstoffen bestimmt der hohe Anteil an ätherischen Ölen und Gerbstoffen das Wirkspektrum.

### ▶ Wirkung in der TCM

Als warmer und trockener Lippenblütler ist Majoran eine sehr gute Pflanze, um mit Kälte, Wind, Feuchtigkeit und Schleim umzugehen. Als Qi und Blut bewegende Pflanze ist er in der Schwangerschaft nicht geeignet.

**Lunge:**

- Leitet Feuchtigkeit und Kälte-Schleim aus der Lunge aus
- Transformiert Schleim, d. h. erwärmt, löst und leitet aus
- Botenpflanze für Schleim in der Nase und NNH (Nasenpolypen), gerne in Kombination mit Kalmus (Rhiz. Calami)
  Bei Schnupfen, auch fest sitzendem Nasensekret, sozusagen Nase voll! Bei allen Schnupfenformen, innerliche Anwendung als Infus und äußerliche Anwendung als Massageöl, Majoran-Salbe oder Majoran-Butter
  - Bei allergischer Rhinitis
  - Bei Hitze-Schleim, dann mit kühlenden Pflanzen kombinieren, wie Islandmoos, Königskerze, Augentrost, Süßholzwurzel usw.
  - Chronischer Bronchitis, Asthma bronchiale
  - Bei Krampfhusten (Majoran ist sehr warm, trocken und bewegend. Die Rezeptur darf insgesamt nicht zu warm werden)
- Öffnet die Oberfläche, leitet Wind-Kälte aus
  Bei Invasion äußerer Wind-Kälte, bei beginnender Erkältung mit
  - Frösteln, Fieber
  - Kopfschmerzen
  - Gliederschmerzen, Nackensteifigkeit

**Herz:**

- Bewegt stagniertes Herz-Qi, verursacht durch Schock, stark bewegend
- Tonisiert das Herz-Qi
- Ist Shen-aktiv, harmonisiert den Geist Shen
- Befreit die Poren des Herzens, wenn Schleim die Herzöffnungen verlegt
- Beruhigt, wenn der Geist Shen durch Schleim beeinträchtigt wird
  - Bei Gedächtnisschwäche durch Feuchtigkeit
  - Bei Schlafstörungen, Nervosität, Unruhe, Tachykardie, Palpitationen
  - Nach Apoplex, hervorgerufen durch Wind und Schleim
  - Bei dumpfen Kopfschmerzen, Tinnitus, Schwindel

**Mitte:**

- Tonisiert die Mitte, erwärmt Milz und Magen
  - Stärkt die Umwandlungsfunktion der Milz
  - Wirkt karminativ, also blähungswidrig, verdauungsfördernd, guter Einsatz bei Blähungen, breiigem Stuhl, Obstipation, dyspeptischen Beschwerden
  - Bei nervöser Schwäche des Verdauungsapparates, Reizdarm, Reizmagen
  - Bei Neigung zu hypoacider Gastritis, regt die Verdauungssäfte an
  - Bei Magen-Darm-Koliken durch Kälte

**Uterus:**
- Erwärmt den Uterus, bewegt stagniertes Qi und Blut
- Wirkt als Phyto-Progesteron, erwärmt und bewegt das Qi im Uterus
  - Bei schwacher, ausbleibender Menstruation
  - Bei Infertilität durch Qi- und Blutstagnation im Uterus
  - Bei Dysmenorrhoe, dann auch äußerliche Anwendung in Form von Massagen oder als warmes Kräuterkissen

**Leber:**
- Bewegt das Leber-Qi
  - Wirkt spasmolytisch bei Krämpfen, Muskelkrämpfen
  - Kolikneigung v. a. bei Kindern, hier auch als äußere Anwendung. Kinder lieben Massagen. Ein Kräuterkissen zwischen zwei Wärmflaschen aufgewärmt verschafft Linderung
  - Menstruationsbeschwerden
  - Bei rechtsseitiger Migräne, nervösen Kopfschmerzen
  - Neigung zu depressiver Verstimmung
  - Bei Globusgefühl

**Diuretikum**
- Leitet verstärkt Feuchtigkeit aus

**Äußerlich bewegend, zerteilend:**
- Bewegt sehr gut Qi und Blut in den Leitbahnen
- Bei allen stumpfen Traumata
  In 50 ml Neutral-Öl (Mandel- oder Jojoba-Öl) 15 Trpf. äther. Majoran-Öl zugeben
- Bei Drüsenschwellungen, Verhärtungen
- Bei Mastodynie innerlich + äußerlich, kombinieren mit Liebstöckel (Rad. Levistici)
- Bei Rheuma oder Arthritis (Nicht bei reinem Hitze-Bi!), Gicht

**Majoranbutter:**
- Von Resana, 50 ml, nach Angaben des Herstellers

**Rezept von Apotheker Pahlow:** [8]
- 1 TL gepulverten Majoran mit 1 TL Weingeist übergießen
- Einige Stunden stehen lassen
- Dann 1 TL frische ungesalzene Butter dazu mischen
- Das Ganze im Wasserbad ca. 10 Min. erwärmen
- Durch ein Taschentuch abseihen, abkühlen lassen
- Nase innen und außen leicht damit einreiben
- Bei Blähungen (Säuglinge) Bauch einreiben
- Geringe Haltbarkeit, deshalb nur kleine Mengen herstellen

**Rezept Dr. Eva Mosheim-Heinrich:**

- 5 g Majoran-Frischpresssaft in 30 g ungesalzene Butter einarbeiten

**Majoran-Öl** [9]

- 10 g getrockneten Majoran mit 90 ml Olivenöl in ein helles Schraubglas geben
- 3 Wochen ziehen lassen
- Abgießen und in dunklen Fläschchen aufbewahren

Zum Würzen, Einreiben, verdauungsfördernd, krampflindernd, entblähend, erwärmend bei Muskelverspannungen, Gelenkbeschwerden und Husten mit viel Schleim

## Malven, wilde – Steckbrief

### Malva silvestris

**Inhaltsstoffe:** 8–10 % Schleimstoffe (saure Polysaccharide), wenig Gerbstoffe, Flavonoide, Anthocyane (griech. : anthos = Blüte, kyanos = blau), Anthocyanidine. Sie bilden im Pflanzenreich die größte Gruppe an wasserlöslichen Farbpigmenten mit dem Farbspektrum rotblau-schwarz

**Droge:** getrocknete Blätter, getrocknete Blüten

**Verwendete Droge:** Fol. Malvae, Flor. Malvae

**Dosierung:** in einer 200 g Teemischung 20 g Blätter (Assistent), Blüten 10–15 g (Assistent) mehrmals tgl. 3–4 gestr. TL der getrockneten Blüten/Tasse, von den getrockneten Blättern 2 TL/Tasse zum heißen Infus oder zum Kaltauszug

**Energetik:**
Geschmack: süß
Temperatur: leicht erwärmend, feucht

**Heil-/Wirkungsweise:** Schleimhaut schützend, nährend und befeuchtend, leicht adstringierend, äußerlich erweichend, entzündungshemmend, kühlend

**Wirkt auf: Lu, Di, Ma**

**Wirkungsweise:**

- Befeuchtet die Lunge
- Kühlt Hitze in der Lunge
- Befeuchtet den Dickdarm
- Kühlt Magen-Feuer
- Äußerlich erweichend, entzündungshemmend, kühlend

## Malven, wilde – Monographie

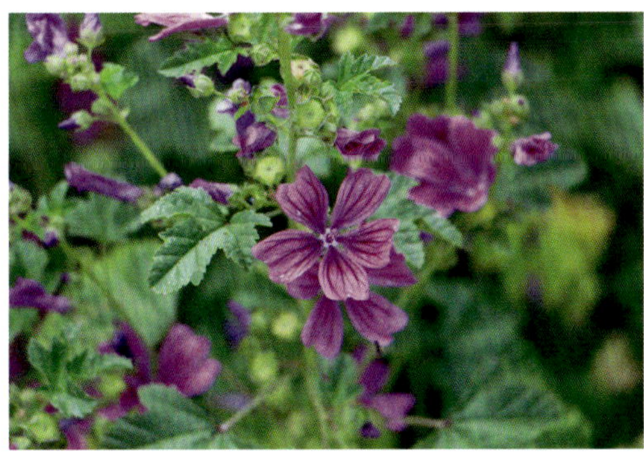

Die Wilde Malve (Malva silvestris) und die Wegmalve (Malva neglecta) sind sehr alte Heilpflanzen, die dem Menschen schon seit der Antike zu Diensten stehen. Karl der Große (geboren ca. 747, gestorben 814) ließ die wilde Malve in seine „capitulare de villis" aufnehmen. Die hier aufgelisteten Heilpflanzen sollten die medizinische Grundversorgung der Bevölkerung verbessern. Malve wird umgangssprachlich auch als Pappel bezeichnet. Pappel steht hier nicht im Zusammenhang mit dem Baum Pappel, sondern leitet sich vermutlich von Pappe (Mehl, Brei) ab. Aus der Pflanze lässt sich ein schleimhaltiger Brei herstellen. Andere gängige Namen sind Käspappel, Käslikraut oder nur Malve. Die beiden Malven gehören zur Familie der Malvengewächse (Malvaceae). Leider werden sie häufiger als Unkräuter, denn als Heilkräuter wahrgenommen. Bei den Kräuterkundigen hat sich die Wilde Malve (Malva sylvestris) als Heilkraut durchgesetzt. Man könnte sie schon fast als Globetrotter bezeichnen. Ihr Verbreitungsgebiet erstreckt sich von Europa bis in die subtropischen Zonen der nördlichen Halbkugel.

Ursprünglich beheimatet war sie im südlichen Eurasien. Mit den Menschen bewegte sie sich immer weiter Richtung Norden. Malven sind heute in Mitteleuropa verwildert anzutreffen. Die hübschen Pflanzen mögen sonnige Standorte mit nährstoff- und humusreichen und eher kalkhaltigen Böden. Sie siedeln sich an Wegrändern, Schuttplätzen, Wiesen und an den Rändern von landwirtschaftlichen Nutzflächen an. Immer wieder suchen sie die Nähe des Menschen und wachsen an Hauswänden und Gartenmauern. Gelegentlich trauen sie sich bis in die Städte. Die Wilde Malve ist eine aufrecht wachsende, meist zwei- bis mehrjährige Pflanze. Ihre Wuchshöhe kann zwischen 40 cm und 150 cm schwanken.

Aus einer spindelförmigen Wurzel entwickelt sich der Wurzelstock. An seinem Ende bilden sich einige, größere Nebenwurzeln aus, die etwa ein Viertel der Größe der Hauptwurzel ausmachen. Aus dem Wurzelwerk erhebt sich der behaarte Stiel. Die fünflappigen, wechselständig angeordneten, beidseitig behaarten Blätter werden in der Regel bis zu 7 cm lang und ca. 6 cm breit. Von Anfang Juni bis Mitte September wachsen in den Blattachseln die Blüten heran. Sie erfreuen uns mit ihrem blauen-violetten bis rosa Farbspiel. Die wunderschönen, zarten Blüten wirken fast, wie aus Seidenpapier gemacht. Bei den Früchten handelt es sich um Spaltfrüchte, die zwischen 8–12 mm lang werden. Jede Spaltfrucht enthält bis zu 12 Samen (Nüsse), die dunkelbraun bis fast schwarz gefärbt sind. [11]

**Inhaltsstoffe:**

Die Blüten enthalten ca. 10 % Schleimstoffe, die Blätter ca. 8 %. Die Schleimstoffe legen sich als Schutzfilm auf die gereizten Schleimhäute und wirken dadurch reizmildernd, nährend, befeuchtend und kühlend.

Die Wirkung in der TCM entspricht einem sehr gut verträglichen Yin-Tonikum bei allen Disharmonien der Zhang Fu Lunge und Dickdarm, die mit Trockenheit und Hitze einhergehen.

> **Tipp**
> Kinder lieben Malvenblüten, weil sie das Teewasser kurzfristig bläulich verfärben. Dieser Prozess bietet ein zauberhaftes Farbspiel, das man am besten in einem Teeglas verfolgt

### ▶ Wirkung in der TCM

**Lunge:**

- Befeuchtet die „Trockene Lunge" bei
  - Trockenem, bellendem, schmerzhaftem Husten
  - Trockenem Hals, Mund und trockener Zunge
  - Bronchitis, Husten, Heiserkeit
  - Rachen- und Kehlkopfkatarrh
- Kühlt Lungen-Hitze (akut/chron. Restpathogen) mit
  - Husten
  - Atemnot
  - Hitzegefühl, rotem Gesicht
  - Bei Pneumonie mit Nasenflügelatmung, Durst, rotem Gesicht. Eine Pneumonie kann auch durch ein Restpathogen hervorgerufen werden. Die Hitze bleibt nach Antibiotikagabe in der Lunge zurück!

> **Tipp**
> Gute Kombination mit Spitzwegerich (H. Plantaginis lanc.), Vogelmiere (H. Stellariae med.), Eibisch (Rad. Althaeae), Lungenkraut (H. Pulmonariae) oder auch Königskerze (Flos. Verbasci)

  - Bronchitis
  - Angina
  - Lungenemphysem

**Dickdarm:**

- Befeuchtet den Dickdarm, der durch Trockenheit blockiert wird, Hitze kann entstehen

**Info**

Hitze im Dickdarm verletzt die Flüssigkeiten und kann zu einem Magen- und Dickdarm-Yin-Mangel führen!

Symptome entsprechen einem akuten Geschehen im Rahmen einer fieberhaften Erkrankung. Übertragung von Hitze der Lunge auf den Dickdarm = Yangming-Syndrom mit

- Hohem Fieber oder periodischem Fieber, das am Nachmittag wieder ansteigt
- Brennen im Mund, trockener Zunge
- Obstipation
- Brennen am Anus
- Spannungsgefühl und Schmerz im Abdomen, die sich durch Druck verschlimmern
- Schwitzen, besonders an den Extremitäten
- Erbrechen
- Durst
- Wenig, konzentriertem Urin
- Evtl. Delirium

**Magen:**

- Kühlt Magen-Feuer (Folgeerkrankung von Hitze im Dickdarm), westliche Diagnose wären Gastritis, Ulcus duodeni, Ulcus ventriculi, Stomatitis, Koliken, Enteritis
  Symptome:
  - Brennender Schmerz im Epigastrium
  - Starker Durst mit Verlangen nach kalten Getränken
  - Psychische Unruhe, Hitzegefühl
  - Zahnfleischbluten, trockener Mund, Mundulzera, schlechter Mundgeruch
  - Evtl. Kopfschmerzen im Stirnbereich durch aufsteigende Hitze im Magen-Bereich
  - Saurer Reflux
  - Übelkeit, Erbrechen kurz nach der Nahrungsaufnahme
  - Dauerhunger

**Äußerlich erweichend, entzündungshemmend!!**

- Bäder/Sitzbäder mit Malven-Blättern bei
  - Furunkeln
  - Vaginitis

- Entzündeten Wunden als Auflagen
- Bei Nagelbettentzündungen Hand-/Fußbad
- Nässenden und eitrigen Ekzeme als kühlende, entzündungshemmende Auflage
- Scheidenspülungen in Kombination mit Kamille (Flos. Chamomillae), Himbeerblättern (Fol. Rubi idaei) einen Infus herstellen, abkühlen lassen und spülen

## Mannstreu – Steckbrief

### Eryngium campestre, E. maritimum, E. planum

**Geschützt!**

**Inhaltsstoffe:** 0,5 % Saponine, 1,5 % Gerbstoffe, 0,125 % ätherisches Öl, Harze, Schleimstoffe, Alkaloid (nicht gesichert), Mineralien (K, Na, Ca)

**Droge:** Kraut, Wurzel

**Verwendete Droge:** H. Eryngii (i. d. Regel besser zu beziehen), Rad. Eryngii

**Dosierung:** 30 g vom getrockneten Kraut oder 20 g der getrockneten Wurzel in einer 200 g Teemischung, 3x tgl. 1 schwacher TL der getrockneten Wurzel oder 1 gehäufter TL vom getrockneten Kraut pro Tasse zum heißen Infus

**Energetik:**
Geschmack:
- Blätter: etwas bitter, leicht salzig, kratzend-scharf (Saponine)
- Wurzel: süßlich, etwas bitter, leicht salzig, kratzend–scharf

Temperatur: warm II. – III. Grad, trocken

► **Wirkt auf Ni, BL, Le, Lu, He**

**Wirkungsweise:**
- Tonisiert das Nieren-Yang, hält das Nieren-Qi
- Leitet Feuchtigkeit, Schleim und feuchte Kälte aus
- Bewegt Le-Qi
- Stärkt das Herz-Qi, beruhigt den Shen
- Äußerlich erweichend, zerteilend, entgiftend

## Mannstreu – Monographie

Obwohl die Pflanze wie eine Distel aussieht und umgangssprachlich oft auch als Brachdistel (Feldmannstreu, Krausdistel, Laufdistel) tituliert wird, gehört sie als Doldenblütler mit Marssignatur zu den Umbelliferen.

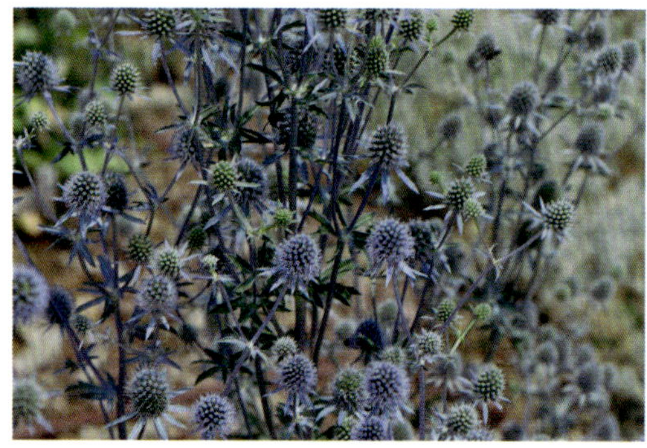

Sie wächst bis zu 60 cm hoch, hat lang gestielte Blätter, derb, dornig gezähnt oder

gesägt mit einem deutlichen weißlichen Adernetz. Die Stängel sind dick, flach gerillt, hellgrün bis fast weißlich. Die weißen Blüten formieren sich zu zahlreichen kleinen, kugeligen Köpfchen, die durch 3–8 dornige, lang zugespitzte Hüllblätter geschützt sind. Auffallend lange Kelchblätter überragen die Kronblätter. Sie vermehrt sich durch die trockenen Samenfrüchte, die vom Wind verweht werden (anemochor). Mannstreu gilt als relativ selten, ist deshalb geschützt, darf nicht gesammelt werden. Beheimatet in Europa, wächst die Pflanze in humusreichen Lehmböden, am Wegrand, sonnigen Standorten, Kalkmagerwiesen.

Sie findet bei uns traditionell Anwendung bei Harn- und Blasenleiden, Prostata und Bronchialkatarrh. Die Wurzel wird genutzt bei Hautkrankheiten und zum Regulieren des Milchfluss beim Abstillen.

Wir setzen Mannstreu als wunderbares Qi- und Yang-Tonikum ein, im Besonderen als Nieren-Yang-Tonikum, Nierenerwärmer, der das Nieren-Qi festigt. Während Damiana (Turnera), mit ähnlicher Wirkung, häufiger bei Frauen angewandt wird, ist Mannstreu bei Männern und Frauen bewährt.

Energetisch warm und trocken, aber auch kratzig-scharf, d.h. wirkt auflösend, erweichend auf verhärtete Strukturen. Die Wurzel ist gleichzeitig nährend.

### ▶ Wirkung in der TCM

**Niere:**

- Generelles Yang-Tonikum
- Tonisiert Ni-Yang bei
  - Blasenschwäche mit dünnem Urin
  - Erkältung der ableitenden Harnwege (Katarrh)
  - Regulativ im 1. Stadium einer Blasenentzündung (Kälte ist eingedrungen, noch kein Blut, noch kein Brennen)
- Kann feuchte Hitze ausleiten, da nur warm und nicht hitzig
- Als Umbellifere mit Bezug zum Rücken, auch bei Lumbalgie einsetzbar
- Botenqualität für die HWS,
  Mannstreu ist 1. Mittel der Wahl bei einem HWS-Schleudertrauma gemeinsam mit Baldrian als Muskelrelaxans und Ackerschachtelhalm als Struktivum oder in Kombination mit Wachholder bei Torticollis, sowohl innerlich, wie auch äußerlich angewendet werden kann
- Leitet Kälte in den Leitbahnen aus, innerlich + äußerlich anwenden
- Bei Libidomangel, auch im Alter für Männern + Frauen
  - Bei vorzeitigem Samenerguss

- Einsatz in Fertilitätsrezepturen
  - Steigert die Spermienanzahl (Yin-Qualität) und hebt v. a. die Motilität der Spermien (Bewegung)
  - Zur Steigerung bei Yang-Mangel

**Auf die Leber:**

- Spasmolytisch, da Leber-Qi bewegend
  - Geburtsbeschleuniger, erleichternd
- Befreit den oberen Teil des VDT vom Einfluss der Leber (Kontrollzyklus von Leber auf Metall)

**Herzbezug:**

- Nach Schock, Schrecken, mit Sprachlosigkeit oder Herzblockade nach Trauma. Eindrücklich ist, dass die Betroffenen rational keinen Bezug zwischen Trauma und ihrer Herzsymptomatik herstellen können

**Lunge:**

- Ausleiten von Feuchtigkeit, da relativ trocken
- Leitet Schleim aus der Lunge (kratzig, reizend)
- Früher bei Otitis media verwendet

**Äußerlich:**

- Angewandt als Zugsalbe auf Geschwüre, Fremdkörper. Als Kräuterplasma, Teeumschlag kann Mannstreu Verhärtungen, Tumore erweichen und bewegen

Generell wirken alle Umbelliferen auf U.E., M.E., O.E.

Sie haben alle die Fähigkeit Feuchtigkeit auszuleiten. Ihr Einsatzgebiet sind Ödeme jeglicher Genese.

## Mariendistel – Steckbrief

### Carduus marianus L./Silybum marianum

**Inhaltsstoffe:** Früchte: 1,5–3 % Silymarin ist ein Gemisch aus verschiedenen Flavanonderivate (Silybinin, Silychristin, Silydianin), weitere Flavonoide u. a. Taxifolin, Quercetin, Kämpferol, Apigenin, 20–30 % fettes Öl (mit ca. 60 % Linolsäureanteil, 30 % Ölsäure, 9 % Palmitinsäure), Tocopherol, Sterole (Cholesterol, Campesterol), 25–30 % Eiweiß, Schleimstoffe, Gerbstoffe, Bitterstoffe, Aminosäuren, ätherisches Öl

**Droge:** Samen

**Verwendete Droge: Fruct.** Cardui mariae, H. Cardui mariae, Extr. fl. Cardui mariae, Tct. Cardui mariae

**Dosierung:** in einer 200 g Teemischung 10 g (Assistent), 3x tgl. 1/2 gestr. TL getrocknete und zerquetschte Samen/Tasse zum heißen Infus, Tinktur/Fluidextrakt nach Anweisung des Herstellers dosieren

Mariendistelsamen bevorzugt als Fertigpräparat und nicht als Tee verabreichen, da Silymarin schlecht wasserlöslich ist.

**Cave!** Nicht in der Schwangerschaft anwenden!

**Energetik:**
Geschmack: bitter, etwas scharf
Temperatur: warm und trocken

**Heil-Wirkungsweise:**
- Behandelt Leberschäden protektiv, kurativ bei Hepatitis, Zirrhose
- Zur Entgiftung
- Kann Leberzellen aufbauen!
- Galletreibend, verdauungsfördernd
- Völlig unbedenklich auch bei langer Einnahme (2–3 Kuren/jährlich über 6 Wochen sind empfehlenswert)

▶ **Wirkt auf Le, Gb, Ml, Ma**

**Wirkungsweise:**
- Nährt das Leber-Yin
- Bewegt das Leber-Qi, tonisiert das Le-Qi
- Bewegt stagniertes Leber-Blut
- Leitet Feuchte-Hitze aus Leber und Gallenblase

- Entgiftet die Leber
- Reguliert, wenn die Leber den Magen attackiert
- Klärt Toxische Hitze
- Tonisiert das Milz- und Magen-Qi, hält das Blut

## Mariendistel – Monographie

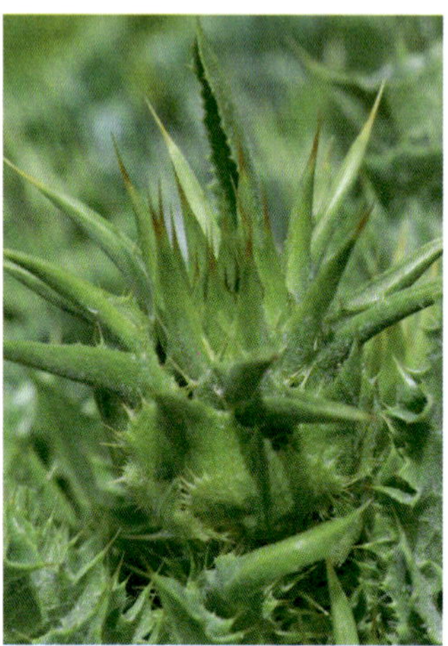
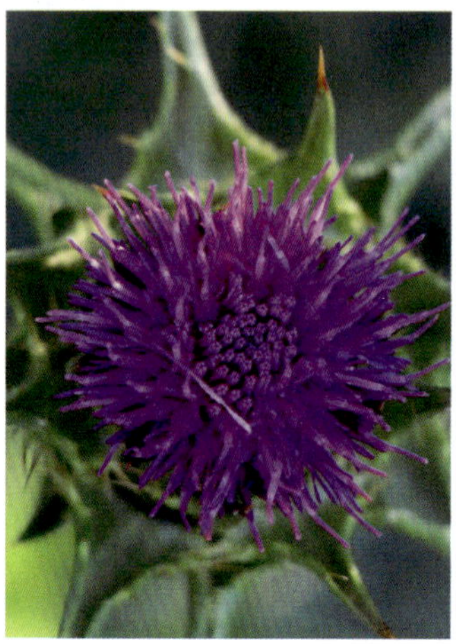
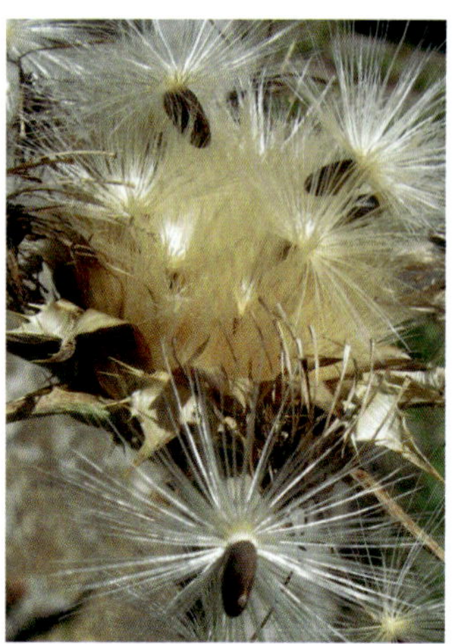

Die Mariendistel ist eine ganz besondere Heilpflanze. Die verschiedenen deutschen Namen Frauendistel, Milchdistel geben bereits die ersten Hinweise auf ihr Wirkspektrum. Aus der Signaturen-Lehre ist bekannt, dass alle Pflanzen, benannt nach Maria, Schutzpflanzen sind. Maria ist im Christentum die Schutzpatronin der Frauen und Kinder. Unter ihrem Mantel finden sie Zuflucht und Schutz. Der deutsche Name Mariendistel beruht auf einer Legende. Marias Milch soll auf die Blätter der Distel getropft sein und ihnen die klassische weiße Blattzeichnung gegeben haben. Dies war wahrscheinlich der Grund, warum man sie stillenden Frauen gab. Der Gattungsname Silybum leitet sich von *silibon* ab und wird mit Quaste übersetzt. Damit wird die Form der Blüte beschrieben. *Marianum* nimmt Bezug zur Gottesmutter Maria. Die Mariendistel war ursprünglich in Nordafrika, Südeuropa, auf den kanarischen Inseln, im Kaukasus und im Nahen Osten angesiedelt. Inzwischen kommt sie auch verwildert in Mitteleuropa vor. Pflanzen zur Arzneigewinnung stammen aus kultiviertem Anbau. Die Mariendistel liebt sonnige, felsige Standorte. Wegränder, felsige Hänge oder Ruinen bieten ihr die besten Grundlagen für gutes Gedeihen. Die Mariendistel gehört zur Familie der Korbblütler (Asteraceae). Unter günstigen Voraussetzungen kann die Pflanze Wuchshöhen zwischen 30 cm bis 200 cm erreichen. Die ein- oder zweijährige Pflanze verfügt über ein dicht verzweigtes Wurzelsystem. Im ersten Jahr entwickelt sich eine Blattrosette. Aus dieser wachsen die grundnahen, hellgrünen Blätter mit der typischen weißen Blattzeichnung. Die großen Blätter sind gelappt und mit kleinen Dornen versehen, was die Pflanze vor Fressfeinden schützt. Im zweiten Jahr entwickelt sich der behaarte Stängel und die oberständigen Blätter. Kennzeichnend sind weiße Blattnerven und die wechselständige Anordnung. Ende Mai bis Anfang September erblüht im zweiten Jahr die violett bis purpurfarbene Korbblüte. Jede Blüte setzt sich aus vielen, einzelnen Röhrenblüten zusammen. Die Blüte ist umgeben von einem Kranz aus Hüllblättern. Die Blattspitzen sind mit stechenden Dornen besetzt. Daher stammt wohl der Name Christi Krone. Zur Fruchtreife bilden sich die glänzenden, braun-schwarzen Früchte aus. Die Früchte sind mit einem weißen Flugschirm versehen, dem sogenannten Pappus. Diese Schirmchen tragen sie mit dem Wind in die Welt. Das gesamte Erscheinungsbild der Pflanze lässt ihre Wehrhaftigkeit erkennen.

**Inhaltsstoffe:**
Vor ca. 30 Jahren wurde aus der Mariendistel der Wirkstoffkomplex Silymarin (Silbinin, Sildianin, Silichristin) extrahiert und bei Knollenblättervergiftungen erfolgreich eingesetzt. Das Gift des Knollenblätterpilzes wirkt leber- und nierentoxisch. Der Stoffverbund von Silymarin regeneriert und schützt das Lebergewebe. Diese Eigenschaften werden bei der Behandlung von Hepatitis oder Leberzirrhose genutzt. Toxische Lebererkrankungen, entstanden durch Alkohol, Medikamente oder Umweltgifte sprechen sehr gut auf die Behandlung mit Silymarin an. Der positive Einfluss auf das Verdauungs- und Gallengangsystem regt die Produktion der Verdauungssäfte an. Mariendistel ist auch nach längerer Einnahme völlig unbedenklich. Empfohlen werden kurmäßige Einnahmen 2–3x im Jahr über 6 Wochen.

## ▶ Wirkungen in der TCM

Mariendistel ist durch ihre regenerierende und gewebsschützende Eigenschaft ein Yin-Tonikum. Gleichzeitig löst sie als Qi- und Blutbeweger Stagnationen und sorgt somit für einen freien Fluss von Qi und Blut. Sie ist eine unterstützende Pflanze, wenn Kälte in die Leber-Leitbahn eingedrungen ist

**Leber und Gallenblase:**
- Stärkt und nährt das Leber-Yin
  - Baut die Leberzellen auf und schützt das Lebergewebe
  - Bei toxischen Lebererkrankungen, bedingt durch Alkoholabusus, Medikamente, Umweltgifte
  - Leberzirrhose, Hepatitis
  - Leberabszessen
- Bewegt das Leber-Qi, wirkt spasmolytisch
  - Bei Gallenkolik

  - Stechendem Schmerz in der Lebergegend
  - PMS (Schmerzen in der Brust, Uteruskrämpfen)
  - Stuhlverfärbungen
  - Hepato- und Splenomegalie (Mononucleose)
  - Spannungskopfschmerz im Bereich der Schläfe, Stirn, Schädel
- Bewegt stagniertes Leber-Blut
  - Bei Dysmenorrhoe, unregelmäßigem Zyklus, dunklem und klumpigem Blut, Unfruchtbarkeit
  - Globusgefühl im Hals
  - Epistaxis, Hämatemesis
  - Zyanotischen Lippen und Nägel, trockener Haut!
  - Senkt Blutfette, Cholesterin und Triglyceride
- Reguliert und harmonisiert den Chong mai (Meer des Blutes)
  - Reguliert und kontrolliert das Blut der Frau im Uterus
  - Kontrolliert die Umwandlung der Nieren-Essenz in Menstruationsblut (tian gui)
  - Zyklusstörungen
  - Chong mai beeinflusst unter anderem das He-Blut, Palpitationen, Angst, Rhythmusstörungen
- Leitet Feuchte Hitze aus Leber aus, bei
  - Völlegefühl im gesamten Abdomen
  - Bitterem und klebrigem Mundgeschmack, Appetitmangel (Übelkeit entsteht durch die Feuchtigkeit, die verhindert, dass Ma-Qi absteigt)
  - Schweregefühl im Körper (Feuchtigkeit verursacht immer das Gefühl von Schwere)
  - Gelber Fluor vaginalis, Ekzeme im Genitalbereich (Feuchtigkeit rinnt nach unten und manifestiert sich!)
  - Miktionsstörungen, brennender Miktion, dunklem Harn (Feuchtigkeit die Harnwege blockiert)
  - Virushepatitis, Leberzirrhose, Fettleber, Ikterus, toxischen Leberprozessen
- Feuchtigkeit in der Gallenblase bei
  - Hepatitis, gelben Skleren, gelber Haut, massivem, unerträglichem Juckreiz mit Kratzspuren
  - Schmerzen und Völlegefühl im Hypochondrium
  - Übelkeit, Erbrechen
  - Unfähigkeit der Fettverdauung
  - Trübem Harn, kein Durst
  - Dumpfem Kopfschmerz, Reizbarkeit
  - Wechsel von Hitze-/Kältegefühl
  - Wirkt cholagog (fördert den Gallenfluss)

- Cholelithiasis, Cholezystitis (Gallensteine sind in der TCM Feuchtigkeit/Schleim)
- Bei einer bestehenden Cholelithiasis kann Mariendistel prophylaktisch eingenommen werden, um einem Fortschreiten der Erkrankung entgegen zu steuern

• Entgiftung der Leber
  - Entgiftet das Blut
  - Baut Alkohol, Medikamente, wie Antibiotika, Analgetika z. B. Paracetamol oder Antikonzeptiva ab
  - Sehr gute Anwendung nach jahrelanger Pilleneinnahme!
• Psychische Komponente
  - Trauer-, Depressions-Stagnation
  - Wut, Ärger, Gereiztheit (bei Kindern)
  - Durchschlafstörungen

## Meerrettich – Steckbrief

### Cochlearia armoracia

**Inhaltsstoffe:** Glykosid Sinigrin (das durch das Enzym Myrosinase in Zucker und Senfölglykosid abgebaut wird), Saccharose, Asparagin, Glutamin, Arginin, Albumin, Alloxurbasen, Galaktose und Arabinose liefernde Kohlenhydrate, Oxidase, Peroxidase, Pentosane, Rhodanwasserstoff, Spurenminerale Mg, S (organisch gebunden), Vit. C

**Droge:** Wurzel

**Verwendete Droge:** Rad. Cochlearieae, Tct. Cochlearieae, Frischpflanzenpresssaft, frische Wurzel

**Dosierung:** nicht als Infus, besser als Tinktur 3x tgl. 5–10 Tropfen

**Cave!** Kontraindiziert bei Fülle Hitze und in der Schwangerschaft, akuten Entzündungen, aber auch bei Leere-Hitze mit Nachtschweiß. Bei Überdosierung können Nieren und die Magenschleimhaut geschädigt werden

**Energetik:**
Geschmack: brennend scharf
Temperatur: heiß und trocken im III. Grad

▶ **Wirkt auf: Mi/Ma, Ni, Lu**

**Wirkungsweise:**
- Tonisiert das Yang, erwärmt das Innere, zerstreut Kälte
- Erwärmt Milz, Magen leitet Feuchtigkeit der Milz aus
- Erwärmt die Niere, diuretisch
- Erwärmt den Uterus
- Erwärmt die Lunge, stärkt das Wei-Qi
- Entgiftet, Anthelmintikum
- Äußerlich erwärmend, Qi und Blut bewegend, erweichend

# Meerrettich – Monographie

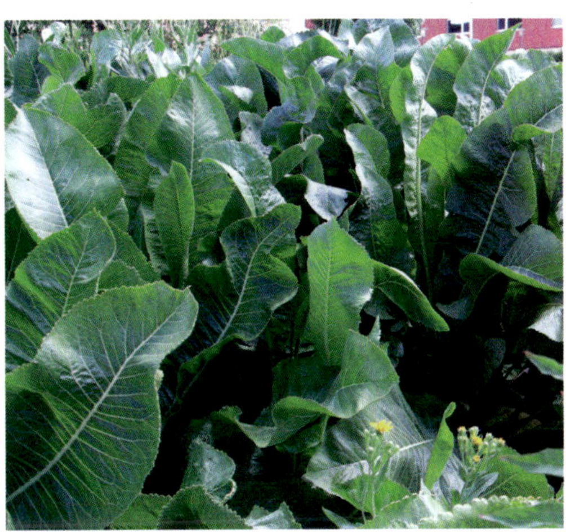

Er gehört zur Familie der Kreuzblütler, den Brassicaceaen. Alte Gemälde bestätigen, dass Meerrettich schon in der Antike bekannt war. In Europa benutzten die Germanen diese alte Kulturpflanze.

Im Mittelalter fand er zunächst Einsatz als Heilpflanze, erst später etablierte er sich als Gemüse- oder Gewürzpflanze. In manchen Regionen ist Meerrettich, gern auch als Kree oder Kren bezeichnet, in der täglichen Küche nicht mehr wegzudenken.

Mittlerweile wächst er kultiviert in Gärten. Nur gelegentlich findet man ihn ausgewildert, dann geht er gern die Partnerschaft mit Gutem Heinrich und der Brennnessel ein.

Die mehrjährige Pflanze ähnelt im Aussehen Ampfergewächsen, z. B. dem krausen Ampfer oder Sauerampfer. Seine Höhe kann durchaus über 1 Meter sein. Die Grundblätter sind ebenso hoch, herzförmig, gekerbt bis gesägt und länglich. Der Stängel zeigt sich kantig, gefurcht und kahl. Die weißen Blüten bilden sich zu Schotenfrüchten aus. Wir nutzen die lange, gelb-graue, fleischige Wurzel.

Von den Inhaltsstoffen dominieren Senfglykoside aus denen Senföle entstehen. Für diesen Prozess bedarf es dem Enzym Myrosinase, das Senfglykoside in Glucose (Traubenzucker) und Senföle zu spalten vermag. Der Pflanze dient dieser Vorgang, der nur durch Verletzung z. B. Kauwerkzeuge aktiviert wird, als Schutz vor Fressfeinden. Diese Reaktion nutzt der Mensch zum Würzen von Speisen. Der typisch scharfe Geschmack entfaltet sich durch das Reiben der Wurzel. Die Schärfe öffnet die Poren, regt zum Schwitzen an und treibt uns Tränen in die Augen. Ein positiver Nebeneffekt, der genutzt werden kann. Kochen oder starkes Erhitzen verhindert diesen Prozess. Im Gegenteil, die flüchtigen Senföle verlieren ihre Schärfen beim Erhitzen.

In der Volksmedizin nutzte man Meerrettich bei Blutarmut. Früher bot der hohe Vit.C–Gehalt Schutz vor Skorbut. Anwendung fand Meerrettich außerdem bei Erkältungskrankheiten als Expektorans, aber auch bei rheumatischen Beschwerden innerlich und äußerlich in Form von Umschlägen oder Wickeln.

Wir benutzen Meerrettich mit seinen wertvollen Inhaltsstoffen, vorwiegend als Tinktur oder äußerlich zur Auflage. Die Verwendung als Tee ist weniger gebräuchlich, zumal die Senföle flüchtig sind.

Bei der Verwendung in Teemischungen wäre zu beachten, dass nicht dauerhaft hochdosiert wird. 30 g in 200 g Teemischung über 4 Wochen wäre zu lang. Es empfiehlt sich auf die Hälfte der Teerezeptur zu reduzieren oder besser separat in Tropfenform zu verabreichen.

Vorsicht bei der Verabreichung von frisch geriebenem Meerrettich! Er reizt Schleimhäute von Magen und Nieren.

Durch seine energetische Wärme und Schärfe hat sich Meerrettich zum Boten bei Kälte-Bi, explizit für Cox-Arthrose, entwickelt. Die Wurzel ist nicht nur scharf, sondern auch süß und nährend. Zusätzlich tonisieren Aminosäuren das Yin und Blut. Schwefelverbindungen wirken bakterizid, was sich bei Blasenentzündungen, bedingt durch Kälte als wertvoll erweist.

**Kontraindikation:** Schwangerschaft und entzündliche Prozesse; außerdem nicht bei Leere-Hitze mit Nachtschweiß

### ▶ Wirkungen in der TCM

**Erwärmend bei Fülle-Kälte!**

- Zu Beginn einer Erkältung! Die brennend scharfe Eigenschaft zerstreut und befreit die Nase, alles kommt ins Fließen
  - Klärt den Kopf
  - Zerstreut Kälte bei Frösteln
- Bei wässrigen Durchfällen, Erbrechen, Nahrungsstagnation
- Kälte im Magen, schlechtem Atem

**Nieren erwärmend:**

- Bei hartnäckigem Harnverhalten – äußerlich auftragen, dafür Meerrettich in Butter andünsten und als Umschlag auflegen (Vorsicht! Nicht frisch, nicht pur verwenden)
- Blasenentzündungen durch Kälte
- Bei Prostata, geschwollen
- Senkt feuchte Kälte
- Kälte-Bi bei Coxarthrose mit Botenqualität

**Auf die Lunge:**

- Wei-Qi aktivierend durch Senfglykoside
- Lu-Qi tonisierend bei chronischen Lungenerkrankungen

**Auf den Uterus:**

- Erwärmt und fördert die Durchblutung, dafür in Wein einlegen, evtl. mit Zimt verfeinern und morgens trinken
- Früher angewandt bei Sommersprossen als Meerrettich-Essig und bei Brandwunden nach dem Prinzip Feuer mit Feuer behandeln
- Löst Stagnationen, heute ist die Verwendung von geriebenem Meerrettich mit warmen Wasser als Auflage ausreichend

**Entgiftet:**

- Wirkt antiparasitär, dafür regelmäßig essen, 20 g als Tagesdosis
- Früher bei Lebensmittelvergiftungen angewandt, wirkt durch die Alkaloide ausleitend

**Äußerlich:**

- Bei Frostbeulen, äußerlich als Kompresse auflegen
- Bei Kälte in den Leitbahnen, Hemiplegie, Ischialgie, neuralgischen Schmerzen

**Info**

Trigeminus-Neuralgie wäre Wind-Kälte, die in Hitze übergeht, Paraesthesien und Taubheit

## Meisterwurz – Steckbrief

### Imperatoria ostruthium

**Inhaltsstoffe:** Aromatische Bitterstoffe, ätherisches Öl (Limonen, Phellandren, Pinen, Dipenten), Phytosterine, Gerbstoffe, Harz, Gummi, Stärke, fettes Öl, Farbstoff Imperatorin, Flavonoide, Furanocumarine

**Droge:** Wurzelstock

**Verwendete Droge:** Rhiz. Imperatoriae, Tct. Imperatoriae

**Dosierung:** in einer 200 g Teemischung 30–40 g (Kaiser, Minister), 3x tgl. 1 TL der getrockneten Droge pro Tasse als Infus, von der Tinktur 3x tgl. nach Angaben des Herstellers

**Energetik:**
Geschmack: etwas bitter, würzig–aromatisch-scharf
Temperatur: warm und trocken im II.- III. Grad

Kontraindikation in der Schwangerschaft!

► **Wirkt auf Lu, Mi, Ma, Ni**

**Wirkung:** wärmend, stärkend, trocknend und bewegend

**Wirkungsweise:**
- Leitet Feuchtigkeit und Kälteschleim aus der Lunge
- Öffnet die Oberfläche, leitet Wind-Kälte aus
- Erwärmt die Mitte, stärkt die Milz
- Bewegt Leber-Qi
- Erwärmt die Nieren
- Äußerlich zerteilend, erweichend, Qi und Blut bewegend

## Meisterwurz – Monographie

Gehört zur Familie der Doldengewächse (Umbellifere).

Meisterwurz ist eine geschützte Pflanze und darf nur von autorisierten Personen gesammelt werden. Als Gebirgsumbellifere ist er in über 1200–1700 m beheimatet. Je höher sein Standort, desto näher strebt er der Sonne entgegen und tankt kosmisches Qi auf. Gleichzeitig liebt er nasse Füße, wächst also nahe Gebirgsbächen oder in Felsspalten. Meisterwurz und Engelwurz sind nah verwandt. Beide Amara-Pflanzen speichern ihre Energie nicht als Zucker, sondern als ätherischen Inhaltsstoff, der sich besonders gut in

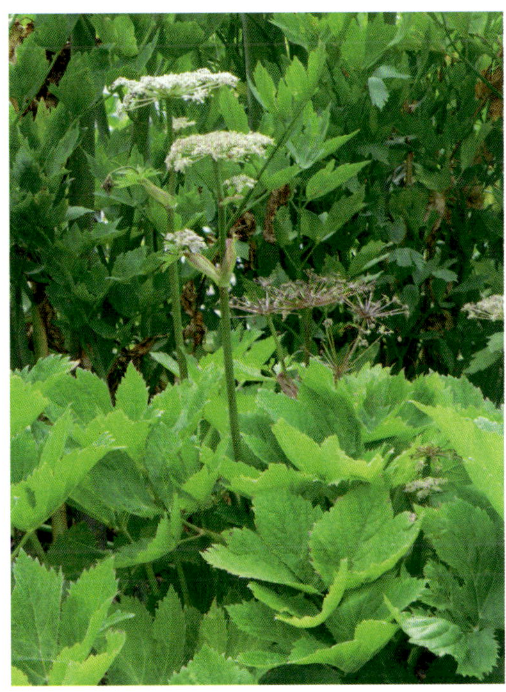

Alkohol löst. Die Verarbeitung zu Meisterwurz-Schnaps ist in Österreich geschätzt.

Diese aufrechte Pflanze trägt den Namen Imperatoriae und stellt sich aus Sicht der Signatur als wahrhaft königliches Wesen dar. Sie symbolisiert innere Stärke, die nicht mit äußerer Schönheit prahlt. Sie wächst unter widrigen Verhältnissen und trotzt bedrohlichen Einflüssen ohne ihr Umfeld zu dominieren. Meisterwurz-Urtinktur ist von *Ceres* erhältlich und sieht als Indikation mangelndes Selbstbewusstsein und Schutz vor schädlichen Einflüssen vor. Innerhalb einer Infus-Rezeptur nimmt er den Status des Kaisers oder Ministers ein.

Meisterwurz ist eine mehrjährige Umbellifere, ca. bis 1 m hoch, mit großer, weißer Doldenblüte. Sie verbreitet einen intensiven balsamischen Duft. Die plattgedrückten Wurzeln speichern das enorme Potenzial der Pflanze.

Der Geschmack ist aromatisch, bitter und sogar süß. Die Inhaltsstoffe sind geprägt von Bitterstoffen. Unter Tabernaemontanus und Matthiolus gab es unterschiedliche Temperaturangaben. Allein das Vorhandensein von Furanocumarinen weist eindeutig auf Wärme hin.

### ▶ Wirkung in der TCM auf Lu, Mi und Ma, Le

- Zu Beginn von Infekten: Durch Schwitzen wird die Oberfläche geöffnet und eingedrungene Windkälte eliminiert. Aus der Monopflanze einen Infus herstellen, 1 TL/Tasse heiß und schnell trinken. Gute Kombination mit Holunder- und/oder Lindenblüten, Rosmarinblättern ist möglich
- Bei Verdauungsschwäche der Milz
  - Wärmt die Mitte
- Generell, wo Feuchtigkeit und Schleim transformiert werden soll
  - Bei Bronchitis, Asthma
  - Verhindert und leitet Schleimauflagerung aus
- Transformation und Ausleiten von kaltem Schleim

- Transformiert klares Yang zum Kopf (ähnlich wie Kalmus), z. B. morgens nicht fit und müde nach dem Mittagessen
  - Schleim im Kopf mit dem Gefühl des „nicht wach werden"
- Neurologische Erkrankung, wenn sie durch Schleim bedingt sind
  - Parästhesien, dann kombinieren mit kühlen Pflanzen
  - Prophylaktisch bei Apoplex
  - Früher als Epilepsiepflanze genutzt (Schleim + innerer Wind, Leberfülle muss ausgeleitet werden durch kühle Kräuter, gleichzeitig muss die Milz gestärkt werden)
- Öffnet die Poren zum Herzen z. B. bei Psychose, dann kombinieren mit kühlen Pflanzen, die den Shen absenken

**Leber:**

- Leber-Qi bewegend durch seinen aromatischen Aspekt
  - Bei Globus hystericus, dann kombinieren mit Pflanzen mit Halsbezug (Wolfstrapp)
  - Spasmolytisch durch den bewegenden Charakter
  - Befreit von prämenstruellen Krämpfen

**Yang-Tonikum für Niere/Milz, hält das Feuer im Herd**

- Steigert Potenz, Libido, Fertilität
- Bi-Syndrome, die durch Kälte bedingt sind und mit Feuchtigkeit einhergehen z. B. Ischialgien; dann Meisterwurz im Infus innerlich, Engelwurzauflagen oder Massage mit Spiritus äußerlich
  - Bewährt bei BSV durch Kälte
  - Bei LWS-Beschwerden + Engelwurz als Botenstoff für LWS, innerlich und äußerlich
  - Bei HWS-Problemen kombinieren mit Baldrian oder Traubensilberkerze in der Rezeptur (beide sind Botenpflanzen für die HWS, siehe Monographien)
  - Lohnend bei Morbus Bechterew, kann in Kombination mit Qi Gong den Ist-Status aufrecht erhalten

## Melisse – Steckbrief

### Melissa off.

**Inhaltsstoffe:** 0,05–0,3 % ätherisches Öl (Geranial und Neral, werden zusammen als Citral bezeichnet; Citronellal, ß-Caryophyllen, Caryophyllenepoxid, Germaceren, Geranylacetat, Methylcitronellat, Nerol), Monoterpenglykoside und andere Glykoside, 4 % Labiatengerbstoff (Rosmarinsäure), glykosidisch gebundene Chlorogen- und Kaffeesäure, Triterpene, Flavonoide, Harz, Schleim, Bitterstoffe

**Droge:** Kraut

**Verwendete Droge:** Fol. Melissae, Tct. Melissae, Extr. fl. Melissae, Ol. Melissae, Spiritus Melissae

**Dosierung:** 20–30 g in einer 200 g Teemischung (Kaiser/Minister), 3x tgl. 2–3 TL der getrockneten Blätter/Tasse zum heißen Infus, vom ätherischen Öl 1–2 Trpf. in warmen Wasser oder Tee

**Energetik:**
Geschmack: etwas bitter, leicht sauer-zitronig, aromatisch, etwas scharf
Temperatur: warm im II. Grad und trocken im I. Grad (nach Holmes und Tierra kalt, nach J. Ross etwas warm)

**Heil-/Wirkungsweise:** psychoaktiv, mild sedierend, antiviral, magenstärkend, spasmolytisch, nerventonisierend

▶ **Wirkt auf He, Mi, Ma, Le, Lu**

**Wirkungsweise:**
- Sediert Herz-Feuer, beruhigt den Geist Shen
- Stärkt Herz, Milz und Leber-Blut
- Bewegt stagniertes Herz-Qi
- Harmonisiert und entspannt Milz und Magen
- Entkrampft die Lunge, reguliert rebellierendes Lungen-Qi
- Öffnet die Oberfläche, diaphoretisch, leitet Wind-Hitze aus
- Äußerlich desinfizierend, entzündungshemmend, erweichend

# Melisse – Monographie

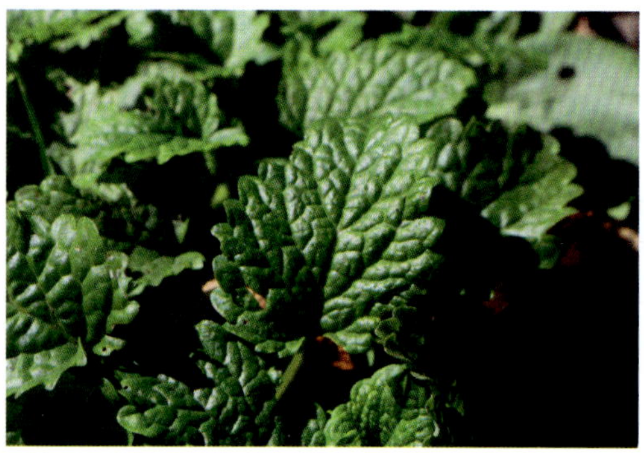

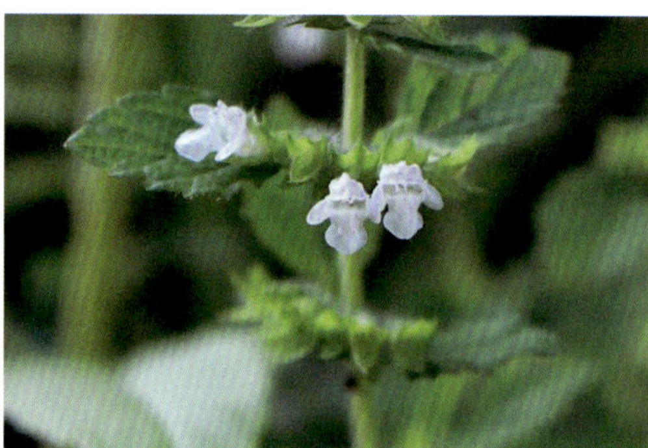

Die Melisse ist eine sehr geschätzte und weitverbreitete Heilpflanze. Schon an der Bezeichnung Bienenkraut oder Bienensaug lässt sich erkennen, dass sie eine Bienenfreundin ist. Ihr Name leitet sich vom griechischen *Melitta* ab, was Honigbiene bedeutet. Andere gebräuchliche Namen sind Herzkraut oder Frauenkraut. Sie gehört als Lippenblütler zur Familie der Labiaten. Ursprünglich wuchs die Melisse im östlichen Mittelmeergebiet und in Westasien. Inzwischen hat sie sich bis in den rauen Schwarzwald vorgewagt. Mit einer Wuchshöhe von 30–80 cm verschafft sie sich einen gewissen Respekt. Ihr stark verästeltes Blattwerk besitzt einen vierkantigen Stängel, kreuzgegenständige, kerbige Blätter zweigen sich ab. In der Signaturen-Lehre deutet der vierkantige Stängel auf Jupiter hin, dem die Organe Leber und Gallenblase zugeordnet werden. Die rhythmische Anordnung der kreuzgegenständigen Blätter stellt den Bezug zu den rhythmusgebenden Organen Herz und Lunge dar. Kreuzgegenständig symbolisiert die Schutzfunktion der Pflanze. Die Blätter weisen an ihrer Unterseite eine stark ausgeprägte Struktur, sogenannte Nervatur auf. Dies kann als Hinweis auf die nervenberuhigende Wirkung gedeutet werden. Die weißlichen, leicht gelblich tingierten Blüten sitzen als Scheinquirlen in den Achseln der oberen Blätter. Die Melisse bevorzugt sonnige Standorte auf nährstoffreichen Böden. Sie wächst in Gärten, Weinbergen und selbst an Wegrändern. Als eine unserer ältesten Heilpflanzen wurde Melisse bereits in der Antike als Wundheilmittel bei Skorpion-Stichen und Hundebissen eingesetzt. In der Volksheilkunde wird sie alles Alleskönnerin verwendet, bei Nervenleiden, Migräne, Ohr-, Zahn- und Kopfschmerzen, Gallenbeschwerden, Verdauungsproblemen und als äußerliche Auflagen bei Neuralgien und Rheuma.

**Inhaltsstoffe:**

Bei den Inhaltsstoffen spielen v. a. Geranial und Neral eine wichtige Rolle. Sie haben beruhigende Wirkung, nehmen Einfluss auf das Limbische System und regulieren Emotionen. Außerdem schützen sie vor Reizüberflutung!

Die enthaltenen Flavonoide bewegen sanft und fein, sind aber etwas flüchtig. Die Rosmarinsäure hat eine antioxidative, antimikrobielle und antivirale Wirkung.

### ▶ Wirkung in der TCM

**Wirkungen auf das Herz:**

- Sediert Herz-Feuer, beruhigt den Geist bei
  - Psychischer Unruhe, Erregtheit
  - Schlafstörungen, Schlaflosigkeit, traumgestörtem Schlaf
  - Ängstlichkeit, Schock
  - Gedächtnisstörungen
  - Ohnmacht
  - Rotem Gesicht, dunklem Harn, evtl. Hämaturie
  - Bitterem Mundgeschmack (nach schlechtem Schlaf)
  - Puls: voll, schnell, überflutend
  - Zunge: rote Zungenspitze, auch mit roten Punkten, aufgedunsen, gelber Belag, evtl. Riss von der Mitte zur Zungenspitze
- Bewegt stagniertes Herz-Qi, löst den Ring ums Herz bei
  - Palpitationen, Spannungs- oder Druckgefühl in der Brust
  - Depressionen, depressiver Verstimmung, häufigem Seufzen
  - Globusgefühl
  - Leichter Dyspnoe
  - Appetitmangel
  - Angina pectoris
  - Arrhythmien
  - Blasser Gesichtsfarbe mit zyanotischen Lippen
  - Kalten, schwachen Extremitäten
  - Zunge: blass, violette Ränder
  - Puls: leer, etwas überflutend (He-Position)
- Stärkt das Herz-Qi und unterstützt das He-Blut bei
  - Anämie
  - Blässe
  - Gedächtnisstörungen
  - Dyspnoe, gelegentlich auftretenden Palpitationen
  - Schwitzen
  - Müdigkeit

**Das Herz regiert über das Blut/Blutgefäße**

**Blut = Mutter des Qi**

**Jeder Blutverlust führt auch unweigerlich zu einem Herzblut-Mangel!**

- Stärkt Herz, Milz, Leber-Blut, angezeigt durch
  - Schwindelgefühl
  - Gedächtnisschwäche
  - Taubheitsgefühl, Kribbeln
  - Unklarem Sehen
  - Schlaflosigkeit
  - Depressiver Verstimmung/ Depression
  - Blässe
- Harmonisiert und entspannt Milz und Magen bei
  - Nervösen Magenbeschwerden
  - Appetitlosigkeit
  - Verdauungsstörungen
  - Diarrhoe mit kolikartigen Schmerzen
  - Übelkeit
  - Brechreiz

**Wirkt auf die Leber:**
Beruhigt Le-Feuer und senkt Aufsteigendes Leber-Yang, bewegt stagniertes Le-Qi

- Senkt Leberfeuer, einhergehend mit
  - Augen, die rot und geschwollen, brennend, schmerzend sind
  - Kopfschmerzen, die stark, pochend sind und häufig im Bereich der Schläfen und Augen auftreten
  - Bitterer Mundgeschmack = Aufsteigen von Le-Feuer zum Hals und zum Mund (im Vergleich zu He-Feuer mit bitterem Geschmack nur morgens nach einer schlechten Nacht)
  - Senkt Reizbarkeit
  - Reguliert bei Neigung zu Zornesausbrüchen
  - Zunge: gerötete Zungenränder
  - Puls: saitenförmig, gespannt
- Senkt Aufsteigendes Le-Yang
  - Ursache ist am häufigsten in emotionalen Problemen zu suchen!!
  - Mit Kopfschmerzen, pochend, im Bereich der Schläfen, Augen, lateral am Kopf
  - Schwindelgefühl
  - Tinnitus = Pfeifton, wird durch Druck schlimmer
  - Taubheit
  - Unklarem Sehen
  - Schlaflosigkeit
  - Gereiztheit, Zornausbrüche
  - Nackensteifigkeit
  - Puls: saitenförmig

- Bewegt stagniertes Le-Qi, angezeigt durch
  - Spannungsgefühl im Thorax, Abdomen
  - Melancholie, depressiver Verstimmung, Stimmungsschwankungen
  - Aggressionen, Gereiztheit
  - Globusgefühl
  - Zyklusstörungen, PMS
  - Puls: saitenförmig
  - Zunge: oft unauffällig oder gespannt

**Lunge:**
- Entkrampft die Lunge, reguliert rebellierendes Lungen-Qi
  - Asthma
  - Husten
  - Cor pulmonale
- Öffnet die Oberfläche; diaphoretisch, leitet Wind aus
  - Leitet Wind-Hitze aus z. B. Grippaler Infekt
  - Verstärkt das Schwitzen

**Haut:**
- Äußerlich
  - antiviral wirkend bei Herpeserkrankungen, erhältlich als Lomaherpan, Melissen-Salbe (Weleda)
  - bewährt hat sich die Kombination aus Melisse + Hopfen + Johanniskraut
  - guter Einsatz bei Milchzysten/Mastitis

## Mistel – Steckbrief

### Viscum album

**Inhaltsstoffe:** Lectine (Mistellectin I + II = Glykoproteine), Viscotoxine (Polypeptide), Flavonoide, Gerbstoffe, ß-Sitosterin, Polysaccharide, Cyclitole (Viscumitol), Alkaloide, Harz (Visciresen), Inosit, Fermente, Cholin, Acetylcholin, Viscumproteine, Ribonukleinsäuren

Die Inhaltsstoffe variieren je nach Wirtspflanze!

**Droge:** getrocknetes Kraut

**Verwendete Droge:** H. Visci albi, Extr. fl. Visci albi, Tct. Visci albi

**Dosierung:** in einer 200 g Teemischung 20–30 g (Minister/Assistent), 3x tgl. 1 gestr. TL getrocknetes Kraut/ Tasse zum Kaltmazerat, Tinktur/Fluidextrakt nach Angaben des Herstellers

**Cave!** Beeren der Mistel sind leicht giftig und sollten nicht verzehrt werden

**Energetik:**
Geschmack: etwas bitter, leicht süßlich, der Schleim der Beeren ist auch scharf
Temperatur: neutral bis kühl und feucht, der Schleim der Beeren ist warm im III. Grad

**Heil-/Wirkungsweise:**

**Tee:** kühlend, beruhigend, entzündungshemmend, blutdrucksenkend, spasmolytisch, adstringierend, insgesamt sanft wirksam

**Parenteral:** lokale, aggressive Reiztherapie, da das Pathogen in die Blutebene injiziert wird, unspezifisch immunstimulierend (Injektionen), krebsfeindlich, zytostatisch im Tierversuch (Injektionen)

► **Wirkt auf Le, Gb, He**

**Orale Anwendung:**
- Kühlt Leber- und Gallenblasen-Feuer, senkt Aufsteigendes Le-Yang
- Besänftigt Inneren Wind
- Kühlt Herz-Feuer, beruhigt den Shen
- Entkrampft den O.E.
- Kühlt Blut-Hitze, stoppt Blutungen
- Erweicht Geschwüre, Tumore, Schwellungen

**Parenterale Anwendung:**
- Stimuliert das Wei-Qi

## Mistel – Monographie

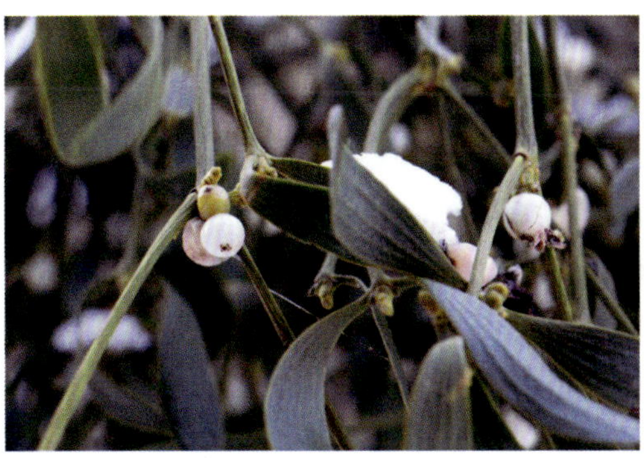

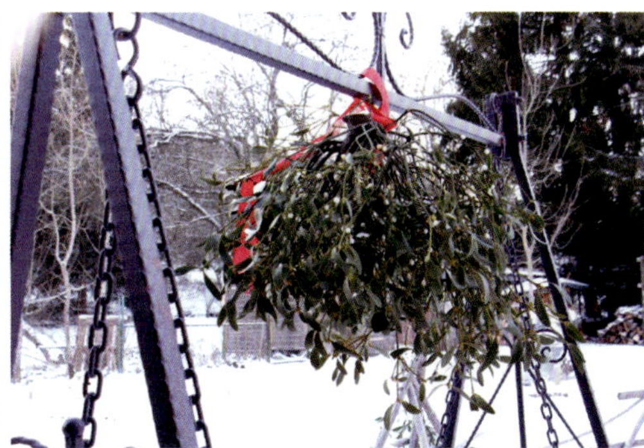

Die Mistel ist eine besondere Heilpflanze. Sie kümmert sich weder um Erde noch Sonne, noch besitzt sie Schwerkraft zur Erde. Sie wächst homogen und kugelig als Halbschmarotzer in ihrem Wirtsbaum. Ihre Wurzeln dringen durch die Baumrinde, arbeiten sich bis ins Holz vor und entziehen dem Baum Wasser und Nährstoffe. Ihre immergrünen Blätter welken nicht, verholzen nicht und kommen über das Keimstadium nicht hinaus. Das verkehrt eiförmige, ledrige, längliche und ganzrandige Blatt sieht von oben und unten gleich aus. Die zarten, unscheinbaren, gelbgrünen Blüten sitzen in den Achseln der Zweige und blühen von März bis Mai. Der ein oder andere Leser kennt die Mistel aus den *Asterix und Obelix*-Heften. Es ist bekannt, dass die Druiden der Mistel mystische Kräfte und gewaltige Magie zuschrieben. Die Druiden sahen in der Mistel ein Himmelskind, welches die Erde nicht berühren durfte, um ihre Heilkraft nicht zu verlieren. Die Alten verehrten die Mistel als Fruchtbarkeitspflanze mit außergewöhnlichem Potenzial. Die kleinen weißen, klebrigen Beeren erinnern an viele kleine (Frosch) Eier. Die Mistel ist eine energiereiche Pflanze mit Antirhythmus, was sich im Reifungsprozess deutlich zeigt. Sie reift im Herbst und trägt im Winter Früchte. Das Einnisten und das Schmarotzen der Mistel kostet die Wirtspflanze sehr viel Kraft. Diese Eigenheit der Mistel kommt einem Krebsgeschwür gleich, das sich im Körper ausbreitet und seinen Wirt extrem schwächt oder gar zerstört.

Die Mistel kann auf eine sehr lange Geschichte zurückgreifen. Bereits im alten Babylon gaben sich Frauen, einmal in ihrem Leben, zur Verehrung der Tempelgöttin Melitta der Tempelprostitution hin. War die Frau für die Zeremonie bereit, setzte sie sich im Melitta-Tempel unter einen Mistelzweig und gab sich im Dienste der Göttin demjenigen hin, der ihr symbolisch eine Münze zusteckte. Kinder aus solchen Verbindungen wurden als Halbgötter verehrt. [7]

Zur Zeit der Renaissance wurde sie von den großen Meistern eingesetzt. So schrieb Adamus Lonicerus in seinem Kreiterbuch von 1679

> *„So ein Weib in Kindsnöhten ist, und nicht gebähren kann, die nehme gestossenen Eichelmistel, und trincks in Wein oder Bier ein. So gebührt sie bald und das Kind, so geboren hat, ist vor der fallenden Kranckheit (Epilepsie) sein Leben lang behütet. [16]"*

Bräuche um die Mistel, wie das Küssen unter einem Mistelzweig zur Weihnachtszeit haben sich bis heute erhalten.

**Inhaltsstoffe:**
Mistel-Lektine aktivieren das unspezifische Immunsystem. Sie steigern die Phagozytose und regen die Produktion der großen granulären T-Lymphozyten an. Verschiedene Zytokine, wie TNF-alpha und Interleukin-6 werden aktiviert. Als Signalsubstanz des Immunsystems gehört es zur Gruppe der proinflammatorischen Interleukinen bzw. Zytokinen. Bei der angeborenen, unspezifischen Immunantwort spielt Interleukin-6 eine wichtige Rolle. Bei Endzündungsprozessen übernimmt das Interleukin-6 eine Vermittlerrolle zwischen der unspezifischen und spezifischen Immunreaktion. Viskutoxin stimuliert die Granulozyten, was zu einer Steigerung der Phagozytoserate führt. Außerdem zeigt sich eine direkte zytotoxische Wirkung, wie sie auch bei den Leukinen besteht.

> **Info**
> Wir verwenden im Tee Mistelblätter bzw. Mistelkraut. Deshalb möchte ich explizit auf die orale Wirkung der Mistel aus Sicht der Chinesischen Medizin eingehen.

### ▶ Wirkung in der TCM

**Hitze:**
- Kühlt Feuer von Leber und Galle, senkt Aufsteigendes Le-Yang
- Kühlt Leber-Feuer, was einem Innen-Fülle-Hitze-Syndrom entspricht und mit Symptomen einhergeht, wie
  - Intensivem, pochendem Kopfschmerz, Druckgefühl (temporal an Scheitel- bzw. im Augenbereich)
  - Gesichts- und Augenrötung, Konjunktivitis, Augenflimmern
  - Tinnitus (plötzlicher Beginn) mit hochfrequentem Geräusch
  - Plötzlicher Schwerhörigkeit, Hörsturz, Taubheit
  - Ausgeprägtem Schwindel

  Hitzeanzeichen zeigen sich durch
  - Hitzegefühl
  - Ausgeprägten Unruhezustände, Wut, unkontrollierten Wutausbrüchen

  - Brennendem Schmerz in der Rippengegend und im Hypochondrium
  - Schlafstörungen, unruhigen Träumen
  - Mundtrockenheit und bitterem Geschmack über den ganzen Tag
  - Urin ist dunkel und konzentriert
  - Risiko von Hitzeblutungen
  - Zunge: rot, gelber Belag, trocken
  - Puls: schnell, voll saitenförmig

  Westliche Diagnosen sind
  Hyperthyreose, Depressionen, Tinnitus und Schwerhörigkeit, akuter Hörsturz, Kopfschmerzen, Migräne, Hypertonus, klimakterische Beschwerden

- Kühlt und leitet bei Feuchter Hitze in Leber und Gallenblase aus, die einem Innen-Fülle-Hitze–Syndrom entspricht mit
  - Völle-/ Druckgefühl im Hypochondrium und Oberbauch, das sich durch lokalen Druck oder Wärme verschlimmert
  - Appetitmangel, Übelkeit entstanden durch Feuchtigkeit, die das Absteigen des Magen-Qi blockiert
  - Gefühl der Schwere, bedingt durch Feuchtigkeit, die klebrig und schwer ist
  - Rötung und Schwellung des Skrotums, mit genitalen, juckenden, knötchenförmigen, bläschenartigen Hautausschlägen; Fluor vaginalis, vaginalem Juckreiz. Auch Vulvaekzeme oder Vulvaläsionen sind Auswirkungen der Feuchtigkeit, die nach unten fließt und sich dort staut
  - Zwischenblutungen und bzw. Mittelschmerz
  - Ikterus
  - Bitterem, klebrigem Mundgeschmack, der vom Patienten oft als unangenehmer, komischer Mundgeschmack beschrieben wird
  - Zunge ist gerötet mit roten Zungenrändern, der Belag ist klebrig und gelb
  - Puls ist schlüpfrig, schnell, gespannt
  - Schmerzhaftem Brennen beim Wasser lassen, der Urin ist konzentriert
  - Hepatitis, Cholelithiasis, Cholezystitis, Fluor vaginalis

- Senkt Aufsteigendes Le-Yang, das sich als Fülle-/ Leere-Muster zeigt mit
  - Kopfschmerz (Migräne) als Hauptsymptom, auftretend an Schläfen, Augen oder lateral am Kopf
  - Plötzlich auftretendem Tinnitus und plötzlich auftretender Taubheit
  - Schwindelgefühl
  - Unklarem Sehen
  - Neigung zu unkontrollierten Zornausbrüchen, Reizbarkeit, Aufgeregtheit
  - Hypertonus
  - Trockenem Mund, trockenem Hals, Schlafstörungen

  - Nackensteifigkeit (Verspannungen im Schulter-Nackenbereich)
  - Zunge: rot, rissig von den Rändern her, besteht ein Le-Blut-Mangel ist die Zunge blass mit geröteten Rändern

- Besänftigt Inneren Wind
  Es gibt 4 Ursachen, die Inneren Wind erzeugen:
  - Extreme Hitze
  - Aufsteigendes Leber-Yang
  - Leber-Feuer
  - Leber-Blut-Mangel

  Je nach Ursache gesellen sich zu den allgemeinen Symptomen weitere Symptome hinzu:
  Allgemeine Symptome sind:
  - Unwillkürliche Bewegungen der Extremitäten, Krämpfe, Tremor, Tic
  - Parästhesien, Konvulsionen, Paralyse
  - Schwindel, Benommenheit
  - Kopfschmerzen, Migräne, als würde der Kopf zerbersten

- Kühlt Herz-Feuer, beruhigt Shen bei
  - Palpitationen
  - Hypertonus, sanft wirksam, bedarf langer Anwendung, separate Verabreichung als Tinktur ist zu empfehlen
  - Tachykardie mit schnellem, vollem, überflutendem Puls
  - Beruhigend bei Hyperthyreose, vermittelt ein Gefühl der Ruhe und Stille
  - Bei Erregungszuständen, Reizbarkeit, Angstzuständen, extremer Ruhelosigkeit (Baldrian mit Mistel kombinieren)
  - Bei Schlafstörungen mit vielen Träumen, am nächsten Morgen beklagt der Patient einen bitteren Mundgeschmack (Ergänzung mit Heilziest)
  - Unterstützend bei Hitzewallungen im Klimakterium
  - Zunge ist rot, trocken mit gelbem Belag und roter Zungenspitze, geschwollen, intensiv rot mit roten Pünktchen. Riss in der Zungenmitte, der bis zur Zungenspitze reicht. Schmerzhaften Zungen- und Mundulzera (Zunge ist Ausläufer des Herzens)
  - Gesichtsrötung, Hitzewallungen
  - Mundtrockenheit, Durst, bedingt durch die starke Hitze, die extrem austrocknet

- Entkrampft den Oberen Erwärmer
  - Bei Spannungs-, Enge- oder Druckgefühl in der Brust
  - Globusgefühl in der Kehle
  - Palpitationen, Herzrhythmusstörungen
  - Dyspnoe

- Kühlt Blut-Hitze
  Eine Blut-Hitze kann verschiedene Organe (Herz, Leber, Uterus, Darm) betreffen, allgemeine Symptome werden durch organspezifische Symptome ergänzt
  Allgemeine Symptome sind
  - Hitzegefühl
  - Hämorrhagie mit hellem Blut ohne Koageln, die Hitze treibt das Blut aus den Blutgefäßen
  - Hauterkrankungen, plötzlicher Ausbruch von Hautausschlägen, Exanthemen, häufig in Kombination mit Rötung, Schwellung und Juckreiz
  - Unruhe, Mundtrockenheit, Durst
  - Herpes-Infektionen, Mistel hat auch eine antivirale Wirkung

- Stillt Blutungen (durch den Gerbstoffgehalt)
  Blutungen jeder Genese, wie
  - Zystitis (He-Feuer greift Dü/Bl an)
  - Darmblutungen
  - Nasenbluten
  - Magenblutungen

- Erweicht Geschwüre, Tumore, Schwellungen
  - Hauptsächlich malignen Geschehen
  - Bei Lipomen, Adenomen (entwickeln sich aus dem Gewebe der Darmschleimhaut und sind gutartig)
  - Fibrom
  Ein Fibrom ist eine gutartige Geschwulst, die durch Wucherung von Fibrozyten entsteht. Echte Fibrome treten häufig als ca.1 cm große, runde Verdickungen in der Haut von Armen und Beinen auf
  - Warzen

- Äußerliche Anwendung
  - Bei Hepato-/Splenomegalie als Wickel anwendbar

Ergänzend möchte ich ein paar Worte zur parenteralen Anwendung der Mistel hinzufügen.

Wer sich für die Misteltherapie in der Krebsbehandlung interessiert, setzt sich am besten mit den entsprechenden Herstellern auseinander. Über die umfassende Misteltherapie zu informieren, sprengt hier den Rahmen.

Aus Chinesischer Sicht wirkt die parenterale Anwendung:

- Stimulierend auf das Wei-Qi, Tee hat diese Wirkung nicht
- Mistel-Injektionen sind sehr hitzig. Das Pathogen wird in die Blutebene eingebracht, was zu einer Stimulation des Immunsystems führt
- Wichtig! Keine parenterale Misteltherapie während der Chemotherapie. In dieser Zeit einen ausleitenden Tee verordnen

Der Wirtsbaum braucht einen Bezug zum Wässrigen und zum Mond. Die Mistel besiedelt fast alle Laubbäume, außer der Buche. Zwei Unterarten der Mistel lassen sich auf Nadelbäumen nieder. Die Kiefer ist balsamisch warm. Um von einer Mistel angezapft zu werden, muss sie auf einer Wasserader stehen.

Organspezifische Wirkung der verschiedenen Misteln

- Uterus = Birke
- Hoden = Pappel
- Lungen/Bronchien = Kiefer
- Haut = Tanne
- Colon-Ca = Kirsche/ Wildkirsche
- Magen = Rubinie
- Brust = Apfel
- Gehirn = Eiche
- Leber-/Pankreas–Metastasen = Ahorn
- Blutkrebs = Kastanie

Zum Abschluss ein Auszug von Roger und Hildegard Kalbermatten zur Mistel.

*Die Mistel ist dem Wasser- und Luftelement unterstellt und entzieht sich ganz dem Wirkungskreis der Erde und des Feuers. Auf den Menschen übertragen entsprechen die Elemente Luft und Wasser den Gefühlen und der Lebensenergie. Druck und Spannungsunterschiede in der Atmosphäre entstehen naturgemäß durch die Einwirkung von Wärme und Erdanziehungskraft. Da die Mistel von Wärme und Erdkräften nicht berührt wird, hält sie Druck und Spannung aus ihrem Wirkungskreis fern. Stress, angespannte Gefühle und ein hitziges Gemüt sind dem Wesen der Mistel fremd. Da in solchen Gefühlszuständen eine häufige Ursache von Bluthochdruck liegt, ist ein Bezug zwischen dem Wesen der Mistel und ihrer körperlichen, blutdrucksenkenden Wirkung offensichtlich.*

*Viscum album vermittelt ein Gefühl der inneren Stille und Schwerelosigkeit.*

*Patienten mit Angstzuständen, Albträumen und/oder starker Empfänglichkeit für Mondeinflüsse sprechen gut auf die Behandlung mit der Ceres- Urtinktur Viscum album in geringer Dosierung an. [14]*

## Muira-Puama – Steckbrief

### Liriosma ovata, Liriosma cupana

**Inhaltsstoffe:** ätherisches Öl, Harz, Bitterstoffe, Alkaloide (Muira-Puamin)

**Droge:** Holz

**Verwendete Droge:** Lign. Muira-Puama, Extr. fl Muira-Puama, Fertigpräparate

**Dosierung:** 3x tgl. 5–8 Tropfen des Fluidextraktes bei Milz-Qi- und Yang-Leere, 4 x tgl. 15–25 Tropfen bei Potenzstörungen, nach Angaben des Herstellers

**Energetik:**
Geschmack: scharf
Temperatur: warm (nach Tierra), es gibt keine historischen Angaben

► **Wirkt auf Ni, Le, Mi, Ma**

**Wirkungsweise:**
- Tonisiert das Nieren-Yang
- Tonisiert das Milz- und Magen-Qi und das Milz-Yang
- Bewegt das Le-Qi

## Muira-Puama – Monographie

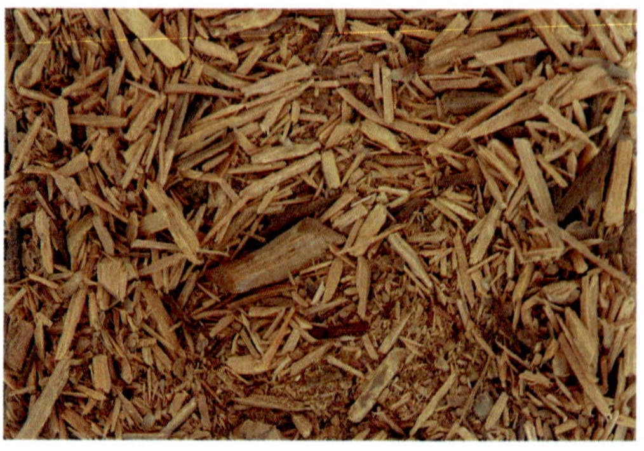

Gehört zur Familie der Oleanceae. Der strauchartige Baum erreicht eine Höhe von bis zu 5 m. Er wächst vornehmlich in Amazonien im Orinoko Gebiet. Er hat eine leicht rosa gefärbte Rinde, an der er deutlich zu erkennen ist. Rinde und Holz werden seit Jahrhunderten als wertvolle Arznei benutzt. Bekannt als Potenzholz zur Stärkung der Potenz, zur Beseitigung erotischer Beklemmung, zur Behandlung von Kinderlosigkeit und zur Steigerung des Lustempfindens. Nach Empfehlung indianischer Medizinmänner kaut und schluckt man die Innenrinde oder das zerraspelte Holz. Alkoholische Auszüge wirken am besten.

**Inhaltsstoffe:**
Noch wenig geklärt, Ester, Harze, Bitterstoffe und Sitosterin

Die Wirkung als Aphrodisiakum ist auf das Nieren-Yang gezielt. Außerdem stärkt es die Mitte und bewegt das Le-Qi. Entspannung und Stärkung scheinen inbegriffen.

Bisher kann ich keine eigene Erfahrung im Umgang mit der Droge mitteilen.
Es gilt hier im Eigenstudium die Pflanze zu erfahren.
Über Rückmeldung freuen wir uns. Vielen Dank!

## Nachtkerzen, gemeine – Steckbrief

### Oenothera biennis

**Inhaltsstoffe:** Gerbstoffe, Flavonoide, Triglyceride vor allem mit Linolsäure, Gamma-Linolensäure, Ölsäure und Palmitinsäure, Vit. E

**Droge:** Nachtkerzenöl (Oleum Oenotherae) als Fertigpräparat in Kapseln, Öl, Salben

**Dosierung:** innerlich 2 x 1000 mg Nachtkerzenöl, äußerlich nach Bedarf

**Energetik:**
Geschmack: süß
Temperatur: neutral und befeuchtend

**Eigenschaften:** entzündungshemmend, spasmolytisch, krampflösend

► **Wirkt auf Le**

**Wirkungsweise:**
- Yin tonisierend
- Qi regulierend und bewegend

## Nachtkerzen, gemeine – Monographie

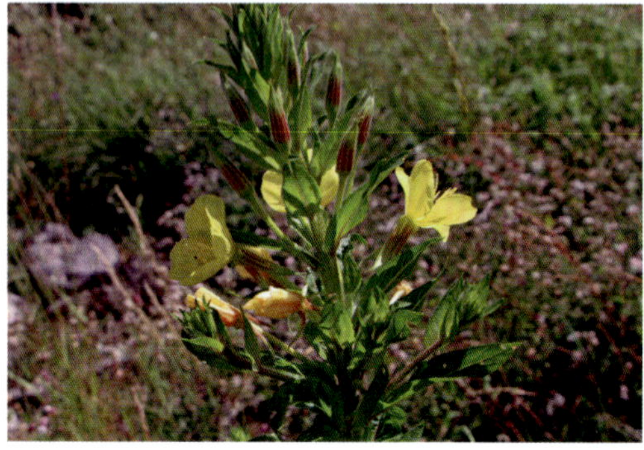

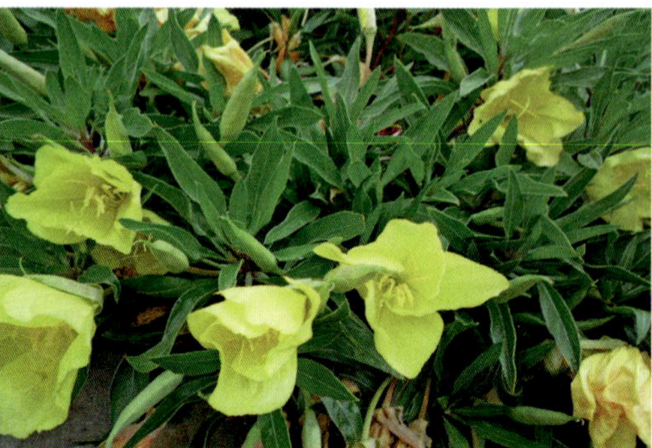

Nachtkerzen gehören zur Familie der Onagraceaen, wie auch das schmalblütige Weidenröschen.

Sie wurden zu Beginn des 17. Jhr. von Amerika zu uns eingeführt. Die Neophyten verbreiteten sich schnell und kreuzten sich miteinander. Unter den mittlerweile über 40 verschiedenen Arten ist die gemeine Nachtkerze wohl die verbreiteste. Die exakte Bestimmung der einzelnen Sorten beherrschen nur wenige spezialisierte Botaniker. Der Name Nachtkerze ist auf die ungewöhnliche Eigenschaft zurückzuführen des sich Öffnen der

Blüten am Abend und sich Verschließen morgens bei Sonnenaufgang. Es existieren viele Namen u.a. gelber Nachtschatten, gelbe Rapunzel, Schinkenwurzel, Eierblume und vielleicht am treffendsten „halbneun-Blume". Nachtkerzen und Nachtschmetterlinge profitieren von einander. Sie werden genährt und bestäubt. Mit dieser Nachtaktivität bestätigt sich der Yin-Bezug.

Die gemeine Nachtkerze kann bis 150 cm im ersten Jahr an Höhe erreichen. Sie bildet eine Blattrosette mit länglichen, verkehrt eiförmigen, behaarten Blättern. Erst im zweiten Jahr entwickeln sich in traubenförmigen Ähren gelbe, trichterförmige Blüten von 2–3 cm Länge. Nach der Blütezeit bilden sich langgestreckte Früchte mit zahlreichen Samen in 4-fächerigen Kapseln. Die Wurzel ist rübenförmig, außen rötlich, innen weiß und über 1 m lang.

Die Blüten duften nachts süßlich, die Wurzeln riechen nach Wein und schmecken wie Schwarzwurzeln, weshalb sie früher als Nahrungsmittel benutzt wurden. Die Samen haben einen nussigen Charakter.

Gesammelt werden die Wurzeln im September, Oktober des ersten Jahres und im März des zweiten Jahres.

Wertvollstes Nachtkerzenprodukt ist das Öl, das aus den feinen, schwarzen Samen gewonnen wird. Mit 50 Euro/200 ml gehört es zu den teuersten pflanzlichen Ölen.

Inhaltsstoffe: viele ungesättigte Fettsäuren, u.a. Gamma-Linolensäure (GLA) in der Nachtkerze mit 10 % vertreten, d.h. in 1000 mg Nachtkerzenöl ist 100 mg GLA. Borretschsamenöl könnte bei mangelhaften Linolensäuremetabolismus alternativ als GLA-Lieferant genutzt werden.

Omega-6 Fettsäuren sind bei entzündlichen Prozessen sinnvoll. Linolensäure kann zu Prostaglandinen Serie 1 synthetisiert werden, gleichzeitig gibt es aber Ergebnisse, die besagen, dass die Supplimierung von Omega-6- Fettsäuren den Arachidonspiegel im Gewebe anhebt und somit entzündungssteigernd wäre. Wie bei allen Studien über extrahierte Stoffe ist auch hier das ausgewogene Verhältnis von Omega-3 und Omega-6 Fettsäuren zu empfehlen.

Ein Mangel an Omega-6- Fettsäuren ist häufig bei Frauen mit PMS anzutreffen. Resultierend aus der Umwandlung von Omega-6-Fettsäuren als Linolensäure in Gamma-Linolensäure und optional weiterführend in Prostaglandine. Gewebshormone haben eine Vielzahl physiologischer Funktionen, wie z.B. Hormonproduktion und Nervenübertragung, beide sind relevant bei PMS mit Kopfschmerzen, Depression, Reizbarkeit, Wassereinlagerung.

## ▶ Wirkung in der TCM:

**Yin:**

- Yin tonisierend bei Yin-Mangel
  - Im Klimakterium, Menopause, PMS
  - Nächtlichem Schwitzen
  - Trockenheit und Gereizheit der Schleimhäute mit Neigung zu Entzündungen
  - Schlaflosigkeit
- Ekzemen, atopischer Dermatitis, Neurodermitis, Psoriasis
  - Rissigen Hautfissuren
- Bei Bi-Syndromen mit Trockenheit zum Befeuchten der Synovia
  - Entzündungshemmend bei Arthritis, bei Arthrose begleitend
- Qi bewegend
  - Bei PMS, Brustspannen
  - Hormonellen Ungleichgewicht

**Nebenwirkungen:**

Bei innerlicher Anwendung kommt es gelegentlich zu Übelkeit, Verdauungsstörungen, Hautausschlägen und Kopfschmerz. Eventuell ist auch die Gelatinkapsel unverträglich und nicht das Nachtkerzenöl.

## Nelken – Steckbrief

### Eugenia caryophyllata, Syzygium aromaticum

**Inhaltsstoffe:** Bis zu 20 % aetherisches Öl, Hauptkomponente 70–90 % Eugenol, was auch für den Duft verantwortlich ist. Aceteugenol, ß-Caryophyllen. Diese 3 Substanzen machen ca. 99 % der Inhaltsstoffe aus. Geringe Mengen Flavonoide ca. 0,4 % (Quercetin, Kämpferol), Gerbstoffe ca. 10 % (Gallussäurederivate, Ellaginatin, Eugenin)

**Droge:** getrocknete Blüte

**Verwendete Droge:** Flos. Caryophylli, Aetheroleum Caryophylli, Pulvis Caryophylli

**Dosierung:** in einer 200 g Teemischung 5 g (Assistent), 3x tgl. 2 Nelken in 200 ml Wasser als Infus zubereiten

Als Mundwasser 1–5 % ätherisches Öl verwenden.

Auch zur lokalen Anwendung im Mund sollte das Öl verdünnt werden.

Bei Zahnschmerzen einzelne Blütenknospen kauen und einspeicheln, wirkt sofort lokal schmerzbetäubend. Knospen später wieder ausspucken

**Cave!** das ätherische Öl kann in konzentrierter Form zu Haut-und Schleimhautreizungen führen

**Energetik:**
Geschmack: aromatisch, scharf
Temperatur: warm und trocken im III. Grad

**Heil-/Wirkungsweise:** antiseptisch, antibakteriell, antiviral, antimykotisch, lokalanästhetisch, spasmolytisch

▶ **Wirkt auf Ni, Mi, Lu, Uterus**

**Wirkungsweise:**
- Tonisiert das Nieren-Yang
- Tonisiert das Milz-Yang
- Tonisiert das Lungen-Qi, aktiviert das Wei-Qi
- Erwärmt den Uterus

# Nelken – Monographie

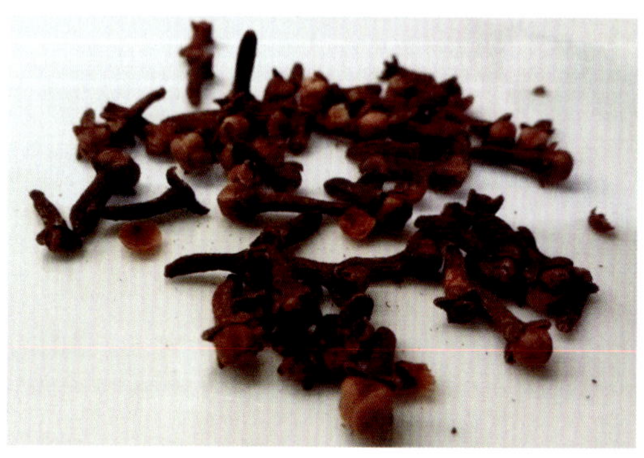

Mit dem herrlichen Duft der Gewürznelken verbinden viele Menschen die Weihnachtszeit. Die würzig-aromatische Nelke ist fester Bestandteil in der Weihnachtsbäckerei. Glühweine und Punsche erhalten durch den Zusatz der Gewürznelken ihr unverkennbares Aroma. Die kleine, braune, getrocknete Blütenknospe kann aber noch viel mehr als gut duften. Durch ihre hervorragende Wirkung bei entzündlichen Veränderungen der Mund- und Rachenschleimhaut und ihrer schmerzlindernden Wirkung in der Zahnheilkunde hat sie sich einen Namen gemacht. In der Volksheilkunde wird sie gerne bei Verdauungsproblemen, wie Diarrhoe und Flatulenz eingesetzt. Die Blütenknospen stammen vom Gewürznelkenbaum, der zur Familie der Myrtengewächse gehört. Er kann eine Wuchshöhe von über 10 m erreichen. Dieser immergrüne Baum war ursprünglich auf den Molukken beheimatet. Über den Handelsweg fand das Gewürz nach Europa. Besonders die Niederländer führten einen regen Gewürznelken-Handel. Noch heute gelten Amsterdam und Rotterdam als Hauptumschlagsplätze für Gewürznelken. Die harte, rötlichbraune Knospe sieht aus, wie ein kleiner abgestumpfter Nagel. Was ihr auch im süddeutschen Raum und der Schweiz den Namen Nägili (kleiner Nagel) einbrachte. Sie besteht aus einem vierkantigen, stängelartigen Unterkelch. Vier sich teilende Kelchzipfel umgeben das kugelförmige Köpfchen. Das Köpfchen wird gebildet von vier übereinander liegenden Kronblättern, vielen nach innen geneigten Staubblättern und einem kurzen, aufgerichteten Griffel. Im oberen Teil des Unterkelchs erkennt man den Fruchtknoten mit seinen zahlreichen Samenanlagen. Drückt man den Unterkelch ein, sondert er ätherisches Öl ab.

**Inhaltsstoffe:**

Den Hauptanteil an Inhaltsstoffen stellt das Eugenol. Es kann mit bis zu 20 % vertreten sein. Eugenol finden wir außerdem in Piment-/ Pimentblätter-Öl, in Zimtrinden-Öl (5 % – 10 %), in Zimtblatt-Öl (über 90 %), Basilikum, Lorbeer, Muskat, Banane und Kirsche. Die Gewürznelke ist eine Pflanze, die antibakteriell wirkt. Besonders Salmonellen und Staphylokokken schlägt sie in die Flucht. Sie wirkt antimykotisch bei Candida-Befall. Antiviral erzielt sie gute Ergebnisse bei der Behandlung von Herpes-Viren-Infektionen. Eine spasmolytische Wirkung wurde ebenfalls festgestellt. Sie wird als Lokalanästhetikum im Mundbereich und bei der Behandlung von Insektenstichen angewendet. Insekten mögen den Geruch von Eugenol nicht. Es ist deshalb häufig in Antimückenprodukten, wie Sprays oder auch Duftkerzen für den Sommer enthalten. Leider vertreibt Eugenol auch die Bienen. Eine Reduzierung der Thrombozytenaggregation macht das Blut visköser und verbessert die Fließeigenschaft.

## ▶ Wirkung in der TCM

Ich setze die Gewürznelke sehr gerne bei Menschen ein, die psychisch und physisch eingefroren wirken. Sie brauchen eine Unterstützung, die sie aus der Kältestarre befreit. Der hohe Anteil an ätherischen Ölen bewirkt eine positive Stimulierung des Limbischen Systems. Der warme, würzige Duft des Nelken-Öls wirkt anregend und durchwärmend. Ein entspannendes Wohlgefühl legt sich wie eine wärmende Decke über Körper und Seele.

**Auf die Nieren:**

- Tonisiert das Nieren-Yang bei
  - Großer Aversion gegen Kälte
  - Einhergehend mit kalten Knien, kaltem Po, Kälte in den Beinen
  - HWS/LWS-Beschwerden, Kälte im Mingmen
  - Gelenkschmerzen
  - Impotenz, wenn Kälte eingedrungen ist. Wichtig ist es, die Nieren warm zu halten, d.h. unbedingt ein Unterhemd, gegebenenfalls zusätzlich einen Nierenwärmer tragen
  - Prostatitis
  - Nierenerkrankungen, chronischer Nephritis
  - Enuresis noctura bei Kindern
  - Reichlich, klarem Urin, Nykturie, Dysurie, Harnverhalt, aber auch Harninkontinenz
  - Menstruationsbeschwerden, wie Amenorrhoe, Metrorrhaghie (Zwischenblutungen)
  - Klimakterischen Beschwerden
  - Tinnitus, Schwerhörigkeit
  - Schwindelgefühl
- Tonisiert das Milz-Yang bei Beschwerden mit
  - Kältegefühl, großem Bedürfnis nach Wärme. Die Betroffenen sitzen mit der Wolldecke neben dem Ofen. Wärme lindert alle Symptome. Eine milztonisierende Ernährung ist in diesem Fall unerläßlich
  - Kalten Extremitäten
  - Appetitmangel
  - Leicht aufgeblähtem Abdomen nach dem Essen
  - Verdauungsstörungen, Diarrhoe, Malabsorptionsstörungen
  - Müdigkeit, Mattigkeit mit dem Bedürfnis sich hinzulegen

  - Blasser Gesichtsfarbe
  - Schwäche in den Extremitäten
  - Weichen Stühlen
  - Neigung zu Übergewicht
  - Entzündlichen Darmerkrankungen
  - Ödemen

**Wirkung auf die Lunge:**
- Tonisiert das Lungen-Qi und senkt es ab
- Aktiviert das Wei-Qi bei
  - Bronchitis mit wässrigem, feuchtem Schleim
  - Sinusitis mit klarem Sekret, es ist noch keine Hitze eingedrungen
  - Schweiß bei geringer Anstrengung
  - Leichtem Husten und leichter Dyspnoe
  - Schwacher Stimme, ohne Lust zu reden, weil einfach die Kraft fehlt!
  - Erhöhter Infektanfälligkeit
  - Müdigkeit und Schwäche

**Erwärmt den Uterus**
- Kälte im Uterus
  Jede gynäkologische Untersuchung und jeder gynäkologische Eingriff bringen Kälte in den Uterus
  Gynäkologische Symptome:
  - Unregelmäßiger Menstruationszyklus, Hypomenorrhoe, Dysmenorrhoe begleitet von einem dumpfen Schmerz im Unterbauch, der durch Wärme gelindert wird
  - Infertilität
  - Abort und drohender Abort
  - Auffallend starker Fluor vaginalis
  - Lochienstau (Wochenfluss) postpartum
- Allgemeine Symptome für Kälte im U.E.:
  - Chronisch dumpfer Schmerz im Unterbauch, der durch Druck und Wärmeanwendung (Wärmflasche, Kirschkernsäckchen o.ä.) gelindert wird
  - Kältegefühl und kalte Extremitäten vervollständigen das Bild
  - Weicher Stuhlgang
  - Häufige Miktionen, blasser Urin. Die häufigen Toilettengänge werden als sehr unangenehm empfunden

**Tipp**
Ein Vollbad mit durchwärmenden Kräutern, wie Gewürznelke, Rosmarin, Angelikawurzel und Ysop sorgt für Abhilfe bei Kälteaversion. Aus den Kräutern einen Tee kochen, ziehen lassen und dem Badewasser zufügen.

**Tipp**
Einreibungen oder Massagen mit Nelken-Öl (5 Trpf. in 50 ml Jojoba- oder Mandel-Öl geben) plus Nierenwärmer bringen die Wärme in den Körper zurück

## Nelkenwurz, echte – Steckbrief

### Geum urbanum

**Inhaltsstoffe:** Gerbstoffe (30 %), ätherisches Öl mit eugenol-haltigem Glykosid (0,02–0,1 %), Bitterstoffe, Flavonoide, Kohlenhydrate mit Saccharose, Stärke, Harz, Gummi (hilft Verhärtungen zu lösen), Ammoniaksalze, Essigsäure

**Droge:** Wurzel

**Verwendete Droge: Rad.** Gei urbani, H. Gei urbani, Tct. Gei urbani

**Dosierung:** in einer 200 g Teemischung 20–30 g (Assistent), 2 x tgl. 1 TL Wurzel oder Kraut zum heißen Infus, Tinktur 2–3x tgl. 10–15 Trpf.

**Cave!** Eugenol kann bei sensiblen Menschen eine allergische Reaktion auslösen

**Energetik:**
Geschmack: bitter-aromatisch-würzig, adstringierend
Temperatur: warm und trocken im II. Grad

**Heil-/Wirkungsweise:** adstringierend, blutstillend, entzündungshemmend, entgiftend, fiebersenkend

► **Wirkungen auf Mi, Ma, Le**

**Wirkungsweise:**
- Tonisiert das Qi von Milz und Magen
- Adstringierend
- Blutstillend
- Bewegt das Leber-Qi
- Stärkt das Yin

## Nelkenwurz, echte – Monographie

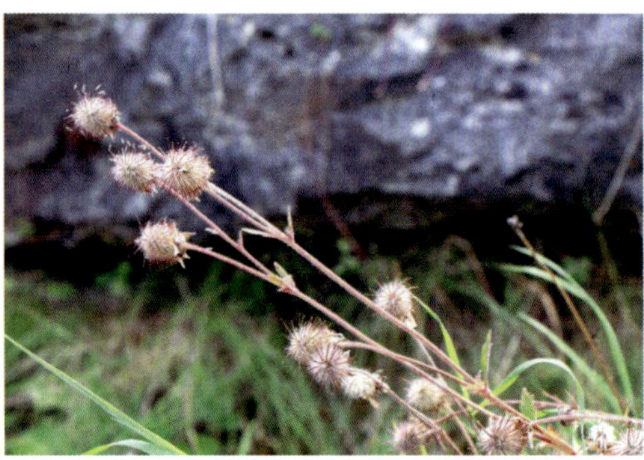

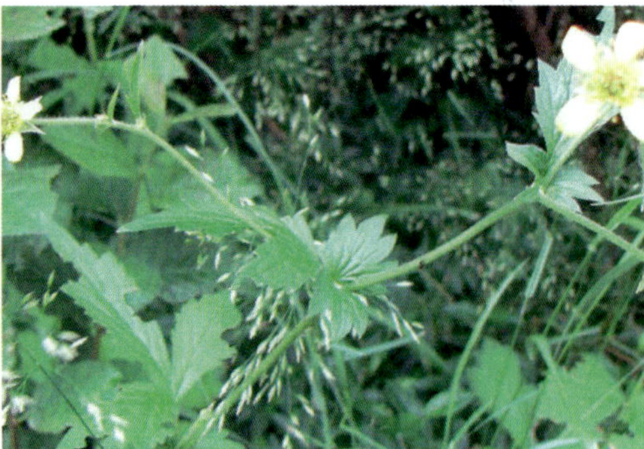

Die echte Nelkenwurz gehört zu den Heilpflanzen, die in unserer Zeit leider mehr oder weniger in Vergessenheit geraten sind. Gerade deshalb ist es lohnenswert, sich mit dieser zarten, feinen und etwas unscheinbaren Heilpflanze genauer auseinanderzusetzen. Sie ist beheimatet in Mitteleuropa. Wir finden sie an Waldrändern, in Wäldern, an Hecken, im Gebüsch und gerne auch an Mauern. Sie gehört zur Familie der Rosengewächse (Rosaceae), woraus sich schließen lässt, dass sie fünf Blütenblätter besitzt. Ihre zarten, kleinen, gelben Blüten blühen von Mai bis September. Sie sitzen auf langen behaarten Stängeln. Aus den Blüten entwickeln sich kugelartige, behaarte Früchte. Bodennah wächst eine ausdauernde Blattrosette. Im Frühling erhebt sich eine sparrig verzweigte etwa 30–90 cm große Pflanze. Die Blätter der Stängel sind grob gesägt und gefiedert. Bei der Wurzel handelt es sich um ein Rhizom von 2–7 cm Länge und ca. 2 cm Breite. Der Wurzelstock riecht schwach, je nach Bodenverhältnissen manchmal auch stärker nach Nelke. Der Nelkengeruch verhalf der Pflanze auch zu ihrem deutschen Namen Nelkenwurz. Der lateinische Artenname Name *urbanum* ist etwa seit dem 15. Jahrhundert dokumentiert. Er bedeutet stadtbewohnend. Dies ist ein Hinweis auf die enge Verbundenheit der Nelkenwurz mit den Menschen. Sie siedelte sich dort an, wo es reichlich Stickstoff gibt. Hildegard von Bingen (um 1200 n. Chr.) bezeichnete die Nelkenwurz als gesegnet, was *benedicta* bedeutet.

Von ihr stammt auch der Satz

*„Wer Benediktenkraut im Trank einnimmt, entbrennt in begehrlicher Liebe" [5]*

Auch Leonhart Fuchs schätze die Pflanze:

*„Benedicten wurtzel gesotten und getrunken heylet alle innerliche wunden" [5]*

**Inhaltsstoffe:**
Die Nelkenwurz zeichnet sich durch ihren sehr hohen Gehalt an Gerbstoffen aus. Gerbstoffe haben eine adstringierende, kühlende und blutstillende Wirkung. Sie wird bei Haut- und Schleimhautverletzungen eingesetzt. Das im ätherischen Öl enthaltene Eugenol macht den typischen Duft des Wurzelstocks aus. Eugenol ist enthalten in Gewürznelken-Öl (70–95 %), im Piment- und Pimentblätter-Öl (60–90 %) und in Zimt-Ölen (Zimtrinden-Öl: 5–10 %, Zimtblatt-Öl über 90 %). Wir finden Eugenol auch in Pflanzen, in denen wir es nicht vermuten wie z. B. Bananen oder Kirschen. Außerdem in Lorbeer, Basilikum und Muskat. Eugenol wirkt beim Menschen schmerzlindernd und entzündungshemmend. Wir kennen die Wirkung von Nelkenöl in der Zahnheilkunde bei Zahnschmerzen und Entzündungen der Mundhöhle. Zudem wird das ätherische Öl gerne in Anti-Mücken-Produkten verwendet. Bei empfindlichen Menschen kann Eugenol zu allergischen Reaktionen führen. Die entgiftende und fiebersenkende Wirkung der Nelkenwurz ist wohl ihren Bitterstoffen zu zuschreiben. Der bitter-aromatische Geschmack

setzt außerdem die Verdauungssäfte in Gang. Bitter-aromatisch bedeutet, gut bei Feuchter Hitze im Yang-Ming.

### ▶ Wirkungen in der TCM auf Mi, Ma, Le

**Mi/Ma:**
Magen und Milz werden zusammen als die Wurzel des Nach-Himmels-Qi bezeichnet. Der Magen ist der Ursprung von Qi, das nach der Geburt gebildet wird. Nelkenwurz ist eine feine Milzpflanze, die die Mitte stärkt ohne hitzig zu sein.

- Tonisiert das Qi von Milz und Magen
- Unterstützt die Milz beim Transport und der Transformation von Energie

Die Hauptaufgabe des Magens ist das Fermentieren und Reifen. Sind diese Funktionen gestört oder geschwächt, wirkt sich das sehr stark auf die Verdauung aus. Daraus resultieren Appetitmangel, Verdauungsstörungen, weiche Stühle, aufgeblähtes Abdomen nach dem Essen, Unwohlsein, Abgang von Winden. Da die Milz das Nahrungs-Qi durch den gesamten Körper transportiert, wirkt sich ein Mangel auch auf die Vitalität aus. Müdigkeit und Erschöpfung sind die Folge. Der Patient hat das Bedürfnis sich hinzulegen. Bei einem Magen-Qi-Mangel fühlt sich der Patient schon morgens zwischen 7–9 Uhr müde, passend zur Aktivitätszeit des Magens. Ein Mensch, der nicht gut genährt ist, hat kein rosiges Aussehen. Seine Gesichtsfarbe ist blass. Ein mangelnder Geschmackssinn kann sich manifestieren, was die Lebensqualität des Patienten erheblich einschränkt.

Ist die Transformationsfähigkeit der Milz über eine längere Zeitspanne geschwächt, entstehen Feuchtigkeit und Schleim. Diese Entwicklung ist in der Regel begleitet von Gewichtszunahme.

**Leber:**
- Bewegt das Leber-Qi, besonders wenn die Leber in Milz/Magen eindringt
- Reguliert rebellierendes Leber-Qi, das in den Magen eindringt,
  Ursache ist in den meisten Fällen eine emotionale Anspannung, unregelmäßiges, schnelles Essen und Überarbeitung. Das rebellierende Leber-Qi dringt in den Magen ein und verhindert ein Absteigen des Magen-Qi`s. Das Magen-Qi steigt auf und verursacht Übelkeit, Erbrechen und unangenehmes Aufstoßen.
  Der Magen kann seine Aufgaben des Fermentierens und Reifens nicht mehr erfüllen. Es kommt zu
  - Saurem Aufstoßen (Reflux), Spannungsgefühl im Hypochondrium/Epigastrium
  - Der Patient ist gereizt und hat Schmerzen
  - Zunge hat meist eine normale Farbe, ist an den Rändern etwas gerötet
  - Puls ist gespannt, oft auf beiden mittleren Positionen, kann auch links gespannt und rechts schwach sein auf der mittleren Position

- Reguliert rebellierendes Leber-Qi, das in die Milz eindringt
  Ursache sind emotionale Anspannungen, die durch Wut, Ärger, Zorn oder Groll hervorgerufen werden. Sie führen zu einer Leber-Qi-Stagnation. Transport- und Transformationsfunktion der Milz werden empfindlich gestört

Bei diesem Krankheitsbild gibt es zwei Möglichkeiten:

1. Die Milz ist im Vorfeld schon geschwächt = Leere-Muster
   Der Patient klagt über Diarrhoe und Spannungsschmerz im Abdomen
2. Die Leber ist überaktiv und dringt in die Milz ein = Fülle-Muster
   Der Patient ist gereizt und klagt über Obstipation. Der Stuhl ist trocken und schafskotartig, die Entleerung ist erschwert

- Löst Leber-Qi-Stagnation
  Fließt das Leber-Qi nicht frei, äußert sich dieser Zustand auf psychischer und physischer Ebene
  - Der Patient befindet sich in einem angespannten Zustand, der zu Verspannungen und Spasmen der Muskulatur führen kann
  - Zu Muskelschmerzen gesellen sich häufig Nervenschmerzen in Form von Interkostal-Neuralgien, Kopfschmerzen
  - Der psychisch labile Zustand führt zu Stimmungsschwankungen und wechselt zwischen Gereiztheit, Aggressionen und Depressionen
  - Zu den klassischen Symptomen zählt das PMS-Syndrom, Zyklusunregelmäßigkeiten, Globusgefühl im Hals

**Stärkt und schützt das Yin:**
Guter Einsatz bei He-Feuer, Le-Feuer, Ma-Feuer

Die kühlenden Pflanzen, die bei einer Feuer-Pathologie zum Einsatz kommen, schwächen häufig die Milz. Nelkenwurz stabilisiert die Milz ohne zu überhitzen und unterstützt sie in ihren Funktionen.

- Symptome eines Herz-Feuers:
  - Gerötetes Gesicht, Mundtrockenheit, Durst, Zungen-/Mundgeschwüre, morgens bitterer Mundgeschmack
  - Angstzustände, Panikattacken, extreme Ruhelosigkeit, Schlafstörungen mit wilden Träumen
  - Urin ist konzentriert und dunkel
  - Zunge: rote Zungenspitze, geröteter und geschwollener Zungenkörper, Mitte-Riss bis zur Spitze, Belag ist dünn, trocken, gelb
  - Puls: schnell, voll, überflutend, besonders auf der Herz-Position, manchmal auch jagend mit unregelmäßigen Aussetzern

- Symptome eines Leber-Feuers:
  - Migräne, Kopfschmerzen, Konjunktivitis, Hypertonie, Hyperthyreose, klimakterische Beschwerden, Schwindel, akuter Hörsturz, Taubheit
  - Schlafstörungen, Depressionen
  - Zunge: rote bis tiefrote, geschwollene Ränder, können auch rote Punkte haben, roter Zungenkörper, gelber, trockener Belag
  - Puls: schnell, gespannt, kann auch überflutend und voll sein

- Symptome eines Magen-Feuers:
  - Faulig, übelriechender Mundgeschmack ist das erste was dem Therapeuten auffällt
  - Patient könnte permanent essen
  - Kombiniert mit trockenem Mund und Durst mit Verlangen nach kalten Getränken
  - Stirnkopfschmerz
  - Brennende Schmerzen im Epigastrium, saurer Reflux, evtl. auch Bluterbrechen (Hämatemesis)
  - Entzündungen und Ulzera im Mundbereich, sowie Entzündungen im Magen-Darm-Bereich, Gastritis, Ulcus ventriculi, Ulcus duodeni. Genau hier setzt die Nelkenwurz mit ihren Gerbstoffen an. Sie ist eine erstklassige Heilpflanze, um Schleimhautirritationen zu behandeln, gerne in Kombination oder im Austausch mit Odermennig
  - Zunge: rot, dicker, gelber, trockener Belag
  - Puls: schnell, voll, evtl. auch schlüpfrig

## Odermennig – Steckbrief

### Agrimonia eupatoria

**Inhaltsstoffe:** wenig ätherisches Öl, 4–10 % Gerbstoffe (Agrimonium A und B), Bitterglykoside, 1,2 % Flavonoide (Luteolin, Apigenin), Nikotinsäureamid, $SiO_2$

**Droge:** Kraut

**Verwendete Droge:** H. Agrimoniae, Tct. Agrimoniae

**Dosierung:** in einer 200 g Teemischung 20–30 g (Assistent), 3x tgl. 1 TL getrocknetes Kraut/Tasse, von der Tinktur 3x tgl. 20–30 Trpf.

**Energetik:**
Geschmack: leicht bitter, adstringierend
Temperatur: warm im I. und trocken im II. Grad

**Heilwirkung:** adstringierend, blutstillend, antiviral, kühlt Blut, entzündungshemmend

► **Wirkung auf Le/Gb, Mi, Ma, Ni, Lu, Blut**

- Stärkt die Yun Hua–Funktion der Milz
- Stärkt Leber-/Gallenblasen-Qi und bewegt Leber-Qi
- Leitet Schleim aus dem O.E. aus
- Öffnet die Oberfläche und leitet Wind-Hitze aus
- Adstringierend und blutstillend
- Kühlt das Blut
- Stärkt das Ni-Qi, diuretische Wirkung

## Odermennig – Monographie

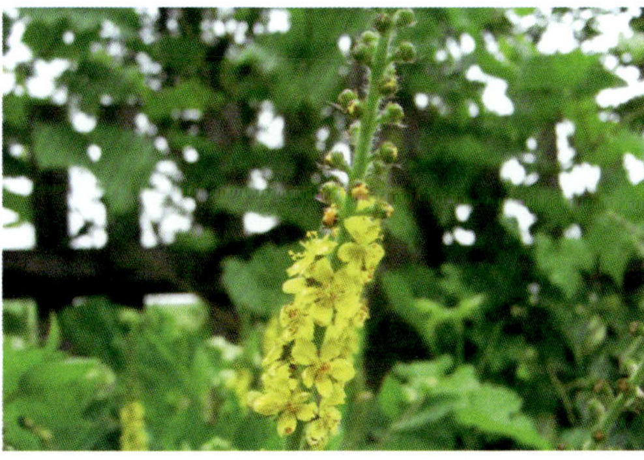

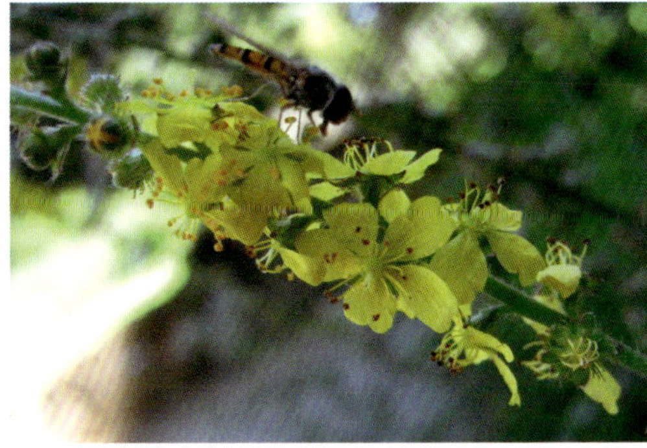

Der kleine oder gewöhnliche Odermennig ist ein Rosengewächs (Rosaceae). Er ist in Europa und im nördlichen Asien verbreitet. In Mitteleuropa trotzt er selbst harten Wintereinflüssen.

Er wächst bevorzugt auf mageren, lehmigen und sandigen Böden, die von der Sonne verwöhnt werden. Anzutreffen an Wegrändern, im lichten Gebüsch und auf Magerwiesen. Der kleine Odermennig wagt sich von der Ebene bis in Höhen von 1600 m. Die Blütezeit erstreckt sich von Juni–August/September. Die gelben Blüten sitzen auf einem kurzen Stiel und ordnen sich in einem langgestreckten Blütenstand in kleinen Trauben an. Die Blüte bzw. der Blütenbecher erinnern an einen etwas gewölbten Krug. Der obere Rand des Blütenbechers ist in mehreren Reihen mit weichen, hakenförmigen und gebogenen Borsten besetzt. Die Borsten haben eine Länge von 1–4 mm. Borsten, Brennhaare und Stacheln zeigen, gemäß der Signaturen-Lehre, immer die Wehrhaftigkeit der Pflanze an. Die Blätter sind wechselständig, unpaarig gefiedert. An der Basis stehen die Blätter dicht zusammen, ähnlich einer Rosette. Der Abstand zwischen den Blättern wird nach oben hin größer.

Odermennig übernimmt in der Teerezeptur eine Assistentenfunktion. Der therapeutische Schwerpunkt liegt bei der Behandlung von Schleimhaut- und Hauterkrankungen.

**Inhaltsstoffe:**
Die im Odermennig enthaltenen Catechin-Gerbstoffe wirken mild adstringierend. Sie entfalten ihr Wirkpotenzial bei leichten bis akuten Durchfällen, bei Gastroenteritiden und bei Entzündungen der Mund- und Rachenschleimhaut, sowie bei Aphten. Silicium fördert den Gewebeaufbau.

**Geschichte:**
Odermennig ist eine uralte und sehr beliebte Heilpflanze in der Volksheilkunde. Wissenschaftlich sind die Wirkungen von Odermennig aber nicht anerkannt.

Eingesetzt wird Odermennig bei:
- Lebererkrankungen jeglicher Genese
- Lungentherapeutikum, Schwindsucht (TBC), Lungenkatarrh, Husten, Schnupfen
- Darmerkrankungen
- Blasenschwäche, Bettnässen, Blasensteinen
- Nierensteinen
- Schleimhautentzündungen im Mund- und Rachenraum
- Tonsillitis
- Müdigkeit
- Innerlich und äußerlich bei Geschwüren und Wunden
- Besonders zu erwähnen ist die Verwendung der Pflanze bei Rednern und Sängern, um die Stimme zu pflegen

Hildegard von Bingen empfahl Kopfwaschungen mit Odermennig-Sud gegen den Wahnsinn. Sie verordnete ihn als Bad, besonders Menschen, die von Begierde und Unenthaltsamkeit aussätzig waren. Ein Bad mit gekochtem Odermennig, Ysop, Gundelrebe und Menstruationsblut sollte Abhilfe schaffen. Anschließend eine Salbung mit Geflügelfett und Hühnermist.

Nach einer derartigen Behandlung waren sicherlich erst mal alle Triebe erloschen.

Laut Tabernaemontanus war Odermennig-Wein ein sehr heilsames Mittel gegen mancherlei Gebrechen. Man setzte Odermennig in einem guten Most an und ließ ihn ein Jahr im Fass gären. Erst dann entwickelte er sein volles Wirkpotenzial.

In der Blütentherapie nach Eduard Bach wird die Pflanze für extrovertierte, gesellige Menschen eingesetzt, die auf einen Ausgleich bedacht sind, da sie mit inneren Konflikten nicht zurechtkommen. Diese Menschen neigen dazu ihren Kummer und ihre Sorgen mit Suchtmitteln zu behandeln.

Kräuterpfarrer Johann Künzel beschreibt Odermennig auch als Wurmmittel.

### ▶ Wirkung in der TCM

**Wirkung auf die Leber/Gallenblase**

- Stärkt Leber- und Gallenblase-Qi und bewegt Leber-Qi
- Bei Leber-/Gallenleiden
- Kühlt Feuchte Hitze in Le/Gb, eliminiert Schleim und Feuchtigkeit bei Cholelithiasis, Cholezystitis

**Wirkung auf die Milz:**
Die Milz mag es trocken und warm!

- Stärkt die Yun Hua-Funktion der Milz (Transport und Umwandlung von Energie)
- Stärkt bei Milz-Schwäche, angezeigt durch Müdigkeit, Erschöpfung, weichen Stühlen, aufgeblähtem Abdomen usw.
- Befreit die Milz vom Einfluss der Leber
- Bei Feuchter Hitze in der Milz kombinieren mit Nelkenwurz (Rad. Gei urbani)
- Bei Übelkeit, Erbrechen, weichen stinkenden Stühlen, Völlegefühl im Epigastrium, Schweregefühl usw.
- Trocknet die Milz

**Wirkung auf den Magen/Darm:**

- Trocknet den Magen
- Bewährt bei Magen- und Darmentzündungen, Gastritis, Gastroenteritis, Colitis ulcerosa, M. Crohn, Divertikulitis
- Diarrhoe jeglicher Genese
- Reizdarm (lindert Krämpfe und Durchfälle, in seiner Wirkung ähnlich dem Gänsefingerkraut)

**Wirkung auf die Niere:**

- Stärkt Ni-Qi und Ni-Yang
- Wirkt diuretisch
- Früher eingesetzt gegen Enuresis
- Nieren- und Blasenentzündungen
- Inkontinenz

**Wirkung auf die Lunge:**

- Öffnet die Oberfläche und leitet Wind-Hitze aus
- Leitet Schleim aus dem O.E.
- Heiserkeit (Gurgelmittel)
- Entzündungen im Mund und Rachenraum
- Hautentzündungen

**Adstringierend und blutstillend, hält das Blut:**

- Blutungen aus den Körperöffnungen (Nase, Ohren, Darm, Blase, gynäkologische Blutungen) und blutenden Wunden
- Blutstillende Wirkung bei
  - Blutigem Erbrechen
  - Blutigem Husten
  - Starken gynäkologischen Blutungen
  - Nasenbluten
  - Zahnfleischbluten
  - Blut im Urin

**Kühlt das Blut bei Blut-Hitze und Toxischer Hitze:**

- Hitzebedingte Blutungen
- Furunkeln, Karbunkeln, Abszessen
- Juckreiz im Genitalbereich
- Fluor vaginalis

## Oregano – Steckbrief

### Origanum vulgare

**Inhaltsstoffe:** 8 % Gerbstoffe, Bitterstoffe, 0,1–1 % ätherisches Öl (Carvacrol, Caryophyllene, Borneol, Thymol), Harz, Gummi, Vit. C

**Droge:** getrocknetes Kraut

**Verwendete Droge:** H. Origani vulg.

**Dosierung:** in einer 200 g Teemischung 20–30 g (Kaiser, Minister), 3x tgl. 1 gestr. TL getrocknetes Kraut/Tasse, vom ätherischen Öl nach Anweisung des Herstellers

**Cave!** Nicht in der Schwangerschaft, bewegt Blut und Qi

**Energetik:**
Geschmack: aromatisch-scharf, etwas bitter, etwas adstringierend
Temperatur: warm und trocken im III. Grad

**Heil-/Wirkungsweise:** antiseptisch, antiviral, desinfizierend, appetitanregend, stimmungsaufhellend (psychoaktiv), milchbildend

▶ **Wirkt auf Mi, Ma, Le, Lu**

**Wirkungsweise:**
- Bewegt das Leber-Qi
- Bewegt das Blut und das Le-Blut
- Tonisiert das Qi der Milz, erwärmt die Mitte, stärkt die Yun-Hua-Funktion der Milz
- Leitet Feuchtigkeit aus dem Unteren Erwärmer aus
- Leitet Feuchtigkeit und Kälte-Schleim aus der Lunge aus, öffnet die Oberfläche und leitet Wind-Kälte aus
- Äußerlich bewegend, entzündungshemmend

## Oregano – Monographie

Oregano ist wohl seit dem Einzug der Pizza in die deutsche Küche eine der berühmtesten Heil- und Küchenpflanzen. Ursprünglich beheimatet war Oregano in den Bergwelten der Mittelmeerregionen. Bei uns erfreut er sich größter Beliebtheit auf Terrassen, in Gärten und Balkonkästen. Kosten wir Oregano, so lassen wir uns zunächst von seinem unverkennbaren, aromatisch-scharfen, etwas bitteren Geschmack verwöhnen. Erst wenig später nehmen wir die adstringierende Eigenschaft der Pflanze wahr. Wir haben es

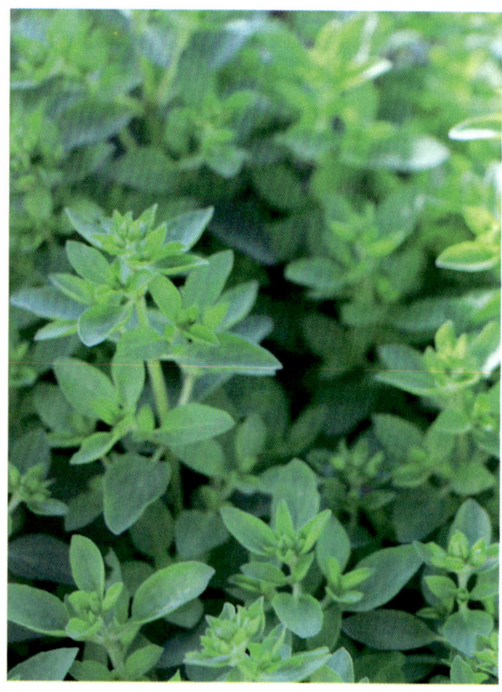

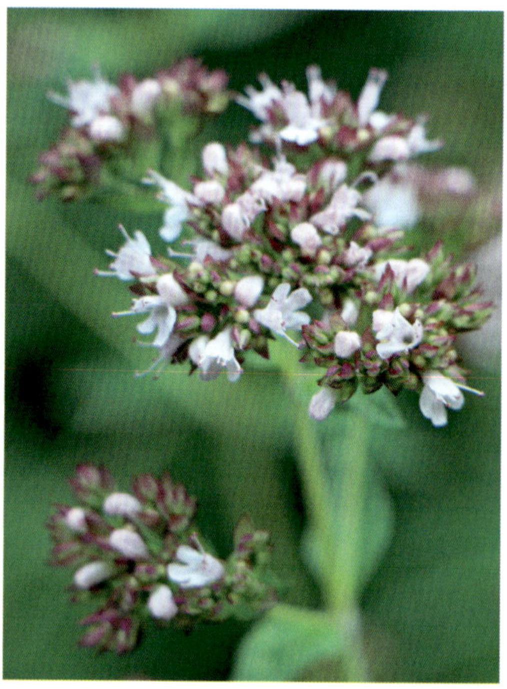

mit einer Heilpflanze zu tun, die zur großen Familie der Lippenblütler gehört. Von Juli bis September erfreuen uns die in Scheinrispen angeordneten rosa bis roten Lippenblüten. Zur Fruchtreife entwickeln sich aus den Blüten kleine, braune, glatte Nussfrüchte (Klausenfrüchte). Die mehrjährige, krautige, sehr ausdauernde Pflanze wird ca. 60 cm hoch. Das ausdauernde Wachstum könnte ein Hinweis darauf sein, dass Oregano sich nicht so schnell in die Flucht schlagen lässt. Er stellt sich den Widrigkeiten des Lebens. Selbst Kälte kann er ertragen! Manche Sorten tolerieren bis zu minus 15 °C. Diese Pflanzen überleben auch im Schwarzwald. Die Blätter sind relativ klein, eiförmig und an der Unterseite punktiert. Manche Unterarten sind an den Blatträndern behaart. Dadurch unterscheiden sie sich vom Majoran. Dornen, Stacheln, Brennhaare und Haare sind ein Schutz vor Fressfeinden. Sie zeigen die Wehrhaftigkeit einer Pflanze an. Auffallend ist die starke Blattaderung der Unterseite. Am liebsten siedelt sich der Oregano im Gebüsch, sowie an Wald- und Wegrändern an. Als mediterraner Lippenblütler braucht er sonnige und warme Standorte. Nährstoffarme, durchlässige und leicht kalkhaltige Böden bieten die optimalen Wachstumsbedingungen.

Oregano ist eine uralte Heilpflanze, die schon in der griechischen Antike zur Heilung und Linderung verschiedener Gebrechen Anwendung fand. Sein Name wird aus dem Griechischen mit *Oros* bedeutet Berg, *Gonos* wird mit Schmuck oder Glanz übersetzt, also „Schmuck der Berge“. Umgangssprachlich bestehen Namen, wie wilder Majoran, Wohlgemut und Dost.

Im Mittelalter glaubte man, Dost könne zur Abwehr von Hexen und bösen Geistern eingesetzt werden.

Hildegard von Bingen verabreichte Dost gemeinsam mit Andorn und Bilsenkraut zur Einreibung bei Leprakranken nach einem Schwitzbad.

Heute findet Oregano hauptsächlich als Küchenkraut, Tee oder Gurgelwasser Anwendung.

**Inhaltsstoffe:**
Besonders wirksam sind die ätherischen Öle, die wir auch in Thymian, Bohnenkraut und Quendel finden. Sie wirken antibakteriell und antifungizid. Aktuelle Studien belegen, dass Oregano gerade auf dem Gebiet der bakteriellen Infektionen, wie z. B. MRSA und Staphylokokken sehr viel Potenzial hat. Man könnte Oregano vielleicht als pflanzliches Antibiotikum bezeichnen.

### ▶ Wirkung in der TCM auf Leber, Mitte, unteren Erwärmer, Lunge

Oregano ist ein Yang-Tonikum mit kaiserlichen Qualitäten. Als warmer, mediterraner Lippenblütler eignet er sich hervorragend zur Behandlung von Kälteerkrankungen.

**Leber:**
- Bewegt das Leber Qi bei
  - Unregelmäßigem Zyklus
  - Stimmungsschwankungen von Depression bis Aggression
  - PMS, krampfartigen Schmerzen während der Periode
  - Appetitstörungen
  - Blähungen
- Bewegt das Leber-Blut
  Die Leber reguliert das Blut-Volumen im Hinblick auf Ruhe und Aktivität.
  Ist der Mensch aktiv, fließt das Blut zu den Muskeln und Sehnen.
  Ruht der Mensch sich aus, fließt das Blut zurück zur Leber. Die Leber speichert das Blut
  - Stechende Schmerzen im Hypochondrium, wobei Druck verschlimmert
  - Menstruationsstörungen, wie Dysmenorrhoe, fixierter, stechender Schmerz und unregelmäßiger Zyklus
  - Menstruationsblut ist klumpig und dunkel
  - Epistaxsis
  - Evtl. Hämatemesis

**Mitte:**

- Tonisiert das Qi der Milz
  - Erwärmt die Mitte
  - Stärkt die Yun-Hua Funktion der Milz, was der Transformations– und Transportfunktion entspricht
  - Bei Appetitmangel
  - Blässe
  - Müdigkeit, Erschöpfung
  - Unbehagen im Mittleren Erwärmer
  - Muskelschwäche der Extremitäten
  - Weichen Stühlen

**Unterer Erwärmer:**

- Leitet Feuchtigkeit aus dem U.E.: – Feuchtigkeit ist schwer, klebrig, und schmutzig! Wird durch die organbezogenen Symptome differenziert:

- Leber
  - Schmerzen, sowie Spannungs- und Völlegefühl im Hypochondrium, evtl. Ikterus
- Uterus
  - Fluor vaginalis (weiß, klebrig), Dysmenorrhoe, Mittelschmerz oder Mittelblutung, Infertilität
- Niere
  - Trübem Harn, schwieriger Miktion
- Blase
  - Schwieriger, häufiger und brennender Miktion, evtl. trübem Harn
- Darm
  - Weichen Stühlen, mit/ohne Schleimbeimengungen, Schmerzen und Völlegefühl im Abdomen

**Lunge:**

- Leitet Feuchtigkeit und Kälte-Schleim aus der Lunge (warm und trocken im III. Grad)
- Bei Husten, Heiserkeit, Keuchhusten
- Öffnet die Oberfläche und leitet Wind-Kälte aus (aromatisch-scharf), bei akutem Infekt mit Kälte-Invasion

**Äußerlich bewegend, entzündungshemmend:**

- Als Voll- und Teilbäder
- Umschläge mit Kompressen oder Baumwolltüchern
- Kräuterkissen
- Duftlampen

## Pestwurz – Steckbrief

### Petasites off., Petasites hybridus

**Inhaltsstoffe:** Ester der Sesquiterpenalkohole (Petasol, Neopetasol, Isopetasol) mit Angelicasäureestern (Petasin, Neopetasin, Isopetasin u. a.), 0,1 % äther. Öl mit Dodecanal als Geruchsträger, Flavonoide, Schleimstoffe, Bitterstoffe, 3,5 % Inulin und verwandte Kohlenhydrate (Synanthrin, Helianthenin, Inulenin, Pseudoinulin), 0,7 % Saccharose, 1,85 % Pektinsubstanz, Fett, Lipide, Cholin, Spuren von Pyrrolizidinalkaloiden in den Rhizomen, nicht in den Blättern (Senecionin, Integerrimin, Senkirkin)

**Droge:** getrocknete Blätter, Wurzel

**Verwendete Droge:** Fertigpräparate (wegen PA-Gehalt), Fol. Petasitis, Rad. Petasitis, Flores Petasitis

**Dosierung:** in einer 200 g Teemischung 20 g (Assistent), 3x tgl. 2 TL der getrockneten Blätter, Radix/Tasse zum heißen Infus. Weber & Weber: Petasites (Pestwurzelextrakt) 3x 1 Kps.

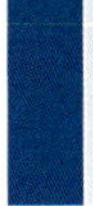

**Info**

Eingeschränkung bei der Verordnung von Petasites off. durch die Kommission E.

Soweit nicht anders verordnet, enthält die Tagesdosis in ihrer Zubereitung 4,5–7 g Droge.

Die Tagesdosis darf nicht mehr als 1 µg Pyrrolizidinalkaloide mit 1,2 ungesättigtem Necingerüst einschließlich ihrer N-Oxide enthalten.

**Art der Anwendung:** Nicht länger als 4–6 Wochen pro Jahr.

Für die Blätter verabschiedete die Kommission E eine Negativ-Monographie, da die Wirksamkeit nicht belegt und die Gefährdung durch den Gehalt an Pyrrolizidin-Alkaloiden zu hoch angesehen wurde.

**Cave!** Vor der Einnahme von Petasites-Phytotherapeutika wird immer wieder wegen dem Pyrrolizindinalkaloidegehalt (PA) im Wurzelstock der Pflanze gewarnt. Die Blätter enthalten keine oder kaum Pyrrolizindinalkaloide. In höheren Dosen können diese Alkaloide lebertoxisch, mutagen und karzinogen wirken. Eine strenge Dosiskontrolle wird dabei angeraten. Laut aktueller Studienlage, gibt es keine Hinweise auf Leberschädigungen bei bestimmungsgemäßer Einnahme

**Kontraindikation:** Schwangerschaft und Stillzeit

**Energetik:**
Geschmack: etwas bitter, etwas scharf
Temperatur: warm , trocken und feucht

▶ **Wirkt auf Lu, Ni, Bl, Le, He**

**Wirkungsweise:**
- Öffnet die Oberfläche, diaphoretisch, leitet Wind-Kälte aus
- Leitet Kälte-Schleim aus der Lunge aus
- Bewegt das Leber-Qi
- Stimuliert das Herz-Qi und He–Yang
- Diuretikum
- Anthelminthikum
- Äußerlich wundheilend, eröffnend, erweichend

## Pestwurz – Monographie

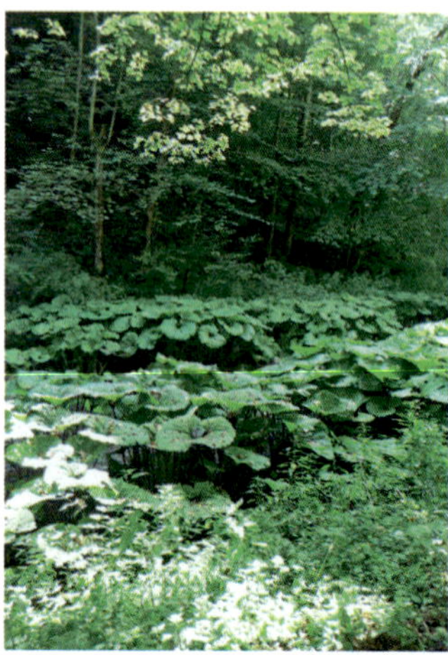

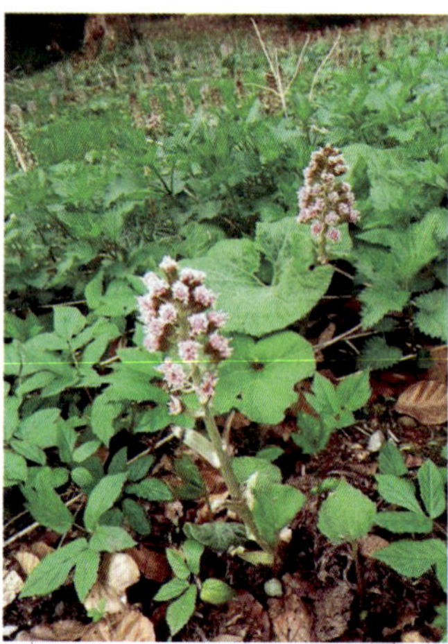

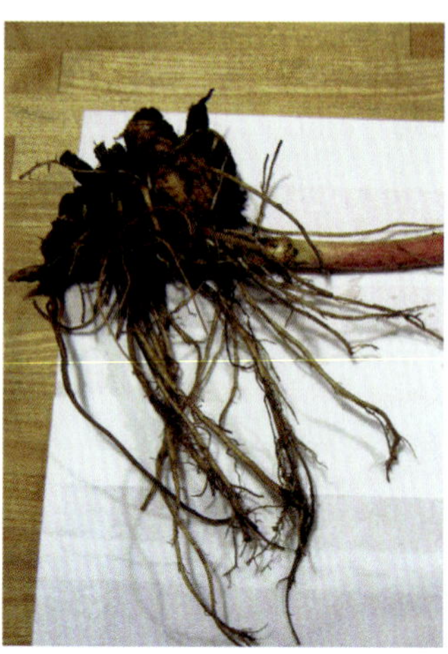

Die Pestwurz ist eine Vertreterin aus der Familie der Korbblütler (Asteraceae). Sie wächst vorzugsweise an Flussufern, Bachläufen und feuchten Stellen im Wald. Sie ist in Europa, Nord- und Westasien beheimatet. Unterschieden wird zwischen der roten Pestwurz, die medizinisch verwertbar ist und der weißen Pestwurz (Petatsites albus), die keine medizinische Bedeutung hat. Der Gattungsname stammt aus dem Griechischen und bedeutet *großer Hut bzw. Regenhut*. Besonders Kinder lieben die großen Blätter und setzen sie sich bei Wanderungen auf den Kopf. Auch der Beiname *hybridus* stammt aus dem Griechischen und bedeutet *zweierlei Geschlecht*. Er zeigt an, dass die Pflanze durch Kreuzung entstanden ist.

Der deutsche Name *Pestwurz* erinnert daran, dass die Heilpflanze zur Bekämpfung der Pest verordnet wurde. Im zeitigen Frühjahr zwischen März und April entdeckt man auf Spaziergängen durch den Wald die ersten Blütenstände der Pestwurz. Während von den Grundblättern noch nicht viel zu sehen ist, bildet sich eine besondere Pflanze von 10–40 cm Höhe mit auffallendem Blütenkopf aus. Die kolbenartigen Blütenköpfe setzen sich aus zahlreichen, traubenförmig angeordneten, dicht beieinander stehenden, rötlich-weiß bis rot-violetten Blüten zusammen. Die männlichen Blütenstände sind kurzgestielt und dicht gedrängt. Die weiblichen Blütenstände sind langgestielt und weniger dicht gedrängt. Aus dem etwa 4 cm dicken Rhizomen mit meterlangen Ausläufern, treiben auffallend große (bis zu 60 cm im Durchmesser) lang gestielte, an der Unterseite graufilzige, behaarte, rundliche, fast herzförmige Blätter aus. Der Blattrand ist unregelmäßig gezähnt. Die Stängel sind hohl. Die Pflanze kann bis zur Samenreife eine stattliche Höhe von 100 cm erreichen. Die Pestwurz ist eine Heilpflanze, die die Menschen schon sehr lange begleitet. Im Altertum galt sie als hervorragende Wundheilerin und wurde äußerlich bei wuchernden und bösartigen Geschwüren eingesetzt. Während der Pestzeiten setzte man die Pestwurz wegen ihrer spasmolytischen und schmerzlindernden Wirkung ein. Heute findet sie Anwendung bei Husten, Bronchitis, Migräne, Magen- und Darmbeschwerden und Schmerzen der ableitenden Harnwege.

Die Inhaltsstoffe Petasin, Isopetasin und Neopetasin wirken spasmolytisch auf die glatte Muskulatur im Bronchialsystem, Magen-Darm-Trakt und im Urogenitaltrakt. Besonders wirksam zeigen sich Petasin und Isopetasin, die auf die Leukrotriensynthese wirken. Leukotriene sind Entzündungsmediatoren, die bei der Entstehung von Asthma und anderen allergischen Erkrankungen eine wichtige Rolle spielen. Daneben wurde eine Verringerung der Histamin- und Serotoninfreisetzung beobachtet. Der Verbund der Petasine wirkt stark vasodilatativ. Zudem schreibt man der Pestwurz ulcus- und zytoprotektive Wirkungen zu. Bei diesem Wirkspektrum wird deutlich, weshalb die Pestwurz eine effektive Antiallergie-Pflanzen ist.

Im Naturzustand enthält die Pflanze Substanzen (Pyrrolizidinalkaloide) mit mutagener, krebserregender und möglicherweise toxischer Wirkung auf die Leber.

Ein Berliner Arzt schrieb im Fachjournal ein Arzneipflanzenportrait bezüglich der Pestwurz, speziell vom Extrakt, das frei von schädlichen Alkaloiden ist!

*Da moderne Pestwurz-Extrakte mit flüssigem Kohlendioxid extrahiert werden, ist eine Gefährdung durch die in der Pflanze enthaltenen potenziell hepatotoxischen Pyrrolizidin-Alkaloide nicht zu befürchten. Die Extraktion verläuft nach einem patentierten Verfahren selektiv, so dass Alkaloid-freie Zubereitungen entstehen. Auch eine Begrenzung der Anwendungsdauer ist bei Verwendung eines $CO_2$-Extraktes nicht zwingend erforderlich. Es wird jedoch empfohlen, Pestwurz-Extrakt zur Migräne-Prophylaxe zunächst über drei bis vier Monate einzunehmen und dann einen Auslassversuch zu unternehmen. Treten die Beschwerden wieder auf, kann das Präparat erneut kurmäßig eingesetzt werden. Bei akuten Migräne-Attacken zeigt Pestwurz keine Wirkung, der Einsatz konventioneller Analgetika ist in diesem Fall jedoch auch unter vorheriger prophylaktischer Petasites-Gabe möglich. Interaktionen sind bislang nicht bekannt. [18]*

### ▶ Wirkungen in der TCM

Die Pestwurz ist ein Multitalent, sie kann trocknen und befeuchten. Sie bedient beide Aspekte und vereint das Prinzip Yin und Yang in sich. Sie ist ein Yin-, Yang- und Qi-Tonikum. Durch ihre spasmolytische Wirkung nimmt sie Einfluss auf das Leber-Qi. Ihre Schärfe verleiht ihr die Kraft die Oberfläche zu öffnen, um Wind–Kälte auszuleiten.

**Sie gilt zu Recht als Botenpflanze für Gb 20.**

**Wirkung auf die Lunge:**

- Öffnet die Oberfläche, diaphoretisch, leitet Wind-Kälte aus
- Bei Wind-Kälte Angriffen, die sich häufig durch eine plötzliche Kälteabneigung bemerkbar machen
  - Lindert Schmerzen im Kopf, bei Neuralgien, starker Steifigkeit, Schiefhals, Schulter- und Nackenverspannungen
  - Niesen, Husten, laufender Nase mit klarem Sekret
  - Fazialisparese, die einer Wind-Kälte entspricht und oft durch Klimaanlagen hervorgerufen wird
  - Bei Nackenkopfschmerz, der durch einen eingedrungenen Pathogenen Faktor verursacht wurde = Pestwurz ist Botenpflanze für den Akupunkturpunkt Gb 20
- Leitet Kälte-Schleim aus der Lunge aus
  - Wirkt husten- und schleimlösend

Symptome sind:

- Husten, der durch Kälte verschlimmert wird. Das Sputum ist weiß und wässrig, Schleim sammelt sich im Hals
- Unangenehmes Kältegefühl im ganzen Körper, auch im Thorax und speziell in den Händen
- Schwindel, Benommenheit, verbunden mit einem Schweregefühl im Kopf
- Zunge ist geschwollen und nass, mit klebrigem, weißem Belag
- Puls ist schlüpfrig und langsam

**Info**

Personen mit einem konstitutionellen Yang-Mangel, der durch den Verzehr von Milchprodukten, kalten Speisen und kalten Getränke verstärkt wird, sind besonders anfällig für die Entstehung von Kälte-Schleim in der Lunge. Rezidivierende Wind-Kälte Angriffe können Lunge und Milz erheblich schwächen

**Leber:**

- Bewegt das Leber-Qi
- Wirkt spasmolytisch
  - Reguliert krampfartige Menstruationsbeschwerden
  - Bei PMS (Schmerzen)
  - Auf die Verdauung, reduziert Koliken
  - Bei Völlegefühl
  - Bei abdominalen Krämpfen, wenn die Leber die Milz behindert
  - Generell bei Muskelverspannungen
- Löst Stagnations-Depression

**Herz:**

- Stimuliert das Herz-Qi und He-Yang
- Stärkt und erwärmt das Herz
- Bewegt Herz–Qi
  - Reguliert den Blutdruck, bewegt das Herzblut
  - Bei Sprachstörungen, Stottern (viel reden macht warm)
  - Bei Nervosität und innerer Unruhe
  - Erschöpfung
  - Schock, Kollaps

**Bi-Syndrome:**

- Leitet Wind-Kälte aus
  - Bei Eindringen von Wind-Kälte in die Muskeln und Leitbahnen

- Mit plötzlich auftretender Steifigkeit, Starre, Kontraktion der Muskeln
- Eindringen von Wind-Kälte in die Gelenke
- Bei Schmerzen, die von Gelenk zu Gelenk ziehen, besonders im Bereich des Oberkörpers
- Bei akutem Rheumaschub

**Äußerlich:**

- Wundheilend, eröffnend, erweichend
- Als Auflage aus frischen Blättern

## Petersilie – Steckbrief

### Petroselinum crispum

**Inhaltsstoffe:** Wurzel: 0,7 % äth. Öl (Apiol, Myristicin, ß-Pinen, Limonen, Terpinolen, ß-Phellandren, Germacren), bis zu 1,6 % Flavonoide (Apiin), Furanocumarine (Oxypeucedanin, Bergapten, Imperatorin), geruchsgebende Bestandteile (Phthalide, u. a. Senkyunolid, Butylphthalid, Z-Ligustilid), Polyactylene (Falcarinon, Falcariniol, Falcarinonol)

**Droge:** Wurzel

**Verwendete Droge:** Rad. Petroselini, H. Petroselini (enthält zusätzlich viel Vit . C bis zu 165 mg/100 g im frischen Kraut)

**Dosierung:** in einer 200 g Teemischung 20–30 g (Minister), 3x tgl. ½ –1 TL der getrockneten Wurzel zum heißen Infus

**Cave!** Nicht in der Schwangerschaft, hat eine abortive Wirkung. Aufgrund der Furanocumarine könnten bei sehr hellhäutigen Menschen fototoxische Hautreaktionen auftreten. Nicht bei chronischen und entzündlichen Nierenerkrankungen und Ödemen, bedingt durch Herz- oder Niereninsuffizienz.

**Energetik:**
Geschmack: süß, leicht aromatisch-scharf
Temperatur: warm und trocken II.–III. Grad (nach J. Ross warm-kühl)

**Heil-/Wirkungsweise:** harntreibend, nierenreizend, stärkt die Manneskraft, spasmolytisch, menstruationsfördernd bis abortiv, verdauungsfördernd

► **Wirkt auf Ni, Bl, Uterus, Le**

**Wirkungsweise:**
- Tonisiert das Nieren-Yang, leitet Feuchtigkeit und Feuchte-Hitze aus Niere und Blase aus
- Bewegt das Blut im Uterus
- Tonisiert das Leber-Blut
- Bewegt das Leber-Qi

# Petersilie – Monographie

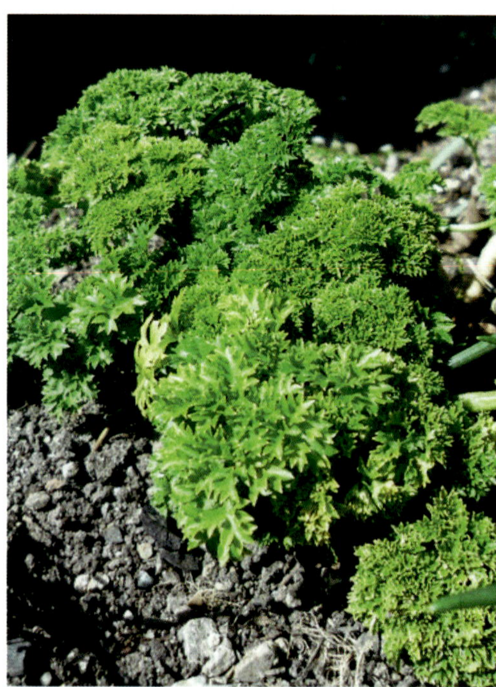

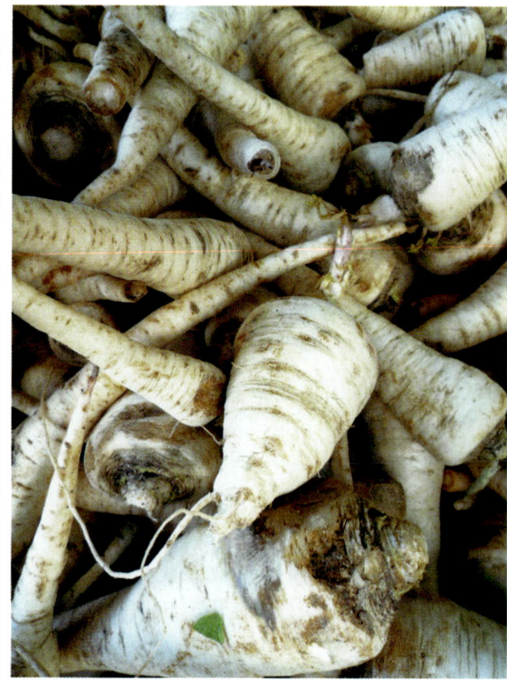

Die Petersilie gehört zur Familie der Doldenblütler und ist ein zweijähriges Gewürzkraut. Ihre ursprüngliche Heimat war der Mittelmeerraum. Inzwischen hat sie sich aber weltweit ausgebreitet. Die Pflanze kann eine Wuchshöhe von 20–80 cm erreichen. Aus der rübenförmigen Wurzel steigt im Frühling ein feingerillter, verzweigter Stängel auf. Die dunkelgrünen, dreifach fiederschnittigen Blätter weisen entweder einen krausen oder einen glatten Rand auf. Im zweiten Jahr wachsen einige der Stängel nach oben und bilden die typischen Doldenblüten aus. Die hübschen, grün-gelblich bis cremefarbigen Blüten blühen von Juni bis September. Aus den Blüten entwickeln sich die aromatischen Früchte mit Samen. Um optimal gedeihen zu können, bevorzugt die Petersilie steinige und nährstoffreiche Böden. Der lateinische Name steht in Bezug zur steintreibenden Wirkung. *Petroselinum* leitet sich von *petra* ab, was Stein bedeutet. *Selinon* steht für eine Gruppe der Doldenblütler. Der Beiname *crispum* steht für kraus, nimmt Bezug auf den krausen Blättersaum. Gängige Namen sind Peterle, Bittersilche und Gartenteppich. Bei Suppen- oder Wurzelpetersilie legen Pflanzenzüchter das Hauptaugenmerk auf die üppige Speicherwurzel, die als außerordentlich aromatisches Suppengemüse in jeder Kraftbrühe enthalten sein sollte. Mit der Petersilie haben wir eine uralte Heilpflanze in unserer Kräuter-Schatzkiste, welche schon in der Antike Verwendung fand. Dioskurides schätzte sie als harntreibende und menstruationsfördernde Pflanze, die auch bei Steinleiden, wie Blasengrieß oder Nierensteinen eingesetzt wurde. In der „capitulare de villis", der großen Landgüterverordnung Karl des Großen ist die Petersilie aufgeführt. Man vermutet, dass die Petersilie durch die römischen Legionäre über die Alpen gebracht wurde. Im alten Rom sollte das Tragen eines Petersilienkranzes gegen Trunkenheit helfen. Vermutlich sorgten durstige Legionäre für die rasche Verbreitung der Petersilie in Mitteleuropa. Petersilie wurde als Heil-, Küchen-, aber auch als Hexenkraut angepflanzt und verwendet. Hildegard von Bingen (1096–1179) beschrieb sehr ausführlich die vielfältigen Einsatzmöglichkeiten in der Küche und in der Heilkunde. Sie empfahl das Kraut, roh oder gekocht, gegen Gicht, Herz- und Milzschmerzen, Nieren- und Blasenleiden, Wasseransammlung und auch Steinleiden. Im Mittelalter, als Aberglaube und Hexenverfolgung Hochkonjunktur hatten, zählte die Pflanze zu den Hexenkräutern. Die Wurzel, der „Geilwurz", wurde in Liebessalben und -säfte gemischt. Die Petersiliensamen waren ein hochwirksames Abtreibungsmittel mit gefährlichen Nebenwirkungen. Schwere Vergiftungen mit Lähmungserscheinungen und heftigen Blutungen führten in vielen Fällen zum Tod der Frauen. Da das Kraut aber auch zur Potenzstärkung genutzt wurde, erhielten die Straßen, in denen sich die Bordelle befanden, die Bezeichnung „Petersiliengassen" oder „Peterles Gässchen". Aus dieser Zeit stammt vermutlich auch das Sprichwort: „Petersilie hilft dem Mann aufs Pferd und den Frauen unter die Erd"

**Inhaltsstoffe:**
Das ätherische Öl in Wurzel und Kraut enthält Myristicin, was in höheren Dosen halluzinogen wirkt. Apiol regt zur Kontraktion der glatten Muskulatur in Uterus, Darm und der Blase an und wirkt somit menstruationsfördernd im schlimmsten Fall abortiv, verdauungsfördernd und harntreibend. Der höchste Anteil an Apiol, bis zu 6 % findet sich in den Samen. Außerdem konnte ein antibakterieller Effekt gegen Streptokokken nachgewiesen werden.

### ▶ Wirkungen in der TCM auf Ni, Uterus, Le

**Nieren:**

- Tonisiert das Nieren-Yang, leitet Feuchtigkeit und Feuchte Hitze aus Niere und Blase aus bei
  - Rückenschmerzen, Kältegefühl im LWS-Bereich, Knie, Beine
  - Erschöpfung, Müdigkeit (Nieren-Yang, kann die Milz nicht nähren. Die Muskeln werden nicht genährt und sind schwach)
  - Reichlich, klarem Urin, Nykturie (Flüssigkeiten können nicht umgewandelt werden und sammeln sich tagsüber an)
  - Antriebslosigkeit
  - Unfruchtbarkeit, verminderter Libido, Impotenz

- Weichen Stühle
- Beinödemen (Flüssigkeiten können nicht umgewandelt werden). Die harntreibende Wirkung kann mit Wacholder (Fruct. Juniperi) und Liebstöckel (Rad. Levistici) unterstützt werden
- Schwindel bzw. Tinnitus (Gehirn und Ohren werden nicht richtig versorgt bzw. erhellt)
- Harnbeschwerden
- Zystitis
- Harngrieß, Nierensteinen (Prophylaxe + Therapie)

**Uterus:**

- Erweitert die Gefäße, ist krampflösend, wehenfördernd (Apiol, Myristicin-Wirkung ist in Erwägung zu ziehen)
  - Fördert die Menstruation bei schmerzhafter oder ausbleibender Monatsblutung
  - Erleichtert die Geburt (in der Volksheilkunde zerstößt man den Samen und reicht das Pulver während der Geburt)
  - Regt den Wochenfluss an, treibt die Nachgeburt aus, soll aber den Milchfluss hemmen, also nur Wöchnerinnen verabreichen, die nicht stillen dürfen oder wollen

**Leber:**

- Tonisiert das Le-Blut
  Blutaufbau dauert mehrere Monate. Grundlage für einen optimalen Blutaufbau ist eine entsprechende Ernährung. Zusätzlich kann die Verordnung von Algen, wie Spirolina-Algen unterstützend wirken. Sie enthalten bis zu 60 % Eiweiß und alle 8 essentiellen Aminosäuren. Ergänzend kann die Gabe von Pollen und Kräuterblut sein.
  Wichtig ist es, die Menstruation zu regulieren, besonders wenn der Hb absinkt!!
  Le-Blut-Mangel ist angezeigt durch
  - Blasse, matte Gesichtsfarbe, blasse Lippen
  - Muskelschwäche und Krämpfe
  - Trockene, brüchige Nägel, trockene Haut, trockene Haare
  - Depressionen
  - Vergesslichkeit
  - Patient fühlt sich ziellos
  - Schwindelgefühl, Gleichgewichtsstörungen
  - Trockene Augen, Nachtblindheit, Mouches volantes, unklares Sehen
  - Parästhesien in den Extremitäten
  - Hypo-/Amenorrhoe

  - Schlafstörungen, Ein- und Durchschlafstörungen, viele Träume, insgesamt unruhiger Schlaf. Manchmal auch Reden im Schlaf oder in schweren Fällen auch Schlafwandeln
  - Zunge: blasser Zungenkörper, besonders an den Rändern, die in Extremfällen orangefarben erscheinen, dünn, leicht trocken
  - Puls: rau, dünn
- Bewegt das Leber-Qi, löst Leber-Qi-Stagnation,
- Probleme im Gefühlsleben sind der Hauptgrund für eine Leber-Qi-Stagnation, einhergehend mit
  - Depressionen, Mangel an Zielen, Freudlosigkeit, Reizbarkeit, unterdrückte Wut
  - Auf körperlicher Ebene mit Spannungsgefühl im Hypochondrium, Epigastrium, Thorax, Abdomen und den Brüsten
  - Globusgefühl, Schluckbeschwerden
  - Kalte Hände
  - unregelmäßigem Zyklus, Schmerzen
  - Zunge: meist normal
  - Puls: gespannt

## Pfeffer, schwarzer – Steckbrief

### Piper nigrum

**Inhaltsstoffe:** 1–2,5 % ätherisches Öl, Piperin und Piperettin (verantwortlich für den scharfen Geschmack), Harz, 30–40 % Stärke, Enzyme, 5–6 % Mineralien

**Droge:** Früchte

**Verwendete Droge:** Fruct. Piperis, ätherisches Öl, Tct. Piperis

**Dosierung:** 3x tgl. 1–4 Tropfen ätherisches Öl in warmem Wasser auflösen

**Cave!** Kontraindiziert bei Fülle-Hitze und in der Schwangerschaft

**Energetik:**
Geschmack: brennend scharf
Temperatur: heiß und trocken

► **Wirkt auf Mi, Ma, Ni, Lu, Di**

**Wirkungsweise:**
- Erwärmt das Innere, zerstreut Kälte
- Erwärmt Milz, Magen und Dickdarm, leitet Feuchtigkeit aus der Milz
- Erwärmt die Niere, diuretisch
- Erwärmt den Uterus, bewegt Qi und Blut
- Öffnet die Oberfläche, diaphoretisch, leitet Feuchtigkeit und Kälte-Schleim aus
- Entgiftet
- Äußerlich erwärmend, Qi und Blut bewegend, erweichend

## Pfeffer, schwarzer – Monographie

Der Echte oder Schwarze Pfeffer ist eine tropische Pflanze. Die Kletterpflanze wird bis zu 12 m hoch, ist stark verzweigt und mit schlanken, eiförmig, spitz zulaufenden, elastischen Blättern versehen. Pfeffer bringt das ganze Jahre Blüten und Früchte hervor. Die Blüten sind ährenhaft bei einer Länge von 8–10 cm, die Früchte sind kugelig, erbsengroß und in hängenden Fruchtständen. Pfeffer ist eines der bekanntesten Gewürze, wegen dem viele Opfer gebracht, sogar Kriege geführt wurden. Piper nigrum galt sowohl in Asien, als auch im europäischen Raum als Aphrodisiakum. Wertvoller Inhaltsstoff ist das wärmende Alkaloid Piperin. Innerlich eingenommen, aber auch äußerlich, reizt schwarzer Pfeffer die Schleimhäute.

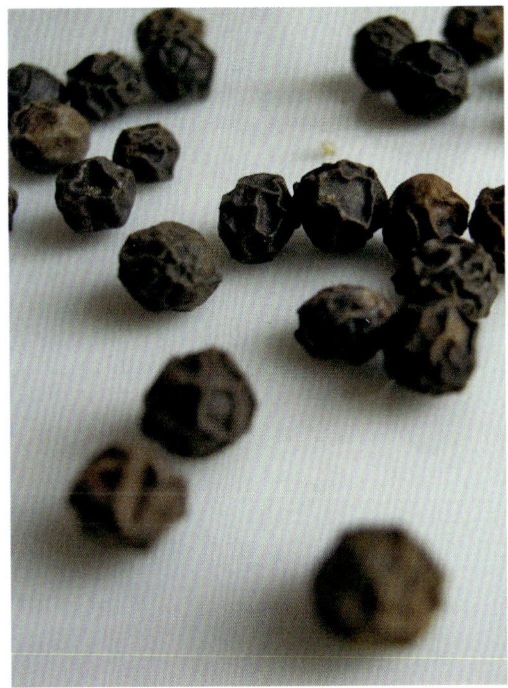

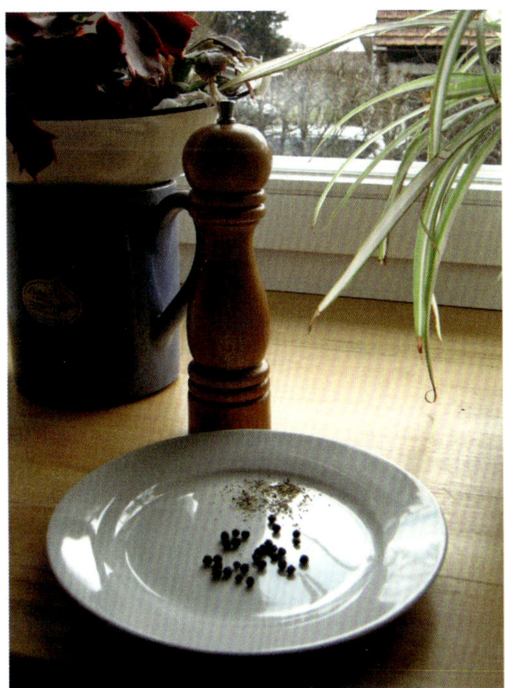

Die Inhaltsstoffe Piperin und Piperettin können Allergien verursachen. Beim Kochen wird die Aggressivität gemildert. Alternativen bieten Cayenne Pfeffer/Chili.

**Info**

Weißer Pfeffer wird aus schwarzem Pfeffer fermentiert. Sechuan Pfeffer ist kein Pfeffer. Kava–Kava ist eine pfefferähnliche Pflanze.

### Wirkung in der TCM auf Ni, Mi, UT, Lu

**Nieren:**

- Nieren-Yang erwärmend
  - Tonisiert die Lenden, steigert die Vitalität bei Erschöpfung
    Kälte ausleitend, zerstreuend, erwärmt das Innere, Du mai, Ming men

**Milz:**

- Erwärmt die Mitte (bei Kälte-Feuchtigkeit)
  - Bei Milz-Yang-Leere mit Senkungen und Prolapsen
  - Übelkeit

**Uterus:**

- Erwärmt den Uterus

**Lunge:**

- Öffnet die Oberfläche, leitet Wind aus
- Leitet Feuchtigkeit und Kälte-Schleim aus
  - Bei dumpfen Kopfschmerzen
  - Bei Schnupfen: Pfeffer mit Honig vermischen und lutschen

**Äußerliche Anwendung:**

- Starker Beweger als Massageöl für Blut und Qi
- Erweichend für das Gewebe

## Pfefferminze – Steckbrief

### Menthae piperita (Menthae x piperita, Lamiacae)

**Inhaltsstoffe:** 0,8 % ätherisches Öl (30–70 % Menthol, Pulegon, Menthalon, Piperiton, Cineol, Menthon, Limonen, Pinen, Phellandren), 1–2 % Gerbstoff, Flavonoide (mit Rutin, Menthosik, Hesperidin), Bitterstoffe, Harz

**Droge:** getrocknete Blätter

**Verwendete Droge:** Fol. Menthae piperitae, Tct. Menthae, Extr. fl. Menthae, Spiritus Menthae, Ol. aether. Menthae pip.

**Dosierung:** in einer 200 g Teemischung 20–30 g (Assistent), 1–2 TL getrocknetes Kraut, 3x tgl. zum heißen Infus, Tinktur nach Vorgabe des Herstellers, vom ätherischen Öl nach Vorgabe des Herstellers

**Cave!** Präparate mit Mentholkonzentrationen über 10 % sind zu meiden, da es zur Erhöhung der Schmerzempfindlichkeit kommen kann

**Kontraindikation:** Die Anwendung des ätherischen Öls ist kontraindiziert bei Cholelithiasis, Gallengangverschluss, Cholezystitiden und schweren Leberschäden

**Energetik:**
Geschmack: scharf, etwas bitter, zusammenziehend
Temperatur: warm und trocken im III. Grad (innerlich), eher mild warm, äußerlich kühlend und sekundär erwärmend

▶ **Wirkt auf Ma, Le, Chong mai**

**Wirkungsweise:**
- Befreit die Oberfläche und leitet Wind-Kälte und Wind-Hitze aus
- Bewegt das Magen-Qi, löst Nahrungsstagnationen, stärkt das Milz-Qi
- Bewegt das Le-Qi und Gallen-Qi

# Pfefferminze – Monographie

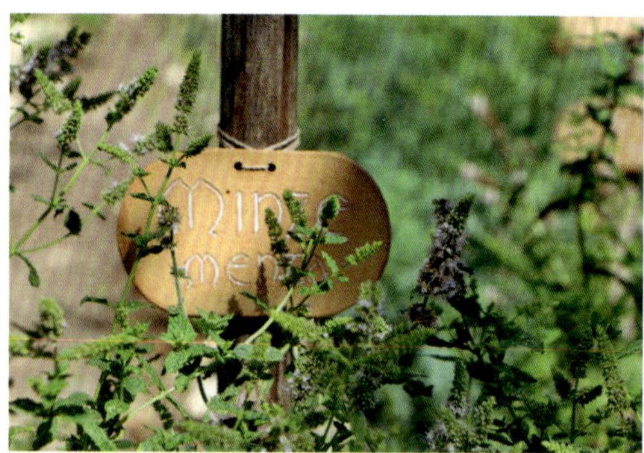

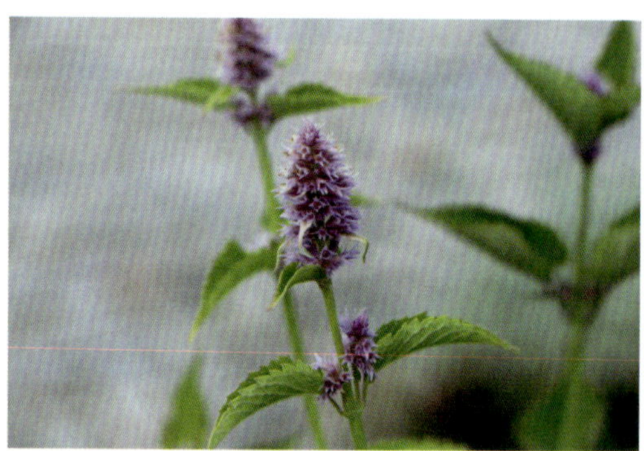

Pfefferminze ist ein allseits bekanntes Kraut, das jeder, vom Kleinkind bis zum Greis, kennt. Die Pfefferminze gehört zur Familie der Lippenblütler (Lamiaceae). Ursprünglich in China beheimatet, gelangte sie vermutlich über Handelswege und das große Engagement der Benediktiner nach Europa. Ihren Namen *Menthae* wird mit Minze übersetzt und *piperita* deutet auf den pfeffrigen, erfrischenden Geschmack hin. Die Gattung der Minzen (Mentha) umfasst etwa 30 bekannte Arten. Großer Popularität erfreuen sich beispielsweise die Ackerminze (Mentha arvensis), die Polei-Minze (Mentha pulegium), die grüne Minze (Mentha spicata) oder die Wasser-Minze (Mentha aquatica). Aus den beiden letzteren Arten bildete sich die Pfefferminze. Aus diesem Grund wird die Pfefferminze auch als natürliches Hybrid bezeichnet. Da sich die verschiedenen Minzarten recht einfach kreuzen lassen, gibt es viele weitere Hybriden, sowie Unterarten. Die Pfefferminze bevorzugt halbschattige bis sonnige Standorte. Der Boden sollte nährstoffreich, leicht kalkhaltig und gerne etwas feucht sein. Bei Pfefferminzen handelt es sich um ausdauernde, krautige und winterharte Kräuterstauden. Sie erreichen eine Wuchshöhe zwischen 25–100 cm. Ihr flaches Wurzelwerk bildet kriechende Ausläufer aus. Um die Kreuzung Menthae pip. zu bewahren, muss man die Pflanze alle 2 Jahre umsetzen. Sonst geht sie in ihre Ursprungsform über. Der vierkantige Stängel ist meist stark verzweigt, behaart und gelegentlich auch rotüberlaufend. Die gestielten, länglich-eiförmigen Blätter haben einen gesägten Rand. Das Blatt besitzt ein auffälliges Blattnervensystem, dass sich auch rötlich-violett darstellen kann. An der Unterseite der Blätter befinden sich Öldrüsen, die den typischen Pfefferminzduft verströmen. Von Juni bis September erscheinen die kleinen, hellvioletten Blüten in ährigen Scheinquirlen. Aus den Blüten der Pfefferminze entwickeln sich zur Fruchtreife vier eiförmige Klausenfrüchte mit bräunlichen Samen.

Minzen spielten bereits in der Antike eine bedeutende Rolle. Im alten Ägypten waren sie Bestandteil des Totenkultes. Zu Ehren von Demeter braute man im alten Griechenland einen Trank aus Gerste, Minze und Wasser. Wer sich nun fragt, warum es so viele

Minzearten gibt, findet seine Antwort in der griechischen Mythologie. Hades, Herr der Unterwelt, fand großen Gefallen an der Nymphe Minthe und wollte sie, von Lust getrieben, verführen. Seine Frau Persephone war darüber gar nicht erfreut. Voller Eifersucht sann sie auf Rache und riss die bedauernswerte Minthe in viele Stücke. Hades ließ, in seiner Trauer, aus den vielen Leichenteilen eine intensiv duftende Pflanze wachsen.

Die Minzen spielten in allen Epochen der Kräutermedizin eine wichtige Rolle. Ihr therapeutischer Einsatz zieht sich wie ein roter Faden durch die Kräuterbücher der Jahrtausende. Ich möchte nicht unerwähnt lassen, dass sich das aromatisch-scharfe Kraut auch in der Küche seinen Platz sicherte. Als mediterranes Küchenkraut wirkt es im Sommer erfrischend in Salaten und macht Schwerverdauliches bekömmlicher.

**Inhaltsstoffe:**
Ihre Wirkung verdankt die Pfefferminze hauptsächlich dem Gehalt an ätherischen Ölen und Flavonoiden. Je nach Standort kann sie bis zu 4 % Rutin (blutbewegend) enthalten. Das ätherische Öl Menthol verleiht den frischen Duft. Pulegon aus der rückentwickelten Form (auch in der Poleiminze) riecht etwas muffig. Der Gehalt an Menthol und anderen Monoterpenolen erhöht sich in Pflanzen der Juni- und Augusternte. Pfefferminze hat durch ihren adstringierenden Charakter auch einen austrocknenden Effekt. Bei langer Anwendung soll es zu lebertoxischen Wirkungen kommen.

### ▶ Wirkung in der TCM auf Lu, Ma, Mi, Le, Chong mai

Pfefferminze ist eine Pflanze, die durch ihren scharfen Aspekt die Oberfläche öffnet und Energie zerstreut. Dadurch wirkt sie äußerlich kühlend und sekundär erwärmend. Ihr leicht bitterer Geschmack wirkt appetitanregend und trocknend und leitet Hitze nach unten ab. Ihr adstringierender Charakter hilft die Dinge zu halten und zu bewahren. Das Temperaturverhalten der Minze wirkt innerlich wärmend und trocknend. Viele Menschen glauben, dass die Pfefferminze kühlend sei, was sich aber bei der inneren Anwendung nicht bestätigt. Pfefferminze gehört zu den Qi- und Blut regulierenden Pflanzen.

**Hinweis:** Wissenschaftliche Studien zeigten eine Hemmung bis Eindämmung von Influenza-Viren, Mumps-, Herpesviren, Streptokokken, Staphylokokken, sowie Candida albicans.

**Lunge:**
- Befreit die Oberfläche von Wind, wenn der Infus schnell getrunken wird
  Die Oberfläche ist der Bereich zwischen Haut und Muskeln. Er liegt außerhalb der Leitbahnen und wird auch als Lungen-Abwehr-Qi bezeichnet
  - Bei beginnendem grippalen Infekt

- Regt Kälterezeptoren an, deshalb hat sich der Gebrauch von Nanaminze in der Wüste bewährt
  - Anästhesierend bei Schmerzen, wie Kopfschmerz, Migräne, geröteten Augen, Schwindel
- Befreit die Lunge von Hitze und Schleim, wobei es sich um ein Disharmoniemuster mit chronischem Verlauf handelt, das anfällig für Schleim und Hitze ist
  - Bei bellendem Husten
  - Husten mit reichlich klebrigem, gelb-grünlichem Sputum
  - Hitzegefühl, Mundtrockenheit und Durst, verursacht durch Fülle-Hitze
  - Bei erschwerter Atmung bis Dyspnoe, durch die Schleimansammlung und Trockenheit kann sich eine Pfeifatmung entwickeln
  - Mit unangenehmem Druckgefühl durch Schleim, der sich in Hals und Thorax ansammelt
  - Bei Schlafstörungen, Erregtheit und innerer Unruhe, die stark einschränkend auf die Lebensqualität wirken
  - Schwindel, Schweregefühl und Benommenheit im Kopf durch Schleimansammlungen im Kopf
  - Bei akuter und chronischer Bronchitis, Bronchiektasien
  - Asthma bronchiale, Emphysem, COPD
  - Pneumonie, Keuchhusten, Lungenabszess

**Magen:**

- Bewegt das Magen-Qi, löst Nahrungsstagnationen
- Bewegt bei Nahrungsstagnationen
  - Schmerzen und Spannungsgefühl im Epigastrium, Übelkeit, Erbrechen, Aufstoßen, Schluckauf, schlechte Laune und Gereiztheit prägen die Stimmung
  - v. a. beim Roemheld-Syndrom gut einsetzbar
- Fördert die Magensaftproduktion, regt die Magenentleerung an
- Befreit den Magen vom Lebereinfluss
  - Patient ist nicht belastbar und reagiert sehr gereizt
- Spasmolytisch bei Spannungs- und/oder Druckgefühl im Epigastrium und Hypochondrium
  - Spasmolytisch auf das gesamte Verdauungssystem
  - Übelkeit, Erbrechen, Aufstoßen, Schluckauf und ein unangenehmer, saurer Reflux
  - Der Patient fühlt sich geschwächt, auffallend ist die Schwäche in den Extremitäten
  - Entkrampft den Mageneingang, was unter Umständen zu einem Reflux führen kann

- Wurde früher bei verdorbenem Essen gegeben, weil Pfefferminze Bewegung in den Verdauungsprozess bringt

**Milz:**

- Stärkt das Milz-Qi, bei
  - Müdigkeit, Erschöpfung, Mattigkeit mit dem Bedürfnis sich hinzulegen
  - Appetitmangel
  - Blasser Gesichtsfarbe
  - Leicht aufgeblähtem Abdomen nach dem Essen
  - Schwäche in den Extremitäten
  - Tendenz zu Übergewicht
  - Weichen Stühlen

**Leber:**

- Bewegt das Le-Qi und Gallen-Qi
- Wirkt cholagog, fördert die Gallensaftproduktion (Menthol wird über die Galle ausgeschieden), entkrampft und erweitert die Gallenwege
- Entkrampft bei PMS
- Fördert die Menstruation, guter Einsatz bei jungen Mädchen, um die Periode in Schwung zu bekommen

**Chong mai:**

Der Chong mai belebt das Blut bei Blut-Stagnation

- Nach Absetzen der Pille kommt es zur Stagnation im Chong mai (Post-Pill-Syndrom)
- Bewegt Qi- und Blut, löst Stagnationen und stellt den Blutfluss wieder her

**Info**

Pfefferminze ist ein guter Blutbeweger, sollte die Wirkung nicht ausreichen, lohnt sich der Einsatz von Poleiminze

**Äußerliche Wirkung:**

- Pfefferminze wirkt äußerlich hyperämisierend, anästhesierend, kühlend bei Schmerzen aller Art, Muskelverspannungen, neuralgischen Schmerzen

# Poleiminze – Steckbrief

## Mentha pulegium

**Botenpflanze für den Uterus**

**Inhaltsstoffe:** Äther. Öl (80–90 % Pulegon, Isopulegon, Piperiton, Pinen, Limonen, Dipenten, Menthol), Flavonoidglykoside (Diosmin, Hesperodin), 4 % Gerbstoffe

**Droge:** getrocknetes Kraut

**Verwendete Droge:** H. Pulegii, Ol. aether. Pulegii

**Dosierung:** in einer 200 g Teemischung 10–20 g (Minister, Assistent), 2 x tgl. 1 gestrichenen TL getrocknetes Kraut/Tasse zum heißen Infus. Vom Gebrauch des äther. Öls wird wegen der Toxizität des Pulegons abgeraten!!!

> **Cave!** In der Schwangerschaft wegen der uterustonisierenden Wirkung nicht einsetzen, kann zum Abort führen. Alle Pflanzenteile können bei Überdosierung zu Magen- und Darmreizungen mit Erbrechen, Durchfall und Koliken führen. Kontraindiziert bei Winderkrankungen!

**Energetik:**
Geschmack: scharf, etwas bitter
Temperatur: warm und trocken im III. Grad, sekundär kühlend

**Heil-/Wirkungsweise:** menstruationsfördernd, in hohen Dosen auch abortiv, diuretisch, verdauungsfördernd, magenstärkend, cholagog, insektizid

▶ **Wirkt auf Le, Chong mai, He, Di, Ni, Uterus**

**Wirkungsweise:**
- Bewegt das Leber-Qi
- Bewegt stagniertes Leber-Blut, v. a. im Uterus
- Reguliert den Chong mai, erwärmt den Uterus
- Bringt klares Yang zum Kopf, hebt das Yang und das Qi
- Öffnet die Oberfläche, leitet Wind-Kälte aus
- Stärkt das He-Qi/-Yang
- Stärkt und reguliert das Darm-Qi
- Stärkt das Ni-Qi

# Poleiminze – Monographie

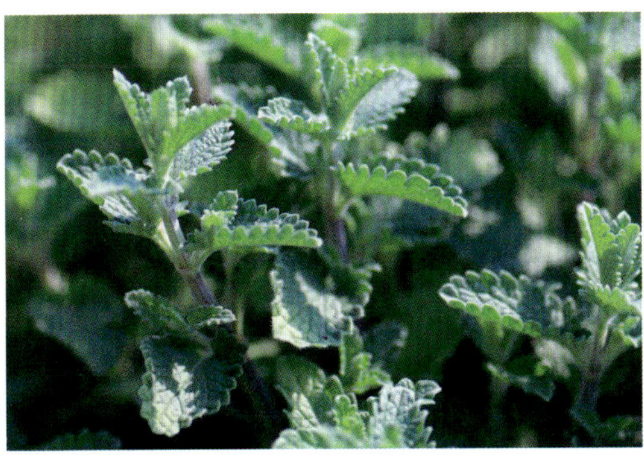
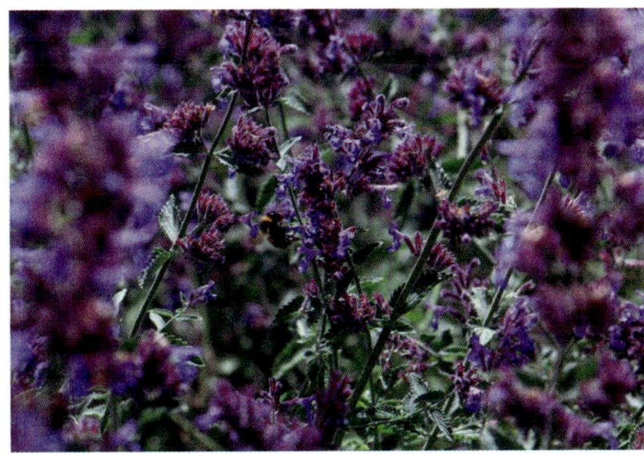

Poleiminze ist eine starke Uterusreinigerin und Botenpflanze für den Uterus.

Die Poleiminze ist eine Vertreterin der Gattung der Minzen und gehört als Lippenblütler zur Familie der Lamiaceaen. Pulegium leitet sich vom lateinischen *pulex* ab und wird mit *Floh* übersetzt. Sie wird auch Blökkraut, Flohkraut oder einfach nur Polei genannt. Bereits in den Kräuterbüchern der Renaissance wird sie als ungezieferfeindliches Kraut beschrieben.

*"Es treibt die Nachgeburt aus, das sind die Häute bei Kindern, in denen sie eingehüllt waren. Wenn die Nachgeburt nicht austreten will soll man Aqua Pulegi (Poleiminzwasser) trinken, dies treibt sie aus." [7]*

Die stark aromatische Duftpflanze wurde zum Schutz gegen Dämonen und böse Geister eingesetzt. Beheimatet war die Pflanze ursprünglich im Mittelmeerraum, Nordafrika und im asiatischen Raum. Wer die Pflanze über die Alpen nach Mitteleuropa brachte, ist nicht dokumentiert. Dank Auswanderern gelangte das intensiv minzig duftende Heilkraut von Europa nach Nordamerika. Wahrscheinlich sollte sie während der langen Überfahrt Schutz vor Ungeziefer gewähren und für eine angenehmere Raumluft sorgen. Die Poleiminze ist eine krautige, mehrjährige Pflanze, die eine Wuchshöhe zwischen 20–50 cm erreicht. Sie gehört zu den Pflanzen, die gerne im Wasser stehen. Man könnte sie vielleicht als „ambivalente Überlebenskunstlerin" bezeichnen. Sie harrt an überfluteten Uferzonen monatelang unter Wasser aus, besitzt aber auch die Fähigkeit längere Trockenperioden zu überleben. Variabel verhält es sich auch mit dem vierkantigen, wenig behaarten oder kahlen Stängel. Er kann liegen oder aufrecht stehen. Manchmal zeigt sich eine rotüberlaufende Färbung der Stängel. Diese Rotfärbung und die Behaarung werden in der Signaturen-Lehre dem Planeten Mars, dem das Blut unterstellt ist, zugeordnet. Die Behaarung ist ein Zeichen für die Wehrhaftigkeit der Pflanze. Am Stängel wachsen die kurz gestielten, ovalen, kleinen, kreuzgegenständigen Blätter. Die Blätter sind zudem mit Öl-Drüsen ausgestattet. Die rhythmische Anordnung der Blätter ist ein Hinweis auf die regulierende Eigenschaft von rhythmischen Prozessen im Körper, wie z. B. Menstruation, Atmung und Herzrhythmus. Die kreuzgegenständige Anordnung finden wir bei Schutzpflanzen (Schutz vor Dämonen). Von Juli bis September öffnen sich die lilafarbenen Blüten, die in kugeligen Scheinquirlen wie kleine, hübsche Kronen in den Blattachseln sitzen. Leider ist die Poleiminze inzwischen sehr selten geworden. [12]

**Inhaltsstoffe:**
Hauptbestandteil der ätherischen Öle ist das Pulegon. Es kann bei Überdosierung nicht nur die Menstruation anregend, sondern auch abortiv wirken. In der Geschichte berichtet man immer wieder von Todesfällen aufgrund einer Überdosierung durch Poleiminz-Öl. Bereits vor Jahrhunderten warnten Gelehrte, so auch Paracelsus, vor dem Abortrisiko durch fälschlichen Gebrauch der Poleiminze. Um die Menstruation in Gang zu setzen, verordnete er sie allerdings gerne. Eine Überdosierung mit Pulegon reizt die Haut und Schleimhäute, kann zu Vergiftungen mit Koliken, Erbrechen, Krämpfen und im schlimmsten Fall zu Atemlähmungen führen. Von einem Dauergebrauch ist dringend ab zu raten, da Leberschäden zu befürchten sind.

### ▶ Wirkung in der TCM auf Le, Chong mai, He, Di, Ni, Bl, Uterus

Der Wirkungsschwerpunkt der Poleiminze liegt eindeutig in ihrer stark blutbewegenden Eigenschaft, speziell im Uterus. Neben Blut bewegt sie auch das Qi und kann Stagnationen lösen. Die Poleiminze ist scharf und etwas bitter. Sie wirkt zerstreuend und öffnet die Oberfläche. Der leicht bittere Geschmack nimmt Einfluss auf die Verdauungssäfte und leitet Hitze nach unten ab. Das Temperaturverhalten warm II.–III. Grad macht die Poleiminze zu einem Yang-Tonikum.

**Leber:**
- Bewegt das Leber-Qi bei
  - Spannungsgefühl im Abdomen, Aufblähung, Unwohlsein
  - Depressionen, Stimmungsschwankungen, Melancholie, Reizbarkeit
  - PMS, unregelmäßigem Zyklus
  - Globusgefühl in der Kehle
- Bewegt stagniertes Leber-Blut, v. a. im Uterus
  - Bei Dysmenorrhoe
  - Unregelmäßigem Zyklus
  - Dunklem, klumpigem Menstruationsblut
  - Unfruchtbarkeit
  - Löst die Menstruation und hilft beim Austreiben der Nachgeburt
  - Gutes Mittel, wenn nach Absetzen der Pille die Periode nicht ins Fließen kommt (Post-Pill-Syndrom)

**Chong mai:**

- Reguliert den Chong mai (Penetrations-Durchdringungsgefäß oder See des Blutes)
  - Reguliert den Blutfluss der Frau, in allen Lebensphasen, Kindheit, Pubertät, Menstruationszyklus, Schwangerschaft, Stillzeit, Klimakterium. Die weibliche Energie ist mehr mit dem Yin, also mit dem Blut verbunden

**Uterus:**

- Erwärmt den Uterus
  - Bei Kältegefühl im Uterus, das untere Abdomen ist kalt (entsteht häufig aus einem Yang-Mangel), die Kombination mit Zingiber (Ingwer) ist wertvoll
  - Chronischem, dumpfem Schmerz im Unterbauch
  - Unregelmäßigem Zyklus, Hypomenorrhoe, Dysmenorrhoe
  - Starkem Ausfluss
  - Besserung durch Wärme

**Blase:**

- Erwärmt die Blase
  - Bei sinkendem Blasen-Qi
  - Bei häufiger Miktion, Harninkontinenz, chronischer Zystitis (oft kein echter Infekt, sondern sinkendes Blasen-Qi)

**Hebt das klare Yang:**

- Bringt klares Yang zum Kopf, hebt das Yang und das Qi, besänftigt Leber-Yang
  - Bietet Unterstützung bei Polypen
  - Lindert bei Kopfschmerzen, bei nervösen Kopfschmerzen mit Lavendel und Melisse ergänzen
  - Schwindel, Konzentrations- und Denkstörungen

**Wirkung auf die Oberfläche:**

- Öffnet die Oberfläche, leitet Wind-Kälte durch seine Schärfe aus
- Leitet Äußeren Pathogenen Faktor aus
  - Bei beginnendem, grippalem Infekt
  - Frösteln, Fieber
  - Glieder- und Kopfschmerzen
  - Nackensteifigkeit
  - Schweißlosigkeit

**Herz:**

- Stärkt das He-Qi bei Herz-Qi-Mangel, angezeigt durch
  - Blässe, Müdigkeit, Erschöpfung, Patient fühlt sich saft- und kraftlos
  - Schwacher Stimme

- Tagsüber Palpitationen oder Herzstolpern mit Belastungsdyspnoe
- Unter Belastung vermehrt, in Ruhe weniger Symptome
- Spontanschweiß

- Stärkt das Herz-Yang bei Herz-Yang–Mangel, hinzu kommen
  - Kälteaversion, Frösteln, Bedürfnis nach Wärme
  - Kältezeichen, das Blut kann nicht richtig zirkulieren, was bis zur Blutstase führt
  - Patient fühlt sich kalt an
  - Zyanotische Lippen, häufig erscheint das ganze Gesicht zyanotisch
  - Zyanose von Fingern, Fingernägeln, ebenso Füßen und Fußnägeln
  - Palpitationen, Herzrasen, Rhythmusstörungen
  - Thorakales Beklemmungsgefühl, Angina pectoris

**Darm:**
- Stärkt und reguliert das Darm-Qi bei Dickdarmschwäche mit Kälte
  - Stuhlgangunregelmäßigkeiten von Obstipation über Diarrhoe und weichem Stuhlgang
  - Dumpfem Druckgefühl im Abdomen, das durch Druck und Wärme besser wird

**Nieren:**
- Stärkt das Ni-Qi, bei
  - Schmerzen und Schwäche in der Lumbalregion
  - Schwachen Knien
  - Urin ist reichlich und klar, Harnstrahl dünn
  - Tröpfeln nach der Miktion
  - Harninkontinenz
  - Enuresis
  - Müdigkeit und Erschöpfung

**Zusammenfassung:**
Die Poleiminze ist aufgrund ihrer Inhaltsstoffe und ihrer Wirkungen kein Universalkraut, das unbedenklich eingesetzt werden sollte. Ihr Spektrum ist klein und fein und leistet bei der richtigen Indikation und der richtigen Anwendung hervorragende Dienste.

Bis heute bedient man sich der Poleiminze, um eine überfällige Regelblutung anzuregen. Der vorübergehende Gebrauch der Poleiminze zur Auslösung einer Blutung ist auch völlig unbedenklich, sofern keine Schwangerschaft vorliegt. Weil das Pulegon auf Dauer leberschädigende Nebenwirkungen hat, kommt diese Minz-Art vor allem in solchen Fällen zum Einsatz, in denen sich eine Blutung schon nach wenigen Einnahmetagen anstoßen lässt. Dies ist zum Beispiel der Fall, wenn man nach einer Fehlgeburt eine Ausschabung umgehen möchte und aus diesem Grund eine vollständige Reinigung der Gebärmutter bewirken will. Oder wenn sich bei einer Frau – die nicht schwanger ist! – die Regelblutung um einen Tag verzögert. Natürlich ist Poleiminze auch bei einer monatelang ausbleibenden Regelblutung nach Absetzen der Antibabypille hilfreich. Doch in solchen Fällen ist es sinnvoll, sie mit anderen Kräutern zu mischen und die Einnahme auf 8–10 Wochen zu beschränken.

**Tipp**

Poleiminzen–Urtinktur (Mentha-pulegium-Urtinktur) bietet den Vorteil, dass man die Tropfen in den letzten Schluck Tee geben kann. Mit einer Tinktur ist man flexibler und kann schneller auf Veränderungen reagieren. Die Tinktur immer nach Anweisung des Herstellers einnehmen

## Rosmarin – Steckbrief

### Rosmarinus officinalis

**Botenpflanze für die Beine**

**Inhaltsstoffe:** 1–3,5 % äther. Öl (Cineol, Borneol, Kampfer), Labiatengerbstoffe (Rosmarinsäure), Saponine, Anthocyane, Flavonoide, Diterpenphenole, Harz, Triterpene, Bitterstoffe, Steroide, Spuren von Salicylaten

**Droge:** Blätter

**Verwendete Droge:** Fol. Rosmarini, Tct. Rosmarini, Ol. aether. Rosmarini

**Dosierung:** in einer 200 g Teemischung 20–30 g (Kaiser, Minister), 3x tgl. 1 gestr. TL der getrockneten Blätter/Tasse zum heißen Infus, Tinktur 3x tgl. 20 Trpf. (Angaben des Herstellers beachten), vom ätherischen Öl 2 x tgl. 1–2 Trpf.

> **Cave!** Nicht in der Schwangerschaft, nicht bei Hypertonie und Hitze-Erkrankungen, da Qi und Blut bewegend

**Energetik:**
Geschmack: etwas scharf, aromatisch-harzig, bitter, etwas adstringierend
Temperatur: hitzig und trocken

**Heil-/Wirkungsweise:** kreislaufanregend, blutbewegend, tonisierend, erfrischt den Geist (psychoaktiv), schmerzstillend, spasmolytisch, menstruations- und verdauungsfördernd, entspannend, beruhigend, entzündungshemmend, antibakteriell

**► Wirkt auf Mi, Ma, He, Le, Chong mai, Ni**

Erwärmt Milz und Magen, stärkt die Yun Hua-Funktion der Milz, hebt das Qi, erwärmt die Extremitäten

**Wirkungsweise:**
- Tonisiert Qi und Yang des Herzens
- Öffnet die Oberfläche, leitet Wind–Kälte aus
- Bewegt das Leber-Qi
- Bewegt das Blut
- Leitet Feuchtigkeit und Schleim aus
- Stärkt das Nieren-Yang
- Einzigartiger Blutbeweger, Sprachstörungen
- Botenpflanze für die Beine

# Rosmarin – Monographie

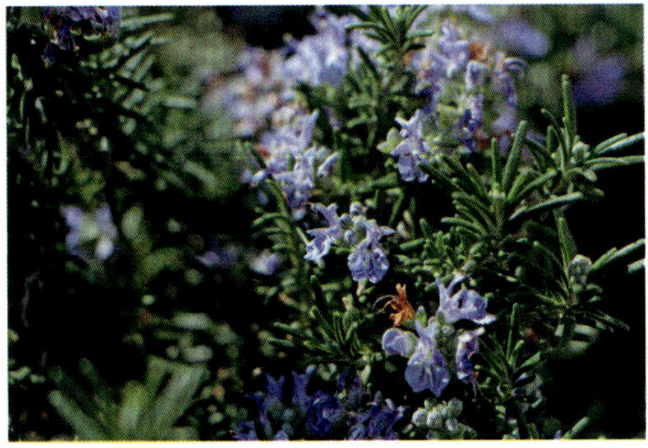

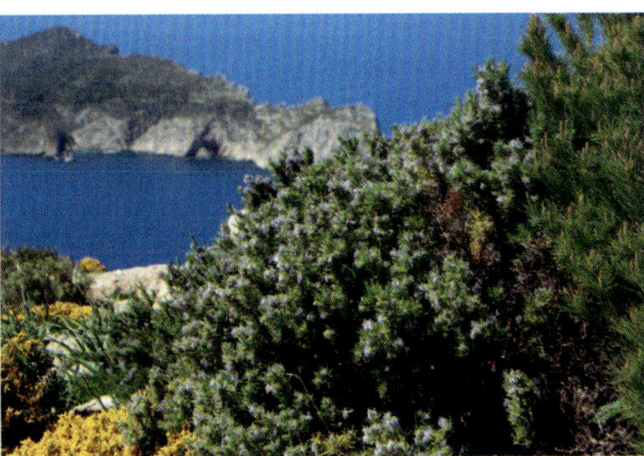

Rosmarin ist ein wahrer Kaiser. Ein ganz wundervolles Yang-Tonikum und ein einzigartiger Blutbeweger. Er eignet sich hervorragend zur Therapie von Kälteerkrankungen, indem er die Durchblutung verbessert und die Wärme bis in die Peripherie transportiert. Rosmarin ist eine kultische Heilpflanze, welche die Menschheit schon sehr lange begleitet. Im Volksmund auch Rösilimarie, Hochzeitsmaien, Brautkraut, Kranzenkraut genannt. Die vielen deutschen Namen zeigen deutlich, zu welchen Ereignissen oder Ritualen die Heilpflanze eingesetzt wurde. Als Symbol der Liebe und Fruchtbarkeit war er in der griechischen Antike Aphrodite geweiht. Seine grünen Stängel wurden nicht nur in Brautkränze und Brautsträuße gebunden, sondern auch zum Räuchern eingesetzt. Man schenkte ihn zu Hochzeiten und Taufen. Als „Friedenspfeife" hielt er die Mitglieder einer Sippe zusammen. Durch seine immergrünen Blätter stellt er den Bezug zum ewigen Leben her, weshalb er bei Totenkultritualen eine wichtige Rolle spielt. In manchen Gegenden pflanzt man auch heute noch Rosmarin auf die Gräber oder wirft ein kleines Sträußchen ins Grab. Als Lippenblütler gehört Rosmarin zu den Labiaten und ist, wie die meisten Lippenblütler, ursprünglich im Mittelmeerraum beheimatet. Dort wächst er als üppige, immergrüne Wildpflanze in Gebüschsformationen und säumt als Macchialandschaft die Küstenhänge. Sein lateinischer Name bestätigt *Ros* bedeutet Tau und *marinus* – Meer, folglich Meertau. Auf kalkhaltigen, nährstoffarmen Böden kann Rosmarin bis zu zwei Meter hoch werden. Wie bei allen Strauchpflanzen beginnen die älteren Pflanzen zu verholzen. Die dunkelgrünen, lanzettlichen Blätter ähneln Nadeln. Bei Berührung fühlen sie sich etwas ledrig an. Die Nadelform lässt darauf schließen, dass Rosmarin eine perfekte, auf trockene und warme Standorte spezialisierte Pflanze ist. Öl-Drüsen in den Blättern sondern ätherische Öle ab und kühlen die Pflanze. Ein wundervoller Duft, der das Herz öffnet. Die zarte Blattunterseite ist mit kleinen weißen Haaren versehen als Schutz vor Sonnenlicht. In unserer Region entfalten Lippenblütler die ersten

Blüten zwischen Mitte März bis Ende Mai. Im ursprünglichen Verbreitungsgebiet schon im Oktober. Die Farbpalette der Blüten erstreckt sich von blau, lila, rosa bis weiß. Die Blüten sind zahlreich auf rispenähnlichen Blütenständen angeordnet. Ins Auge fallen die zwei lang herausragenden Staubblätter. Aus den Blüten bilden sich die Früchte. Die Samen erinnern in Farbe und Form an einen Brotlaib. Elaiosome, als kleine Anhängsel am Ende der Samen dienen der Verbreitung durch Insekten, z. B. fleißigen Ameisen.

**Inhaltsstoffe:**
Die perfekte Zusammensetzung der Inhaltsstoffe macht das beachtliche Wirkspektrum von Rosmarin aus. Der aromatisch-bittere Geschmack weist auf die appetitanregende, verdauungsfördernde und blähungswidrige Eigenschaft hin. Die enthaltenen Flavonoide und Diterpenphenole wirken antioxidativ. Die adstringierende Wirkung ist auf die Rosmarinsäure zurückzuführen. Sie hat zudem eine antibakterielle, antivirale, antifungizide Wirkung. Rosmarin enthält nur Spuren von Salicylaten, dennoch ist er ein einzigartiger Blutbeweger. Dies liegt wohl am hervorragend abgestimmten Zusammenspiel der Wirkstoffe. Salicylate haben schmerzlindernde, entzündungshemmende und thrombozytenaggregationshemmende Eigenschaften.

### ▶ Wirkungen in der TCM auf Mi, Ma, He, Le, Lu

**Milz und Magen:**
- Erwärmt Milz und Magen, stärkt die Yun Hua–Funktion der Milz
- Hebt das Qi, bei
  - Breiigem Stuhlgang
  - Schweren Gliedmaßen
  - Erwärmt die Extremitäten
- Stärkt die Milz, leitet Feuchtigkeit aus, transportiert und transformiert Schleim aus der Milz
  - Macht einen klaren Kopf, stärkt Gedächtnis und Konzentration
  - Bei Leere-Kopfschmerz und dumpfem Kopfschmerz, gerne in Kombination mit Kalmus (Rhiz. Calami)
  - Bei Feuchtigkeits-Bi, Weichteilrheuma
- Bei neurologischen Störungen, Lähmungen, Parästhesien, aufgrund von Feuchtigkeit in den Leitbahnen
- Regt die Verdauung an, Rosmarin-Blätter wirken auf die Gallenwege und den Dünndarm spasmolytisch
- Bewegt bei Ma-Qi-Stagnation und leitet Feuchtigkeit aus
  - Bei Übergewicht

**Herz:**

- Tonisiert Qi und Yang des Herzens
- Öffnet das Herz, lässt Freude einkehren
- Beruhigt den Geist Shen, hat psychoaktive Wirkung, bei
  - Depressionen
  - Erschöpfung
  - Lustlosigkeit
  - Abgeschlagenheit
  - Sprachstörungen
  - Schockpflanze, hilft aus der Erstarrung raus zu kommen
- Öffnet die Brust bei Herz– und Lungen-Stagnation, entspricht der Wirkung von Ren 17 in der Mitte der Brust
- Regt den Kreislauf an, transportiert die Wärme bis in die Peripherie
  - Bei Hypotonie, Kreislaufschwäche (besonders bei jungen Mädels), bei schwankendem und labilem Blutdruck

**Tipp**

Bei Hypothyreose zur Anregung der Schilddrüsenfunktion Rosmarin und Thymian verabreichen

**Lunge:**

- Tonisiert das Lungen-Qi und senkt es ab, bei
  - Bronchitis mit wässrigem, feuchtem Schleim
  - Sinusitis mit klarem Sekret (kennzeichnend, dass noch keine Hitze eingedrungen ist)
  - Schweiß bei geringer Anstrengung
  - Leichtem Husten und leichter Dyspnoe
  - Schwacher Stimme und keine Lust zum Reden
  - Erhöhter Infektanfälligkeit
  - Müdigkeit und Schwäche
- Öffnet die Oberfläche, leitet Wind-Kälte aus
  - Bei grippalem Infekt mit Frösteln
  - Fieber

    Kopfschmerzen
  - Nackensteifigkeit (Einreibung mit Rosmarinöl)
  - Gliederschmerzen

**Wirkung auf die Leber:**

- Bewegt das Leber-Qi
- Löst Leber-Qi-Stagnation und kann den reibungslosen Qi-Fluss optimieren, bei
  - Unregelmäßigem Zyklus
  - Schmerzlindernd bei PMS
  - Stimmungsschwankungen, Depressionen
  - Erhöhter Reizbarkeit, die auch mal in einem Zornausbruch gipfelt
  - Verspannungen im Bauchraum und im Thorax
  - Häufigem Seufzen, Globusgefühl im Hals

**Rosmarin als Blutbeweger:**

- Bewegt das Blut
- Löst Qi-Stagnations-Hitze, Kälte- oder eine Qi-Stagnation können zur Blut-Stase führen. Eine Blutstagnation verursacht fixierte, bohrende oder stechende Schmerzen, die sich am Abend verschlechtern
  - Gesicht und Extremitäten können zyanotisch sein
  - Menstruationsbeschwerden, Dysmenorrhoe mit klumpigem, dunklem Blut
  - Schmerzen im Abdomen
  - Varikosis
  - Dunklen, lividen Hautveränderungen, schuppige Haut

**Nieren:**

- Stärkt das Nieren-Yang, durchdringt mit seiner Wärme den Menschen, vermittelt das Gefühl von innerer Ruhe und sorgt für Entspannung. Indiziert bei Nieren-Yang-Mangel, mangelnder Festigkeit des Ni-Qi`s, Niere kann das Qi nicht empfangen!
  Angezeigt durch
  - Große Aversion gegen Kälte (hervorragender Nieren-Erwärmer)
  - Unterstützend bei der Fortpflanzung, wenn Kälte eingedrungen ist, wärmt Rosmarin den Schoß
  - Impotenz
  - Kalten Knien, kaltem Po, Kälte in den Beinen
  - LWS-Beschwerden, Kälte im Mingmen. Innerliche Anwendung und äußerliche Einreibungen oder Massagen mit Rosmarinöl plus Nierenwärmer bringen Wärme zurück
  - Kälte-Bi-Pflanze
  - Reichlich, klarem Urin, Nykturie, Dysurie, Harnverhalt, aber auch Harninkontinenz
  - Schwindelgefühl
  - Tinnitus, Schwerhörigkeit

- Verbessert als Botenpflanze die Durchblutung der Beine, bei Polyneuropathie, Beinödemen, Restless-Legs-Syndrom, Claudicatio intermittens

**Innerliche und äußerliche Anwendung:**

- Rosmarin-Badezusätze und -Öle in einem Rosmarinvollbad oder Fußbad bringen an kalten Tagen die Wärme zurück in den Körper. Wirken regenerierend, entspannend und harmonisierend auf Körper, Geist und Seele. Eine Pause in der Badewanne kann Wunder bewirken
- Müde und schwere Beine mit Rosmarinöl oder -Lotion einreiben, wirkt belebend und erfrischend

## Sägepalme – Steckbrief

### Sabale serrulata, Serenoa serrulata

**Bote für den Urogenitaltrakt!**

**Inhaltsstoffe:** 1 % ätherisches Öl, fettes Öl, Gerbstoffe, ß-Sitosterin, Invertzucker, östrogene Substanz, Harz, Carotin

**Droge:** Sägepalmenfrüchte

**Verwendete Droge:** Fruct. Sabalae serrulatae, Fertigpräparate

**Dosierung:** 30 g getrocknete Früchte in einer 200 g Teemischung (Kaiser, Minister, Assistent), 3x tgl. 1–1½ TL zum heißen Infus, Fertigpräparate nach Angaben des Herstellers

**Energetik:**
Geschmack: süß, scharf, adstringierend
Temperatur: warm, trocken

► **Wirkt auf Ni, Mi, Lu**

**Wirkungsweise:**
- Tonisiert das Nieren-Yang und festigt das Nieren-Qi
- Leitet Schleim und Feuchtigkeit aus dem U.E. aus
- Tonisiert das Mi-Qi
- Leitet Schleim aus der Lunge

## Sägepalme – Monographie

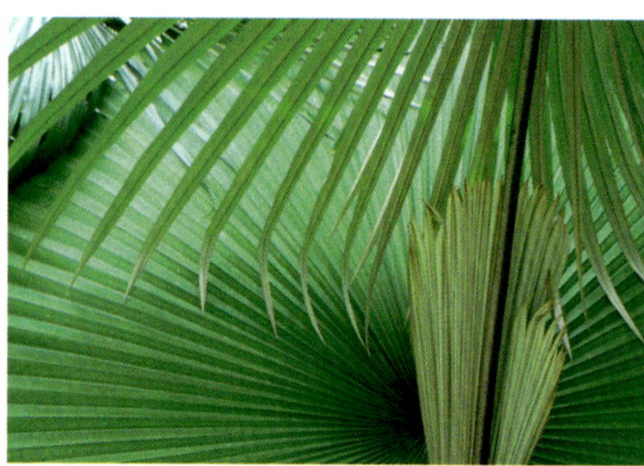

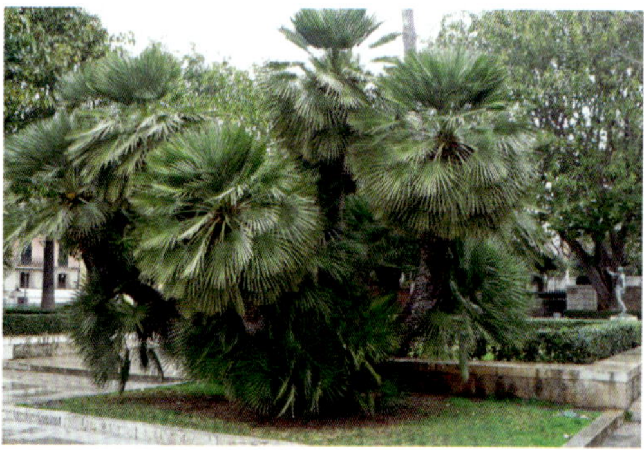

Sägepalme bietet die Qualitäten eines Kaisers, Ministers, Assistenten, bei gleichzeitiger Funktion eines wertvollen Boten für den Urogenitaltrakt.

Sie gehört zur Familie der Palmengewächse.

Bei uns nicht heimisch, aber bekannt als Zimmerpflanze misst der Strauch 0,6–2 m und hat horizontale, viel verzweigte Stängel. In seiner Heimatregion entwickelt er sich durchaus zu einem Baum mit aufrechten Stängeln, der eine Höhe von 7 m erreichen kann. Die immergrünen Blätter sind fächerförmig und schließen sich scharf gesägten Blattstielen an. Die weißen Blüten sitzen an aufragenden Rispen, die den Blattachseln entspringen. Die fleischige, gelbgrüne Steinfrucht verfärbt sich zur Reifezeit blauschwarz. Jede Frucht enthält einen einzelnen harten Kern. Die Sabale kommt ursprünglich von der amerikanischen Atlantikküste, hat sich aber in Europa zum medizinischen Verbrauch schon lang etabliert.

Hauptwirkungsort sind Nieren und Milz. Gern im Einsatz bei Frauen, aber auch der Männergesundheit ausgesprochen dienlich. In Fertigpräparaten häufig kombiniert mit Brennnessel z. B. in *Prostagutt* bei Prostatabeschwerden.

Die Früchte erinnern an rote Datteln, deren Süße bei der energetischen Einordnung hilft, d. h. nicht so hitzig, sondern eher warm und sehr nährend.

### ▶ Wirkung in der TCM auf Ni, Mi, Lu

**Niere:**

- Erwärmt das Nieren-Qi und hält das Nieren-Yang
  - Bei Rückenschmerzen durch Kälte
  - Als Potenz- und Fruchtbarkeits-Tonikum
  - Früher schon bei Impotenz, mangelnder Libido, sowohl für Frauen und Männer benutzt
  - Blasen-Schwäche z. B. im Klimakterium
- Leitet Schleim und Feuchtigkeit aus
- Leitet Feuchte Hitze aus bei Männern und Frauen
  - Kolpitis, Ovaritis, bei Orchitis regulierend, dann in Kombination mit kühlen und trockenen Kräutern
  - Bei venerischen Erkrankungen kombinieren mit kühlenden und trocknenden Kräutern, wie Schachtelhalm (H. Equiseti), Breitwegerich (H. Plantaginis major.), Vogelmiere (H. Stellaria med.), Frauenmantel (H. Alchemilla vulg.), Schafgarbe (H. Millefolii) usw.

**Bote für den Urogenitaltrakt:**

- Prostatareizung
  - Bei benigner Prostatahypertrophie entzündungshemmend
- Lindert irritierte, entzündete Schleimhäute v. a. im Harntrakt von der Niere bis zur Harnröhre, Bettnässen

- Endokrin wirksam bei Störung der Geschlechtshormone
  - Testikulärer Atrophie
  - Bei nicht oder unterentwickelten Geschlechtsorganen

**Milz:**

- Nährt das Mi-Qi
  - Bei Erschöpfung, nicht bei extrem geschwächten Zuständen
  - Süße Früchte sind nährend bei Magerkeit, Müdigkeit, Erschöpfung, Appetitlosigkeit

**Lunge:**

- Transformiert Schleim
- Pflegt die Schleimhäute
- Expektorierend ohne Reizung der Schleimhäute bei Laryngitis, Pharyngitis
- Entzündungshemmend

Trotz vieler Untersuchungen ist die Wirkung der Sägepalme wissenschaftlich nicht bestätigt.

Kontraindikationen sind nicht bekannt. Sägepalmenfrüchte können über einen längeren Zeitraum eingenommen werden.

## Salbei – Steckbrief

**Salvia off.**

**Inhaltsstoffe:** 1–2,5 % ätherisches Öl (Thujon, Cineol, Borneol, Campher, Pinen, Salven), mehr als 5 % Gerbstoffe (Rosmarinsäure u. a.), bitteres Harz, 13 % Flavonoide (Luteolin u. a.), Diterpene (Carnosol, Rosmanol, Safficinolid u. a. ), Triterpene (Oleanolsäure, Derivate), Saponine, östrogenwirksame Substanz, Mineralien (Mg, Cu, Mn, Zn, Au, Ag)

**Droge:** Blätter

**Verwendete Droge:** Fol. Salviae off., Tct. Salviae, Ol. aether. Salviae

**Dosierung:** 30 g Blätter in einer 200 g Teemischung (Kaiser, Minister, Assistent), Monotee 3x tgl. 1TL der getrockneten Blätter/250 ml, Tinktur 3x tgl. 20–30 Trpf., äther. Öl 3x tgl. 2 Trpf./Tasse

**Cave!**
- Kontraindiziert in der Schwangerschaft
- In der Stillzeit nur bei Anordnung, da milchreduzierend
- Dosierung einhalten, gemäß der Verordnung!
- Bei Epilepsie auf ätherische Öle verzichten

**Energetik:**
Geschmack: adstringierend, bitter, leicht aromatisch-scharf
Temperatur: warm im I. Grad und trocken im II. Grad

► **Wirkt auf Lu, He, Mi/Ma, Le, Ni/Bl, Chong mai (nach oben)**

**Wirkungsweise:**
- Stärkt das Lu-Qi, adstringiert das Qi der Lunge, aktiviert das Wei-Qi
- Öffnet die Oberfläche, leitet Wind-Kälte und Wind-Hitze aus
- Leitet Feuchtigkeit und Schleim aus der Lunge
- Stärkt das Qi von Milz und Magen, leitet Feuchtigkeit und Schleim aus dem M.E. aus
- Stärkt das Qi von Niere und Blase, adstringiert das Qi und das Yin der Niere
- Leitet Feuchte Hitze aus dem U.E. (Ni, Bl, Uterus)
- Stillt Blutungen

# Salbei – Monographie

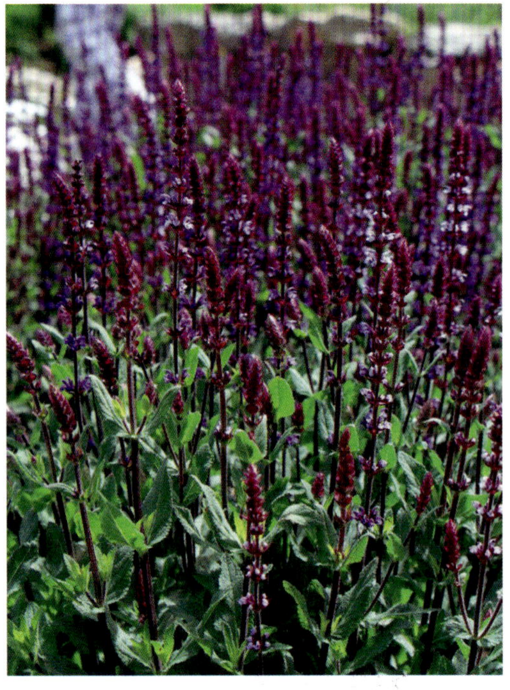

Salvia off. gehört zur Familie der Lippenblütler (Labiaten). Es gibt verschiedene Arten von Salbei. Allesamt mit ähnlicher, meist abgeschwächter Wirkung. Bekannt sind Salvia sclarea (Muskatellersalbei), Salvia triloba (griech. Salbei), Salvia lyrata (amerik. Salbei). In China wird Salvia miltiorrhiza benutzt.

Er ist eine alte Pflanze, die schon bei den Griechen von Bedeutung war. Hildegard von Bingen und auch Walafried Strabo auf der Reichenau, widmeten ihm viel Aufmerksamkeit.

Eine stark aromatische, mehrjährige Staude, die bis zu 60 cm hoch wird. Die Blätter sind rau, eiförmig bis oval und haben fein gezähnte Blattränder. Sie sind grünlich auf der Oberseite, weißfilzig, silbrig auf der Unterseite. Die meist bläulich-violetten Blüten stehen in Quirlen in einem Blütenstand am Ende des Stängels. Seine hellen, fast silbernen Blätter zeugen von nur mäßiger Temperatur. Die Behaarung schützt ihn in seiner Heimat, der Mittelmeerregion, vor Sonnenbrand. Salbei erlangte sehr große Beliebtheit als kultivierte Gartenstaude und Küchenkraut.

Von den Inhaltsstoffen ist u. a. das Spektrum der ätherischen Öle (Thujon, Cineol, Pinen, Campher) hervorzuheben.

Wie bei allen Lippenblütlern sind es hier die milden Labiaten-Gerbstoffe, die adstringierend wirken. Außerdem wertvolle Bitterstoffe (Carnosolsäure), bewegende Flavonoide und Asparagin. Asparagin wirkt diuretisch und eliminiert Restpathogene. Der Einsatz bei hormononellen Krisen ist durch östrogenwirksame Substanzen gerechtfertigt, da diese an die Östrogen-Rezeptoren andocken.

## ▶ Wirkung in der TCM

**Wirkung auf Lunge:**

- Tonisiert das Lu-Qi. Salbei wird verdient als bestes Lungen-Qi-Kraut gehandelt. Zur Erinnerung: Thymian und Oregano sind die besten antibakteriellen Lippenblütler
- Steigert das Lu-Qi bei
  - Keuchatmung
  - Leiser Stimme
  - Schwitzen bei geringer Anstrengung, Spontanschweiß
- Steigert das Wei-Qi
  - Zur Erkältungsprophylaxe kombinieren mit Echinacea (siehe Lu-Qi-Rezeptur)
- Senkt durch die Bitterstoffe das Lu-Qi nach unten, um das Ni-Qi zu empfangen
- Regt zum Schwitzen an, um die Wind-Kälte auszuleiten. Dafür den Infus nur kurze Zeit ziehen lassen, heiß und schnell trinken
- Reduziert Schwitzen, wenn der Infus länger gezogen hat. Die Wirkung der Gerbstoffe kommt verstärkt zur Geltung. Die Kombination mit Walnussblättern ist bewährt. Salbeiblätter und Walnussblätter, je 15 g, fungieren als ein Kraut (zusammen 30 g/200 g Teemischung). Sie schließen die Poren und senken Aufsteigendes Leber-Yang
- Reduziert Feuchtigkeit in der Lunge. Die Lunge ist sehr empfänglich für Feuchtigkeit aus der Milz. Unter Einfluss von Wind-Kälte entsteht schnell Schleim
  - Bei Hitze-Schleim bewährt sich die Kombination mit kühleren Lungenkräutern, wie Efeublättern und/oder Huflattich + Königskerze usw.
  - Bei Kälteschleim braucht es warme Lungenkräuter, wie Thymian, Majoran und/oder Alant

**Wirkung auf die Milz:**

- Stärkt das Qi von Milz und Magen, als klassisches Küchenkraut selbstverständlich
- Reduziert Feuchtigkeit

**Wirkung auf die Leber:**

- Bewegt das Le-Qi, entkrampft und reduziert Schmerzen (Flavonoide)
- Regt die Gallenproduktion an, steigert die Kontraktion der Gallengänge. Steigert auch den Pfortader-Kreislauf und hilft gegen Stauungen im Abdomen
- Senkt Aufsteigendes Leber-Yang
  - Lindert Kopfschmerzen, die durch Aufsteigendes Leber-Yang bedingt sind
  - Senkt nervöse Anspannung

**Wirkung auf die Nieren**

- Tonisiert das Ni-Qi, kann durch die gemäßigte Temperatur auch bei Ni-Yin-Leere eingesetzt werden
- Stärkt die Niere in ihrer aufsteigenden Richtung, um das absteigende Lungen-Qi zu greifen

- Leitet feuchte Hitze aus dem U.E. aus. Bei Hitze bedarf es der Kombination mit kühleren Kräutern, wie Birkenblätter, Goldrute und/oder Bärentraubenblätter. In mancher Literatur wird die Differenzierung von saurem und basischem Urin empfohlen. Das bedeutet z. B.für die Behandlung einer Zystitis, dass Bärentraubenblätter bei basischem Urin und Löwenzahn (Taraxacum) bei saurem Urin Anwendung finden. Andere Recherchen ignorieren diese Differenzierung. Bei chronisch rezidivierenden Blasenentzündungen macht meines Erachtens, die PH-Testung Sinn, um die langsfristige Therapie zu optimieren
- Leitet feuchte Kälte aus, deshalb mit wärmeren Kräutern, wie Sabale, Goldrute, u. a. kombinieren

**Wirkung auf den Chong mai:**
- Reguliert den Chong mai, der durch
  - Le-Qi-Stase
  - Herzinfarkt, Bypass
  - Geburt, Missbrauch
  - Operationen, Kaiserschnitt
  - Spirale, Pille (macht Stase)

  gestört sein kann
  - Die Anwendung zum Abstillen wird oft beschrieben, sollte aber wegen dem Thujongehalt nicht eingesetzt werden. Pfefferminze kann hier besser eingesetzt werden!

**Wirkung auf den Uterus:**
- Bewährt als gute Pflanze für das Klimakterium
  - Sanftes Östrogen-Stimulanz, indem es an den gleichen Rezeptoren andockt und somit die eigene Östrogenproduktion ankurbelt
  - Reguliert Hitzewallungen mit Schweißausbrüchen in Kombination mit Walnussblättern, je 15 g
  - Lindert Palpitationen in Kombination mit Lavendel oder Herzgespann (siehe Monographie). Jeremy Ross empfiehlt die Kombination mit Schafgarbe
  - Im Klimakterium ist auf Grund der Hormonsituation vieles in Unruhe. Die Schilddrüse macht sich oft bemerkbar. Die Frauen fühlen sich aufgedunsen und fröstelig, dann wieder erhitzt. Salbei kann besänftigen und regulieren in Kombination mit Passionsblume (30 g) und Hopfen (10 g)

**Wirkung auf das Blut:**
- Stillt Blutungen durch den hohen Gehalt an Gerbstoffen
  - Bei Colitis ulcerosa ist die Kombination zum Infus mit Blutwurz (Tormentill) wertvoll. Die separate Verordnung von Blutwurz-Tinktur ermöglicht eine individuelle Dosierung, die den Umständen optimal angepasst wird. Reguläre Dosis 3x 5 Tropfen

# Sanddorn – Steckbrief

## Hippophae rhamnoides

**Inhaltsstoffe:** Vitamine, Provitamin A, Vit. $B_1$, $B_6$, $B_9$, $B_{12}$, Vit. C (2500 mg/100 g), K, E, Zucker, Glykoside, hoher Gehalt an Carotinoiden, Flavonoide, Fruchtsäure, Anthocyane, 12 % fettes Öl in den Samen, Omega-3 Fettsäuren

**Droge:** getrocknete Beeren

**Verwendete Droge:** Fructus Hippophae rhamnoides, Fruchtfleischöl, Fertigarzneipräparate, Saft, Sirup, Marmelade

**Dosierung:** in einer 200 g Teemischung 15–20 g (Assistent), 2 x tgl. 2 TL der getrockneten Beeren/ Tasse zum heißen Infus

**Cave!** Nicht bei akuter Hepatitis, Cholezystitis, Cholelithiasis, Diarrhoe, starker Fettempfindlichkeit.

**Energetik:**
Geschmack: Früchte extrem sauer
Temperatur: kalt und trocken

**Heil-/Wirkungsweise:** nährend, entzündungshemmend, adstringierend, fiebersenkend, stimuliert und stärkt das Immunsystem, leber- und tumorprotektiv

▶ **Wirkt auf Le, Mi, Ma, Lu**

**Wirkungsweise**
- Besänftigt Inneren Wind
- Adstringiert, hält das Blut, stillt Blutungen
- Stärkt das Qi von Milz und Magen
- Stärkt das Wei-Qi
- Diuretikum
- Äußerliche Anwendung

# Sanddorn – Monographie

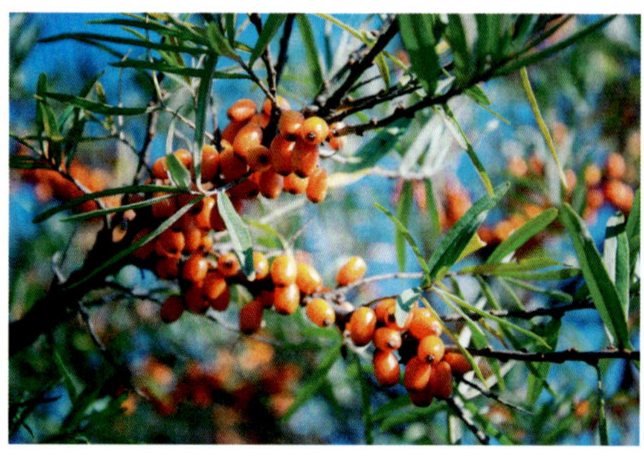

Sanddorn gehört zu den Ölweidengewächsen (Elaeagnaceae). Sein Name setzt sich aus mehreren Begriffen zusammen. Aus dem Griechischen übersetzt bedeutet *rhamnoides* Dorn, *hippos*, bekannt als Pferd und *phaes* als leuchtend. Handelt es sich beim Sanddorn um ein leuchtendes Dornen-Pferd? Nicht wirklich, die Sanddornbeeren wurden als Augenheilmittel für Pferde eingesetzt. Dieser Umstand brachte ihm wohl den außergewöhnlichen Namen ein. Unauffälliger sind gebräuchliche Namen wie Haffdorn, Seedorn, Stechdorn und Meerdorn. Sanddorn zählt zu den trockenresistenten Sträuchern oder Bäumen, die meist mit Dornen ausgestattet sind. Sie haben kleine unscheinbare Blüten und tragen essbare Beeren. Seine Wurzeln sind weit und tiefreichend. Sie helfen Nahrung, Wasser und Halt im Boden zu finden. So ausgerüstet kann er sich dem heftigsten Wind entgegenstellen. Beim Sanddorn haben wir es mit einem Hungerkünstler zu tun, der oft auf Sand und Stein wächst. Er liebt die Nähe zum Meer und macht sich gerne auf Sanddünen breit. Die Natur hat den Sanddorn mit speziellen Salzdrüsen ausgestattet, die eine Überdosis an Salz wieder ausscheiden können. Der bis zu 5 m hohe, stark verzweigte Strauch ist mit Dornen ausgestattet, um sich gegen Feinde aller Art zu wehren. Die kurz gestielten, lineallanzettlichen Blätter schimmern an der Unterseite weiß bis silbergrau und sind behaart. Im April erwachen in den Blattachseln die unscheinbaren, traubenförmigen, grünlich-gelben Blüten. Aus ihnen entwickeln sich sehr saure, etwas herb riechende, orangeleuchtende, essbare Scheinbeeren. In den Monaten September und Oktober werden die Früchte geerntet. Sie sind bekannt für ihren hohen Gehalt an Vitamin C und werden deshalb gerne für die Herstellung von Nahrungsmitteln, Getränken und Hautpflegeprodukten verwendet.

**Inhaltsstoffe:**

Sanddorn zeichnet sich durch seinen sehr hohen Anteil an Vitamin C aus. Außerdem enthält er hohe Mengen fettlöslicher Nährstoffe (Carotinoide) mit starker, antioxidativer Wirkung. Diese sekundären Pflanzenstoffe haben die Fähigkeit, Schäden durch freie Radikale zu bekämpfen, Entzündungen zu reduzieren und einige Krankheiten begleitend zu behandeln. Die Fruchtsäuren sind verantwortlich für den extrem sauren Geschmack der Scheinbeeren. „Sauer hält das Blut in den Gefäßen." Die Samen enthalten ca. 12 % fettes Öl, was sie zu einem potenten Yin-Tonikum macht.

Nachweislich enthält Sanddorn-Öl, das aus dem Fruchtfleisch und den Kernen gewonnen wird, wertvolle Eigenschaften. Es wirkt leber- und tumorprotektiv, was auf die Carotinoide, besonders Lycopin, zurückzuführen ist. Außerdem wirkt es antiphlogistisch, antibakteriell, antioxidativ, wundheilungsfördernd und ulkusprotektiv.

### ▶ Wirkung in der TCM auf Leber, Milz und Magen, Lunge

Mit den sauren Beeren des Sanddorns steht uns eine weitere Pflanze zur Verfügung, die das Blut in den Gefäßen hält.

**Leber:**

- Besänftigt Inneren Wind, dessen Ursache zufinden ist in
  - Extremer Hitze, die im Rahmen fieberhafter Infektionskrankheiten oder einer Sepsis auftritt
  - Aufsteigendem Le-Yang, das dauerhaft zu Le-Wind führen kann, Benommenheit, Schwindel, Tremor, Tics, Reizbarkeit, Migräne
  - Leber-Feuer, angezeigt mit intensiven und pochenden Kopfschmerzen, die oft im Scheitel-Augenbereich lokalisiert sind
  - Plötzlichem Tinnitus (hochfrequent), ausgeprägtem Schwindel, Hörsturz, Taubheit, plötzlicher Schwerhörigkeit, Konjunktivitis, Mundtrockenheit mit bitterem Geschmack
  - Leber-Blut- und Leber-Yin- Mangel mit Tics, Parästhesien, Tremor der Extremitäten, Muskelzucken, Muskelkrämpfe, akuten Sehstörungen (Augenflimmern) und plötzlichem, starkem Schwindel

**Mitte:**

- Stärkt das Qi von Milz und Magen
  Bei erschöpften, müden, kraftlosen Menschen, denen es an Vitalität fehlt mit dem Bedürfnis sich auszuruhen oder hinzulegen. Der Appetit ist bescheiden, dafür plagen sie Blähungen nach dem Essen und weicher, breiiger Stuhlgang, der sich bis zu Durchfall steigern kann. Sie beklagen eine Schwäche in den Extremitäten, da das geschwächte Qi die Peripherie nicht ausreichend versorgt

**Lunge**

- Stärkt das Wei-Qi
  Liegt eine Schwächung des Abwehr-Qi vor, kann es sich nicht mehr gegen das Eindringen von äußeren Pathogenen Faktoren zur Wehr setzen. Dies führt zu Anfälligkeit für Erkältungen. Es besteht generelle Kälteempfindlichkeit, weil das schwache Abwehr-Qi nicht mehr in der Lage ist, Haut und Muskeln ausreichend zu wärmen

- Stärkt die Abwehrkräfte bei Infektionskrankheiten und unterstützt die körperliche und geistige Leistungsfähigkeit. Insbesondere bei rezidivierenden Katarrhen in der Rekonvaleszenz, Erschöpfungssyndromen und Frühjahrsmüdigkeit kann Sanddorn gute Dienste leisten

**Äußere Anwendung:**

- Stärkt die Haut
- Öl aus Sanddornfruchtfleisch nährt, pflegt, regeneriert und fördert den Heilungsprozess der Haut. Diese Eigenschaften sind sicher auf den Vitamin E-Gehalt zurückzuführen
  - Bei dermatologischen Erkrankungen, wie Ekzeme, Akne, Keloidbildung (verstärkte Narbenbildung), Sonnenbrand bewährt
- Unterstützt die Abwehr- und Schutzmechanismen. Das Öl absorbiert Licht und reichert sich im Subkutangewebe an. Somit findet das Öl bei Pigmentierstörungen, sowohl bei Hypopigmentierung (Vitiligo), als auch bei Hyperpigmentierung (Leber- bzw. Altersflecken) Anwendung. Wertvoller Einsatz besteht bei strahlenexponierter, sonnenexponierter oder bei entzündeter, ekzematöser Haut.

# Schachtelhalm – Steckbrief

## Eqiusetum arvense L.

**Botenpflanze für das Bindegewebe**

Nicht zu verwechseln mit dem Sumpf-Schachtelhalm, Equisetum palustre, der wegen seinem Alkaloidgehalt giftig sein soll. Da beide Arten an feuchten Standorten wachsen, besteht das Risiko der Verwechslung.

**Inhaltsstoffe:** Über 10 % mineralische Anteile, davon 2/3 $SiO_2$ (10 % wasserlöslich), CaO, MnO, $K_2O$, Cu, Co, Li, Flavonoide (Quercetin, Kämpferolglykoside), Spuren von Alkaloiden (u. a. Nikotin, Palustrin), Gerbstoffe, Bitterstoffe, Harz, Saponine (Equisetonin), Phytosterine

**Droge:** Blätter des Sommertriebes

**Verwendete Droge:** H. Equiseti ,Tct. Equiseti, Extr. fl. Equiseti, Press-Saft

**Dosierung:** in einer 200 g Teemischung 20–30 g (Kaiser, Minister), 3x tgl. 2 TL getrocknetes Kraut/Tasse zum heißen Infus oder Dekokt (5–15 Min. köcheln)

**Cave!** Bei magensensiblen Menschen kann es zu Magenreizungen kommen

**Energetik:**
Geschmack: süßlich, leicht salzig, leicht bitter, adstringierend
Temperatur: kühl und trocken (J. Ross = kühl)

**Heilwirkung:** Bindegewebe festigend, blutstillend, blutbildend, diuretisch, entzündungshemmend, Stoffwechsel fördernd.

### ▶ Wirkungen auf Ni, Bl, Lu, Le

- Leitet Feuchtigkeit und Feuchte-Hitze aus dem U.E.
- „Hält das Nieren-Qi", Jing, Yin und die Säfte!
- Leitet Hitze-Schleim aus der Lunge, kühlt die Lunge
- Stillt Blutungen
- Äußerlich kühlend, entzündungshemmend, erweichen

## Schachtelhalm – Monographie

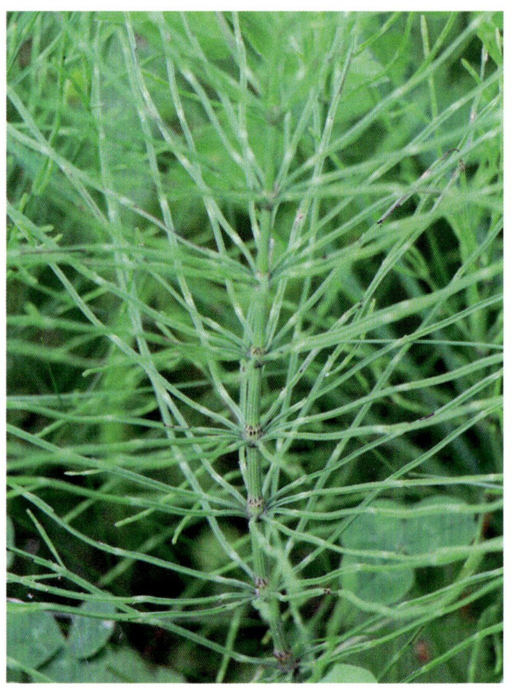

Der Schachtelhalm ist neben den Farnen- und Bärlappgewächsen eine wirklich uralte Pflanze. Vor ca. 400 Millionen Jahren erreichten diese Pflanzen die Höhe von Bäumen. Kaum zu glauben, wenn man heute Ackerschachtelhalm mit einer Wuchshöhe von 20–30 cm betrachtet. Der Ackerschachtelhalm ist ein Mitglied der Schachtelhalmfamilie (Equisetaceae). Er liebt die gemäßigten Zonen der Nordhalbkugel und bevorzugt nährstoffreiche, feuchte Lehmböden auf Feldern, Äckern, in Gärten und an Flussufern. Er bildet ein ca. 2 m tiefes breitverzweigtes Wurzelgeflecht aus. In der Zeit von März bis April entwickelt sich ein brauner Sporentrieb mit endständiger Sporenähre, der nur zur Fortpflanzung dient. Erst einige Wochen später wachsen die 20–30 cm hohen Seitentriebe. Die unfruchtbaren Triebe sind meist vierflügelig und quirlig verzweigt. Nur die Blätter dieser Sommertriebe werden von Mai bis Ende Juni zu Heilzwecken gesammelt. Sie enthalten die noch löslichen Vorstufen der Kieselsäure, die der Körper aufnehmen kann. Seinen Namen hat der Ackerschachtelhalm aus dem Lateinischen erhalten. Sein Erscheinungsbild erinnerte den Namensgeber wohl an einen Pferdeschwanz. *Equus* ist das Pferd und *seta* bedeutet Schwanz. Der zusätzliche Name *arvense* ist ein Hinweis auf den Standort. Genauer betrachtet, wirken die Stängelglieder wie in einander geschachtelt. Das brachte ihm den deutschen Namen Schachtelhalm ein. Die Bezeichnung Zinnkraut rührt daher, dass man früher das Zinngeschirr mit den stark kieselsäurehaltigen Stängeln auf Hochglanz polierte. Andere Namen, wie Kannenkraut, Katzenschwanz sind gebräuchlich.

Erst Sebastian Kneipp entdeckte ihn als Heilpflanze wieder. Durch ihn gelangte Equisetum zu neuen Ehren. Kneipp setzte ihn zur besseren Wundheilung, gegen Rheuma und Gicht ein.

**Inhaltsstoffe:**

Der außergewöhnlich hohe Mineralien- und Kieselsäureanteil (Silicium 10 %) macht das Wirkspektrum der Pflanze aus. Erst durch ihre Wasserlöslichkeit wird Kieselsäure für den Organismus verwertbar. Wir benötigen Silicium zum Aufbau von Bindegewebe, Sehnen, Bändern, Knochen, Zähnen, Nägeln, Haut und Haaren. Schachtelhalm ist eine außergewöhnliche, Struktur aufbauende Heilpflanze. Die enthaltenen Phytosterine reduzieren die Resorption von Cholesterin, Gesamt-Cholesterin und LDL, während Triglyceride und HDL unverändert bleiben.

Bemerkung zur Teezubereitung:

In der Literatur finden sich immer wieder Hinweise, dass Ackerschachtelhalm mindestens 20 Minuten zu kochen sei, um die Kieselsäure zu lösen. Nach eigener Erfahrung zeigt sich, dass sich seine Wirkstoffe auch nach unserer bewährten Teezubereitung voll entfalten. Separates Kochen ist nicht notwendig.

### ▶ Wirkung in der TCM auf U.E., Ni, Bl, Lu, Le

**U.E.:**

- Leitet Feuchtigkeit und Feuchte Hitze aus dem U.E. (Blase, Dickdarm, Leber) aus
- Feuchte Hitze in der Blase mit
  - Harnwegsinfekten, Brennen und Schmerzen beim Wasserlassen
  - Miktionsschwierigkeiten
  - Harntröpfeln
  - Harninkontinenz, bedingt durch Harnwegsinfekt oder Bettnässen, dann kombinieren mit Thymian (H. Thymi)
  - Bei blutigem Harnwegsinfekt (Hämaturie) kombinieren mit Breitwegerich (H. Plantaginis major)
  - Harnsteine mit Miktionsschwierigkeiten und Schmerzen, Kombination mit Goldrute (H. Solidaginis)
  - Prostatitis, Prostataadenom
  - Zunge: rot, dicker, gelber, schmierig-klebriger Belag
  - Puls: schnell, schlüpfrig, evtl. gespannt
- Feuchte Hitze im Dickdarm, angezeigt durch
  - Akute Bauchschmerzen und Tenesmen mit Diarrhoe
    Stuhlgang, faulig übelriechend, auch mit Blut und Schleimbeimengungen
  - Stuhldrang, häufig und sehr heftig. Dieses Gefühl hält auch nach der Entleerung an
  - Hellrote Blutbeimengungen, die auf eine Blutung in den unteren Darmregionen hindeuten
  - Brennende Schmerzen am Anus

  - Urin, sehr wenig und dunkel
  - Eventuell auch Fieber, Hitzegefühl
  - Durst ohne das Verlangen zu trinken
  - Generelles Schweregefühl, bedingt durch die Feuchtigkeit
  - Zunge: roter Zungenkörper, Belag gelb, klebrig, schmierig
  - Puls: schnell, schlüpfrig
- Feuchte Hitze in der Leber und Gallenblase mit
  - Völlegefühl im gesamten Abdomen
  - Bitterem, klebrigem Mundgeschmack
  - Appetitmangel, Übelkeit, Brechreiz und auch Erbrechen
  - Schweregefühl im gesamten Körper
  - Ekzemen und Entzündungen im Genitalbereich
  - Fluor vaginalis, gelb, faulig- übelriechend und häufig in Kombination mit starkem Juckreiz
  - Menstruation, Zwischenblutungen, Mittelschmerz
  - Hepatitis, Cholezystitis, Cholelithiasis
  - Permanent subfebrilen Temperaturen
  - Zunge: roter Zungenkörper, Belag gelb, klebrig, schmierig
  - Puls: schnell, schlüpfrig, gespannt

**Nieren:**
Schachtelhalm kann Struktur und Festigkeit in alle Gewebearten bringen, was ihn zu einer ganz besonderen Heilpflanze macht. Er ist nicht nur eine Botenpflanze für das Bindegewebe, sondern gibt Strukturkraft für alle Gewebearten. Er hält das Nieren-Qi, Jing, Yin und die Säfte, Blut und Körperflüssigkeiten.

- Hält das Nieren-Qi. Bei einer Schwäche bzw. mangelnder Festigkeit des Nieren-Qi kann es zu folgenden Symptomen kommen
  - Müdigkeit
  - Schmerzen und Schwäche in der Lumbalregion und den Knien
  - Kältegefühl, kalten Extremitäten
  - Reichlich klarem Urin
  - Häufigem Wasser lassen, wobei der Harnstrahl eher dünn ist, evtl. begleitet von einem Tröpfeln nach der Miktion
  - Harninkontinenz
  - Nykturie, Enuresis
  - Beim Mann können nächtliche Samenergüsse (ohne Träume), Ejaculatio praecox, Spermatorrhoe auftreten
  - Bei der Frau zeigen sich Uterusprolaps, chron. Fluor vaginalis (weiß), habitueller Abort

  - Zunge: blass, vielleicht etwas schlaff, etwas geschwollen, dünner weißer Belag
  - Puls: schwach und tief, besonders an der Nierenposition

- Stärkt das Nieren-Jing, was den Yin- und Yang-Aspekt der Niere beinhaltet. Die Niere speichert die Vorhimmels-Essenz. Diese Essenz wird von den Eltern vererbt und ernährt den Fötus während der Schwangerschaft. Sie herrscht über die Geburt, Entwicklung, Wachstum und Fortpflanzung des Menschen. Sie ist der Grundstein unserer Konstitution, Stärke und auch Vitalität. Die Niere speichert zudem die Nach-Himmels-Essenz, die durch die Transformationskraft der inneren Organe aus der Nahrung gewonnen wird
  - Bei Kindern mit schlechter Knochenentwicklung, verlangsamtem Wachstum, spätem Fontanellenschluß und verlangsamtem Denken, aber auch mit Taubheit und einer geistigen Retardierung einhergehend

> **Info**
> Schachtelhalm bei Kindern unter 12 Jahren nicht anwenden, da keine ausreichenden Studien vorliegen

  - Beim Erwachsenen mit Haarausfall, lockeren Zähne, vorzeitigem Ergrauen
  - Fördert die Funktion der Wirbelsäule bei Schmerzen in der Lumbalregion
  - Schwäche in den Beinen
  - Osteomalazie, die oft mit starken Schmerzen verbunden ist
  - Fördert die Libido bei schwacher sexueller Aktivität
  - Bei Unfruchtbarkeit, primärer Amenorrhoe
  - Tinnitus (Wasserrauschen, allmählicher Beginn)
  - Schwindel, Taubheit
  - Denkstörungen, Gedächtnisschwäche, Geistesabwesenheit
  - Zunge: dünn, schwach zittrig
  - Puls: dünn, schwach, leer evtl. Trommelpuls

- Stärkt das Nieren–Yin, einhergehend mit
  - Benommenheit, Tinnitus, Schwindel, Gedächtnisschwäche, Schwerhörigkeit
  - Nachtschweiß (hier gehen tiefsitzende, kostbare Flüssigkeiten verloren)
  - Befeuchtet Trockenheit im Mund, die durch einen Mangel an Körperflüssigkeiten entsteht. Außerdem bei Obstipation und wenig und dunklem Urin
  - Schmerzen in der Lumbalregion
  - Unfruchtbarkeit, nächtliche Samenergüsse, Ejaculatio praecox
  - Zunge: rot, kann Risse und Einfurchungen haben, kein Belag
  - Puls: oberflächlich, leer etwas beschleunigt

- Stärkt die Säfte, Körperflüssigkeiten (entspricht 2 Pathologien) und das Blut.
  Es ist mir ein großes Anliegen die Begriffe Säfte und Körperflüssigkeiten klar zu definieren. Nur eine klare Unterscheidung, lässt das Wirkspektrum im vollen Ausmaß erschließen.
  Definition Säfte und Körperflüssigkeiten:
  - Säfte (ye) sind trüb, schwer, dicht und zirkulieren mit dem Nähr-Qi im Innern des Körpers. Sie befeuchten Gehirn, Wirbelsäule, Knochenmark, Gelenke und Sinnesorgane.
  - Flüssigkeiten (jin) sind klar, leicht und wässrig. Sie zirkulieren mit dem Abwehr-Qi im Zwischenraum zwischen Haut und Muskeln und befeuchten diese.

  Bei den Körperflüssigkeiten gilt es zwei Pathologien zu unterscheiden:
  - Mangel an Körperflüssigkeiten, der zur Trocknung führt
  - Ansammlung von Körperflüssigkeiten, die zu Ödemen führt

  Je nach Pathologie müssen wir mit den Kräutern nähren und befeuchten oder trocknen und ausleiten

- Stärkt das Blut
  - Nährt das Leber-Blut und befeuchtet bei Leber-Blut-Mangel, befeuchtet und stärkt
    Bei einem Leber-Blut-Mangel sind die Augen trocken, jucken und brennen. Das Haar ist spröde, stumpf und trocken. Matt-blasse, fahle trockene Haut ist begleitend. Die Sehnen und Bänder sind nicht genährt und spröde. Verletzungen der Sehnen und Bänder, wie Achillessehnenruptur, Kreuzbandrupturen usw. können auch ohne Sportverletzungen erfolgen. Bänderrupturen treten durch Blutmangel oder Blutverlust auch nach einer Schwangerschaft/Geburt auf
  - Ein Blutmangel kann zudem zu Müdigkeit, Schwindel, Konzentrationsstörungen, Missempfindungen in den Extremitäten und einer Muskelschwäche führen. Extreme Erschöpfung und Depressionen können durchaus ein Hinweis auf einen Blutmangel sein
    Ein Herzblut-Mangel zeigt sich durch:
    1. Matt-blasse Gesichtsfarbe, blasse Lippen
    2. Schlaflosigkeit, traumgestörter Schlaf, Angststörungen, Schreckhaftigkeit. Der Grund liegt darin, dass der Geist Shen nicht mehr im Herzblut verankert ist.
    3. Zunge: blass, dünn, trocken
    4. Puls: evtl. rau, dünn bei einer ausgeprägten Anämie auch oberflächlich

**Leber:**

- Stärkt das Leberblut (siehe oben)
- Bringt die Leber- und Gallensäfte zum Fließen, fördert die Fettverdauung (Phytosterine)
- Schützt vor Fettablagerungen in den Arterien und daraus folgenden Durchblutungsstörungen

**Lunge:**

- Leitet Hitze-Schleim aus der Lunge, einhergehend mit
  - Bellendem Husten mit viel, gelb-grünem, klebrigem Auswurf. Das Sputum ist zähflüssig, kann blutig tingiert sein und weist einen fauligen Geschmack auf. Das Abhusten ist erschwert. Lungenerkrankungen sind extrem kräftezehrend
  - Durst
  - Druckgefühl in der Brust, Dyspnoe, Pfeifatmung
  - Schleim im Hals, Hitzegefühl, Durst
  - Schweregefühl, Benommenheit, Schwindelgefühl
  - Eitriger Bronchitis, Pneumonie, Pleuritis, Keuchhusten, Lungenabszess, Asthma
  - Zunge: rot, gelber, klebrig-schmieriger Belag
  - Puls: schlüpfrig, schnell

- Stillt Blutungen
  - Bei blutiger Zystitis, Hämorrhoiden und Blutungen im Verdauungstrakt
  - Auflagen von frisch, zerquetschtem Schachtelhalm stillen Blut, heilen Quetschungen, Schnitt- und Stichverletzungen sehr schnell

**Äußerlich, kühlend, entzündungshemmend, erweichend**

Zur äußeren Anwendung empfiehlt sich ein Voll- oder Teil-Bad, sowie das Anlegen von Wickeln und die Behandlung mit Auflagen

- Bäder und Teilbäder mit Ackerschachtelhalm
  - Bei Gicht, Rheuma zur Stärkung der Abwehrkräfte und des Bindegewebes
  - Als Sitzbad zur Festigung der Bänder und Muskulatur von Becken und Blase:<br>100 g Schachtelhalm in 1 l kaltes Wasser geben,<br>zum Kochen bringen und 30 Min. auf kleinster Hitze sieden lassen,<br>dann abseihen und ins Badewasser geben<br>(„Zinnkraut" gibt es als fertigen Badezusatz in Apotheken, Reformhäusern und manchen Drogerien zu kaufen)

- Sitzbäder:
  - Bei Hämorrhoiden, Darmprolaps, Fisteln, Abszessen

- Fußbäder
  - Bei Schweißfüssen
  - Eingewachsenem Zehennagel (Unguis incarnatus)

- Umschlag bei Wundheilungsstörungen
  - 10 g getrocknetes Ackerschachtelhalm-Kraut mit 1 l siedendem Wasser übergießen. Das Gemisch 20 Min. kochen lassen, damit sich die Kieselsäure löst. Danach durch ein Sieb abgießen. Um Verbrennungen zu vermeiden, muss die Abkochung deutlich abkühlen. Ein getränktes Baumwolltuch oder Kompressen als Umschlag 1 x täglich für 20 Min. auf die Wunde auflegen
- Umschläge bei Prellungen oder Ekzemen
  - 1–2 TL der Stängel auf 1 Tasse Wasser. Das Ganze 5–10 Min. kochen lassen. Eine Kompresse mit der abgeseihten und abgekühlten Flüssigkeit tränken und auf die entsprechenden Körperstellen auflegen. Kompresse 10 Min. belassen. Der Vorgang kann mehrmals tgl. wiederholt werden.

## Schafgarbe – Steckbrief

### Achillea millefolium

**Inhaltsstoffe:** 0,2–1 % ätherisches Öl (z. B. Proazulene mind. 0,02 %: Martricin und Achillicin, Cineol), Bitterstoffe (Sesquiterpenlactone), 3–4 % Gerbstoffe, Aconitsäure, Salicylsäure, Harz, Inulin, Flavonoide (Glukoside des Apigenin, Luteolin, Rutin), Asparagin, Gummi (hilft Verhärtungen zu lösen), Phytosterine, Hydroxycumarin, Kalium, Phosphor

**Droge:** Kraut

**Verwendete Droge:** H. Millefolii, Tct. Millefolii, Extr. fl. Millefolii , Press-Saft

**Dosierung:** in einer 200 g Teemischung 20–30 g (Minister/Assistent), 3x tgl 1 TL getrocknete Blüten u./o. Kraut, von der Tinktur oder dem Extrakt 3x tgl. 10–30 Trpf., vom Press-Saft 3x tgl. 1 TL

**Cave!** Korbblütlerallergie

**Energetik:**
Geschmack: scharf, bitter, aromatisch, leicht salzig, adstringierend, etwas süß
Temperatur: neutral bis leicht warm und trocken

**Heil-/Wirkungsweise:** blutreinigend, diuretisch, blutflusshemmend, spasmolytisch, antimikrobiell, antimykotisch, entzündungshemmend, wundheilend, krebsfeindlich, blähungswidrig, regt den Gallenfluss an, antiödematös

► **Wirkt auf Lu, Le, Mi, Ni, Bl, He, Blutgefäße und Blut**

**Wirkungsweise:**
- Bewegt das Herz-Qi
- Bewegt das Leber-Qi, stärkt Leber und Gallenblase
- Tonisiert das Qi von Milz und Magen
- Stärkt das Lungen-Qi
- Wirkt auf das Blut als sanfter Blutbeweger und stillt Blutungen

## Schafgarbe – Monographie

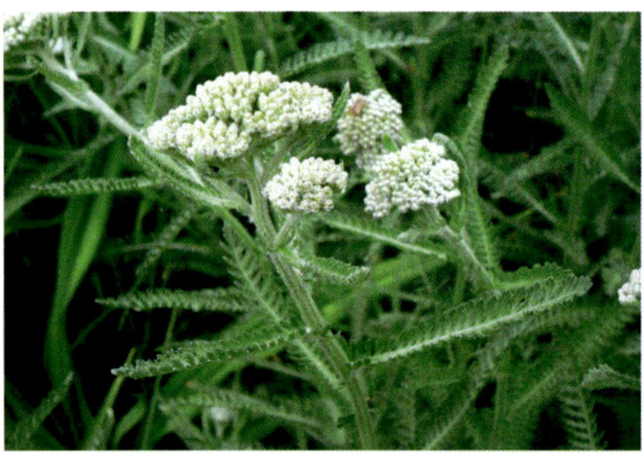
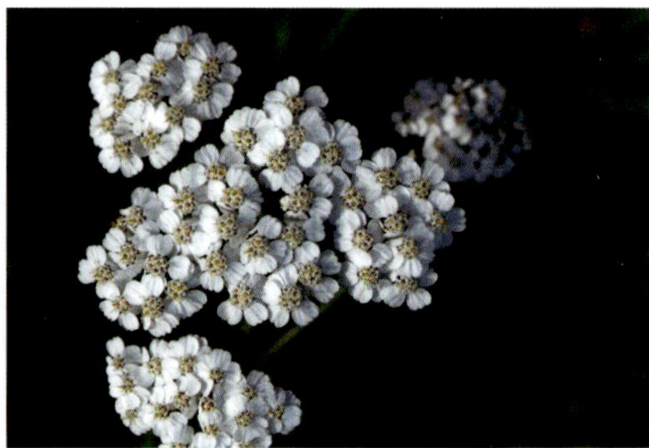

Die Schafgarbe ist ein Korbblütler, der in Europa, Nordamerika und in Nordasien verbreitet ist. Optimale Wachstumsbedingungen liefern Weiden, trockene Wiesen, Wegränder, Schuttplätze und Bahndämme. Die Schafgarbe ist ein mehrjähriges Kraut und erreicht eine Höhe von 20–80 cm. Das dünne, waagerechte Rhizom kann ca. 50 cm lange, ober- und unterirdische Ausläufer bilden. Auf dem grüngefiederten Blätterwerk sitzen ausgebreitet die weißen oder auch rosa blühenden Blütenschirme, die von Juni–Oktober blühen. Bei den Blütenschirmen handelt es sich um reichköpfige Trugdolden.

**Inhaltsstoffe:**
Wichtig zu erwähnen sind die Proazulene, Matricin und Achillicin, die bei der Wasserdampfdestillation zu den tiefblauen Azulenen werden und dem Öl seine typisch blaue Farbe verleihen. Matricin und Achillicin wirken antiphlogistisch, antiödematös und antimikrobiell. Die enthaltenen Flavonoide, wie Luteolin wirken entzündungshemmend und antioxidativ. Rutin hat zusätzlich eine blutverdünnende Wirkung. Gerbstoffe haben einen adstringierenden Einfluss auf die Blutstillung. Der hohe Kaliumgehalt regt die Nierentätigkeit an.

Der Name Achillea deutet auf den griechischen Helden Achilles hin. Er wurde von seiner Mutter in Schafgarbe getaucht, um unverwundbar zu werden. Nur die Stelle, an der das Kind gehalten wurde, nämlich am Fuß, blieb unbenetzt. Dort war Achilles verwundbar (Achillessehne). Der Beiname Millefolium leitet sich aus dem Lateinischen ab und bedeutet *mille* = tausend und *folium* = Blatt. Diese Bezeichnung nimmt Bezug auf die fein geteilten Fiederblätter, die auch gern als *Augenbraue der Venus* bezeichnet werden.

Die deutsche Bezeichnung Scharfgabe beruht auf der Beobachtung, dass erkrankte Schafe vermehrt Schafgarbe fressen. Das Wort Garbe, „Garwe" stammt aus dem Althochdeutschen und wird mit Gesundmacher übersetzt.

Die Schafgarbe ist eine Heilpflanze, die uns seit der Antike zur Verfügung steht. Besonders geschätzt wegen ihrer blutstillenden und wundheilenden Eigenschaften. Gerade bei der Geburt und im Wochenbett galt die Schafgarbe als unentbehrliche Helferin. Magenbeschwerden und Verdauungsprobleme rückte man ebenfalls mit der Schafgarbe zu Leibe. Aus dieser Zeit stammen vermutlich die Namen Bauchwehkraut, Blutkraut, Grundheil oder Jungfernkraut.

Schafgarbe ist eine harmonisierende Pflanze, die Energie nach innen bringt.

### ▶ Wirkungen in der TCM auf Lu, Le, Mi, Ni, Bl, Herzblut und Blutgefäße

**Lunge:**
- Stärkt das Lungen-Qi, öffnet die Oberfläche
- Beseitigt als Haut-Pflanze Toxische-Hitze und kühlt
- Frische Narben kann man mit Schafgarbenkompressen + Beinwell weich machen

**Leber:**
- Bewegt das Le-Qi, reguliert das Le-Qi, tonisiert das Blut
- Stärkt Leber und Gallenblase, bringt die Galle zum Fließen
  - Reguliert menstruelle Probleme, Menorrhagie, Hypermenorrhoe, PMS (Brustspannen, genereller Muskelverspannungen, Schmerzen im Unterleib)
  - Uterusbeschwerden, entkrampft den Uterus
  - Psychoaktive Wirkung bei Stagnationsdepression, Launenhaftigkeit

**Milz und Magen:**
- Tonisiert das Mi-/Ma-Qi
  - Lindert Blähungen
  - Dyspeptische Beschwerden
- Spasmolytische Wirkung bei Magenkrämpfen
- Hält das Blut bei Milz-Qi-Mangel
  - Menorrhagie, Hämorrhoidal-Blutungen, Nasenbluten

**Herz und die Blutgefäße:**
- Bewegt das Herz-Qi
  - Hypertonie
  - Bei Angina pectoris (10 Trpf. Schafgarbentinktur evtl. langsam steigern)
  - Palpitationen
  - Durchblutungsstörungen der Hände und Beine (Claudicatio intermittens)
- Entfernt Plaques aus den Blutgefäßen (über 3 Monate in wechselnden Rezepturen verabreichen)
- Sanfte Herz-Pflanze, gut kombinierbar mit Weißdorn (H. c. Flores Crataegi)
- Bewegt He-Qi/He-Blut und verbessert die Herzdurchblutung

**Niere und Blase:**

- Tonisiert Ni/Bl durch den hohen Anteil an Kalium
- Fördert das Ausschwemmen von Steinen und Gries
- Bei Harnverhalt regt Asparagin die Diurese an und leitet Pathogene aus
- Enuresis
- Nykturie
- Blasenschwäche, Inkontinenz (Ni-Yin + Ni-Yang tonisierend)

**Feuchte Hitze im U.E.**

- Alle entzündlichen Prozesse im Urogenital-Trakt
  - Adenxitis
  - Zystitis, Pyelonephritis
  - Vaginitis, Kolpitis etc.
- Entzündliche Darmerkrankungen, wie Enteritis, Colitis ulcerosa, M. Crohn, Divertikulitis

*Therapievorschlag von M. Madejsky (Lexikon der Frauenkräuter) [7] bei Vaginalpilz:*

2 gehäufte Teelöffel Bio-Joghurt mit
1–2 Tropfen Schafgarben-Öl (relativ teuer)
+ 1–2 Tropfen Lavendel-Öl
Alles gut vermengen und mit einer sauberen Einmalspritze abends vorsichtig in die Scheide einführen, etwas Watte vorlegen. Um Verletzungen vorzubeugen, empfiehlt es sich den Spritzenkonus abzuschneiden.
Das ätherische Öl wirkt antimykotisch, entzündungswidrig, lindert Juckreiz spontan, bekämpft Bakterien (Gardnerellen, Staphylokokken, Streptokokken)

**Wirkung auf das Blut:**

- Stillt alle inneren und äußeren Blutungen bei
  - Hypermenorrhoe, Varizen, Hämorrhoiden, Nasenbluten, Schleimhautblutungen
  - Thrombophlebitis, Thrombose
  - Tonisiert die Venen, reguliert den Blutfluss bei Varizen
- Mild adstringierend
  - Alles, was an Körpersäften davonfließt, kann die Schafgarbe halten
  - Blut, Ausfluss, Menstruationsblutung
- Entzündungshemmend bei allen Wunden
  - Schürfwunden, schlechtheilenden Wunden

**Äußerliche Anwendung als Sitzbad oder als Umschlag:**

- Sud als Tee zubereiten, die Kompressen eintauchen, leicht ausdrücken und auf die entsprechenden Körperstellen legen

- Umschläge
  - Bei wunden Brustwarzen
  - Wundauflagen, bei schrundigen, offenen Händen oder Füßen
- Sitzbad bei
  - Analfissuren
  - Hämorrhoiden
  - Abszessen
  - Fisteln

**Sitzbadzubereitung**

- 4 gestrichene EL auf 1 Liter Wasser
  Kräuter mit kochendem Wasser übergießen
  Zugedeckt 15–30 Min. ziehen lassen
  Tee abgießen und dem Badewasser zugeben
  10 Minuten Sitzbad durchführen
  Nach dem Bad den Analbereich vorsichtig abtupfen und mit einer Kompresse abdecken

# Schöllkraut – Steckbrief

## Chelidonium majus

**Botenpflanze für die Augen**

**Inhaltstsoffe:** 6 verschiedene Chelidonium-Alkaloide (insgesamt 0,1–1,0 %), darunter Chelidonin, Sanguinarin, Protopin, Berberin, Spartein; 0,013 % ätherisches Öl, Harz, Histamin, proteolytische Enzyme, Bitterstoffe, Carotinoide, Chelidon–Apfel–Zitronensäure, Kaffeesäure

**Droge:** Kraut (früher auch der Wurzelstock)

**Verwendete Droge:** Herba Chelidonii, Tct. Chelidonii

Nach heutigen Erkenntnissen ist Chelidonium lebertoxisch, führt zu Zellmutation in der Leber.

**Dosierung:** in einer 200 g Teemischung 5–10 g Droge (Minister, Assistent), 3x tgl. 1 Tasse als Infus. Nicht als Mono-Tee! Nur eine Rezeptur, dann wechseln. Wirkung beginnt nach wenigen Tagen. Von der Tinktur max. 3x 5 Trpf. .

Früher mit ½–1 TL des getr. Krautes/Tasse angewendet. Diese hohe Dosierung ist heute verboten!

Zur äußeren Anwendung: Frischer Pflanzensaft ist ätzend, wird als Warzenmittel benutzt

**Energetik:**
Geschmack: etwas scharf, bitter!!!
Temperatur: warm und trocken im III. Grad (früher als hitzig eingestuft)

▶ **Wirkt auf Le, Gb, He, Lu**

**Wirkungsweise**

- Bewegt das Le-Qi
- Bewegt stagniertes Herzblut
- Entspannt, wenn die Leber die Lunge verletzt
- Kälte in der Leber
- Diuretisch

# Schöllkraut – Monographie

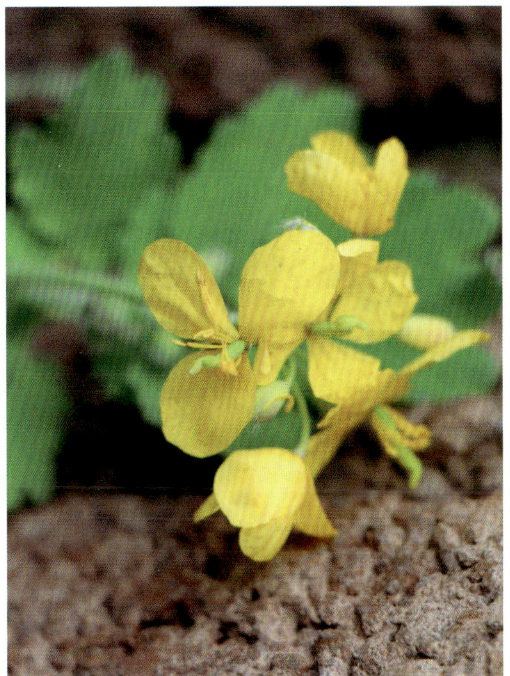

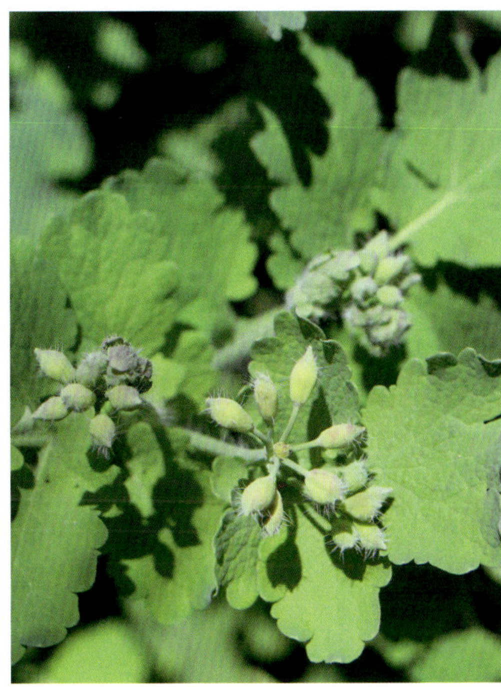

Schöllkraut ist eine antike Pflanze, die von jeher weltweit hohes Ansehen genoss. Sie gilt als Kulturbegleiterin und wächst überall dort, wo Menschen leben.

Alchemisten sahen sie als Himmelsgeschenk und nutzten den gelben Pflanzensaft zur Goldherstellung. Das Streben nach Reichtum und die magische Wirkung des Mohn-Gewächses verstärkten den spirituellen Aspekt.

Schöllkraut wächst in der Nordhälfte der Erde, von tiefen Lagen bis zum Hochgebirge. Die Bodenqualität darf spärlich sein, Sonne ist wichtiger. Die bis zu 60 cm hohe Pflanze besitzt grüne, weiche, abgerundete, nicht differenzierte Blätter. Der Stängel schaut zunächst zur Erde und strebt erst mit der Blüte dem Kosmos entgegen. Die Blüten besitzen 4 Blütenblätter und leuchten in sonnigem Gelb. Die Blütezeit ist nur von kurzer Dauer. Schwarze Samenkapseln mit Samenanhängseln, sogenannten Eleiosomen, dienen der Vermehrung. Ameisen verzehren diese Anhängsel und sorgen für die Verteilung. Der gelbe Milchsaft ist ätzend und wird als Warzenmittel genutzt.

Schöllkraut, Chelidonium majus sollte nicht mit dem Scharbockskraut (Chelidonium minor) verwechselt werden. Scharbockskraut gehört zu den Hahnenfußgewächsen und wird nicht mehr offizinal benutzt. Je nach Sammelzeit ist Scharbockskraut für den Menschen giftig.

Schöllkraut ist durch seine Energetik durchaus als Yang-Tonikum einzustufen. Meines Erachtens dominiert aber der bewegende Aspekt. Es hat Kaiserqualität, kann auch als Minister und Bote für die Augen zum Einsatz kommen. Mit 5–10 g /200 g ist die Anwendung unbedenklich. Die Wurzel findet keine Anwendung, da sie in großen Mengen toxisch sein könnte.

Das Mohngewächs birgt aufgrund seiner Inhaltsstoffe ein großes Wirkspektrum, aber auch einige Risiken, weshalb eine Reglementierung durch den Gesetzgeber erfolgte. In Tierversuchen stellte man fest, dass der Konsum von isolierten Alkaloiden eine lebertoxische Wirkung hat. Dass diese Dosis dabei um ein Vielfaches über der therapeutischen Maximaldosis lag, blieb unbehelligt. Seither ist Schöllkraut in Apotheken nicht oder nur in beschränkten Dosierungsgrenzen (5 % in einer Mischung) erhältlich.

Kontraindikation bestehen bei ernsthaften, bestehenden Lebererkrankungen, Schwangerschaft und Stillzeit.

Die herausragende Wirkung erklärt sich durch die pharmazeutische Zusammensetzung. Verschiedene Alkaloide, u. a. Chelidonin, Sanguinarin und andere, gelten als bakterienhemmend, virenhemmend, antimykotisch, entzündungshemmend, choleretisch, leberprotektiv, antispasmodisch und krebshemmend.

Alle Mohngewächse, so auch das Schöllkraut oder der Goldmohn, können in hohen Dosen subtil berauschend wirken. Sie wirken aufhellend, können vergessen machend sein und bieten sich bei der Behandlung chronischer Schmerzsyndrome an. Die Natur bietet uns mit Schöllkraut eine zarte, sensible, weiche Pflanze, gepaart mit großer Stärke an. Aus anthroposophischer Sicht gilt der Milchsaft von Mohngewächsen als toxisch. Er kann den Erdbezug herstellen, führt in den Urzustand zurück, d. h. er beeinflusst das Bewusstsein, das Schmerzempfinden und schaltet partiell das Großhirn aus.

Proteasen bzw. proteolytische Enzyme wirken auf Viren. Sie hemmen die Vermehrung der Erreger bei äußerlicher Anwendung (Warzentöter).

- Lösen die Virenstruktur z. B. bei Pap-Viren (es existieren viele Stämme: lowrisk- und highrisk Stämme) auf

**Info**

Hopfen, Melisse, Schöllkraut, Ringelblume sind antivirale Pflanzen, die als Sitzbad oder Tinktur anwendbar sind.

Mögliche Kombination wäre Schöllkraut

- + Schafgarbe (H. Millefolii) + Schachtelhalm (H. Equisetii)
  + Kamille (Flos. Chamomillae) + Frauenmantel (H. Alchemillae vulg.)
  als Standard-Rezeptur bei Vaginosen
- Bei Entzündungen:
  + Taubnessel
- Bei hoher Virenbelastung:
  + Propolis-, + Taigawurzel (Eleutherococcus)
  + Echinacea- Tinktur zur oralen Einnahme

## ▶ Wirkung in der TCM auf Le, He, Lu, Blut

**Leber:**

- Bewegt das Le-Qi, entkrampft die Verdauung bei Koliken, wirkt auf die glatte Muskulatur
- Früher verordnet bei Hepato- und Splenomegalie. Vorsicht! Nach heutigem Wissen ist Schöllkraut zu warm. Im entzündlichen Stadium lieber auf Mariendistel zurückgreifen, erst nach der akuten Phase wieder Schöllkraut einsetzen
- Bewegt das Le-Blut
  - Wunderbar für die Augen (Chelidonium Augentropfen von Wala)
  - Erhöhen die Sehkraft in Kombination mit Blut-Tonika
  - Erhöht die Sichtweise in Kombination mit Kalmus
  - In Kombination mit Blut-Tonika und haltenden Kräutern bei Nachtblindheit, Mouches volantes, bedingt durch Blut-Mangel
  - Schöllkraut ist Bote für die Augen!
- Besänftigt Hun
- Entkrampft bei Mens-Schmerzen, Dysmenorrhoe
  - PMS, bei starken Beschwerden mit Mönchspfeffer ( Fruct. Agnus casti) kombinieren
- Dämpft das ZNS

**Verdauung:**

- Guter Erwärmer für die Leitbahnen, steigert die Verdauung

**Herz:**

- Löst Trauer, die nicht rauskommen mag

**Lunge:**

- Wirkt auf die Lunge, wenn die Leber angreift
  - hier an die verschiedenen Asthmaformen denken

**FAZIT:** Schöllkraut ist ein bevorzugter Leber-Qi-Beweger. Es findet Anwendung bei Menschen, die sich verschlossen bis verklemmt zeigen. Als Behandler kennen wir diese Menschen, sie sitzen uns in der Praxis gegenüber und geben in der Anamnese wenig preis. Die Informationensammlung bleibt spärlich und die Lücken sind auch durch konkretes Fragen nicht zu füllen. Erfahrungsgemäß ist nach einer Individual-Rezeptur mit Schöllkraut als Bestandteil die Bereitschaft sich mitzuteilen deutlich größer.

Es lohnt sich Schöllkraut mit dem echten Eisenkraut (H. Verbenae off.) zu vergleichen. Beide Pflanzen sind Standard-Leber-Qi-Beweger. Eisenkraut ist milder, greift eher bei leberstagnierten Personen, die sich über den täglichen Stress durchaus ausführlich mitteilen.

## Sellerie – Steckbrief

### Apium graveolens

**Inhaltsstoffe von Wurzeln und Samen:** 2,3 % ätherisches Öl (Limonen, Selinen, Cymen, Terpineol, Pinen, Caryophyllen, Santalol, Dihydrocarvon), Sedanolid, Sedanonsäure (Geruchsträger), Cumarine (Osthenol, Apigravi, Celerin), Furanocumarineglykoside (Apiumetin, Rutaretin, Nodakentin, Celeroin, Apiumosid), Flavonoide (Luteolin, Chrysoeriol, Apigenin, Isoquercitrin), Alkaloide

**Droge: Samen**, Wurzel, Kraut

**Verwendete Droge:** Sem. Apii graveolentis, Rad. Apii grav. , H. Apii grav.

**Dosierung:** in einer 200 g Teemischung 10–15 g (Assistent), 3x tgl. ½ TL der getrockneten **Samen**

> **Cave!** Kontraindiziert bei akuten, entzündlichen Nierenerkrankungen wegen Reizung des Epithels. Ferner in der Schwangerschaft, da abortiv wirkend. Verursacht evtl. Fotodermatosen

**Energetik:**
Geschmack: würzig–aromatisch (scharf), leicht bitter
Temperatur: warm und trocken im III. Grad (Blätter sind kühler)

▶ **Wirkt auf Ni, Mi, Ma, Le**

**Wirkungsweise:**
- Tonisiert das Nieren-Yang, leitet Wasserfülle aus
- Tonisiert das Ma- und Milz-Qi und das Milz-Yang
- Bewegt Le-Qi
- Leitet Kälte-Schleim aus der Lunge

## Sellerie – Monographie

Sellerie gehört zur Familie der Umbelliferen. Die Wildform (Apium graveolens var. graveolens) hatte eine weite Verbreitung. Sie kam ursprünglich in Europa, Nordafrika, den Kanarischen Inseln, Zentral- und Westasien vor. Die Wildform gilt zumindest in Europa als ausgestorben.

Die Kulturpflanze Sellerie ist eine einjährige, ausdauernde, krautige Pflanze, die Wuchshöhen von 30 bis 100 Zentimetern erreicht. Die Wurzel ist spindelförmig und verzweigt. Die aufrechten Stängel sind stark verzweigt und besitzen kantige Furchen. Die Blätter

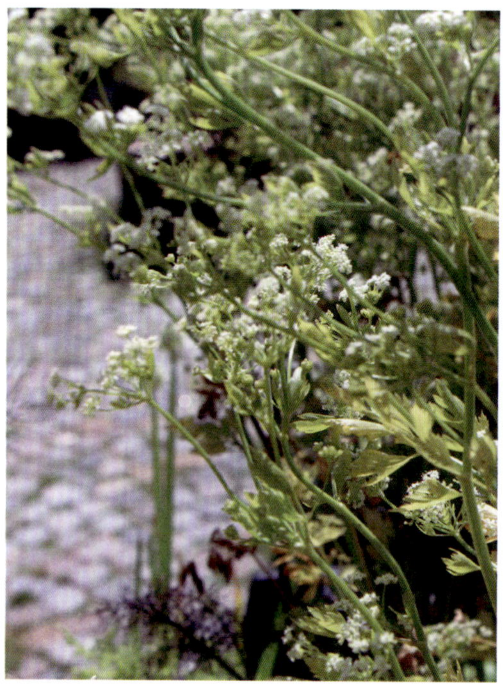

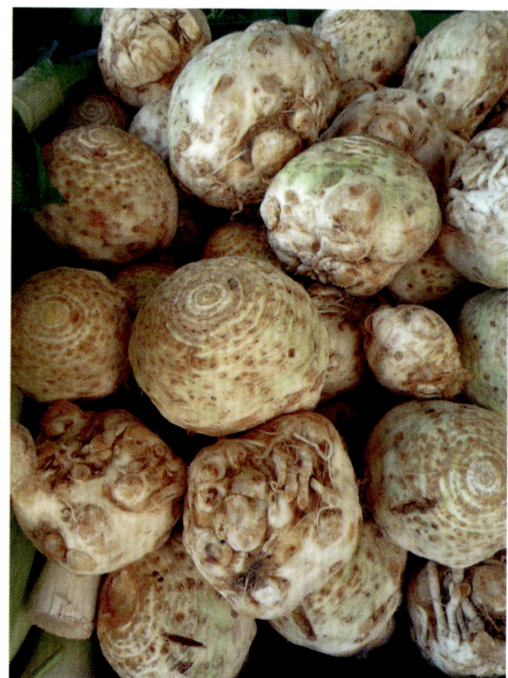

sind dunkelgrün, gefiedert und im unteren Bereich lang gestielt. Die Stängelblätter sitzen, wie üblich bei Umbelliferen, in Blattscheiden.

Echter Sellerie bildet zahlreiche, doppeldoldige Blütenstände, die kurz gestielt und bis zu zwölf Strahlen besitzen. Die Frucht ist 1 bis 2 mm breit, eiförmig und hat kantige, gelblich braune Rippen.

Nach alten Überlieferungen galt Sellerie in verschiedenen Formen schon 1200 vor Chr. als Heilpflanze. Auch im Mittelalter wurde Sellerie vorwiegend nur als Arzneipflanze genutzt.

Dioskurides setzte Sellerie gegen Harnstau, bei erhitztem Magen, Verhärtungen in den Brüsten, gegen Gifte und Tierbisse ein. Außerdem sollte er die Melancholie vertreiben. Hippokrates lobte seine harntreibende Eigenschaft, während Hildegard von Bingen ihn magenreinigend nutzte. Aus der Volksmedizin sind Verwendungen bei Verdauungsstörungen, Nierensteinen und als Aphrodisiakum bekannt.

Heute ist die Sellerieknolle als Bestandteil im klassischen Suppengemüsebund im Handel erhältlich und ergänzt unsere Ernährung wertvoll. In der Gastronomie meidet man Sellerie wegen dem Risiko einer allergischen Reaktion (Sellerie-Karotten-Beifuß-Syndrom).

Der hohe Gehalt an ätherischem Öl macht Sellerie zu einer wertvollen Heilpflanze.

Ätherische Öle sind für den typischen Geruch verantwortlich und wirken antibakteriell, entzündungshemmend, leberprotektiv und auf Blutfette senkend.

Flavonoide, wie Apiin sind bewegend, wirken entspannend auf Muskulatur und Gefäße, aber auch beruhigend auf emotionale Unruhe- und Angstzustände. Je nach Gehalt der Furanocumarine besteht eine gesteigerte Fotosensibilität mit der Gefahr zu Hautreaktionen.

Energetisch ist die Knolle warm im I.–II. Grad, süß, leicht scharf. Somit ist sie nährend und als Bluttonikum, ähnlich wie Petersilienwurzel oder Pastinaken einzusetzen. Die Blätter sind kühler. Die Gemüsevariante Staudensellerie befeuchtet und kühlt.

Bei der Einstufung der Selleriefrucht/-samen bestehen unterschiedliche Ansichten. J. Ross sieht die Samen als kühl an und setzt Apium grav. bei Nässe-Hitze in der Blase ein.

Die Aussage ist in Frage zu stellen. Anhand der Inhaltsstoffen können die Samen nur warm, konkret eingeschätzt sogar warm im III. Grad sein.

Folgernd ist die Wirkung auf

**Nieren:**
- Stark anregend auf die Nierenfunktion, vorsichtig bei Niereninsuffizienz einsetzen
  - Bei allen Ödemen
- Steigert die Libido
  - Früher 3x tgl. konsumiert
- Früher bei Kälte-Feuchtigkeits-Bi

**Milz/Magen:**
- Erwärmt Milz und Magen
  - Bei Übergewicht durch Milz-Schwäche
- Bei Stagnation des Magens (kombinieren mit Wacholder, Weißdornfrüchten, Wermut, Minze)

**Leber:**
- Bewegt das Leber-Qi, wirkt spasmolytisch
- Leicht psychoaktiv, gegen Frust und typischer Leber-Launenhaftigkeit
- Menstruation steigernd bzw. regulierend
- Bezug zur Brust
  - Auch Mastitis, ähnlich wie Liebstöckel
  - Axilla, Außenbrustbereich (Mastitis), Zysten, Vorstufen zum Mamma CA

**Lunge:**
- Kälteschleim ausleitend aus der Lunge

## Senf – Steckbrief

### Sinapis nigra, Brassica nigra

**Inhaltsstoffe:** 30% fettes Öl (Glyceride der Erucasäure, Ölsäure, Linolensäure), Glukosinolate (Senfölglykoside – werden durch das Enzym Myrosinase beim Zerkauen hydrolytisch aufgespalten, es entsteht aus 1,0 – 1,2 % Sinigrin, 0,7 % flüchtiges Allylsenföl, 1 % Sinapin, Sinapinsäure), 20 % Schleim, Ca-Malat, Phytinsäure, Pentosane, Pektin

**Droge:** Samen

**Verwendete Droge:** Sem. Sinapis, Spiritus Sinapis

**Dosierung:** Tee ist nicht gebräuchlich, daher gibt es auch keine Literatur; die innerliche Einnahme als Gewürz ist verbreitet

Äußerlich: Senfwickel, Senfbäder, Vorsicht bei der Anwendung!

**Cave!** Nicht in der Schwangerschaft

**Energetik:**
Geschmack: scharf und bitter
Temperatur: warm und trocken im III. – IV. Grad

▶ **Wirkt auf Mi, Ma, Lu, He, Ni**

**Wirkungsweise:**
- Erwärmt Milz und Magen
- Erwärmt das Herz-Yang, bewegt Herzblut
- Erwärmt die Niere
- Erwärmt die Lunge, leitet Schleim aus der Lunge aus
- Äußerlich erweichend, hyperämisierend

## Senf – Monographie

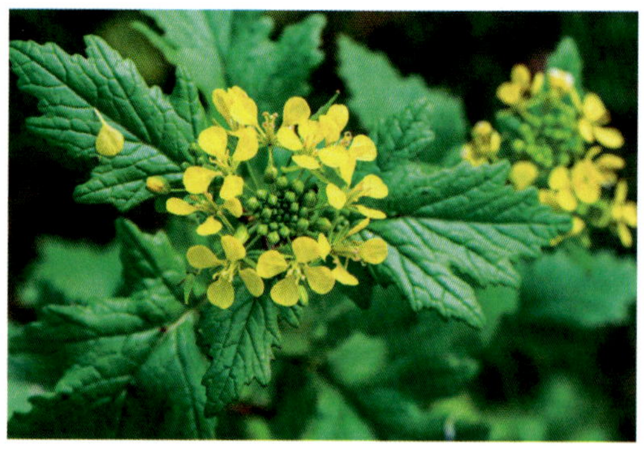

Schwarzer Senf ist ein Kreuzblütler und gehört zur Familie der Brassiaceaen. Ursprünglich im Mittelmeerraum beheimatet, ist er inzwischen weltweit als Heil- und Nutzpflanze kultiviert. Verwildert wächst er gern in Flusstälern.

Gemeinsam mit seinen nahen Verwandten, dem weißen und braunen Senf (Sinapis alba, juncea) bildet er die Grundlage für die Gewürzpaste Senf. Dank der Inhaltsstoffe galt Senf schon immer als Verdauungshilfe zu Wurst- und Fleischgerichten.

Der Kreuzblütler erreicht eine Höhe bis zu 1,50 m. Die bläulich-grünen Blätter sind leierförmig, fiederspaltig angeordnet, wobei die oberen Blätter gesägt oder ganzrändig, lineal an dem stark verzweigten Stängel wachsen. Goldgelbe Blüten entwickeln bis zu 2 cm lange, 4-kantige, eng anliegende Schoten. Senf ist einjährig.

Obwohl auch die Blätter scharf-würzig schmecken, verwendet man in unseren Regionen die dunkelbraunen oder schwarzen Samen mit einem Durchmesser von 1,2 bis 2 mm. Die Samenkörner sind geruchlos, entwickeln aber beim Kauen einen stechend scharfen Geschmack, der in der Lebensmittelindustrie genutzt wird. In der indischen Küche ist die Verwendung von Senföl gebräuchlich. Durch starkes Erhitzen werden die Glyceride der Erucasäure, sowie Isothiocyanate, die im rohen Senföl enthalten sind, unschädlich gemacht.

Wertvolle Inhaltsstoffe sind v. a. Senfölglykoside, die durch das Enzym Myrosinase gespalten werden und der Pflanze als Zuckerreserve dienen. Dieser Vorgang wird beim Kauen oder gelöst in warmem Wasser, aktiviert. Zuckeranteile und wasserlösliche Aglykoside (ohne Zuckeranteile) werden getrennt.

Im Wirkstoffverbund der Pflanze besänftigen Schleimstoffe regulativ das aggressive, stark erwärmende Allylsenföl.

Die Verwendung in einer Teemischung mit 20 g/200 g ist möglich, sollte aber nicht länger als 14 Tage erfolgen, da sie reizend auf Schleimhäute des VDT und der Nieren sind. Die äußere Anwendung ist gebräuchlicher und nimmt Kaiser-Qualität ein.

Äußerliche Anwendungen sollten mit Vorsicht durchgeführt werden:

- Senfwickel
  - 2 Handvoll Senfmehl (schwarzer Senf) mit lauwarmem Wasser zu einem dicken Brei verrühren, auf ein feuchtes Tuch streichen und auflegen, z. B. auf die Brust. Große Aufmerksamkeit walten lassen, sobald ein Brennen rückgemeldet wird, den Wickel entfernen und die Haut abwaschen. Die Wärmeeinwirkung ist intensiv und durchblutungsfördernd. Sie beschränkt sich nicht nur auf die Oberfläche, sondern wirkt auch in der Tiefe
  - Etwas milder gestaltet sich die Mischung aus Senfmehl und haushaltsüblichem Mehl im Verhältnis 1 : 10, mit laufwarmen Wasser zu einem Brei vermengen und als Umschlag auflegen. Max. 15 Min.

- Fertige Senfpflaster
  - Erhältlich in der Apotheke, für einige Zeit in lauwarmem Wasser einweichen, damit die Myrosinase wirken kann, z. B. bei nicht produktiver Bronchitis mit Kälteschleim
- Für ein Fußbad
  - 100 g Senfmehl in warmes Wasser einrühren. Dauer um die 20 Min. Nicht bei offenen Beinen oder Polyneuropathien mit reduziertem Schmerzempfinden. Nicht im Gesicht oder bei geschädigter Haut. Die Hautreizungen zeigen sich verzögert.

Die Wirkung ist durchblutungsfördernd, äußerlich und innerlich erwärmend, Kälte zerstreuend, Verhärtungen erweichend und Schleim lösend.

**Wirkung:**

- Erwärmt Milz und Magen
  - Macht als Küchenpflanze Nahrungsmittel verdaulich
  - Bei Kältegastritis (zuerst besteht eine Stagnation, erst dann entwickelt sich eine Gastritis)
  - Leitet Feuchtigkeit aus der Milz
  - Obstipation durch Kälte
- Erwärmt das Herz
  - Bei Hypotonus, orthostatischem Schwindel (innerlich als Tee), nicht bei pektanginösen Beschwerden
- Erwärmt die Lunge
  - Bei Lungenentzündung, wenn Kälte eingedrungen ist, trotzdem kann Fieber auftreten
  - Bei allen entzündlichen Lungenerkrankungen durch Kälte auch äußerlich als Wickelauflagen
  - Leitet Schleim aus bei NNH (ähnlich wie Meerrettich)
- Bei Kälte-Bi, kalten Gelenken
- Bei Lähmungen, Apoplex, äußerlich als Senfwickel. Vorsicht wegen vermindertem Schmerzempfinden
- Als Fußbad bei Kopfschmerz

## Sibirischer Ginseng – Steckbrief

**Eleutherococcus senticosus**

*Sibirischer Ginseng, Taigawurzel*

**Inhaltsstoffe:** Lignan- und Phenylpropanverbindungen, ca. 40 verschiedene Glykoside (Eleutheroside), Triterpensaponoide, Kaffeesäure und Caffeoylchinasäure, Cumarine, Sterole (β-Sitosterin), Zucker, Polysaccharide (mit Arabinose), ätherisches Öl, Harz, β-Carotin, Cu

**Droge:** Wurzel

**Verwendete Droge:** Rad. Eleutherococci, Fertigpräparate (z. B. von Harras Pharma, Eleu Curarina Tropfen)

**Dosierung:** 30 g in einer 200 g Teemischung (Kaiser, Minister, Assistent), 2 x tgl. 1 g (1 TL) der getrockneten Wurzel, bei Athleten 2–3-fache Menge, vom Flüssigextrakt 2 x tgl. 20–40 Tropfen, Trockenextrakt 65–195 mg. Kurmäßige Anwendung!

**Cave!** Vorsicht bei Yin-Leere mit Leere-Feuer, kontraindiziert bei Hypertonus, Herzrhythmusstörungen, akutem Herzinfarkt, schweren akuten Infektionskrankheiten und starken Kaffeetrinkern

**Energetik:**
Geschmack: scharf, süß, bitter
Temperatur: warm (vermutlich im II. Grad oder höher, es existieren keine historischen Angaben)

► **Wirkt auf He, Le, Ni, Lu**

**Wirkungsweise:**
- Tonisiert das Herz-Qi und das Herz-Yang
- Tonisiert das Nieren-Qi und das Ni-Yang
- Stärkt das Lungen-Qi und aktiviert das Wei-Qi
- Stärkt die Leber
- Leitet Wind-Feuchtigkeit aus

# Sibirischer Ginseng – Monographie

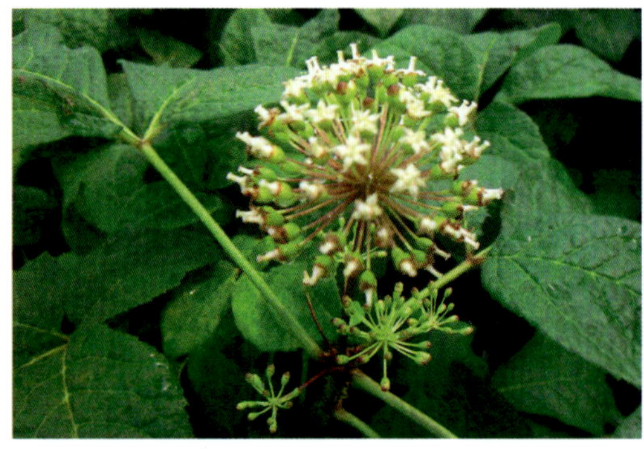

Der sibirische Ginseng oder auch Taigawurzel genannt, ist in Russland beheimatet. Wir nutzen dieses Tonikum mit seiner außerordentlichen Qualität als Kaiser oder Minister, meist als Tropfen zu einer Individual-Rezeptur. Die separate Einnahme ermöglicht eine, dem Befinden angepasste Dosierung. Die kurative Einnahme über 4–6 Wochen erweist sich als sehr wertvoll. Meine Empfehlung liegt bei 2 x tgl. 20 Trpf. zu Beginn und die Anpassung nach eigenem Befinden. Möglich ist die Dosierung bis 3x 40 Tropfen. Die Einnahme sollte nicht zu spät abends erfolgen, um den Schlafrhythmus nicht zu stören. (Eleu Curarina Tropfen von Harras Pharma)

Bei der Olympiade 1996 profitierten russische Leistungssportler ganz legal von der Unterstützung ihrer heimischen Taigawurzel.

Eleutherococcus kann dem Vergleich mit Ginseng, weiß oder rot (Panax ginseng, ren shen bai oder ren shen hong) und der amerikanischen Variante Panax quinquefolium durchaus Stand halten.

Chinesischer Ginseng ist nur in Wildsammlung qualitativ hochwertig, dann aber sehr teuer. Die angebaute Variante ist oft wegen der Belastung durch Pestizide von mangelhafter Qualität. Alternativ käme der amerikanische Ginseng in Betracht.

Wir nutzen die Kraft der sibirischen Variante mit gutem Erfolg.

**Inhaltsstoffe:**

- 40 verschiedene Glykoside erweisen sich als sehr wertvoll
- Blutbewegende Cumarine
- Steroide/ß-Sistosterin wirkt positiv auf die Prostata

Die Thermik ist nicht bekannt, bewegt sich aber auf Grund der Inhaltsstoffe vermutlich zwischen warm im II. Grad oder III. Grad.

### ▶ Wirkung in der TCM auf He, Ni, Blut

**Herz:**

- Tonisiert das Herz-Qi
  - Stärkt Geschwächte

- Bei Müdigkeit, chron. Fatigué-Syndrom
- Mangelnder Ausdauer
- Nach langer Krankheit
- Steigert die Konzentration, steigert das Gedächtnis
- Regt die Hypophyse an und steigert die hormonelle Regelung u. a. der Schilddrüse

**Niere**

- Wärmt Niere und Herz
  - Bei nachlassendem Hörvermögen, was einem Jing-Mangel entspricht
- Stimuliert bei Infertilität, im Besonderen die Samenleiter und verbessert Spermienqualität und –motilität
- Steigert die Libido von Frau und Mann
  - Steigert die Virilität beim Mann (virilis, lat., bedeutet männlich, d. h. die männliche Stärke, gemeint ist die männlich–erotische Ausstrahlung, oft auch die Zeugungsfähigkeit bzw. „Manneskraft")

**Jing:**

- Normalisiert die Adrenalinproduktion und gilt als Stress-Adaptogen (=Anpassung). Reize jeglicher Art, wie Hitze, Kälte, Lärm bis hin zu chemischen Noxen, Antibiotika, aber auch Rauch usw. werden, wie durch einen Schutzmantel gefiltert, erlebt.
- Biologisch werden bei Leistungssportlern Höchstleistungen ermöglicht. Dauerhafte Höchstleistungsansprüche würden in einer Leere-Symptomatik münden, die mit Stress nicht umgehen könnte. Die Folge wäre eine Dauerausschüttung von Cortisol in der Nebennieren-Rinde. In der Konsequenz führt es dies
  - Zu massivem Jing-Verlust, gefolgt von einem möglichen
  - Zusammenbruch des Immunsystems z. B. in Form einer Autoimmun-Erkrankung
- Ernährt die Knochen, v. a. im Alter, die sich als Arthrose, Gon-, Cox-Arthrose zeigt, bedingt durch Kälte
- Bei Osteoporose lohnt sich Eleutherococcus als Zusatzmittel, neben Ackerschachtelhalm (H. Equiseti), Kalmus (Rhiz. Calami)

**Qi/Yang**

- Tonisiert Qi und Yang
- Regt die Produktion von Erythrozyten und Leukozyten an
- Antiinfektiös bei chronisch rezidivierenden Erkältungen
  - Bakteriostatisch
  - Virustatisch, gute Anwendung bei allen viralen Infektionen
- Unterstützt bei Chronischem Müdigkeitssyndrom (CFS), was häufig Folge nach einer falsch behandelten Mononukleose ist, bei der das Pathogen in tiefere Ebenen befördert wurde. Die pathogene Hitze lodert wie eine Flamme im Innern. Hier kann eine

schnelle, hochdosierte Akut-Behandlung das Pathogen ausleiten (auch wenn schon mit einer Antibiotikatherapie begonnen wurde)
- Unterstützt bei verschiedenen Tumorerkrankungen. Zytostatische Wirkung wird beschrieben, ist aber unbestätigt. Die Wirkung zur Reduktion von Nebenwirkungen innerhalb einer Zytostatika-Therapie gilt dagegen als gesichert. Wichtig! Es bedarf der Kombination mit kühlenden Kräutern, da sonst Wärme auf Toxische Hitze treffen würde. Guter Einsatz bei Ca-Patienten mit Kälte

## Sonnenhut – Steckbrief

### Echinacea angustifolia, Echinacea purpurea, Echinacea pallida (blasser Sonnenhut)

**Inhaltsstoffe:** Alkylamide (langkettige Fettsäureamide), 0,1 % ätherisches Öl, Kaffeesäurederivate (Echinacosid, Cichoriensäure, Cynarin), Aminosäuren, Polysaccharide (Arabinogalaktane), immunmodulierende Verbindungen

**Droge:** Wurzel, seltener Kraut

**Verwendete Droge:** Rad. Echinaceae angustifolia (relativ teuer!), H. Echinaceae (purpurea), Tct. Echinaceae, zahlreiche Fertigpräparate

**Dosierung:** 20–30 g in einer 200 g Teemischung (Assistent), Monotee 3x ½ TL der getr. Wurzel/250 ml, Tinktur 3x tgl. 10–20 Trpf. oder häufiger alle 2 Std. 5 Trpf. bis mehrmals tgl. 10 Trpf. Abweichende Dosierungen vom Hersteller beachten! (Ceres)

**Cave!** Bei progredienten Systemerkrankungen, wie TBC, Kollagenosen, MS, HIV und Autoimmunerkrankungen wird von ärztlicher Seite die Einnahme abgeraten

**Energetik:**
Geschmack: leicht bitter, leicht scharf, leicht süß, leicht salzig
Temperatur: warm, wahrscheinlich warm I.–II. Grad

▶ **Wirken auf Lu, Ma, Ni**

**Wirkungsweise:**
- Stärkt das Lu-Qi, öffnet die Oberfläche, leitet Wind-Kälte und Wind-Hitze aus
- Aktiviert das Wei-Qi
- Stimuliert das Ma-Qi
- Stimuliert das Ni-Qi, Aphrodisiakum

## Sonnenhut – Monographie

Echinacea gehört zur Familie der Korbblütler (Asteraceae).

Er ist ein bis zu 70 cm hohes, haariges, mehrjähriges Kraut mit grünen bis purpurfarbenen Stängeln und einer dunkelbraunen, sich verjüngenden, häufig verästelten Wurzel. Die Blätter sind elliptisch bis lanzettlich. Die zwittrigen Blüten sind Korbblüten und erinnern an stachelige Igelköpfe. Die Randblüten sind schmal, rosa oder purpurfarben und nach unten gebogen. Echinacea ist in Ost- und Mittelamerika heimisch und wächst auf trockenem Ödland. Seit dem 19. Jhd. wird sie als Zierpflanze angebaut und hat sich als westliche Medizinal-Pflanze etabliert.

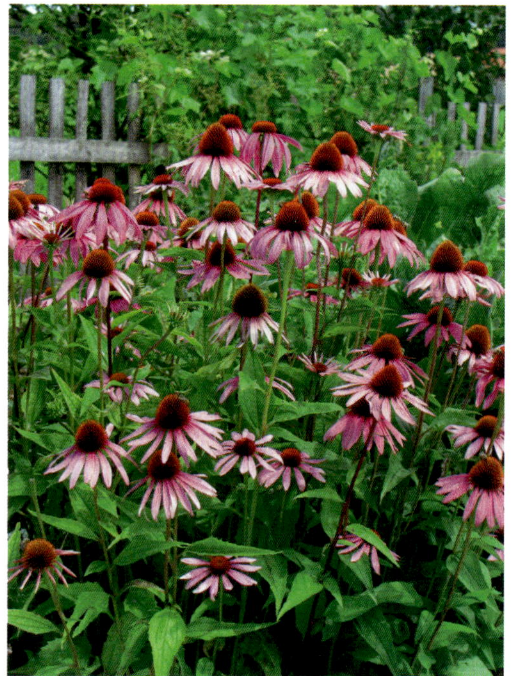

Die Wurzel der Echinacea angustifolia wird am häufigsten verwendet, ist aber auch die teuerste unter ihren Arten.

Die Inhaltsstoffe machen den Unterschied, wobei sie schwer zu differenzieren sind. Das Wirkungsspektrum ist hauptsächlich den Kaffeesäurederivaten zu verdanken:

- Alkylamide: bakterienhemmend, pilztötend, entzündungshemmend, immunmodulierend
- Cichoriensäure: virenhemmend, immunmodulierend
- Echinacosid: entzündungshemmend, wundheilend, leberprotektiv, neuroprotektiv

außerdem wertvolle

- Polysaccharide, die virenhemmend und immunmodulierend sind

Laut J. Ross (Botaniker) sind die Wirkstoffe unterschiedlich verteilt:

- Echinacea angustifolia enthält Echinacosid, aber sehr wenig Cichoriensäure
- Echinacea purpurea enthält Cichoriensäure, aber sehr wenig Echinacosid
- Echinacea pallida, Wurzel hat einen geringen Gehalt an Alkamid, wird kaum verwendet! [20]

Vor der Verwendung als Teedrogen ist es sinnvoll die Verfügbarkeit und Preiskalkulation zu erfragen. Meist ist nur eine Sorte erhältlich. Insofern bieten Fertigpräparate oft eine schlaue Variante. Sie beinhalten eine ausgewogene Mischung aus beiden Arten. Die Verwendung von Echinacea-Tropfen ist zu befürworten.

Echinacea ist ein wertvoller Assistent, der je nach Zielort mit anderen Kaiserkräutern kombiniert wird. Der Zweck und die Dosierung lassen ihn in seiner Rangordnung auch zum Minister aufsteigen. Seine Temperatur wird oft unterschiedlich beschrieben. Wahrscheinlich liegt sie bei neutral bis leicht warm. Sie passt sich Hitze- und Kälte-Erkrankungen an. Ihre Anwendung ist entzündungshemmend, ausleitend und v. a. ausgerichtet auf die Stärkung der Abwehr, dem Wei-Qi.

### ▶ Wirkung in der TCM auf Lu

**Lunge:**

- Lu-Qi stärkend, gute Kombination + Thymian, + Alant
- Wei-Qi stärkend
  - Wind-Hitze ausleitend, dann in Kombination + Lindenblüten oder + Holunderblüten, sinnvoll im ersten Erkältungsstadium mit Hitzeentwicklung z. B. Schüttelfrost
  - Bei Wind-Kälte ausleitend, dann kombinieren mit warmen Kräutern, wie Bohnenkraut oder Thymian, Ingwer, Rosmarin, Muskat, Lorbeer, Knoblauch usw.
- Entzündungshemmend und ausleitend bei eitrigen Geschehen, wie Furunkeln, Karbunkeln, aber auch hitzigen entzündeten Hautgeschehen, wie Phlegmonen, Erysipel u. a.
  - Bei Eiter auch an die Kombination mit Pflanzen, wie Knotige Braunwurz (Scrophularia), Große Klette (Bardanae), Löwenzahn (Taraxacum) denken und individuell einsetzen
- Bei Brandwunden und schlecht heilenden Wunden innerlich eingenommen, ist Echinacea eine wertvolle Stimulanz, um eine Superinfektion zu vermeiden
- Der Ersatz als Antibiotikum, im westlichen Sinn, ist fraglich, da zu hoch dosiert werden müsste, was das eigene Immunsystem nach unten regulieren (3x 30Trpf) würde
- Als Prophylaxe bewährt sich eine
  - Einnahme von nur 3x 10 Trpf. für kurze Zeit und/oder in Intervallen
  - 1 Woche 3x tgl., die nächste Woche alle 2 Tage, die nächste Woche nur an 2 Tagen usw.
- Bei Erkältung im 1. Stadium darf akut hoch dosiert werden mit 3x 30 Trpf.
- Im Anschluss nach einem fieberhaften Infekt, um den Körper wieder zu stabilisieren, ist die Kombination mit Schafgarbe (Achillea) und Weißdorn (Crateagus) sinnvoll
- Bei chronischen Erkrankungen
  - 1 Rezeptur und 4 Wochen Pause im Wechsel über einen Zeitraum von insgesamt 3 Monaten. Die Anpassung der Individual-Rezeptur ist erforderlich
- Bei Autoimmunerkrankungen nicht länger als 6 Wochen und nur 3x 10 Trpf.
- Bei HIV: nur 6 Wochen in Kombination mit anderen Virenkräutern
- Antiviral bei Herpes Zoster als Beigabe zum Infus innerlich 3x tgl. 30 Trpf. plus äußerliche Anwendung mit Capsicum (z. B. Rheuma med Salbe), Johanniskrautöl oder Baunscheidtieren der Randzonen
- Steigert die Phagozytose, Granulozyten, IgM-Produktion, Interleukine

## Spargel – Steckbrief

### Asparagus off.

**Inhaltsstoffe der Wurzel:** 41 % Zucker, fettes Öl, ätherisches Öl, Proteine, Pentosane, Galaktane, Asparagin, Arginin, Mannan, Arbinose, Saponinsubstanzen, Flavonoide, Asparagose, Pseudoasparagose, Rohfaser, Mineralien (Fe, Ca, Ka, Mn, Cu, P, F, J), Vit. A, B, C

**Sprosse:** zusätzlich Tyrosin, Bernsteinsäure, Vanillin, Koniferin, Philothion

**Droge:** Wurzel

**Verwendete Droge:** Rad. Asparagi

**Dosierung:** in einer 200 g Teemischung 30 g (Kaiser, Minister), ½ TL der getr. Wurzel auf eine Tasse, 3x tgl. in heißem Infus

**Cave!** Vorsicht bei Milz-Qi u./o. Milz-Yang-Leere mit Diarrhoe

**Energetik:**
Geschmack: Süß, leicht salzig
Temperatur: neutral, feucht im I. Grad

► **Wirkt auf Ni, Lu, He, Ma**

**Wirkungsweise:**
- Tonisiert das Nieren-Yin, tonisiert das Jing, befeuchtet, kühlt Leere-Feuer in der Niere
- Tonisiert das Lu-Yin, befeuchtet die Lunge und die Haut
- Stärkt die Herz-Nieren-Achse, kühlt Leere-Feuer im Herzen
- Kühlt Magen-Feuer
- Tonisiert das Blut, auch das Le-Blut
- Leitet feuchte Hitze aus der Leber
- Diuretikum

## Spargel – Monographie

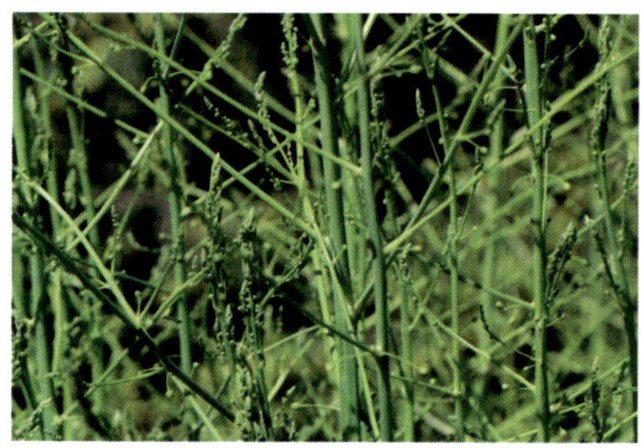

Spargel gehört zur Familie der Spargelgewächse (Asparagaceae) bzw. der Liliengewächse (Liliaceae).

Die Pflanze ist in Europa, Asien und Afrika beheimatet und wurde bereits vor 2000 Jahren von den Griechen beschrieben.

Die Gemüsepflanze ist eine ausdauernde 50 bis 100 cm hohe Pflanze, die bevorzugt auf sandigem Boden wächst. Das holzige, dicke Rhizom besteht aus mehreren Sprossgenerationen, von denen erst im 3. Jahr der Spross zur Blüte gelangt. Der Stengel ist aufrecht, kahl und verzweigt sich in 3–5 mm lange Verästelungen. Spargel ist zweihäusig. Aus den weiblichen Blüten entstehen erbsengroße, rote, kugelige Beeren mit schwarzen Samen. Die männlichen Spargelpflanzen sind gedrungener und dichter.

Blütezeit ist im Sommer von Juni bis Juli.

Als Gemüse wird Spargel hoch geschätzt, er zeichnet sich als saisonale Delikatesse aus. Sein feldmäßiger, regionaler Anbau findet mehr und mehr Absatz, was sich im Preis niederschlägt. Um mit den Lieferanten aus den sonnenverwöhnten, südeuropäischen Ländern zu konkurrieren, greifen hiesige Landwirte leider zu unökologischen Maßnahmen. Schwarze, nicht zu entsorgende Folie in doppelter Ausführung imitieren die Wärme, die bei uns erst im Sommer vorherrscht.

Der Genuss der jungen Spargeltriebe wurde in Deutschland zum ersten Male 1565 im Stuttgarter Lustgarten kultiviert.

Im Mittelalter beschrieb man Spargel als stopfendes Mittel, vermutlich meinte man die Wurzel. Lonicerus nutzte die Sprossen als Diuretikum bei roter Ruhr. Die Wurzel verordnete er bei Blasenleiden, Gelbsucht und Hüftweh.

In der Volksmedizin nutzte man Sprossen und Wurzeln als Blutreinigungsmittel, zur Durchspülung der Harnwege und bei Steinleiden und Husten mit blutigem Auswurf. Der Verzehr sollte bei gichtigen Erkrankungen vermieden werden.

Spargel steht auf der Liste der purinhaltigen Lebensmittel, allerdings nicht an oberster Stelle. Der saisonale Verzehr wirkt sich nur bedingt schadhaft auf einen dauerhaft erhöhten Harnsäurespiegel aus.

Weitere Inhaltsstoffe sind Zucker, Arabinose und Mannan, die allesamt süß und nährend sind. Proteine dienen dem Yin-Aufbau. Asparagin fördert gemeinsam mit Mineralien die Diurese. Stoffwechselabfallprodukte werden über den renalen Weg schneller ausgeschieden. Aus chinesischer Sicht geht Spargel in die physische Tiefe, leitet tief eingedrungene Pathogene aus und nährt den Yin-Aspekt des Jings.

Vorsicht ist bei ausgeprägter Mi-Qi-Schwäche und Mi-Yang-Schwäche mit Diarrhoe gegeben. Außerdem können frische Sprossen eine Kontaktdermatitis auslösen.

### ▶ Wirkung in der TCM auf Ni, Lu, He, Ma

**Nieren:**

- Nieren-Yin und Jing tonisierend
  - Bei Männern mit nächtlichem Samenerguss
  - Bei Rückenschmerzen durch Yin-Leere, d. h. die Menschen können nicht lange stehen, haben das Gefühl abzubrechen
  - Nieren anregend bei Harnverhalten und Ödemen ohne das Yin zu schädigen
- Befeuchtet bei Obstipation, verursacht durch Trockenheit und Leere
- Kühlt bei Leere-Feuer der Niere
- Leitet Feuchte Hitze aus, bei Zystitis, Ni-/Bl-Steinen (+ Verzehr von Sprossen)

**Lunge:**

- Steigert das Lu-Yin
  - Bei trockenen Ekzemen und trockener Haut, dann kombinieren mit Islandflechte
  - Bei trockenem Husten bewährt sich Spargel mit Eibisch, Königskerze zu kombinieren

**Herz-Nieren-Achse:**

- Kühlt Leere-Feuer im Herzen, angezeigt durch agitierte Depression und Angstzuständen

**Magen:**

- Kühlt Magen-Leere-Feuer

**Blut:**

- Reduziert Yin-Leere-Schmerz (Leute brechen ab)
- Gutes Blut-Tonikum in Kombination mit den klassischen Blut-Tonika
- Baut Leber-Blut auf (Ni-Yin-Mangel)
- Nicht speziell psychoaktiv, aber durch den Aufbau von Blut auf Ängste und Depression einwirkend

**Feuchte Hitze:**

- Ausleiten von Feuchter Hitze (z. B. Blasen-, Nierensteine), zusätzlich Sprossen essen
  - Bei hitzigen Bi-Syndromen, wie reaktive Hitze bei Polyarthritis, entzündlichem Weichteil-Rheuma mit hitzig geschwollenen Gelenken (2–3 Rezepte). Auch bei erhöhten RF. Laut Chinesischer Definition entspricht es einem Bi-Syndrom, dass in der Yin-Ebene angekommen ist (wie auch bei CA). Die Tendenz zum Rezidiv bleibt. Spargel kann bis in die Tiefe vordringen und das Pathogen ausleiten
  - Bis zur Reglementierung der Pyrrolizindine bestand die anfängliche Therapie bei Primär chronischer Polyarthritis in der Einnahme von Beinwell über 4 Wochen, um dann im Austausch mit Spargel über 2 Rezepturen an die Wurzel des Geschehens zu gehen!
  - Gicht

**Info**
Bei Autoimmunerkrankungen bewegt sich das Pathogen über den Kontrollzyklus in das Innere. Am Beispiel Psoriasis lässt sich das Haut-Bi gut erklären.

1. Lunge: Beginn mit Haut
2. Leber: dann Sehnen, Muskeln
3. Milz: Weichteile
4. Nieren: Knochen
5. Herz: Perikarditis

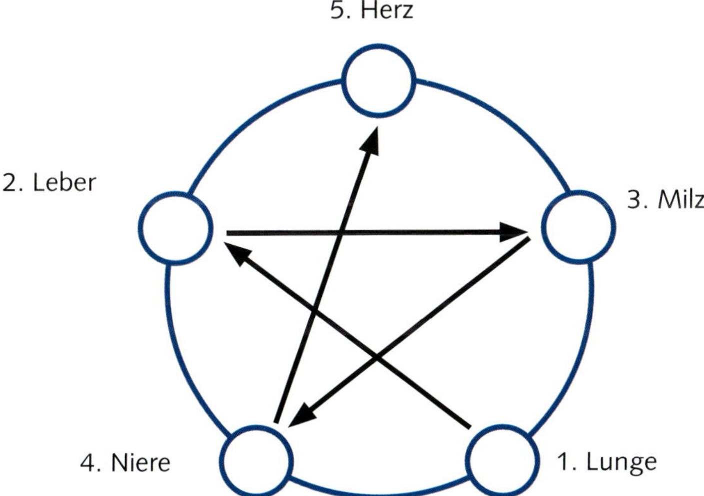


*Abb. Entstehung im Kontrollzyklus*

Die Behandlung mit Kräutern beginnt dort, wo sich der Ist-Zustand zeigt, dann rückläufig bis zum Beginn des Geschehens arbeiten.

## Spitzwegerich – Steckbrief

### Plantago lanceolata

**Botenpflanze für den Hals**

**Inhaltsstoffe:** Iridoidglykoside (Aucubin und Catalpol), 2–6.5 % Schleimstoffe, 6–9 % Glucose, Flavonoide (Apigenin, Luteolin), 6,5 % Gerbstoffe, Enzyme, Phenolcarbonsäuren, Cumarin (Aesculetin), geringe Mengen Saponine (hämolytische + antibakterielle Wirkung), 1 % Kieselsäure, Mineralien K, Na, Ca, Fe, Zn, Vit. A, C, K

**Droge:** getrocknetes Kraut

**Verwendete Droge:** H. Plantaginis lanceolatae, Extr. fl. Plant. lanc., Fol. Plant. lanc., Sirup Plant. lanc. , Press-Saft

**Dosierung:** in einer 200 g Teemischung 30 g–40 g (Kaiser, Minister), 3–5x tgl. 1 gestr. TL getrocknetes Kraut/ Tasse zum heißen Infus oder zum Kaltauszug, vom Press-Saft 1 EL 3x tgl.

**Cave!** Keine Nebenwirkungen bekannt

**Energetik:**
Geschmack: etwas bitter, etwas süß, leicht adstringierend, nach Holmes leicht salzig
Temperatur: kalt und trocken im II. Grad, auch befeuchtend

► **Wirkt auf Lu, Di, Mi, Le,**

**Wirkungsweise:**
- Kühlt Leber-Feuer, löst Hitze-Schleim
- Kühlt Feuer und Toxische Hitze (Strahlentherapie/ Zytostatika)
- Adstringiert, stillt Blutungen (Hitzeblutungen)
- Leitet Feuchte Hitze aus dem U.E. (Le, Di, Bl )
- Äußerlich kühlend, entzündungshemmend

## Spitzwegerich – Monographie

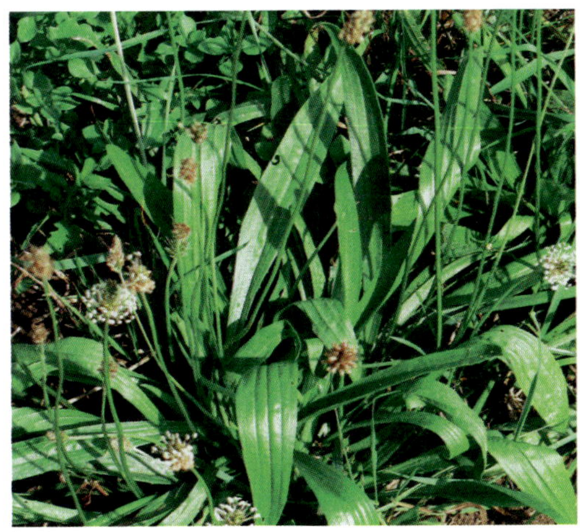
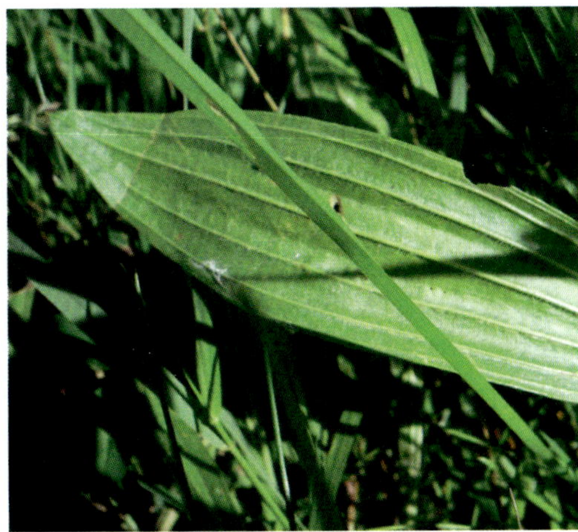

Der Spitzwegerich zählt zu den Wegerich-Gewächsen (Plantaginaceae). Er ist in ganz Europa, Nord- und Mittelasien, als Zögling auch in Nordamerika verbreitet. In Mittel- und Westeuropa treffen wir auf drei Wegericharten. Den Spitzwegerich (Plantago lanceolata), den Mittleren Wegerich (Plantago media) und den Breitwegerich (Plantago major). In den Alpen kann man in einer Höhe von über 1800 Metern zusätzlich den Bergwegerich (Plantago alpina) finden. Da er so weit oben wächst, kommt er nur mit wenig Menschen in Kontakt. Spitzwegerich wächst auf Wiesen, Weiden, an Wegrändern und zwischen Steinplatten. Seine Wuchshöhe erreicht ca. 50 cm. Aus einer grundständigen Blattrosette mit 20–40 cm langen, parallelnervigen, lanzettlichen Blättern erhebt sich ab Mai ein 10–40 cm langer, senkrecht wachsender, blattloser, gefurchter, Stängel. Am Ende des Stängels sitzt eine bräunliche Blüte in Ährenform. Lilafarbene Staubfäden und weiße Staubbeutel stehen deutlich ab und verströmen einen angenehmen Duft. Von Mai bis September blüht die Pflanze. Aus der Blütenähre entwickeln sich die Früchte mit Kapseln, die jeweils 2 Samen enthalten. Die lanzettlichen Blätter und der gerade, schlanke, aufrechte Stängel werden in der Signaturen-Lehre Merkur dem Götterboten zugeordnet. Ihm untersteht das Organ Lunge. Spitzwegerich oder auch Lämmerzunge, Spießkraut oder Heilwegerich genannt, wurde schon im Mittelalter bei Erkrankungen der Atemwege und der Mundhöhle eingesetzt. Sein Verwandter der Breitwegerich (Plantago major) wächst überall. Besonders auf verdichteten Böden, wie Trampelpfaden, Parkplätzen und zwischen Pflastersteinen. Es macht Ihm nichts aus, wenn Menschen, Tiere, Autos, Fahrräder oder schwere Traktoren über ihn fahren. Er ist ein zäher Geselle und stellt sich immer wieder auf. Er begleitet die Menschen auf ihren Wegen und leistet gute Dienste bei schmerzenden Wanderer-Füßen. Besonders nachdem sie sich Blasen zugezogen haben, wirkt ein Breitwegerich-Blatt, eingelegt in den

Schuh, kühlend und wundheilend. Es ist ratsam das Blatt vorher mit einem Stein etwas platt zu walzen. Beim Breitwegerich handelt es sich sozusagen um ein Erste-Hilfe-Mittel bei Schnitt- und Kratzwunden. Er stillt den Blutfluss und beschleunigt die Wundheilung. Man zerquetscht die Blätter und legt sie als Wundauflage auf die betroffenen Stellen auf. Alle Wegerich-Arten sind extrem fruchtbare Pflanzen. Jede Pflanze bringt bis zu 40.000 Samen während ihres Lebens hervor. Wenn es feucht ist, quellen sie auf, werden klebrig und haften an Schuhen, Pfoten, Reifen, Hufen oder Fußsohlen. Indianer nannten ihn aus diesem Grund auch Fußtritt des weißen Mannes. Auf diese Weise ist der Wegerich eine der meist verbreiteten Pflanzen überhaupt. Wegerich ist Teil der Grünen Neune, einer kultischen Frühlingsspeise. Mit ihr verbanden sich unsere Ahnen mit den überquellenden Naturkräften des jungen Jahres. Zur grünen Neune zählen Brennnessel, Beifuß, Gundermann, Geißfuß, Wegerich, Ackerschachtelhalm, Gänseblümchen, Vogelmiere und Löwenzahn. Wegerich, Raute und Salbei galten bei den mittelalterlichen Ärzten als Allesheiler. Der lateinische Gattungsname *Plantago* kommt von *planta*, was Fußsohle bedeutet. Rich stammt aus dem indo-germanischen und bedeutet König. Der Wegerich ist somit der König des Weges.

**Inhaltsstoffe:**
Die im Spitzwegerich enthaltenen Schleimstoffe wirken reizlindernd und schleimlösend auf die Schleimhäute und somit hustenlindernd. Besondere Aufmerksamkeit kommt den Iridoidglykosiden mit den Hauptkomponenten Aucubin und Catalpol zu. Sie haben eine antiinflammatorische und antimikrobielle Wirkung. Spitzwegerich wirkt durch den enzymatischen Abbau von Aucubin antibiotisch. Saponine sind oberflächenaktive Substanzen, sogenannte Tenside, die in wässriger Lösung Schaum bilden. Sie setzen die Oberflächenspannung polarer Flüssigkeiten herab und unterstützen dadurch das Zerschlagen von Schleimansammlungen. Die in den Blättern enthaltene Kieselsäure festigt die Gewebe. Die Gerbstoffe wirken adstringierend auf die Schleimhäute. Sie tonisieren die durch permanenten Husten geschwächte Lunge. Der leicht salzige Geschmack wirkt tumorerweichend, kühlend und befeuchtend.

### ▶ Wirkungen in der TCM auf Lu, Di, Bl, Le

Spitzwegerich hat seinen Hauptschwerpunkt in der Behandlung von Erkrankungen im Bereich Hals, Mund, Lunge und Haut. Der Breitwegerich dagegen findet mehr Anwendung im Unteren Erwärmer bei der Behandlung von Feuchter-Hitze und Hitze-Erkrankungen.

- Entzündungen im Mund
  - Bei Zahnfleischentzündungen, Zahnschmerzen, Stomatitis wirken die Schleimstoffe angenehm reizlindernd

**Wirkungen auf die Lunge:**

**Lungen-Feuer:**
- Kühlt Lungen-Feuer, löst Hitze-Schleim kombiniert mit Islandmoos

- Bei Pneumonie, akuter oder chronischer Bronchitis mit trockenem Husten und schwieriger Expektoration, Pleuritis
- Lindert Brustschmerzen, verursacht durch Abhusten von gelbem, eitrigem Sputum

- Bei Wind–Hitze- Allergien, allerg. Rhinitis mit Augenbrennen, Halskratzen

> **Tipp**
> Bei hitzigen Lungenerkrankungen lässt sich Spitzwegerich ausgezeichnet mit Islandmoos (Lichen islandicus) kombinieren

**Lungen-Yin:**

- Kühlt und befeuchtet bei Lungen-Yin-Leere, angezeigt durch
  - Trockenen Mund
  - Häufiges Hüsteln, Räuspern
  - Blutigem (extreme Hitze) oder grünlichem Schleim
  - Bei Lungenemphysem (= Substanzmangel, durch Auflösung der Zellstrukturen der Alveolen)

**Hitze:**

- Kühlt Feuer und Toxische Hitze
  - Dermatitiden, entzündlichen Ekzemen
  - Entzündungshemmend, wundheilend, desinfizierend bei Vereiterungen, Furunkeln, Abszessen (salzig = tumorerweichende Wirkung)
  - Bei allen inneren Schleimhautentzündungen im Bereich Mund und Hals
  - Gute Anwendung während der Zytostatika–Behandlung
  - Verdauungstrakt, Blase und Niere

- Adstringiert, stillt Blutungen, Hitzeblutungen
  Blutstiller, bedingt durch einen Gerbstoffgehalt von 6,5 %, eingesetzt bei Hitzeblutungen Hämatemesis, Epistaxsis, Meläna (Teerstuhl), Hämaturie
  - Bei petechialen Hautblutungen (unter Petechien versteht man eine Vielzahl stecknadelkopfgroßer Blutungen aus den Kapillaren in die Haut oder Schleimhäute. Sie weisen häufig auf eine Störung der primären Hämostase hin. In vielen Fällen treten zuerst kleinste Blutpünktchen an den Knöcheln und Unterschenkeln auf)

> **Tipp**
> Sehr gute Blutstiller sind Hirtentäschel (H. Bursae pastoris), Blutwurz (Rhiz. Tormentillae) , sowie Blutweiderich (H. Salicaris).

- Leitet Feuchte Hitze aus Leber; Dickdarm, Blase
  (im Unteren Erwärmer ist Breitwegerich die bessere Pflanze)

- Feuchte Hitze in der Leber und der Gallenblase, angezeigt durch Symptome, wie
  - Völlegefühl im Abdomen
  - Bitterem, klebrigem Mundgeschmack
  - Appetitmangel, Übelkeit, Schweregefühl im Körper
  - Fluor vaginalis, Pruritus vaginalis (Juckreiz), Ekzeme der Vulva
  - Zwischenblutungen und/ oder Mittelschmerz!
  - Rötung und Schwellung des Skrotums, sowie Ekzeme im Genitalbereich
  - Miktionsstörungen, Brennen, dunklem Harn
  - Hepatitis, Cholelithiasis, Cholezystitis, Ikterus

**Tipp**

Bei Feuchter Hitze im Unteren Erwärmer sind gute Partner zum Breitwegerich der Vogelknöterrich (H. Polygonii avicularis), Ackerschachtelhalm (H. Equiseti), die Schafgarbe (H. Millefolii) oder der Frauenmantel (H. Alchemillae vulg.). Bei kühlen und kalten Pflanzen ist es wichtig auf die Milz zu achten, sie soll nicht geschwächt werden.

- Klärt Feuchte Hitze im Dickdarm, angezeigt durch
  - Schmerzen im Abdomen, die durch Stuhlentleerung nicht besser werden
  - Völlegefühl im Abdomen
  - Diarrhoe, evtl. mit Schleim und Blutbeimengungen
  - Übelriechende, stinkenden Stühlen
  - Brennen am Anus
  - Durst ohne dem Bedürfnis zu trinken
  - Schweregefühl des Körpers (Feuchtigkeit)
  - Morbus Crohn, Colitis Ulcerosa, Enteritis

- Klärt Feuchte Hitze in der Blase mit Symptomen, wie
  - Häufiger, drängender Miktion
  - Schwieriger und mitten im Harnfluss unterbrochener Miktion
  - Hämaturie oder dunkelgelbem, trübem Urin
  - Fieber, Durst ohne Bedürfnis zu trinken
  - Zunge: dicker, gelber, klebriger Belag, Zungen-Wurzel mit roten Pünktchen

  Mögliche Ursache können emotionale Dysbalancen, wie langangestautes Misstrauen, Eifersucht sein
  - Zystitis, Venerische Erkrankungen, Harninkontinenz

**Äußerlich:**

- Bei Insektenstichen, Wunden (Brandwunden)
  - Blätter zerquetschen und als Wundauflage aufbringen
- Bei Mumps wirkt eine Auflage mit Spitzwegerich schmerzlindernd

## Süßholz – Steckbrief

### Liquiritia off.

**Inhaltsstoffe**: 4 % Glycyrrhizin, Glycyrrhetin, 1 % Flavonoide, 15 % Zucker, Asparagin, 1–2 % Aminosäuren, 4–6 % Mineralstoffe, ätherisches Öl, Fett, Bitterstoffe, Harz, Oxalsäure

**Droge:** Süßholzwurzel

**Verwendete Droge:** Rad. Liquiritiae

**Dosierung:** in einer 200 g Teemischung 30 g der getrockneten Wurzel (Assistent), als Monopflanze nicht länger als 6 Wochen, als Beimischung bis 8 Wochen zu empfehlen

**Energetik:**
Geschmack: süß
Temperatur: neutral, befeuchtend

**Kontraindikation:** Schwangerschaft, gelegentliche Zugaben sind jedoch unbedenklich

► **Wirkt auf alle Leitbahnen**

**Wirkungsweise:**
- Tonisiert Milz-Qi
- Kühlt Feuer und Toxische Hitze
- Befeuchtet die Lunge
- Diuretisch
- Spasmolytisch, harmonisierend, schmerzlindernd
- Shen beruhigend

## Süßholz-Monographie

Süßholz gehört zur Familie der Schmetterlingsblütler (Fabaceae).

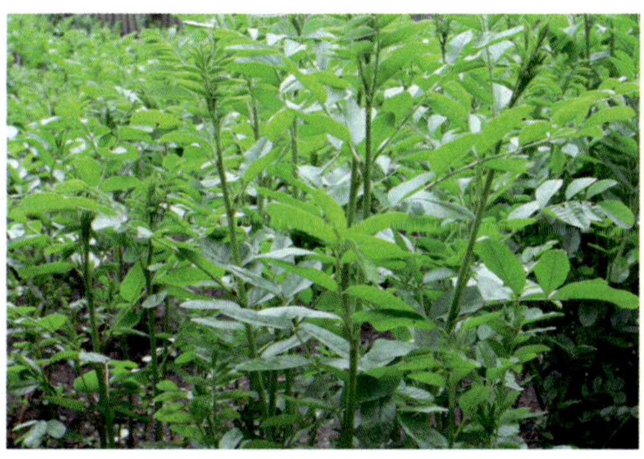

Das frostempfindliche Süßholz ist in Mittelmeerregionen und in Asien beheimatet. Es bevorzugt volle Sonne und tiefe, humusreiche, durchlässige Erde. Früher wurde es auch in unseren Regionen angebaut. Lange Wachstumsphasen und

spärliche Ernten waren aber wenig lukrativ. Aktuell findet wieder eine Rekultivierung von Süßholz in Bamberg statt.

Süßholz ist eine mehrjährige, krautige Pflanze, die Wuchshöhen von 50 cm bis zu 100 cm erreicht. Die Blätter sind unpaarig gefiedert.

Im Spätsommer erscheinen bläulich-violette und weiße Schmetterlingsblüten in kurzen, aufrechten Ähren in den Achseln der Blätter. Die Hülsen werden bis zu 3 cm lang und 4–6 mm breit. Jede Hülse enthält 2–5 Samen. Nach 3–4 Jahren kann die Wurzeln im Herbst geerntet werden.

Die Verholzung stellt den Bezug zur Erde her. Die kräftige Wurzel ist noch erdbezogener. Typisch für Leguminosen ist die Aufnahme von Stickstoff, den sie mit Hilfe von stickstoffbindenden Bakterien in Wurzelknötchen absorbieren. Somit entsteht auch der Bezug zum tierischen Leben (fleischfressende Pflanzen haben noch mehr tierischen Bezug). Trotz dem bodenständigen Bezug hat sie durch die gefiederten Blätter auch kosmische Energie. Schon vor 2500 Jahren hatte Süßholz einen festen Platz in der Kräutermedizin. In der chinesischen Medizin wird die Pflanze bis heute genutzt. In unserer westlichen Phytotherapie verwendet man Süßholz meist nur als Geschmacksverstärker.

Aufgrund der Inhaltsstoffe bietet die Wurzel mehr als nur einen Schmeichler für unseren Geschmacksinn.

Für die Süße ist der hohe Gehalt an Glycyrrhizin verantwortlich. Es ist ein Aglucon und somit wasserlöslich. Glycyrrhizin ähnelt in seiner chemischen Struktur ACTH. Durch Besetzen der Rezeptoren regt es die körpereigene Produktion in der NNR (Nebennierenrinde) an. Natürliches Cortisol wirkt antiphlogistisch. Vorteilhaft v. a. bei entzündlichen Erkrankungen des VDT z. B. Duodenitis, Colitis, Ulcus, Gastritis usw. Eine hochdosierte Cortison-Therapie kann schulmedizinisch indiziert sein. Beim Ausschleichen unterstützt Süßholz die körpereigene Produktion in der NNR positiv.

Echte Lakritze wird aus Süßholz hergestellt. Ein sehr hoher Konsum kann zu Kaliumverlust und folglich zu Ödemen führen. Außerdem wird vor einer Erhöhung des Blutdruckes gewarnt. Als Bestandteil in einer Teerezeptur über die regulären 6 Wochen ist mir keine Veränderung hinsichtlich des Blutdruckes bekannt.

Süßholz wirkt auf alle Zhang Fu und alle Erwärmer. Es stärkt subtil bei Erschöpfung.

Seine Inhaltsstoffe erklären die Wirkung:

- Tonisiert das Qi der Mitte durch den Zuckergehalt. Geringe Dosierung ist nur bei einer ausgeprägten Milz-Qi-Schwäche mit großer Feuchtigkeit angezeigt

- Die Befeuchtung der Mucosa wirkt sich positiv auf Lungenerkrankungen aus
  - Befeuchtet bei Yin-Leere-Husten
  - Baut bei Lungenentzündungen die Schleimhäute physiologisch auf
  - Wirkt expektorierend bei Atemwegserkrankungen (auch bei Yang-Husten), aufbauend bei Hitze und Trockenheit, Heiserkeit und Durst, trockener Kehle, wie auch trockenem Mund
  - Baut Schleimhäute im VDT auf, befeuchtet und kühlt
- Reguliert durch die neutrale Temperatur bei hitzigen Prozessen, kühlt, befeuchtet und ist antientzündlich. Sowohl eine trockene Bronchitis, wie auch eine Gastritis oder Erkrankung der Darmschleimhäute profitieren von der Einnahme von Süßholz
- Neutralisiert Feuer und Toxische Hitze, scheidet aus, das enthaltene Asparagin fördert die Diurese
- Süßholz erdet die Person, beruhigt den Shen
- Bewegt nur mäßig, auf Grund der wenigen Flavonoide
- Reduziert die Toxizität anderer Kräuter, harmonisiert

# Taubnessel – Steckbrief

## Lamium album

**Botenpflanze für den Urogenitaltrakt**

**Inhaltsstoffe:** Iridoid- und Secoiridoidglykoside (Lamalbid, Caryoptoisid, Albosid A, B), Triterpensaponine, Phenolcarbonsäuren (Rosmarinsäure u. a. ), Flavonoide (Isoquercitrin, Kämpferol), Schleimstoffe, Zucker, 5 % Gerbstoffe (Gallussäure), Stachydrin, Spuren von ätherischem Öl, Cholin, biogene Amine (Histamin, Tyramin, Methylamin), Xanthophyll

**Drogen:** Taubnesselkraut mit Blüten und Taubnesselblüten

**Verwendete Droge:** Flor. Lamii albi, H. Lamii albi

**Dosierung:** in einer 200 g Teemischung 20 g Taubnesselkraut oder 10 g Taubnesselblüten (Assistent), 2 TL der getr. Blüten/Kraut pro Tasse zum heißen Infus

**Energetik:**
Geschmack
- Blüten: leicht süßlich, leicht adstringierend
- Blüten und Kraut: leicht bitter-aromatisch, leicht adstringierend

Temperatur: leicht warm und feucht

► **Wirkt auf Mitte, He, Le, Chong mai, Ren mai**

**Wirkungsweise:**
- Adstringierend, blutstillend
- Löst Hitzeschleim
- Yin tonisierend
- Tonisiert das Herz-Yin und das Herzblut, beruhigt den Shen
- Unterstützt Mi-Qi und Ma-Qi
- Bewegt sanft das Le-Qi
- Äußerlich adstringierend, kühlend, entzündungshemmend

# Taubnessel – Monographie

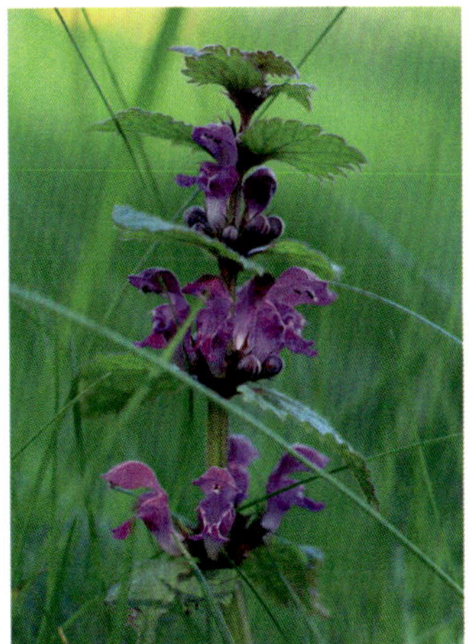
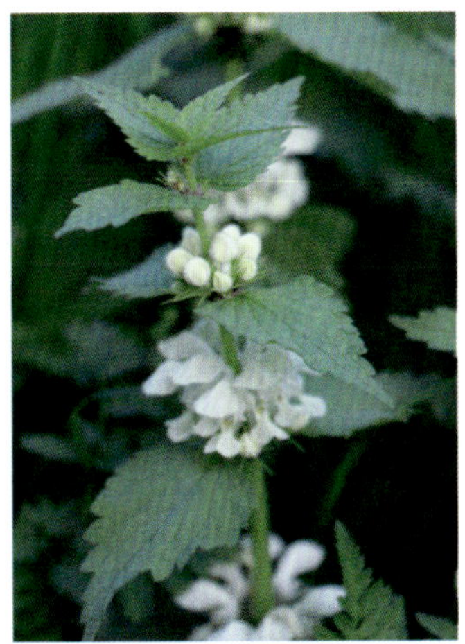
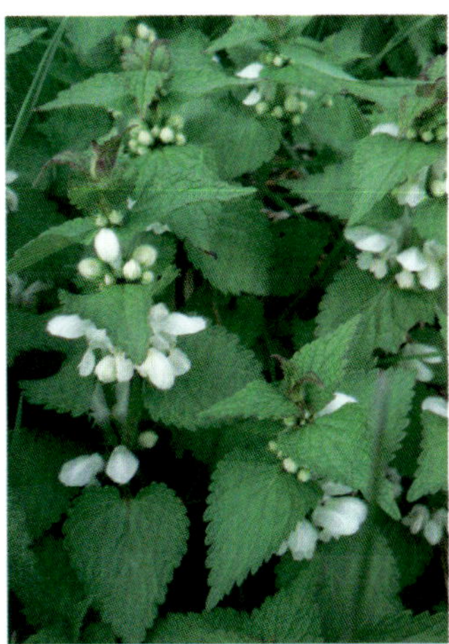

Die Taubnessel gehört zur Familie der Lippenblütler. Sie ist eine häufig verbreitete einheimische Pflanze, die in der Nähe von Menschen in Gärten, am Waldrand und auf gedüngten Wiesen mit stickstoffhaltigen Böden wächst. Ihr Aussehen ähnelt einer Brennnessel, sie besitzt jedoch keine Brennhaare. Bei einer Höhe bis 50 cm zeigt sich eine nesselartige Pflanze mit gestielten Blättern, gegenständig angeordnet und fein behaart. Am hohlen Stengel sitzen Blüten in Scheinquirlen, mit helmförmiger Oberlippe und 2-lappiger Unterlippe als Landeplatz für Insekten, v. a.Hummeln. Die formschönen weißen Blüten lassen die Signatur als Botenpflanze zum Urogenitaltrakt erkennen.

Taubnesseln werden seit Jahrhunderten in der Naturheilkunde verwendet. Sie kamen zum Einsatz bei Atemwegserkrankungen, Reizhusten und Verschleimungen, auch im Verdauungstrakt mit Blähungen und Durchfall. Mit besonderer Aufmerksamkeit wurde die Taubnessel in der Frauenheilkunde v. a. bei Weißfluss eingesetzt. Je nach Farbe des Fluors variierte man mit der Blütenfarbe der heilenden Pflanze und bevorzugte z. B. die rote Verwandte Lamium purpureum.

In der heutigen Zeit prägen die Inhaltsstoffe das Einsatzgebiet.
Iridoide wirken stark antiphlogistisch, stark antibakteriell und antiviral. Ahnliche Wirkung hat Spitzwegerich, der häufig bei Tonsillitis verwendet wird und bei Teufelskralle zur Behandlung von Hitze-Bi, Gelenken. In der TCM kommt Taubnessel als Yin-Tonikum zur Anwendung. Schleimstoffe, die befeuchten und nähren, unterstützt vom Zuckergehalt. Aminosäuren und Cholin, was wie Inosit als vitaminähnliche Substanz klassifiziert wird und als nährende Grundsubstanz der Biosynthese gilt. Kühlende Gerbstoffe, die adstringieren und absenken. Triterpensaponine, die besonders bei hitzigen Hautgeschehen oder Hitze-Schleim in der Lunge hilfreich sind.

Wir verwenden das Kraut, bestehend aus der ganzen oberirdischen Pflanze, also Blätter und Blüten oder exklusiv nur die Blüten. Direkten Bezug zu dieser wertvollen Pflanze kann man in der Sammelzeit von April bis August nehmen. Die Blätter werden bevorzugt im jungen Stadium gesammelt. Blüten, ohne Kelch zur Blütezeit sammeln. Die Blüten ziehen leicht Feuchtigkeit an, was die Lagerung aufwendig gestaltet. Eine nur kurze Lagerzeit in Kartons mit Zwischenlagen aus Seide oder alternativ Seidenpapier ist zu empfehlen. In der Apotheke sind Taubnesselblüten nicht ohne Grund kostspielig.

Wirkung im Vergleich:

| Blüten 10 g/ca. 5,– Euro | Blätter und Blüten 10 g/ 0,50 Euro |
|---|---|
| Sehr leicht<br>Sehr teuer (Wildsammlung)<br>Leicht wärmer als Blätter<br>Süßlich schmeckend<br>Yin-tonisierend wegen Schleimstoffen<br>Adstringierend, bindet das Yin<br><br>Botenstoff für den Urogenitaltrakt<br>Behandlung über Wochen, Monate | Besitzt mehr Gerbstoffe, bitter-aromatisch<br>Bewegend im Herz und Uterus<br>Häufig bei Lymphstagnation<br>Kühlend bei vag. Infekt, Vaginitis:<br>Taubnessel<br>+ Schachtelhalm<br>+ Schafgarbe<br>+ Spitz-/Breitwegerich<br>+ Frauenmantel<br>+ Ringelblumen<br>je 1/6 als Sitzbad + oral<br>bei Herpes genitalis, u. a. gynäkolog. Erkrankungen, PAP- Abstrichen bis 3 B noch „unbedenkliche" Entzündung, ab 4 sollte eine antiskrophulöse Therapie erfolgen.<br>Behandlung: Wochen, Monate<br>**TIPP:** bei vag. Mykose mit Haferstroh kombinieren |

### ► Wirkung in der TCM auf Ni, He, Mitte, Le

**Nieren:**

- Tonisiert bei Nieren-Yin-Mangel
  - Leistungsabfall, Erschöpfung
  - Allgemeiner Schwäche nach langer Krankheit

**Herz:**

- Tonisiert bei Herz-Yin-Mangel
  - Rhythmisiert
  - Bei Nervosität, innerlicher Unruhe
  - Hypertonus
  - Beruhigt den Shen bei Schlafstörungen, psychischer Labilität

**Mitte:**

- Tonisiert Mi-/Ma-Qi
  - Tonisiert und nährt ohne hitzig zu sein
- Bei entzündlicher und atrophischer Gastritis
- Nährend nach Auszehrung durch lange Krankheit oder Chemotherapie, Bestrahlung

**Leber:**
- Leicht Leber-Qi bewegend (Blätter)

**Chong mai/Ren mai:**
- Tonisiert das Yin
  - Rhythmisiert den Zyklus, reguliert im Klimax
  - Bei anorektischen Personen mit Amenorrhoe
  - Bei Infertilität
  - Nach gynäkologischen Eingriffen, z. B. Abrasio, dann innerliche Anwendung als Tee und äußerliche Anwendung als Sitzbad

**Äußerlich:**
- Auflagen bei Schleimhauterosionen
  - Bei Brandwunden äußerlich, wegen der Iridoidglykoside
  - Als Sitzbad bei vaginalen Entzündungen, Schleimhautinfektionen
  - Enthalten in Vaginalzäpfchen, bekannt als Rosenzäpfchen oder regenerierende Zäpfchen im Klimakterium (erhältlich in der Zieten-Apotheke)

> **Tipp**
> Herstellung von Vaginalsuppositorien, optional mit Taubnessel, Frauenmantel und Rosen für sensible Schleimhaut

Grundrezept ergibt ca. **50** Zäpfchen à 2 g

**Zutaten:**
- 110 g Kakaobutter (oder 100–105 g Kakaobutter und 10–5 g Öl, z. B. Wildrosenöl, Johanniskrautöl)
  - Im Wasserbad schmelzen
  - Insgesamt 1 g Tinktur (optional) z. B. Frauenmantel, Taubnessel hinzufügen und gut durchmischen. Alternativ sind auch getrocknete, zerkleinerte oder zermörserte Blüten möglich. Die Menge sollte sich in der Substanz geschmeidig einfügen
  - 15 Tropfen ätherisches Rosenöl 10 % – 100 % (z. B. bulgarisch, türkisch, persisch)
  - Zäpfchen-Rohlinge (10er-Reihe) rechts und links vorsichtig einschneiden und aufrecht auf 2 Gläser aufstecken
  - Zäpfchen-Formen befüllen, nach dem Abkühlen mit Klebefolie verschließen und kühl aufbewahren
  - Anwendung: Therapeutisch bei Infektion, nach Anordnung oder bei Bedarf zur Pflege der Schleimhäute kurativ für mind. 1 Woche abends vor dem Schlafengehen einführen. Unempfindliche Unterwäsche anziehen, um evtl. Flecken zu tolerieren
  - Weitere Info siehe Quellenangabe von Dr. Heide Fischer

## Tausendgüldenkraut – Steckbrief

### Erythraea centaurium, Centaurium umbellatum

**Geschützt!**

**Inhaltsstoffe:** Bitterglykoside (ähnlich oder identisch mit Enzian-Amarogentin, Gentiopikrosid), Lakton (Erythrocentaurin), ätherisches Öl, Harz, Wachs, Gummi, Flavonoide, Zucker, Oleanol-Palmitin-Stearinsäure

**Droge:** Kraut

**Verwendete Droge:** H. Centaurii, Extr.fl. Centaurii

**Dosierung:** in einer 200 g Teemischung 3–5 g (Assistent), 3x tgl. 1/2 TL getrocknetes Kraut/Tasse vor der Mahlzeit als heißen Infus einnehmen. Vom Fluidextrakt 0,5–2 g mehrmals tgl.

**Energetik:**
**Geschmack:** sehr, sehr bitter!
**Temperatur:** warm und trocken im II. Grad(nach Holmes kalt)

► **Wirkung auf Ma, Mi, Le, Gb, He**

**Wirkungsweise:**
- Stärkt das Qi von Milz und Magen
- Senkt Hitze und Feuer von Magen und Leber
- Leitet Feuchte Hitze aus dem M.E. aus
- Leitet Inneren Wind aus
- Tonisiert das He-Qi
- Fiebersenkend, kühlt Toxische Hitze

## Tausendgüldenkraut – Monographie

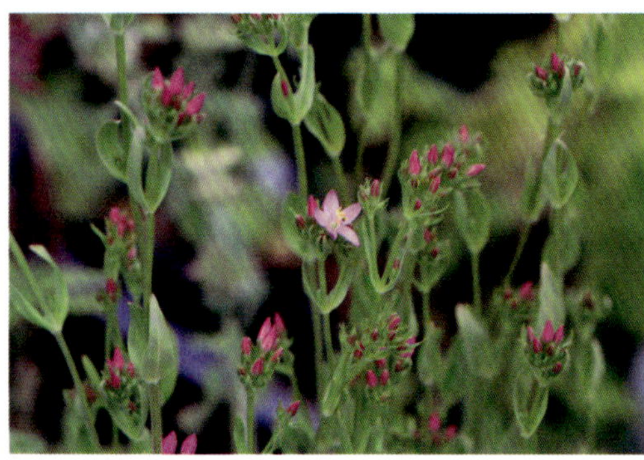

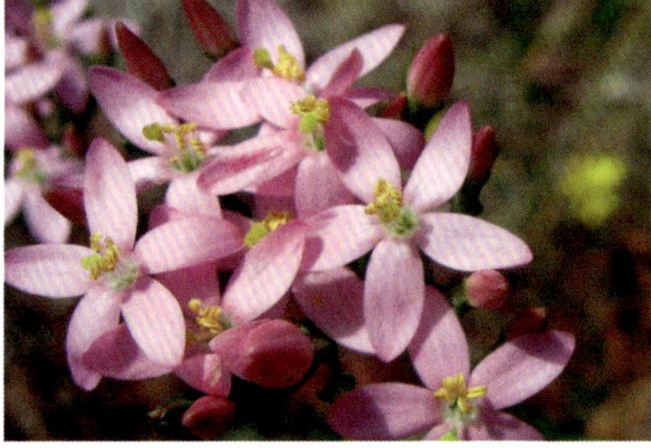

Tausendgüldenkraut wird auch als Bitterkraut, Erdgallenkraut oder Magenkraut bezeichnet. Diese Namen geben bereits einen Hinweis auf die Wirkung der Pflanze. Das Tausendgüldenkraut ist ein Enziangewächs und gehört zur Familie der Gentianaceaen. Der Gattungsname Centaurium stammt aus dem Griechischen. *Kentaureios* bedeutet zu den Kentauren gehörend. Kentauren oder auch Zentauren sind Mischwesen aus Mensch und Pferd. Diese Fabelwesen entstammen der griechischen Mythologie. Der bekannteste und gerechteste unter ihnen ist *Chiron*, der als Freund der Götter, Erzieher und Lehrer der Heilkunde, die Ausbildung von Asklepios zum Arzt übernahm. Chiron setzte das Heilkraut als Wundheilmittel ein. Der deutsche Name Tausendgüldenkraut soll bedeuten „ist tausend Gulden wert". Unsere Vorfahren setzten die Heilpflanze zur Behandlung von Magenbeschwerden ein. Den Heilerfolg empfanden sie wohl tausend Gulden wert. Bei der Namensgebung handelt es sich jedoch um eine Falschübersetzung von der lateinischen Sprache in die deutsche Sprache. Der Namen *centaurea* bzw. *centaurium* leitet sich nicht von centum aurei (100 Gulden), sondern vom griechischen Pflanzennamen *kentaùrion* ab. Das Tausendgüldenkraut hat als Heilpflanze eine lange Tradition.

H. v. Bingen setzte es zur Heilung von Knochenbrüchen ein.

Lonicerus schrieb:

*"Diß Kraut etlich tag abends und morgens getrunken -toedt und treibt aus die würm". [5]*

Kräuterpfarrer Johann Künzel: Das Tausendgüldenkraut ist seit uralter Zeit bekannt als Magen- und Lebermittel. Es ist zwar recht bitter, jedoch heißt es im Sprichwort „Bitter dem Mund, dem Magen gesund".

Das Tausendgüldenkraut erreicht ca. eine Höhe von bis zu 50 cm. Aus einer grundständigen Blattrosette erhebt sich ein vierkantiger Stängel, der sich im oberen Teil der Pflanze verästelt. Die kreuzgegenständig angeordneten Blätter sind lanzetten-förmig und mit Längsadern ausgestattet. Am Ende des Stängels sitzen die hübschen, zartrosafarbenen Blüten, die sich doldenartig ausbreiten. Das Tausendgüldenkraut blüht von Juni bis September. Es fühlt sich wohl auf Wiesen, sonnigen Waldlichtungen und trockenen Wegrändern. Bevorzugt wächst es auf lehmigen, tonigen und mageren Böden.

**Tipp zur Dosierung**
Wir verabreichen Tausendgüldenkraut wegen seiner hohen Bitterkeit nur in geringen Dosen von 3–5 g in einer 200 g Kräutermischung. Wir halten die Dosierung so gering, damit sich in einer Rezeptur noch andere Bitterpflanzen dazugesellen können. Unsere Erfahrung hat gezeigt, dass eine höhere Dosierung von Tausendgüldenkraut den Tee zu bitter macht.

Aufgrund seiner Bitterstoffe können wir das Tausendgüldenkraut als ein reines Bittermittel bezeichnen. Es regt die Produktion der Verdauungssäfte an und wirkt appetitanregend und verdauungsfördernd. Ein wahrer Magenbitter. Die ätherischen Öle nehmen Einfluss bei nervösen Erschöpfungszuständen und Kreislaufbeschwerden. Als Wundheilkraut mit entzündungshemmenden, schmerzlindernden und fiebersenkenden Eigenschaften hat sich das Tausendgüldenkraut schon im Mittelalter einen Namen gemacht. Verantwortlich dafür sind unter anderem die Flavonoide.

In der Lebensmittelindustrie werden vor allem die Blütenspitzen des Tausendgüldenkrauts zur Herstellung von Kräuterschnäpsen und Magenbitter eingesetzt. Als Aperitif nach einem reichhaltigen Mahl kann ein guter Kräuterschnaps das Milz- und Magen-Qi aktivieren und so Balsam für den Magen sein.

### ▶ Wirkungen in der TCM auf Milz und Magen, Leber/Galle, Herz

**Milz/Magen:**
Ein starkes Qi in diesen Organen ist die Grundvoraussetzung für eine reibungslose Verdauung. Nur wenn ausreichend Energie für Transport und Transformation zur Verfügung steht, können diese Prozesse ablaufen. Als Bitterpflanze leistet das Tausendgüldenkraut hier hervorragende Dienste.

- Stärkt das Qi von Milz und Magen, bei
  - Müdigkeit nach dem Essen mit dem Bedürfnis sich hinzulegen (Mi-Qi-Mangel)
  - Müdigkeit, besonders am Morgen (Ma-Qi-Mangel)
  - Appetitmangel, evtl. mit mangelndem Geschmackssinn
  - Verdauungsschwäche
  - Unwohlsein im Epigastrium, aufgeblähtem Abdomen
  - Schwäche in den Extremitäten

**Mitte:**
- Senkt Hitze von Magen/Milz, angezeigt durch
  - Aufstoßen
  - Sodbrennen
  - Gastritis

- Erbrechen und Übelkeit
- Keine Mundulzera und kein Zahnfleischbluten (diese Symptome würden einem Magen-Feuer entsprechen)

• Leitet feuchte Hitze aus dem Mittleren Erwärmer
Feuchte Hitze im Magen mit Symptomen, wie:
  - Rhinitis, Sinusitis, aber auch Ulcus ventriculi und duodeni, chronischen Darmerkrankungen
  - Völlegefühl, Übelkeit und auch Schmerzen im Epigastrium (Magen-Qi kann nicht absteigen)
  - Generellem Schweregefühl, durch die Feuchtigkeit werden die Muskeln blockiert
  - Chronische Sinusitis, begleitet von Schmerzen im Gesicht, mit dickem, gelbem Nasensekret oder einer verstopften Nase.

• Feuchte Hitze in der Milz, einhergehend mit
  - Diarrhoe, stark riechend und wundmachend
  - Entzündlichen Darmerkrankungen, Divertikulitis, Colitis ulcerosa, M. Crohn
  - Druck- und Völlegefühl im Epigastrium
  - Übelkeit, Erbrechen
  - Schweregefühl und Müdigkeit, Patient fühlt sich kraftlos
  - Dumpfem Kopfschmerz, der Kopf fühlt sich schwer an
  - Klebrigem Mundgeschmack
  - Durst ohne dem Bedürfnis zu trinken, trinkt nur in kleinen Schlucken
  - Stuhlgang ist weich und übelriechend
  - Brennendes Gefühl im Anus-Bereich ist möglich

**Leber/Gallenblase:**

• Leitet Feuchte Hitze in der Gallenblase aus, einhergehend mit
  - Gastritis, Cholezystitis
  - Ikterus, Hepatitis mit gelben Skleren, gelber Gesichtsfarbe
  - Druckgefühl im Epigastrium
  - Schweregefühl
  - Klebrigem Mundgeschmack
  - Durst ohne dem Bedürfnis zu trinken

• Leitet Inneren Wind aus, resultierend aus einer Leberdisharmonie
Angezeigt durch
  - Tremor, Tics
  - Starke Benommenheit
  - Schwindel, Taubheitsgefühl

  - Unklarem Sehen
  - Kopfschmerzen

**Herz:**

- Tonisiert das Herz-Qi
  In der 5-Elemente-Lehre wird die Geschmacksrichtung „bitter" dem Herzen zugeordnet. Bitter nimmt somit auch Einfluss auf das Herz. Emotionen spielen eine wesentliche Rolle für unser psychisches und physisches Wohlergehen. Probleme, Kummer und Traurigkeit schwächen das Herz-Qi. Weitere negative Einflüsse auf das Herz-Qi sind Blutungen akuter oder chronischer Genese. Angezeigt durch Symptome, wie
  - Müdigkeit, Schwäche und Erschöpfung
  - Blasses Gesicht, die Lebensgeister fehlen einfach
  - Belastungsdyspnoe
  - Spontanem Schwitzen
  - Leichter Depression, depressiver Verstimmung, Freudlosigkeit. (Freude ist die Emotion des Herzens)
  - Palpitationen werden als unangenehmer Herzschlag empfunden. Ängste und Unsicherheiten treten auf
  - Wirkt kreislaufregulierend

**Hitze:**

- Die Fiebersenkende Wirkung wird den Bitterstoffen zugeschrieben. Sie haben die Eigenschaft Hitze nach unten abzuleiten
- Kühlt Toxische Hitze
  Hitze-Toxine ähneln mehr dem Feuer als der Hitze. Bei chronischen, inneren Zuständen entwickeln sich Hitze-Toxine aus Feuer. Hier kommen die entzündungshemmenden und schmerzlindernden Eigenschaften des Tausendgüldenkrautes zum Tragen. Hitze-Toxine äußern sich oft in entzündlichen Geschehen
  - Schwellung
  - Rötung
  - Hitze
  - Eiter
  - Schmerzen
  - Abszesse, Furunkel, Karbunkel, auch eitrige Akne-Pustel
  - Entzündetem Appendix

**Hinweis aus der Bachblüten-Therapie:** Centaury fördert Willensstärke

In der Bachblüten-Therapie findet das Tausendgüldenkraut (engl. Centaury) Einsatz bei Menschen, die es anderen stets recht machen wollen, die nicht Nein sagen können und dadurch das eigene Lebensziel vernachlässigen. Menschen, die sich immer in den Hintergrund stellen. Die Bach-Blütenessenz fördert die Fähigkeit, den eigenen Standpunkt zu vertreten und sich selbst und seine Wünsche wahrzunehmen und nicht aufzugeben. Centaury steht für Durchsetzungskraft und Entwicklung der eigenen Willensstärke.

## Thymian – Steckbrief

### Thymus vulgaris, Thymus serpyllum

**Inhaltsstoffe:** 1,0–2,5 % ätherisches Öl (mit Thymol, 3–10 % Carvacrol, Cymen, Terpinen, Linalool, Campher, Borneol, Limonen), 10 % Labiatengerbstoffe, Bitterstoffe, Flavonoide, antiperoxidative Biphenyle, Triterpene

**Droge:** Kraut

**Verwendete Droge:** H. Thymii, Tct. Thymi, Ol. aether. Thymi, Sirupus Thymi, zahlreiche Fertigpräparate

**Dosierung:** in einer 200 g Teemischung 30–40 g (Kaiser), 10 g (Assistent), 3x tgl. 1–2 TL vom getr. Kraut/Tasse, Fluidextrakt 3x tgl. 1 TL , äther. Öl 1–5 Trpf. , Sirup mehrmals tgl. 1 TL (in schweren Fällen bis 2 stdl.), Fertigpräparate nach Angaben des Herstellers

**Cave!** Kontraindiziert in der Schwangerschaft und bei Hyperthyreose

**Energetik:**
Geschmack: aromatisch-scharf, bitter, adstringierend
Temperatur: warm und trocken im III. Grad

▶ **Wirkt auf Lu, Mi/Ma, He**

**Wirkungsweise:**
- Tonisiert das Qi der Lunge, bewegt stagniertes Qi in der Lunge, entkrampft die Bronchien
- Erwärmt, öffnet die Oberfläche, leitet Wind-Kälte aus, aktiviert das Wei-Qi
- Leitet Feuchtigkeit und Kälte-Schleim aus
- Tonisiert das Herz-Qi, belebt den Shen
- Tonisiert das Qi von Milz und Magen, erwärmt die Mitte
- Bewegt Qi und Blut (innerlich und äußerlich)

## Thymian – Monographie

Gehört zur Familie der Lippenblütler (Labiatae). Ursprünglich beheimatet im mediterranen Raum. Es existieren verschiedene Wildformen.

Thymian ist eine stark aromatische, immergrüne Staude, die bis zu 30 cm hoch wird und sich flächig ausdehnen kann. Kleine gegenständige Blätter, länglich bis oval, werden von weißen bis zartlila Blütenköpfen gekrönt. Bevorzugt auf kargen

Böden und gern in Felslandschaften. Mittlerweile wird Thymian überall angebaut.

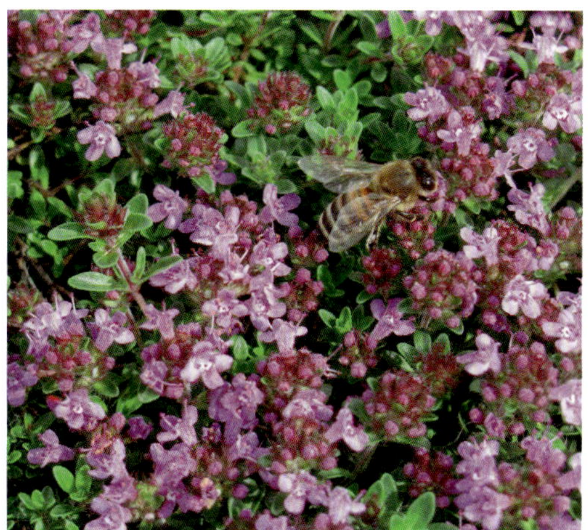

Das Küchenkraut mit großem Wirkspektrum ist durch die gehaltvollen Inhaltsstoffe geprägt. Thymian hat Kaiserqualität, kann selbstverständlich auch als Minister eingesetzt werden. In einer Rezeptur, in der nur bedingt Wärme gewünscht ist, darf Thymian geringer dosiert als Assistent fungieren.

Thymian hat unter den Lippenblütlern die stärkste antibakterielle Wirkung.

**Inhaltsstoffe:**

- Ätherisches Öl, v. a. der Wirkstoff Thymol ist sehr bewegend. Linalool hingegen beruhigend. Während Thymol auf physischer Ebene infektbekämpfend und immunstimulierend (auch auf tiefsitzende Infektionen) wirkt, kann der Chemotyp von Linalool psychisch stabilisieren. Er gilt als geistig anregendes Nerventonikum bei nervöser Depression und geistiger Ermüdung
- Labiaten-Gerbstoffe (Gerbstoffe der Lippenblütler) sind keine echten Gerbstoffe. Sie wirken weniger adstringierend, sind milder
- Bitterstoffe
- Flavonoide

## ▶ Wirkung in der TCM auf Lu, Mi, Le, UT, He

**Lunge: hier als Kaiser einsetzbar**

- Tonisiert und wärmt bei Lu-Qi-Mangel mit Kälte-Einfluss
- Expektorierend bei weißer Bronchitis, bewegt Schleim
- Entkrampfend für die Bronchien (nicht bei trockenem Husten, unproduktivem Husten)
- Spasmolytisch bei Keuchhusten und Krupp-Husten
- Aktiviert das Wei-Qi bei Erkältungsbeginn, im 1. Stadium, der sogenannten Fröstelphase
- Öffnet die Oberfläche
  - 1–2 Tassen sehr heiß trinken, um zu Wärmen und zum Schwitzen anzuregen
- Auch bei rezidivierenden oder chronischen Atemwegsinfekten mit Kälte

- Hemmend für Bakterien, Viren, anscheinend auch fungizid für Pilze
  - Wirkt antientzündlich und spasmolytisch

**Äußerlich anzuwenden:**

- Bei Zahnherden, -schmerzen
  - Einpinseln mit Thymian-Öl im Verhältnis 1 : 5 mit Mandelöl. Nie pur auftragen!
- Antiseptisch wirkend als Kompresse
- Zum Inhalieren hervorragend

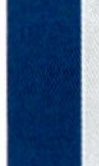

**Info**

Ätherische Öle sind innerhalb kürzester Zeit im Blut und im limbischen System

**Milz:**

- Stärkend als Küchenkraut für das Qi von Milz und Magen, regt die Verdauung an
- Wirkt entkrampfend bei Koliken und Blähungen
- Regulierend bei allen Verdauungsstörungen
- Harmonisiert bei chronischer Gastritis ohne Hitze. Sollte mit befeuchtenden Kräutern, wie z. B. Süßholz, Eibisch ergänzt werden
- Antibakterielle Wirkung bei Helicobacter-pylori-Infektion (Forschungsergebnisse)

**Leber:**

- Thymian ist leberprotektiv
- Le-Qi bewegend durch Wirkung der ätherischen Öle, deshalb auch spasmolytisch und entkrampfend
  - Kann schmerzhafte Krämpfe im VDT reduzieren

**Uterus:**

- Regulierend bei Dysmenorrhoe, PMS
- Fördernd bei Amenorrhoe
- Erleichternd für die Geburt

**Cave!** Kontra in der Schwangerschaft (lt. J. Ross: keine Einwirkung auf die Schwangerschaft und Stillzeit. Mir persönlich ist Thymian zu bewegend in der Schwangerschaft)

**Nieren:**

- Bei Kälte-Bi, erwärmt Niere und Milz
  - Gut einsetzbar bei Gelenkschmerzen mit Feuchtigkeit

**Äußerlich:**

- Anwendbar zur besseren Durchblutung
  - Leicht hyperämisierend bei Prellungen, Hämatomen um das Yang nach außen zu bringen

**Herz:**

- Tonisiert das Herz-Qi
  - Bei Hypotonus oder Hypothyreose. Gute Kombination mit Alant, Engelwurz (siehe Alant-Monographie)

## Traubensilberkerze – Steckbrief

### Cimicifuga racemosa

**Botenpflanze der HWS, Tinnitus**

**Inhaltsstoffe:** Triterpenglykoside (Acetein, Cimifugosid), Flavonoide (Formononetin), etwas ätherisches Öl, Bitterstoffe (Racemosin), Harze, Wachs, Gummi, Phytosterine, Salicylsäure, Fettsäuren (Isoferula, Palmitin-, Ölsäure u. a.), Stärke, Saccharose, Gerbstoffe, Öl

**Droge:** Wurzelstock

**Verwendete Droge:** Rhiz. Cimicifugae, Tct. Cimicifuga, Fertigpräparate

**Dosierung:** 20–30 g des getrockneten Rhizoms in einer 200 g Teemischung, 3x tägl. als Infus, von der Tinktur 3x tgl. 30–40 Tropfen separat zum Tee

> **Cave!** Kontraindiziert in der Schwangerschaft, kann in erhöhten Dosen Kopfschmerzen, Erbrechen, Schwindel, Gliederschmerzen, gerötete Augen hervorrufen

**Energetik:**
Geschmack: bitter, etwas scharf, etwas süß
Temperatur: keine historischen Belege, aufgrund des Geschmacks ist leicht warm anzunehmen, (kühl, trocken nach Angaben von *Holmes, Tierra*)

▶ **Wirkt auf: Le, Lu, He, Ni**

**Wirkungsweise:**
- Bewegt das Qi
- Senkt Aufsteigendes Leber-Yang, besänftigt Inneren Wind, beruhigt Shen und Hun
- Tonisiert das Yin, kühlt Leere-Feuer
- Öffnet die Oberfläche, leitet Wind-Hitze aus

## Traubensilberkerze – Monographie

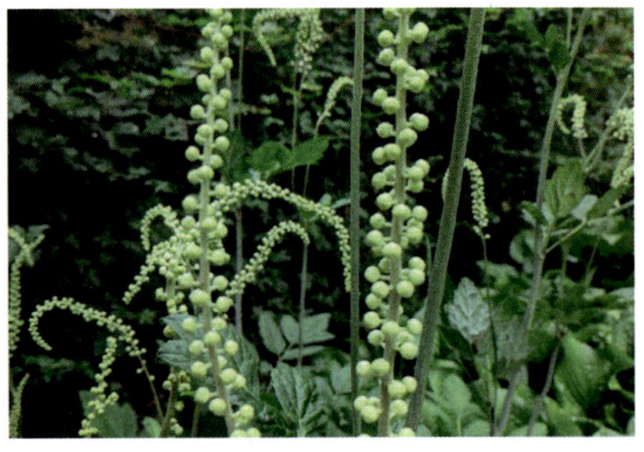

Sie gehört zur Familie der Hahnenfußgewächse, ist eine Verwandte zu Christrose, Küchenschelle, Eisenhut, Christophskraut oder auch zur Pfingstrose. Sie sind allesamt leicht bis sehr toxisch (Christophskraut tox. +++, Blauer Eisenhut tox. +++).

Die Pflanze ist relativ neumodisch, in unseren Regionen nicht heimisch, sondern in Nordarmerika und Kanada beheimatet.

Die krautige, mehrjährige Pflanze erreicht eine Höhe von ca. 70 cm bis zu 2 m. Zum Überwintern dient das langlebige Rhizom. Am aufrechten, kahlen Stängel wachsen relativ große, gefiederte Blätter. In der Blütezeit von Juni bis September erheben sich bis zu 50 cm lange traubenähnliche Blütenstände, die sich aus zahlreichen Einzelblüten rispig zusammensetzen. Die einzelnen kleinen Blüten sind radiärsymmetrisch angeordnet. Aus den grünlich-weißen Kelchblättern entspringen weiße, längliche Kronblätter, die nach dem Blühen sofort abfallen. In den Blüten sind zahlreiche Staubblätter mit Staubfäden und Staubbeuteln enthalten.

Es entwickelt sich eine dickwandige Balgfrucht, die bis zu einem Zentimeter groß und samenreich ist. Der Geruch variiert von alt bis muffig. Der Name *cimex* – Wanze, *fuga* – vertreiben und *racemosa* – Trauben, beinhaltet schon die Wirkung *„schlägt alle Wanzen in die Flucht.*

Aus Sicht der Signaturen-Lehre strahlt sie förmlich mit ihren Staubblättern. Sie vermittelt Lebenskraft und Fruchtbarkeit. Die Kommission E gesteht ihr eine Durchblutungssteigerung der Eierstöcke zu.

Der im Jahresverlauf späte Blütenprozess zeigt einen Vitalitätsschwerpunkt im fortgeschrittenen Lebensabschnitt, was einer Verjüngung entspricht. Sie wirft die Blütenblätter direkt nach dem Aufblühen ab, d.h. sie entledigt sich allem Unwesentlichem. Ein Phänomen der Wechseljahre, in denen Prioritäten gesetzt und Lasten abgegeben werden. Ängste und Sorgen geraten in den Hintergrund und das Selbstbewusstsein wird ohne Hemmnis präsentiert.

Gynäkologen verschreiben bei Östrogenproblemen oft Fertigpräparate z.B. Remifemin oder Remifemin plus (Traubensilberkerze + Hypericum).

Die Wirkung als Monopräparat reicht meist nicht aus. Traubensilberkerze ist ein gutes Yin-Tonikum mit östrogensteigerndem Impuls. Vor allem in Kombination mit anderen Kräutern leistet sie gute Dienste.

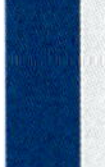

**Info**

Das bekannte Frauenheilkraut Cimicifuga ist auch bei Männern einsetzbar.

Verwendet wird das Rhizom.

## ▶ Wirkung in der TCM auf Leber, Lunge, Herz und Niere

**Herz:**

- Tonisiert und stärkt das Herz-Yin
  - Bei Herz-Yin-Leere mit Unruhe, Verwirrtheit, Schlaflosigkeit, Angstzuständen, Depression
- Befeuchtet nur mäßig
- Schlägt alle Wanzen in die Flucht, wirkt psychoaktiv auf Herz und Leber

**Lunge:**

- Stärkt das Lungen-Yin, dann zusätzlich Schleimstoffe geben, z. B. Eibisch, Islandflechte, Süßholz
  - Bei Nachtschweiß und Erschöpfung

**Leber:**

- Oft bei Leber-Yin-Mangel eingesetzt, senkt Aufsteigendes Leber-Yang
  - Bei Schulterverspannung
  - Auch bei Männern einsetzbar
- Botenstoff für die HWS, siehe Vergleich mit Baldrian, der auch Botenqualität für die HWS hat
- Bei Hitzewallungen im Klimax
  - Leber-Yang absenkend und Ni-Yin stärkend
- Hebt das Yin bei vaginaler Trockenheit bis zur Atrophie im vaginalen Bereich
- Gut bei Innerem Wind einsetzbar, der sich als Migräne, Menièreschen Drehschwindel zeigt
  - Bei den Indianern als Epilepsiepflanze genutzt
- Leber-Qi bewegend
  - Bei PMS, schwacher Menstruation, Amenorrhoe, unregelmäßiger Mens
  - Bei langsamer, schmerzhafter Geburt mit haftender Plazenta (kurz vor der Geburt einen Mono-Tee trinken)
- Löst Stase der Leber
  - Befreit den MDT (hier nicht 1. Mittel d. Wahl)
  - Bei Stagnations-Depression
- Hat Östrogenwirkung, ist aber kein Hormon, dockt an den gleichen Rezeptoren an, fördert die eigene Produktion
  - Einsetzbar bei Kinderwunsch in der 1. Zyklushälfte, zum Aufbau der Yin-Phase
- Im Klimax anwendbar, ähnlich Estradiol, Brustkrebshemmend
- Der Einsatz bei östrogenabhängigen Mamma-Ca ist trotz vieler Studien immer noch umstritten. Traubensilberkerze kann mit seiner östrogenartigen Wirkung als Östrogenmodulator, einem sog. Selektiven Estradiol-Rezeptorenmodulator (SERM) gese-

hen werden. In niedriger Dosierung wurde die Proliferationsrate von östrogenabhängigen Mamma-Ca gesenkt. Im Gegensatz zur HET (Hormonersatztherapie) hat die Behandlung mit Cimicifuga keine Auswirkung auf die Freisetzung des Hormons. Ferner wurde bei gleichzeitiger Einnahme von Tamoxifen der Effekt des Antiöstrogens erhöht

**Cave!** Trotz seiner positiven Wirkung sollte vor der Verordnung von Cimicifuga racemosa bei Mamma-Ca- Patienten unbedingt Rücksprache mit dem behandelnden Gynäkologen gehalten werden

**Leber und Niere:**

- Bote bei Tinnitus

**Hitze kühlend:**

- Bei Leere-Hitze
- Bei feuchter Hitze
  - Vaginaler Mykose, Zystitis, Fluor
  - Bei Feuchter Hitze kombinieren mit Breitwegerich, Frauenmantel, grünem Hafer, Schachtelhalm zu je 20 g/ Kraut

**Niere:**

- Stärkt das Ni-Yin, kombinierbar mit Kalmus und Ackerschachtelhalm und Beinwell, Osteoporose ist nicht hormonabhangig!
- Kann schon in der Kindheit gegeben werden, hat durchaus Einwirkung auf die Brustentwicklung

**Öffnet die Oberfläche, eliminiert Wind-Hitze**

- Öffnet die Oberfläche, leitet Wind aus (wegen der Schärfe)
  - Bei Erkältung im Anfangsstadium
  - Bei rheumatischem Fieber, Arthritis
- Kann Kinderkrankheiten, zum Ausbruch bringen (Masern, Windpocken)
- Fördert den Reinigungseffekt bei Hautgeschehen
- Reinigt von fetalen Toxinen
  - Nach Impfung = tox. Hitze, die ins Innere gebracht wurde

## Veilchen – Steckbrief

### Viola odoratae

**Inhaltsstoffe:**

- Blüten: Ätherisches Öl (Veilchenöl) mit Sesquiterpenen (Zingiberen, Curcumen, Jonon als Geruchsträger), Schleimstoffe
- Kraut und Wurzel: u.a. Saponine, Salicyl-Glykosid (Gaultherin), Alkaloid (Odoratin, Violin mit brechreizerregender Wirkung), Salicylderivate, Salicylsäure

**Droge:** Blüte, Kraut, Wurzel, Kraut mit Blüten, Öl, Tinktur aus frischem Kraut und Blüten, Sirup aus Blüten

**Verwendete Droge:** Flores Violae odoratae, Herba Violae odoratae, Rhizoma Violae odoratae, Herba cum flos. sicc. Violae odoratae, Oleum Violae odoratae

**Dosierung:** in einer 200 g Teemischung 10 g der getrockneten Blüten, 30 g vom getrockneten Kraut als Infus (Assistent), 3x tgl. 1–2 TL der getrockneten Droge auf 250 ml Wasser, Frischpflanzentinktur 3x 10–20 Tropfen vor dem Essen

**Energetik:**
Geschmack: süß, leicht bitter
Temperatur: kühl und feucht

► **Wirkt auf Lu, Le, He, Ni, Bl**

**Wirkungsweise:**

- Nährt das Yin von Lunge, Herz und Niere
- Leitet Hitze aus und senkt Feuer
- Beruhigt den Geist
- Bewegt Le-Qi und reguliert
- Leitet Wind-Kälte/-Hitze aus
- Äußerlich kühlend, entzündungshemmend

# Veilchen – Monographie

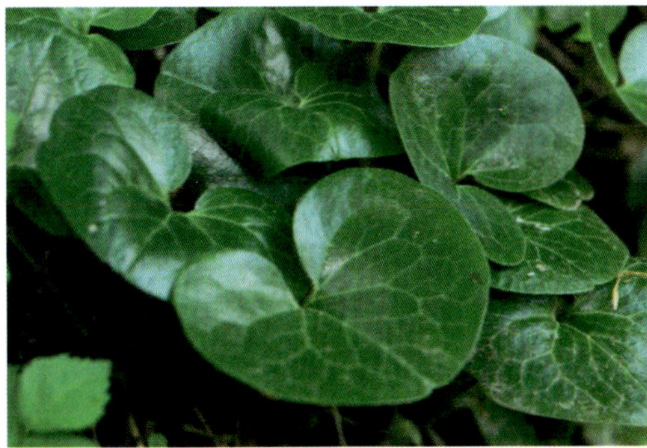

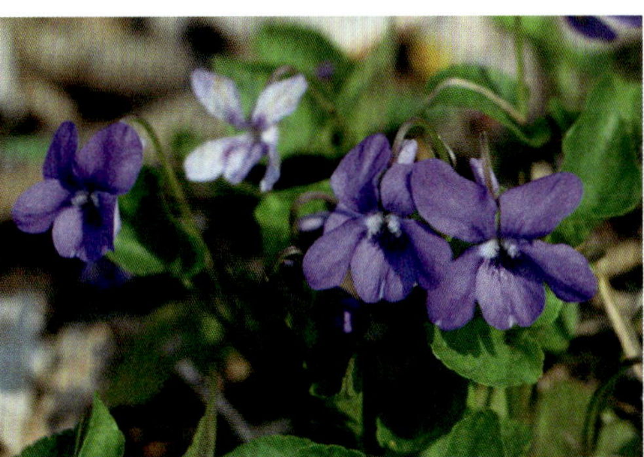

Das Duftveilchen gehört zu den Violaceaen und zählt zu den ersten Frühjahrsblühern im März. Es wächst bevorzugt in der Nähe von Menschen im Garten, Park oder Waldrand. Die versteckt blühende Pflanze mit feinem Duft wird oft als Symbol unschuldiger Liebe assoziiert. Zu Zeiten von Poesiealben war sie eine oft verwendete, gepresste Blume. Tatsächlich findet sie Anwendung bei zart besaiteten Menschen, die auf Harmonie bedacht, trotzdem zielstrebig und ambitioniert sind. Nicht selten begegnen uns diese Personen mit der Grundüberzeugung, dass sie ihre Gefühle kontrollieren müssen, um sich vor etwaigen Verletzungen zu schützen.

Das Veilchen wächst ca. 10 cm hoch, hat eine Blattrosette mit lang gestielten herz- bis nierenförmigen, gekerbten Blättern. Der Stengel ist kahl. Die wohlriechenden Blüten sind dunkel bis purpurviolett oder weiß gefärbt und bestehen aus 5 Blütenblättern, wovon 2 nach oben und 3 nach unten gerichtet sind. Ein dicker Sporn und eine dreiklappig sich öffnende, kugelige Fruchtkapsel sind weitere Merkmale. Der Wurzelstock ist kurz und bildet Ausläufer. Medizinisch verwendet werden die Blüten und Blätter im Frühjahr, die Wurzel im Herbst.

In der Volksheilkunde fand das Veilchen Einsatz bei Erkältungskrankheiten und bei rheumatischen Gelenksbeschwerden. Pfarrer Kneipp war ein großer Freund vom Veilchen und propagierte seine Anwendung in Tee`s und zur äußerlichen Anwendung.

Neben den klassischen Frühjahrskurpflanzen ist Veilchen erfrischend und reinigend für das Blut und ein Hingucker in Frühlingssalaten und –Suppen.

Zum Vergleich bietet sich die nahe Verwandschaft zum Feldstiefmütterchen an. Während das Veilchen kühl und befeuchtend ist, hat das Feldstiefmütterchen einen leicht warmen und trockenen Charakter. Eigentlich schon erkennbar an der Struktur der Blätter und der lila Farbe der Blüten. Beide Pflanzen werden entsprechend ihrer Qualitäten bei

Hauterkrankungen eingesetzt. Das wohlriechende Veilchen findet daher Anwendung bei Haut-Symtpomen, bedingt aus einem Yin-Mangel mit auflodderndem Feuer.

Veilchen wirkt antipyretisch (fiebersenkend), stoffwechselanregend, sekretolytisch (schleimlösend), blutreinigend, cholagog (galletreibend). Die Qualität der Trockendroge, gemäß der Humoralpathologie, wird mit kalt 1°, feucht 1°; frische Droge kalt 1°, feucht 2° eingestuft.

### ▶ Wirkungen in der TCM:

**Yin:**

- Yin tonisierend
- Nährt Lungen-Yin bei
  - Trockenem Husten, Heiserkeit, ständigem Hustenreiz, Lungentrockenheit, zähem Schleim, Bronchialkatarrh, Pertussis, Dyspnoe, Atmenot, Halsentzündungen
  - Pleuritis
- Nährt das Herz-Yin
  - Beruhigt den Geist
  - Mit Palpitationen, Schlaflosigkeit, Hitzegefühl, Rastlosigkeit, Reizbarkeit, Unruhe des Herzens, Bluthochdruck, Hysterie
  - Auch im Klimax mit Unruhe im Herzen
  - Durch den kühlen Charakter bei Entwicklung mit Hitze einsetzbar
- Nährt das Nieren-Yin
  - Bei entzündlichen Erkrankungen der Blase, akuter Zystitis mit Brennen beim Wasserlassen (als Assistent)
  - Nephritis (als Assistent)
- Eliminiert Hitze und reduziert Feuer
  - Senkt Fieber
  - Bei hitzigen Hauterkrankungen, Ausschlag, trockenem Ekzem, rissiger Haut
  - Bei viralen Infektionen, wie Herpes Zoster; nach Bestrahlung, Erysipel, Furunkel, Gesichtrose
  - Bindehautentzündungen, Lidrandreizungen, Augenrötungen
  - Hitzigen Prozessen in der Mundschleimhaut mit Pharyngitis, Rachenentzündungen, Stomatitis, im Rahmen von Scharlach, Masern, Mumps
  - Otitis media
  - Epilepsie bei Kindern
- Reguliert und bewegt Qi
- Regt den Stoffwechsel an
  - Regt die Gallenproduktion und den Gallenfluss an, gegen Obstipation

- Leitet Schleim aus, befeuchtet
- Kühlt und beruhigt bei Hitze im Kopf, Kopfschmerzen
  - Treibt die Gelbgalle aus, lindert Gereiztheit (humoralpathologischer Aspekt)
  - Lindert die Folgen einer Alkoholvergiftung, gute Kombination mit Majoran
- Eliminiert Wind-Kälte/-Hitze-Nässe (Rheuma-Bi-Syndrom)
  - Bei Hitze-Bi, Rheuma der kleinen Gelenke
  - Gicht

**Äußerlich:**

- Kühlend und erweichend als Waschung, Umschläge mit der Abkochung, Einreibung mit verdünntem Öl bei
  - Konjunktivitis, Augenlidrandentzündungen, dafür den abgekühlten Infus als Kompresse auflegen
  - Hautrissen, Geschwülsten, Verhärtungen
- Rachenentzündung zum Gurgeln als Partner von Salbei, Ratanhia

## Vogelknöterich – Steckbrief

### Polygonum aviculare

**Inhaltsstoffe:** 0,2–1 % Flavonoide (Kämpferol, Quercetin, Myricetin, Avicularin), 4 % Gerbstoffe (Gallotannin- und Cataechintyp), Schleimstoffe (Arabinose, Glucose, Galactose), 1 % Kieselsäure (0,2 % löslich, 0,8 % unlöslich), Phenolcarbonsäuren, Cumarinderivate (Umbelliferon, Scopoletin), Lignan (Aviculin), Harz, Wachs, Fett, Spuren von äther. Öl, Mineralien Cu, Zn

**Droge:** getrocknetes Kraut

**Verwendete Droge:** H. Polygoni avicularis

**Dosierung:** in einer 200 g Teemischung 20 g (Assistent), 3 x tgl. 1 TL getr. Kraut/Tasse zum heißen Infus

**Cave!** nichts bekannt

**Energetik:**
Geschmack: adstringierend, leicht bitter
Temperatur: kalt im II.–III. Grad, trocken (?)

**Heil-/Wirkungsweise:** schleimlösend, kühlend, blutstillend, harntreibend, fiebersenkend

► **Wirkungen auf Lu, Ni, Ma, Di, U.E.**

**Wirkungsweise:**
- „Adstringiert“ das Lungen-Yin
- Kühlt die Lunge
- Kühlt Magen-Feuer
- Leitet Feuchte-Hitze aus dem U.E. aus, besonders aus dem Dickdarm
- Diuretikum
- Äußerlich wundheilend, kühlend, entzündungshemmend

# Vogelknöterich – Monographie

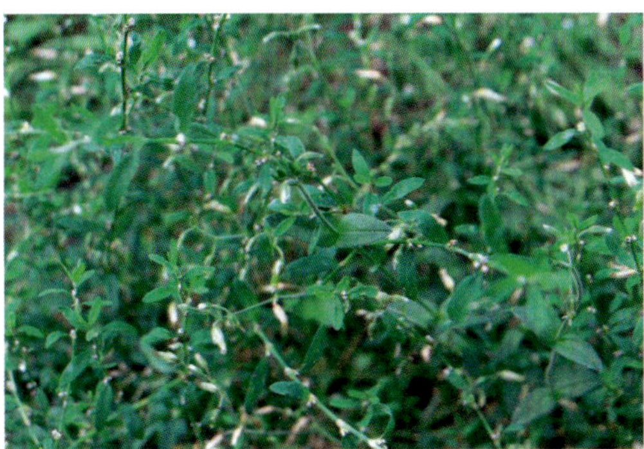

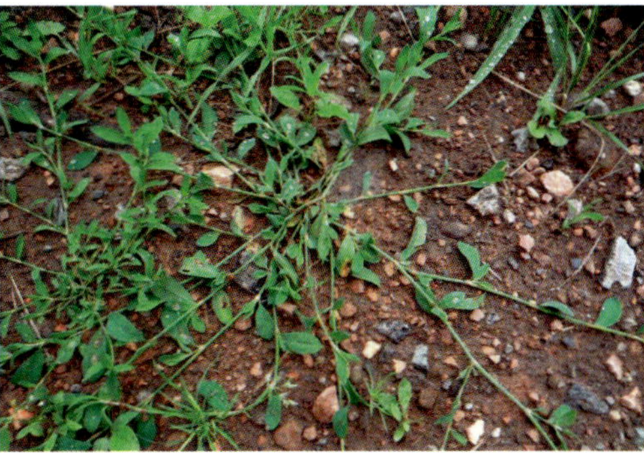

Der Vogelknöterich ist ursprünglich in Europa beheimatet. Es handelt sich dabei um eine sehr formenreiche Art, sodass man schon fast von einer „Artengruppe" des Vogelknöterichs sprechen kann. Als Ruderalpflanze hält er sich gerne in der Nähe von Menschen auf. Er ist ein treuer Begleiter des Menschen und folgt ihm überall hin. Dort, wo Menschen sich ansiedelten, ließ sich auch der Vogelknöterich nieder. So gelangte er bis in die gemäßigten Breiten auch anderer Kontinente. Heute kann man von einer weltweiten Verbreitung sprechen. Bevorzugt wächst die Heilpflanze an Standorten, die vom Menschen stark beansprucht wurden. Dazu gehören Schutthalden, Brachen, Straßen- und Wegränder und Bahndämme. Gerne wächst er auch direkt vor der Haustür zwischen Pflastersteinen auf Gehwegen oder Gartenpfaden. Seinen Namen hat die Pflanze vermutlich aufgrund der vielen Knoten an den Sprossen erhalten. Im Griechischen bedeutet *Poly*–viel und *gonum* wird mit Knie bzw. Knoten übersetzt. Der Beiname *aviculare* stammt aus dem Lateinischen. *Avis* bedeutet Vogel. Die Vögel bevorzugen die Samen des Polygonums als Nahrungsquelle. Weitere Namen in der Bevölkerung sind Blutkraut, Hühnergras, Floh- oder Wegkraut. Vogelknöterich ist eine Pflanze, die vorzugsweise am Boden kriecht. Die langen, niederliegenden oder leicht aufsteigenden Stängel können eine Länge von bis zu über 1 Meter erreichen. An den weitverzweigten Sprossen sind knotige Verdickungen zu erkennen. Die elliptisch-lanzettlichen Blätter sind wechselständig angeordnet. Die Blätter der Seitensprossen sind etwas größer als die des Hauptstängels. Am Blattgrund enden sie mit einer häutigen, silbrig glänzenden Nebenblattscheide, die an der Basis bräunlich ist. Von Mai bis September erstreckt sich die Blütezeit. Die kleinen, zarten, unscheinbaren Blüten stehen in den Blattachseln. Ihre grünlich-weiße, 5-teilige Blütenhülle ist an den Zipfeln oft rot gefärbt. Aus den Blüten reifen die kleinen, dreikantigen Nüsse.

Polygonum ist ein heilbringendes Unkraut, das die Menschen schon immer unterstützte. Schon in der Antike wurde es von den berühmten Ärzten Dioskurides und Plinius erwähnt. Im Mittelalter war Polygonum wegen seiner adstringierenden Wirkung zur

Stillung von Blutungen, bei Entzündungen der Mund-und Rachenschleimhaut und bei Zahnproblemen im Einsatz. Da die Zahnmedizin noch nicht existierte, hatten viele Menschen, faulige Zahnstummel im Mund, die ihnen das Leben sehr schwer machten. Die schleimlösende Pflanze wurde als hustenlindernde Helferin eingesetzt. Außerdem sprach man ihr fiebersenkende und harntreibende Eigenschaften zu. Heute setzt man die Heilpflanze bevorzugt wegen ihrer schleimlösenden Wirkung in Bronchial- und Hustentees und zur Durstbehandlung bei Diabetes mell. ein.

**Inhaltsstoffe:**
Der Kieselsäuregehalt macht den Vogelknöterich zur unterstützenden Heilpflanze bei Lungenerkrankungen.

### ▶ Wirkung in der TCM auf Lu, Di, Ma. Ni, U.E.

Vogelknöterich ist in seinem Temperaturverhalten kalt II.–III. Grad, also eine recht kalte Pflanze. Seine strukturgebende Kieselsäure und die stark adstringierende Wirkung sind bewahrend, haltend und kühlend und zeichnen ihn als Yin-Tonikum aus. Beim Einsatz einer kalten Pflanze, wie dem Vogelknöterich, sollte immer das Milz-Qi und letztlich auch die Nierenenergie im Auge behalten werden.

**Lunge:**

- Adstringiert das Lungen-Yin
  Vogelknöterich festigt und stabilisiert das Qi der Lunge. Er bewahrt die Dinge am Platz, indem er die Strukturen zusammenhält. Adstringierend impliziert, dass eine Pflanze kühlend und blutstillend wirkt
  - Bei trockenem, unproduktivem Husten, der sehr quälend und erschöpfend ist
  - Mitunter auch bei schwachem Husten mit wenig Auswurf, der in diesem Fall auch etwas blutig sein kann, bedingt durch die Trockenheit der Schleimhäute
  - Schwacher Stimme, die durch den Feuchtigkeitsmangel auch heiser klingen kann
  - Redeunlust und Müdigkeit
  - Nachtschweiß
  - Dyspnoe, hervorgerufen durch den Lungen Qi-Mangel
  - Trockenen Mund- und Rachenschleimhäuten
  - TBC
  - Bronchiektasen
  - Bei chronischer Rhinitis, atrophischer Rhinitis, Sinusitis, chronischen Halsentzündungen
  - Bronchitis, Keuchhusten, Emphysem, Sarkoidose, TBC

- Trockenheit und Hitze
  Kühlt und befeuchtet die Lunge (schleimlösende Wirkung)
  Dieses Disharmoniemuster ist geprägt durch Trockenheit der Lunge mit Symptomen, wie
  - Trockenem, rauem, bellendem und schmerzhaftem Husten
  - Kaum Sputum oder zähflüssiges und schwer abzuhustendem Sputum, evtl. auch blutig tingiert
  - Trockener Nase, Mund, Zunge und Rachen, das Schlucken fällt schwer
  - Manchmal auch juckende Schleimhäute
  - Heiserer Stimme bis zur Aphonie
  - Durst
  - Aversion gegen Hitze, evtl. Fieber

> **Info**
> Wird die Trockenheit durch den Pathogenen Faktor Kälte hervorgerufen, besteht eine Aversion gegen Kälte

  - Bei akuter Sinusitis, Nasenbluten, Halsentzündungen, Mundschleimhautentzündungen, Bronchitis, Pneumonien und Katarrhen

> **Tipp**
> Um der Trockenheit entgegen zu wirken, bewährt sich die Kombination von Polygonum avicularis mit Rad. Althaeae (Eibisch), Flos. Malvae (Malvenblüten) und/oder Rad. Liquiritiae (Süßholzwurzel)

- Stillt Blutungen, die durch Feuer hervorgerufen werden
- Kühlt Ma-Feuer (häufig die Folge von Hitze im Dickdarm)
  - Mit brennendem Schmerz im Epigastrium
  - Starkem Durst mit Verlangen nach kalten Getränken
  - Psychischer Unruhe, Hitzegefühl
  - Zahnfleischbluten, trockenem Mund, Mundulzera, schlechtem Mundgeruch
  - Zunge ist rot, der Belag trocken, gelb-braun, evtl. schwarz in der Mitte
  - Saurem Reflux, der zu einer Reflux-Ösophagitis führen kann
  - Übelkeit, Erbrechen kurz nach der Nahrungsaufnahme
  - Dauerhunger, da das Feuer extrem viel Energie verbraucht
  - Der Puls ist schnell und leicht überflutend, besonders an der rechten, mittleren Position durch den Yang-Aspekt des Feuers
  - Erkrankungen, die durch dieses Krankheitsmuster auslöst werden sind Gastritis, Ulcus ventriculi und Ulcus duodeni, Stomatitis, Nasenbluten, Zahnfleischbluten

**Feuchte–Hitze im U.E.:**

- Leitet Feuchte Hitze aus, besonders aus dem Dickdarm
  Feuchte Hitze im U.E. sind alle entzündlichen Prozesse im Uro-Genital-Trakt, wie
  - Zystitis, Pyelonephritis, Harninkontinenz
  - Vaginitis, Kolpitis, ect., auch Prostatitis

- Feuchte Hitze im Dickdarm mit Symptomen, wie
  - Durst, ohne dem Bedürfnis zu trinken
  - Hitzegefühl
  - Schweregefühl, bedingt durch die Flüssigkeitsretention
  - Schmerzen und Völlegefühl im Abdomen
  - Diarrhoe mit wässrigen, stinkenden Stühlen
  - Stuhl mit Blut- und Schleimbeimengungen
  - Brennendem Anus (+ Königskerze)
  - Colitis ulcerosa, Morbus Crohn, Enteritis, Hämorrhoiden

**Niere:**

- Leitet Feuchte Hitze aus der Niere aus
  - Bei Zystitis
  - Harngrieß
- Bei Hitze-Bi (Rheuma)
  - Innerliche und äußerliche Anwendung, Tee, Auflagen, Umschlägen
  - Dicke, heiße, geschwollene Knie, Ellbogen etc.
  - Gicht = Gichtanfall zeigt sich oft als roter, geschwollener, hochentzündeter Groß-Zeh mit extremen Schmerzen. Der Patient kann im Akutstadium keine Berührung ertragen. In diesem Fall kann man dem Patienten einen Tee verabreichen und zu einem späteren Zeitpunkt mit äußerlichen Maßnahmen den Heilungsprozess unterstützen

**Äußerliche Anwendung:**

- Wundheilend, kühlend, entzündungshemmend
  - Als Auflage, Wickel, Teilbäder
  - Sitzbad bei Hämorrhoiden aus Vogelknöterich, Schafgarbe, Schachtelhalm

## Vogelmiere – Steckbrief

### Stellariae media

**Inhaltsstoffe:** Saponine, Schleim, Flavonoide (Rutin), Vitamin A, B, C, Spurenelemente (Si und einen hohen Gehalt an K, Na, Ca, Mg, Fe, P, Cl)

**Droge:** getrocknetes Kraut

**Verwendete Droge:** H. Stellariae media, Press-Saft

**Dosierung:** in einer 200 g Teemischung 30–40 g (Kaiser, Minister), 3x tgl. 1–2 gestrichenen TL getrocknetes Kraut/ Tasse zum heißen Infus

**Cave!** keine Kontraindikationen bekannt

**Energetik:**
Geschmack: süßlich und mild
Temperatur: kalt und feucht

**Heil-/Wirkungsweise:** spasmolytisch, sekretolytisch, entgiftend, diuretisch, diaphoretisch (schweißtreibend), entzündungshemmend, sedierend, analgetisch, cholagog (regt den Gallenfluss an)

► **Wirkt auf Ni, He, Le, Lu**

**Wirkungsweise:**
- Tonisiert das Yin, befeuchtet
- Kühlt Feuer und Blut-Hitze
- Ernährt das Leber-Blut
- Diuretisch

## Vogelmiere – Monographie

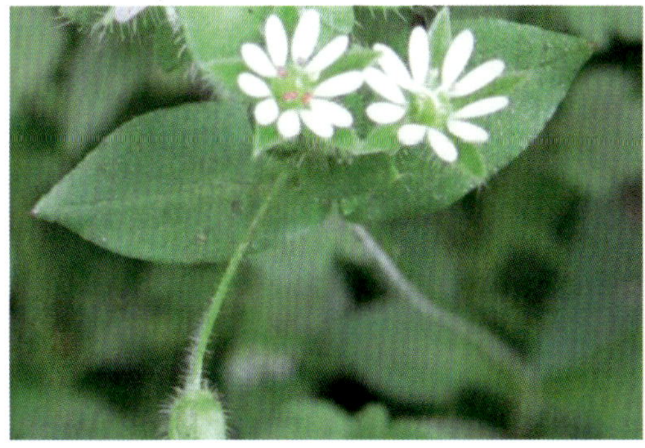

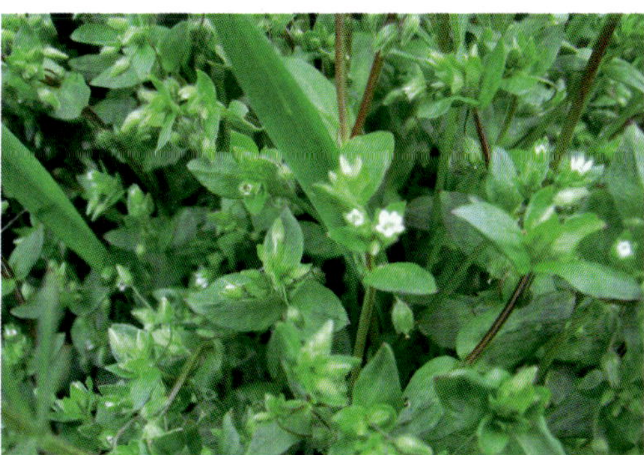

Bei der Vogelmiere handelt es sich um eine Vertreterin aus der Familie der Nelkengewächse (Caryophyllidae). Sie zählt zu den meistverbreiteten Wildkräutern in unseren Gärten. Dadurch wird sie von manchem Gärtner nur als lästiges Unkraut angesehen. Die Vogelmiere liebt sonnige bis schattige, nähstoffreiche, lehmige Böden. Sie ist in Gärten und Weinbergen genauso verbreitet, wie in Blumenkübeln und an Wegrändern. Ihre Besiedlung von Gärten und Weinbergen bringt einige Vorteile mit sich. Während sie die Böden feucht hält, schützt sie auch vor Erosionen. Im Winter legt sie sich, wie ein schützender Mantel über die Erde. Der hohe Anteil an Spurenelementen eignet sich hervorragend als Nahrungsquelle für das Federvieh. Ihren Namen hat sie vermutlich erhalten, weil Hühner und andere Vögel bevorzugt Vogelmiere fressen, um harte Eierschalen zu bekommen. Gängige Namen sind Hühnerdarm, Mäusedarm und Vogelsternmiere. Wo sich Vögel niederlassen, zum Beispiel in Hecken, Sträuchern oder Bäumen findet sich diese nützliche Heilpflanze. Als typischer Bodenkriecher erreicht sie eine Wuchshöhe von ca. 5–10 cm. In der Literatur werden auch Wuchshöhen bis zu 50 cm beschrieben. In diesem Fall hat das Heilkraut einen außergewöhnlich guten Standort gefunden, an dem es sich besonders wohl fühlt. Viele, kleine hell-dunkelbraune Wurzelhaare bilden gemeinsam ein flaches Wurzelwerk. Die ovalen bzw. eiförmigen, leicht spitz zulaufenden Blätter weisen einen glatten Blattrand auf. Die gegenständig angeordneten Blätter sind im unteren Teil gestielt und weiter oben, sitzend am Stiel angewachsen. Der stark verzweigte, saftige Stängel legt sich über die Erde. Manchmal richtet er sich auch auf, vermutlich um auf sich aufmerksam zu machen. Er ist einreihig an der Oberseite behaart und rotüberlaufend. Diese Pflanzenmerkmale werden in der Signaturen-Lehre dem kriegerischen Mars zugeordnet, der seine Wehrhaftigkeit signalisiert und zugleich über das Blut herrscht. Die Schönheit der kleinen, sternförmigen Blüten fällt dem Betrachter nur auf, wenn er achtsam durch die Natur geht. Die Vogelmiere blüht oft das ganze Jahr durch. Aus den Blüten entwickeln sich sechsteilige Kapselfrüchte, die bis zu einem Millimeter lange, kantige bis höckerige Samen enthalten. Wem die Heilpflanze zu üppig im Garten wächst, kann die Blättchen von den Stielen zupfen und als würzig-aromatische Zugabe in Salaten und Suppen verwenden.

Als Heilpflanze mit Tradition wurde sie bereits im Mittelalter bei der Versorgung und Behandlung von schmerzhaften, offenen Wunden eingesetzt. Mit kühlenden Auflagen oder Umschlägen aus einem Kräutersud verschaffte man dem Kranken Linderung. Auch der berühmte Wasserpfarrer Sebastian Kneipp war ein großer Freund der Vogelmiere. Er kombinierte sie gerne mit anderen Pflanzen entsprechend dem Krankheitsbild.

**Inhaltsstoffe:**
Die Vogelmiere zählt, wie der Ackerschachtelhalm zu den Silicium-haltigen Pflanzen. Silicium verleiht Struktur und Halt. Außerdem verfügt die Vogelmiere über einen relativ hohen Kaliumgehalt, der regulativ auf den Flüssigkeitsgehalt der Zellen und diverse

Stoffwechselabläufe wirkt. Wichtige Aufgaben des Kaliums sind die Reizweiterleitung der Nerven und die Steuerung der Muskelkontraktion. Die Ausscheidung von Kalium erfolgt über die Nieren. Saponine beeindrucken durch ihre Schärfe. Sie „zerschlagen" Schleim, was das Abhusten wesentlich einfacher macht.

### ▶ Wirkung in der TCM auf Lu, Ni, He, Le

Die Vogelmiere ist ein ausgezeichnetes Yin-Tonikum. Der süßliche und milde Geschmack wirkt harmonisierend und nährend auf die Schleimhäute. Die kühlenden und befeuchtenden Eigenschaften der Pflanze implizieren einen sehr guten Umgang mit Trockenheit und Hitze.

**Lunge:**

- Tonisiert das Lungen–Yin und befeuchtet bei
  - Trockenem, unproduktivem Husten, der sehr quälend und erschöpfend ist
  - Gelegentlich auch bei schwachem Husten mit wenig Auswurf, der zum Teil auch etwas blutig sein kann, bedingt durch die Trockenheit der Schleimhäute
  - Schwacher Stimme, die durch den Feuchtigkeitsmangel auch heiser klingen kann
  - Redeunlust und Müdigkeit
  - Nachtschweiß
  - Dyspnoe, hervorgerufen durch Lungen Qi-Mangel
  - Trockenen Mund– und Rachenschleimhäuten
  - TBC
  - Bronchiektasen
  - Rhinitis, Sinusitis, chronischen Halsentzündungen
- Befeuchtet die Lunge bei Lungen-Trockenheit, angezeigt durch
  - Trockene Lunge mit trockenem, bellendem, schmerzhaftem Husten
  - Trockenem Hals, Mund und trockener Zunge (ist nicht rot)
  - Durst

> **Tipp**
> Vogelmiere legt einen Schutzfilm auf gereizte und entzündete Schleimhäute besonders der Atemwege! (Blüten, Blätter, Kraut). Eine sehr gute Kombination bieten Eibisch (Rad. Althaeae), Spitzwegerich (H. Plantaginis lance.), Süßholzwurzel (Rad. Liquiritiae) und Malvenblüten (Flos. Malvae)

  - Bronchitis, Husten, Heiserkeit, Tonsillitis
  - Rachen- und Kehlkopfkatarrh

**Nieren:**

- Befeuchtet das Ni-Yin
  - Bei Knochenschmerzen, Schmerzen in der Lumbalregion
  - Abmagerung, Kachexie nach langer, zehrender Krankheit
  - Auch im Alter, u. a. bei Gedächtnisschwäche
  - Tinnitus, Schwindelgefühl bis hin zum manifestierten Vertigo
  - Schwerhörigkeit
  - Nachtschweiß, trockenem Mund und Hals in der Nacht
  - Nächtlicher oder vorzeitiger Ejakulation
  - Infertilität
  - Müdigkeit, Erschöpfung
  - Psychischer Unruhe, Schlaflosigkeit
  - Depressionen, leichten Angstzuständen
  - Dunklem, spärlichem Urin

**Tipp**

Rinderbrühe mit Vogelmiere aufkochen, stärkt Yin und Yang

**Herz:**

- Befeuchtet das He-Yin
  - Bei trockenem Mund und trockenem Rachen, der als sehr unangenehm empfunden wird
- Palpitationen, die verunsichern und Angst machen
- Beruhigt den Geist Shen bei Schlaflosigkeit. Silicium gibt Struktur. Vogelmiere legt sich als schützender Mantel über die Erde. Diese schützende, bewahrende Eigenschaft ist sehr hilfreich um den Geist Shen im Herzblut zu verankern
  - Traumgestörtem Schlaf und Schreckhaftigkeit
- Psychischer Unruhe, die sich in einem Unbehagen und einer nicht zu benennenden Nervosität äußert
  - Angstzuständen
- Nachtschweiß
- Kühlt Feuer und Blut-Hitze
  - Infizierten, schlecht heilenden Wunden
  - Befeuchtet und kühlt bei trockenen Hauterkrankungen (Blut-Hitze)
  - Schwerwiegender Systemischer Erkrankung (Sklerodermie, Lupus eryth.)
- Bei Augenerkrankungen
  - Äußerlich bei Konjunktivitis mit Augenbädern, Auflagen
- Hitze-Bi mit heißen, entzündlichen Gelenken (Umschläge)
- Bei Hitze-Obstipation (innerliche Anwendung)

**Leber:**

- Ernährt und kühlt die Leber bei Leber-Yin-Leere und bei Leber-Blut-Leere, angezeigt durch
  - Matt-blasse Gesichtsfarbe ohne Glanz , aber mit geröteten Wangen (bei Leber-Yin-Mangel)
  - Trockenen Augen, unklarem Sehen, begleitet von Mouches volantes
  - Verminderter Nachtsicht
  - Schwindelgefühl
  - Taubheit und Kribbeln in den Extremitäten
  - Hypo- oder Amenorrhoe
  - Muskelschwäche, Krämpfen
  - Trockene und brüchige Nägel
  - Auffallend trockener Haut und Haaren
  - Depression
  - Gefühl von Ziellosigkeit
- Sehnenverkürzungen, Sehnenentzündungen und Kontrakturen, bedingt durch mangelndes Leberblut, das die Sehnen und Bänder nicht nähren kann
  - Versteifungen

**Milz:**

Wenn man mit kalten Pflanzen, wie der Vogelmiere arbeitet, ist es wichtig die Milz im Auge zu behalten. In vielen Fällen ist die Milz bereits geschwächt, deshalb braucht es neben der kalten Vogelmiere immer Milz-Pflanzen, z. B. Nelkenwurz oder Fenchel, die die Milz wärmen und stärken.

## Wacholder – Steckbrief

### Juniperus communis

**Inhaltsstoffe**: 0,5–2 % ätherisches Öl (Pinen, Kamphen, Terpinen, Terpineol, Borneol, Geraniol, Cineol, Sesquiterpene), 30 % Invertzucker, 3–5 % Catechingerbstoffe, Flavonoide und Biflavone, Leukoanthocyanidine, Fett, Wachs, Harz, Ameisen-Essig-Apfelsäure

**Droge:** Wacholderbeeren

**Verwendete Droge:** Fruct. Juniperi, Tinct. Juniperi baccararae, Ol. aether. Juniperi e Baccarae (Massage-Öl), Lign. Juniperi, Spiritus Juniperi, Succus Juniperi…

**Dosierung:** in einer 200 g Teemischung 30 g getrocknete Beeren (Kaiser, Minister, Assistent), 2 x tgl. 1 schwach gehäuften TL der getrockneten und gequetschten Beeren zum heißen Infus

**Kontraindikation:** in der Schwangerschaft und bei entzündlichen Nierenerkrankungen

**Energetik:**
Geschmack: süß, aromatisch-scharf, bitter
Temperatur: warm im II.–III. Grad, trocken im I. Grad (wegen dem hohen Zuckergehalt)

► **Wirkung auf Ni, Mi, Ma, Le, Lu**

**Wirkungsweise:**
- Tonisiert das Nieren-Yang, leitet Wasserfülle aus
- Tonisiert das Magen- und Milz-Qi und das Milz-Yang, stärkt die Yun Hua-Funktion der Milz
- Bewegt Nahrungsmittelstagnation
- Tonisiert das Herz-Yang
- Bewegt das Leber-Qi
- Äußerlich erwärmend, hyperämisierend

## Wacholder – Monographie

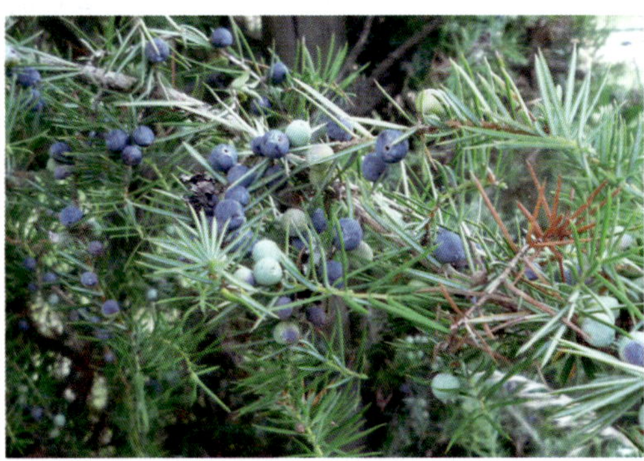

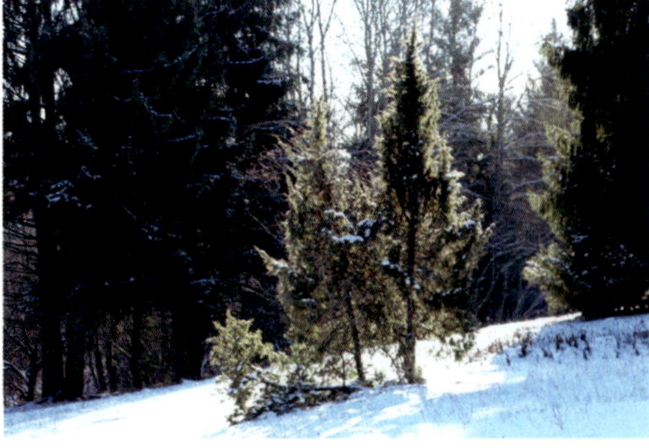

Umgangssprachlich wurde Wacholder auch Weckholder oder Quickholder genannt. Er gilt als alte und auch mystische Heilpflanze, die Schutz vor tödlichen Krankheiten geben sollte. Die Verehrung und Hochschätzung stammt aus dem Mittelalter, als zur Pestzeit eine Vogelstimme vom Himmel gerufen haben soll „Esst Kranawit (Wacholder) und Bibernell, dann sterbet ihr nicht so schnell" [21]

Wacholder galt als innerer Ofen!

Bei Seuchengefahr verbrannte man Wachholderholz und zermahlte die Beeren im Mund zur antiseptischen Prophylaxe. Der Glaube an die schützende Kraft des Wacholders hat sich bis in unsere Zeit gehalten. In vielen Bergregionen wird nach Krankheit von Mensch oder Vieh Haus und Stall mit Wacholder geräuchert. In der Mongolei ist das Räuchern in den Jurten zur Ehre der Götter gebräuchlich.

Heute ist Wacholder eine gängige Friedhofspflanze, sie wächst auf nährstoffarmen, sandigen Böden. Der immergrüne Strauch oder Baum wächst bis zu 10 m Höhe. Er kann das beachtliche Alter von bis zu 1000 Jahren erreichen. Die nadelförmigen Blätter stehen in Quirlen ab. Sie sind spitz, stechend, hart und blaugrau. An aufrechten Ästen bilden sich unscheinbare männliche, gelbweiße Blüten und weibliche, grünliche, kugelige Zapfen, die im ersten Jahr grün, im zweiten Jahr blaugrau bereift sind. Wacholder wurzelt tief und überlebt in kargen Landschaften, an teilweise unwidrigen Orten.

Sogar in Grimms Märchen wurden Wacholderbeeren erwähnt. Sie brachten einer Frau im Kindbett den Tod. Die Kontraindikation–Nicht in der Schwangerschaft und Stillzeit! Ist immer noch aktuell. Wachholder kann in höheren Dosen zu Nierenreizung und in der Schwangerschaft zu krampfartigen Schmerzen bis zu Uterusblutungen führen.

Inhaltsstoffe sind v. a. ätherische Öle, die den bitteren Geschmack beherrschen. Pinen ist durchblutungsfördernd für die Niere und deshalb bei akuten, entzündlichen Prozessen nicht angebracht.

Der hohe Zuckergehalt ist Qi tonisierend. Außerdem unterstützen viele Gerbstoffe und Pflanzensäuren das Wirkspektrum der Pflanze.

Wir verwenden die Beeren als Kaiser oder Minister in der Rezeptur.

**Info**

Im ersten Jahr blüht der Wacholder. Im zweiten Jahr grünen die Früchte. Im dritten Jahr reifen die Früchte aus.

Traditionell eingesetzt, ist Juniperus ein Muntermacher, der erwärmt, innere Verkrampfungen löst und Magen, Darm, Blut und Lunge reinigt. Er wirkt medizinisch anregend, harntreibend, entwässernd, desinfizierend, magenstärkend und stoffwechselanregend.

Aus chinesischer Sicht ist er ein Kaiser um das Nieren-Yang zu tonisieren.

### ▶ Wirkt in der TCM auf Ni, Mi, Ma, Le, Lu

**Niere:**

- Nieren-Yang-Tonikum
- Wärmt bei ausgeprägter Kälte mit Frösteln, Kälte im unteren Rücken, kalten Füssen und Knien
  - Bei Blasenschwäche durch Kälte z. B. im Herbst, Winter
- Lindert bei Kälteschmerz, der sehr unangenehm ist, verursacht durch Yang-Mangel
  - Schulter-Arm- Schmerzen, aggressivem Kälteschmerz
  - Vertreibt Kälte
  - Altbewährt ist eine Traditionelle Frühjahrskur:
    Beginnen mit 1 Beere, dann tgl. um das Doppelte steigern, 2, 4, 8, 16 … 32, dann rückläufig reduzieren. Die Beeren kauen! Eklig!
- Festigt das Nieren-Qi durch die Gerbstoffe
  - Bei Müdigkeit, Erschöpfung, sozialem Rückzug durch Qi-Mangel
- Diuretikum:
  - Scheidet Feuchtigkeit aus
  - Bei Kälte-Feuchtigkeits-Bi, Weichteil-Rheuma, erwärmt bei Innerer Kälte

> **Info**
>
> Wacholder wärmt bei Innerer Kälte! Ingwer, Senf sind Kältezerstreuer bei Äußerer Kälte

**Milz und Magen:**

- Stärkt das Mi-Qi und Mi-Yang
- Stärkt die Transport und Transformationsfähigkeiten der Milz
- Verteilt Nahrungsstagnation im Magen und beseitigt schlechten Atem
  - Wirkt Mundgeruch durch Nahrungsstagnation entgegen

**Herz:**

- Erwärmt das Herz bei Herz-Yang-Leere mit Bradykardie
- Leichter Shen-Aspekt, fördert somit den Antrieb

**Leber:**

- Alle ätherischen Pflanzen sind Le-Qi bewegend

- Spasmolytisch bei Stagnationen im Verdauungstrakt, gekennzeichnet durch stark fixierten, stechenden Schmerzen
  - Bei Koliken
  - Bei Mensproblemen

**Lunge:**
- Öffnet die Oberfläche
- Regt das Immunsystem an
  - Aktiviert das Wei-Qi in Kombination mit Echinacea

**Geburt:**

> **Tipp**
>
> Zur Geburtseinleitung und Beschleunigung kann Wacholder als Tee während der Geburt eingenommen werden. Räuchern und Einreibung mit Wacholder-Geist oder –Öl sind unterstützend

**Äußerlich:**
- Bei Kälteschmerz, mit scharfer, lokalisierter, fixierter, aggressiver Qualität, z. B. bei Fifty Shoulder, Frozen Shoulder
- Wacholder ist Inhaltstoff im Baunscheidtier-Öl

## Walnuss – Steckbrief

### Juglans regia

**Inhaltsstoffe der Blätter:** 10 % Gerbstoffe (Ellagitannine), Juglon und Hydrojuglon, 3,4 % Flavonoide (Quercetin, Kämpferol u. a.), Phenolcarbonsäuren (Kaffee-, Ferula-, Cumarin-, Gallus-, Salicyl-, Cholorogen-, Neochlorogensäure), 0,01–0,03 % äther. Öl, 0,85 % Ascorbinsäure, Inosit, Serotonin, Proteine, Mineralien Mg, J, Cu, Si, Zn, Ca, K, S, P

**Droge:** Blätter

**Verwendete Pflanzenteile:** Fol. Juglans

**Dosierung:** in einer 200 g Teemischung 20–30 g (Minister, Assistent), Mono-Tee 3x tgl. 2 TL der getrockneten Blätter/Tasse kalt ansetzen, aufkochen und 5 Min. ziehen lassen; für Spülungen 5 TL, Zubereitung anpassen

**Geschmack:** stark adstringierend, bitter, scharf, etwas salzig, etwas süßlich

**Temperatur:** warm im I.- II. Grad

► **Wirkt auf Mi, Ma, Dü, Di**

**Wirkung:**
- Adstringierend
- Blutstillend
- Bewegt Qi und Blut
- Tonisiert die Mitte
- Blutreinigend
- Äußerlich kühlend, entzündungshemmend, blutstillend, adstringierend

## Walnuss – Monographie

Hermann Hesse (1877–1962):

*Bäume sind für mich immer die eindringlichsten Prediger gewesen. Ich verehre sie, wenn sie in Völkern und Familien leben, in Wäldern und Hainen. Und noch mehr verehre ich sie, wenn sie einzeln stehen. Sie sind Heiligtümer. Wer mit ihnen zu sprechen, wer ihnen zuzuhören weiß, der erfährt die Wahrheit. Sie predigen nicht Lehren und Rezepte, sie predigen unbekümmert das Urgesetz des Lebens. [6]*

Walnuss gehört zur Familie der Walnuß-Gewächsen, den Juglandaceaen. Sie hat ihren Ursprung in Eurasien und Amerika. In Westindien findet man noch heute ausgedehnte Wälder. Im europäischen Raum existieren v. a. 2 Sorten. Die echte Walnuss (Juglans

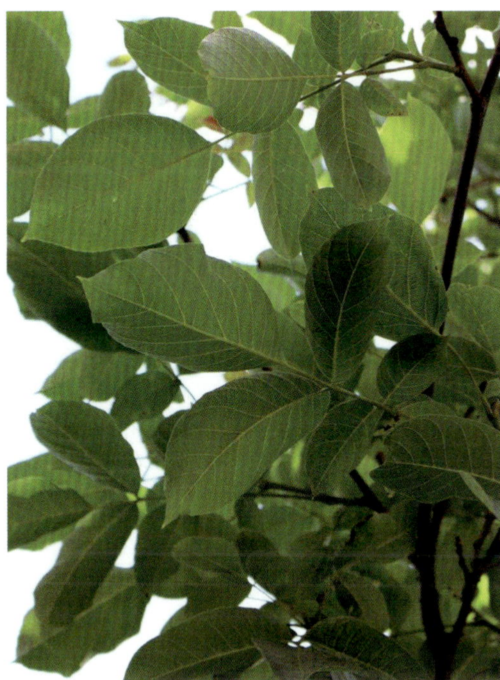

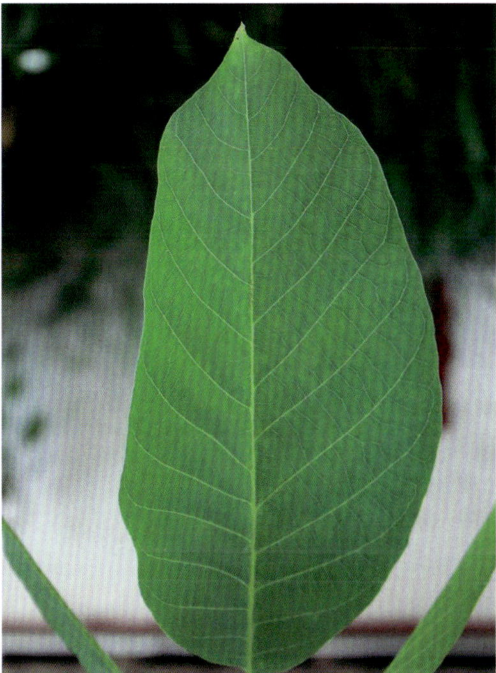

regia) und die amerikanische Schwarznuss (Juglans nigra). Jeremy Ross erwähnt die Juglans cinerea, eine etwas kleinere Variante aus Nordamerika.

Persische Könige brachten über Griechenland und das römische Reich die wertvolle Nuss nach Europa. Die alten Griechen sahen in den Walnüssen eine wahre Götterspeise. Die imposante und dominante Pflanze wurde als Licht- und Wärme-Speicher gesehen, unter der keine anderen Pflanzen gedeihen können. Heute findet man sie als Schattenbaum, gern in Parkanlagen und in Gärten von Bauernhäusern. Selten wächst sie über 1200 m. Die Samen werden meist durch Krähen verbreitet.

Der Name *Juglans*, lat., heißt übersetzt aus *Jovis glans* = Jupiters Eichel, *regia* bedeutet königlich.

Der deutsche Name entwickelte sich aus der *Welsche Nuss*, den die Gallier im Mittelalter prägten.

Volkstümliche Bezeichnungen sind Nussbaum, Welschnuss, Polternuss.

Dieser historisch ranghohe Baum misst bis zu 25 m und kann das stattliche Alter von 200 Jahren erreichen. Juglandis nigra hat eine schwarze Rinde mit lanzettlichen Blättern. Aus den gelbgrünen Kätzchen entwickeln sich kugelige Früchte.

**Alles** an der Walnuss ist von hoher Qualität. Sie bietet das edelste Holz, die besten Nüsse und die heilkräftigsten Blätter. Im Juni erntet man die Blätter, im Juli bis August die grünen Nussschalen der Früchte und im September die Nüsse mit samt ihrem Septum. Im heimischen Garten braucht die Walnuss viel Freiheit und einen tiefgründigen, nährstoffreichen Boden. Unter dem Baum wächst kaum Gras.

Viele Volksbräuche werden mit der Walnuss verbunden. Als Glücksbringer überreichte man sie frischen Brautleuten, nach dem Motto „niemand weiß, was in der Nuss zu finden ist – süß oder bitter?" Oder man pflanzte zur Geburt des Stammhalters einen Walnussbaum.

Im 8. Jahrhundert förderte Karl der Große die Population der Walnuss. Schon damals schätzte er die wertvollen Inhaltsstoffe.

Die Blätter sind reich an Gerbstoffen. Der einzigartige Inhaltstoff Juglon und Hydrojuglon riecht stark nach Jod, enthält aber kein wirkliches Jod. Außerdem sind bewegende Flavonoide, wenig ätherisches Öl und ein großes Spektrum an Mineralien enthalten.

Die Früchte liefern Vitamine, u. a. Vitamin B und relativ viel Vitamin C, außerdem Proteine und wertvolles Öl. 100 g Nüsse entsprechen 3000 Joule.

Die grüne Fruchtschale enthält noch weitere Gerbstoffe (Diarylheptanoide, einschließlich Juglanin). Der Verdacht, dass eine Hypothyreose positiv beeinflusst wird, hat sich nicht bestätigt. Eine positve Wirkung auf die Schilddrüse wird durch das reichlich vorkommende Tyrosin und weitere Aminosäuren vermutet.

Die Wirkung aus isolierten Inhaltsstoffen in den Blättern der J. regia wurde experimentell erforscht. Sie wirkt virenhemmend, bakterienhemmend, pilztötend (Rinde), entzündungshemmend, Arteriosklerosebildung verhindernd, oxidationshemmend (Rinde), krebshemmend (Juglanin, Plumbagin).

Traditionell verwendete man im westlichen Raum die Blätter zur Blutreinigung, Stoffwechselanregung der Nieren, Leber, Darm und Haut, mit gleichzeitig entgiftender Wirkung. Die Blätter hatten ferner große Bedeutung bei lymphatischer und skrophulöser Diathese mit Störung der Drüsen, Knochen und Schleimhäute.

Die heutige Anwendung der getrockneten Blätter als Infus bewährt sich bei Hautkrankheiten, Akne, Milchschorf, Ekzem, ferner bei Drüsenschwellung, bei skrophulösen Kindern mit Ohrenfluss und Mittelohrentzündung, sowie bei Magen- und Darmkatarrh. Eine Gurgellösung bei Schleimhautinfektionen, Zahnfleisch- und Mandelentzündungen ist bewährt.

Bäder mit Walnussblättern finden Anwendung bei Krampfadern, Rheuma, Gicht, Hautleiden, Fußschweiß und Haarschuppen.

**Nussschalen-Sirup dient zur Stärkung und als Magen-Elixier:**

- Zubereitung und Anwendung:
  2–3 Handvoll frisch gesammelte, grüne Schalen der Walnussfrucht, in kleine Stücke geschnitten und mit 1 Liter Wasser und 3 Gewürznelken aufkochen; 10 Min. ziehen lassen, filtern und mit 1 kg Rohrzucker auflösen. In Flaschen füllen und 3x tgl.1 TL nach dem Essen einnehmen

**Walnusskreuzchen-Tee:**

- Hergestellt aus den Septum-Scheiden zur Stärkung des Herzens, bei Unruhe und zur Behandlung von Diabetes.

Vorsicht ist geboten bei großen Dosen von gerbstoffhaltigen Walnussanwendungen. Sie können bei empfindlichem Magen schlecht vertragen werden. Das gilt auch bei Pankreasinsuffizienz. Das Allergierisiko ist allein schon wegen dem hohen Eiweißgehalt gesteigert. Die Tagesdosis sollte bei 5 Nüssen bleiben. Außerdem wird eine Unverträglichkeit von Walnuss und Islandflechte in Kombination beschrieben.

**Info für Tierfreunde**

Nicht unerheblich ist die giftige Wirkung für Hunde und Pferde. Die innere Schale enthält Phosphor und ist außerdem häufig befallen von dem Pilz *Roquefortin*, der Strychnin ähnlich vergiftet. Bei Verzehr der runtergefallenen Früchte kommt es zu ausgeprägtem Durchfall.

Die Signatur der Walnuss spricht für sich. Die Präsenz der 2 Gehirnhälften bestätigt sich in der Anwendung zur Stärkung der Gedächtnisfunktion. Nicht mehr als 5 Nüsse!

**Rezeptur zur Akne-Behandlung von Bruno Vonarburg:**

Ich empfehle diese Rezeptur aus Überzeugung und großer Verehrung für einen ehrenwerten Pflanzenfreund.

- Zur Akne-Behandlung (juvenilis, vulgaris):
  - Als Auflage oder als Dampfbad, neben der äußeren Anwendung bedarf es der Regulierung des Stoffwechsels
  - Kräutertee:

| | | |
|---|---|---|
| Walnussblätter | Fol. Juglandis | 30 g |
| Stiefmütterchenkraut | H. Violae tricolor. | 20 g |
| Löwenzahnwurzel | Rad. Taraxaci | 20 g |
| Erdrauchkraut | H. Fumariae | 20 g |
| Brennnesselblätter | Fol. Urticae | 20 g |
| Ringelblüten | Flos. Calendulae | 10 g |
| | | 120 g |

- Dampfbad:

| | | |
|---|---|---|
| Kamillenblüten | Flos. Chamomillae | 20 g |
| Rosmarinblätter | Fol. Rosmarinii | 20 g |
| Lavendelblüten | Flos. Lavandulae | 20 g |
| Arnikablüten | Flos. Arnicae | 20 g |
| Walnussblätter | Fol. Juglandis | 20 g |
| | | 100 g |

**Anwendung:** 1–2 EL/1 Liter Wasser aufkochen, Gesicht 10–15 Min. über Dampf halten. Anschließend mit Hamamelis-Wasser abtupfen [21]

Die folgenden Verwendungen sind zur Vollständigkeit aufgelistet.

Die traditionelle Verwendung in China beschränkt sich auf den Kern der Walnuss.

**Energetik der Nuss: warm, süß und befeuchtend**

### ▶ Wirkung auf Ni, Lu, Di

- Tonisiert durch die Wärme das Ni-Yang
- Tonisiert Lu- und Ni-Qi
- Hält das Qi der Niere

Jeremy Ross verwendet Cortex Juglandis:

**Dosierung:** 3x tgl. als Dekokt 2–6 g/Tasse oder als Extrakt [20]

**Energetik der Rinde:**
**Temperatur:** kühl-neutral

**Geschmack:** sauer, adstringierend, bitter, scharf

### ▶ Wirkung auf Darm, Ma, Le

- Laxierend in geringer Dosis, in größeren Dosen leicht purgierend
- Verdauungstonikum, Leber-/Gallen-Tonikum
  - Bei akuter bis chronischer Obstipation von Kindern und Senioren mit Verdauungsschwäche und Völlegefühl, Leberschwäche
- Klärt Nässe-Hitze und Hitze-Toxine, reduziert Flüssigkeitsverlust
  - Alterativ, leicht purgierend, adstringierend bei chronischen Hautkrankheiten, Rheuma, chronischer Diarrhoe mit Verdauungsschwäche oder Trägheit der Lebertätigkeit
  - Innerlich als Infus und äußerlich z. B. pulverisiert anzuwenden für Wunden, langsam heilenden Geschwüren, blutenden Wunden und nässenden Hautkrankheiten

Keine Kontraindikation bekannt lt. J. Ross (auch nicht kontraindiziert in der Schwangerschaft, was ich wegen dem bewegenden Charakter als gewagt empfinde)

**Unser Gebrauch beschränkt sich auf Walnussblätter!**

**Verwendung der Walnuss-Blätter:**
Durch die Inhaltsstoffe Phosphor und Schwefel kann Walnuss, nach meiner Einschätzung, sicherlich warm sein. Zusätzlich ist Phosphor ein innerlicher Brenner, der ergänzend bewegt.

Walnussblätter sind ein stark adstringierendes Yin-Tonikum und ein kompetenter Beweger. Die Blätter zeichnen sich durch ihr großes Spektrum an Mineralien aus. Der Einsatz variiert in der Funktion als Minister oder Assistent. Kaiserqualität besteht in Rezepturen zur äußeren Anwendung.

**Adstringenz:**
Die Kombination mit dem relativ kühlen Salbei mit je 15 g/200 g Teemischung wirkt adstringierend

- Bei Tag-/Nachtschweiß
- Bei Diarrhoe, akut + chronisch
- Bei Schleimhautentzündungen im Dickdarm
- Bei Ausfluss
- Früher bei chron. Knochen-Erkrankungen, wie Rachitis, spätem Fontanellen-Schluss, Osteoporose, Parodontose, lockeren Zähnen, frühem Ergrauen
- Zur Blutstillung (schon immer bewährt)

**Yin- und Jing:**
- Tonikum für Yin und Jing
- Hält das Jing

**Qi- und Blutbeweger (durch den Schwefel und Schärfe):**
- Bei Varizen, hier gilt zuerst den Venentonus zu stabilisieren mit Mäusedorn (Rhiz. Rusci aculaeti), Rosskastanie (Sem. Hippocastani), Ackerschachtelhalm (H. Equiseti), Buchweizen (H. Fagopyri)
  - Bei klumpigen Blut
- Bewegend bei Verhärtungen, die durch die Salze erweicht werden (Tumor, Verhartungen)
- Blutbewegend, dann kombinieren mit virgin. Zaubernuss (Cort. Hamamelis) und Frauenmantel (H. Alchemillae vulgaris) als Adstringens

**Mitte:**

- Mitte tonisierend
  - Nährend durch die Süße, Proteine
  - Früher als Roborans verwendet
  - Bei Mi-Qi-Schwäche, bzw. hebend bei Prolapsen
  - Hebt das Qi der Mitte, bei Blutungen durch Milz-Qi-Leere

**Blutreinigend:**

- Lymphbewegend

**Äußerlich angewandt:**

- Lymphbewegend
- Erweichend bei benignen + malignen Verhärtungen
- Entzündungshemmend, kühlend, bewegend bei Herpes Zoster, Herpes Labialis
- Bei Parodontose als Infus zum Gurgeln und zur innerlichen Anwendung
- Wehrt Insekten ab
- Früher gegen CA eingesetzt

**Fazit:** 5 Nüsse stärken das Ni-Yang!

Die Scheidewände (Septum) senken das Yang, z. B. bei Hypertonus

## Wasserdost – Steckbrief

### Eupatorium cannabinum, Eupatorium perfoliatum

**Inhaltsstoffe:** Xylane (in der Natur das zweithäufigste Polysaccharid wirken stimulierend auf das Immunsystem), Gerbstoffe, Harz, äther. Öl, Inulin, Flavonoide (Eupatorin), Saponine, Pyrrolizidinalkaloide (in Eupatorium perfoliatum nicht enthalten)

**Droge:** getrocknetes Kraut

**Verwendete Droge:** H. Eupatorii cannabini, H. Eupatorii perfoliati (nach Verfügbarkeit)

**Dosierung:** in einer 200 g Teemischung 20 g (Minister), Mono-Tee 3–4 x tgl. 1 gestrichener TL getrocknetes Kraut/Tasse zum heißen Infus. Als Diaphoretikum!

**Cave!** Nicht in der Schwangerschaft anwenden!

**Energetik:**
Geschmack: bitter, adstringierend, leicht aromatisch-scharf, süßlich
Temperatur: warm und trocken im II. Grad, auch kühlend

**Heil-/Wirkungsweise:** bringt tief eingedrungene Pathogene an die Oberfläche!!

**Extrakte aus Wasserdost wirken:** Viren abtötend, verhindern die massenhafte Vermehrung von Krankheitserregern, helfen gegen alle typischen Symptome eines grippalen Infektes, lindern begleitende Gelenk- und Muskelschmerzen

▶ **Wirkt auf Lu, Le, Gb, Ma, Mi, Ni**

**Wirkungsweise:**
- Öffnet die Oberfläche, leitet Wind-Kälte und Wind-Hitze aus
- Bewegt Leber-Qi
- Tonisiert das Qi von Milz/Magen
- Tonisiert Ni-Qi und Ni-Yang
- Leitet Toxische Hitze aus dem Blut aus
- Äußerlich entzündungshemmend und kühlend
- Emetikum (in höheren Dosen)
- Anthelminthikum

## Wasserdost – Monographie

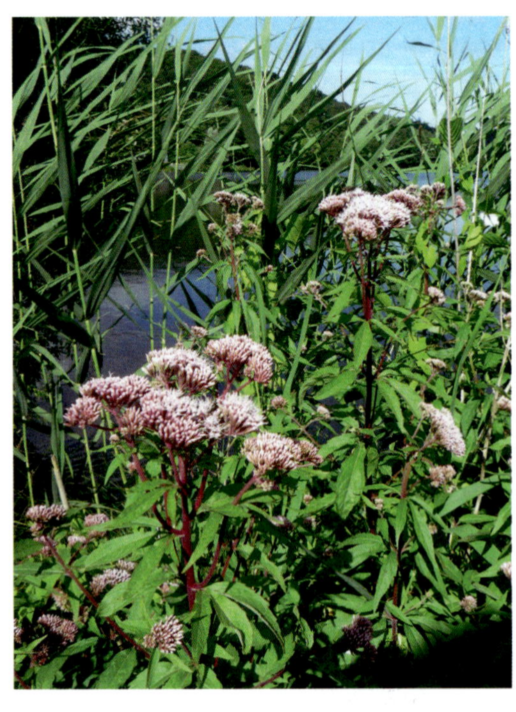

Der Wasserdost oder Wasserhanf gehört zur Familie der Korbblütler (Asteraceae). Es handelt sich um eine mehrjährige, krautige Pflanze, von ca. 70–170 cm Wuchshöhe. Eupatorium wächst gern an feuchten Stellen, wie Flussläufen, Bächen, Seeufern, in feuchten Laubwäldern oder Wassergräben. Aus einem verzweigten, sehr ausdauernden Wurzelstock entwickelt sich ein kantiger, aufrecht verzweigter, teilweise rotüberlaufender, behaarter Stängel. Die rote Farbe und die Behaarung werden in der Signaturen-Lehre mit dem Planeten Mars und dessen Eigenschaften für Wehrhaftigkeit und Blutbildung in Verbindung gebracht. Die hanfähnlichen, kurz gestielten, gegenständig angeordneten Blätter sind am Blattrand mit einer groben Sägung versehen. Ihr Aussehen erinnert an Hanf, was zum Beinamen *cannabinum*–hanfähnlich, führte. In der Zeit zwischen Juli und September erscheinen die zauberhaften, rosa-violetten Röhrenblüten. Zusammengefasst in dichten Trugdolden sitzen sie endständig auf den Stängeln. Ihre Blütenpracht erfreut Mensch und Tier gleichermaßen. Die Blüten sind hochinteressant für Bienen, Hummeln, Fliegen und Schmetterlinge. Die fleißigen Insekten bestäuben den Wasserhanf und nutzen ihn zur Eiablage. Die Früchte, die sich zum Ende der Blütezeit ausbilden, sind mit kleinen Flugschirmen bestückt, auch Pappus genannt. Den botanischen Namen Eupatorium cannabinum (hanfartig) erhielt die Pflanze vermutlich von *Mithridates Eupator von Pantus*, dem griechischen König, der als Erster die Wirksamkeit der Pflanze entdeckte. Der deutsche Name ist zurückzuführen auf *Wasserdost*, was bedeutet–wächst am Wasser und *Doste*–Büschel. Die umgangssprachlichen Namen Kunigundenkraut, Wasserhanf, Donnerkraut oder Leberbalsam zeigen deutlich, dass es sich um eine sehr alte Heilpflanze handelt, die bereits in der griechischen Antike zum Einsatz kam. Dort verabreichte man sie zur Behandlung von Lebererkrankungen und Geschwüren. Berichten nach, verordnete Hieronymus Bock die Heilpflanze zur Stärkung der Manneskraft, vielleicht wegen der imposanten Erscheinung.

**Inhaltsstoffe:**
Die immunstimulierende Wirkung ist wahrscheinlich dem Gehalt der Xylane (Polysaccharide) zu verdanken. Sie wirken Viren abtötend und verhindern die explosionsartige Vermehrung von Krankheitserregern. Insofern wirken sie gegen alle typischen Symptome eines grippalen Infektes. Es liegen derzeit keine wissenschaftlichen Studien vor, die die Wirksamkeit von Eupatorium cannabinum belegen, in der Volksheilkunde wird die Pflanze jedoch mit großem Erfolg eingesetzt. Wegen den vorhandenen Pyrrolizidinalkaloiden ist es ratsam die Pflanze respektvoll einzusetzen. Um aktuelle Diskussionen bezüglich Pyrrolizidinalkaloiden zu vermeiden, wird in der therapeutischen Pflanzenheilkunde vermehrt der sehr bitter schmeckende *Durchwachsene Wasserdost* (Eupatorium perfoliatum) verwendet. Ein weiterer wertvoller Inhaltstoff der Heilpflanze ist Inulin, ein Gemisch von Polysacchariden, das in vielen Pflanzen, im Besonderen in Korbblütler als Reservestoff einlagert ist.

### ▶ Wirkung in der TCM auf Lu, Le, Gb, Mi, Ma, Ni

Bringt tief eingedrungene Pathogene an die Oberfläche! Pathogene Faktoren können in Form von Wind, Hitze, Kälte, Feuchtigkeit, Trockenheit und Feuer in den Körper eindringen. Diese Faktoren können einen äußeren oder inneren Ursprung haben.

**Lunge:**
- Bei Infektionen der oberen Atemwege
  - Bronchitis, Pneumonie, Pleuritis
- Öffnet die Oberfläche, leitet Wind-Kälte und Wind-Hitze aus
  - Diaphoretisch, regt sehr sanft zum Schwitzen an
  - Grippe, Infekten, Gliederschmerzen, Kopfschmerzen
  - Bei intermittierendem Fieber im Shao Yang, dass durch Wechsel von Frösteln (Kältegefühl) und Fieber (Hitzegefühl) angezeigt wird
  - Bei bitterem Mundgeschmack, trockenem Hals
  - Unklarem Sehen
  - Völlegefühl, Spannungsgefühl im Abdomen
  - Mangelndem Verlangen nach Nahrung und Getränken bei großem Ruhebedürfnis
  - Reizbarkeit, Übelkeit, Erbrechen
- Leitet tief eingedrungene Pathogene, durch alle 4 Schichten aus!
  Eine Disharmonie, die durch eine pathogene Ursache, wie Wind, Kälte, Hitze, Trockenheit oder Feuchtigkeit verursacht wurde, bezeichnet man als Äußeren Pathogenen Faktor. Die Bezeichnung rührt nicht daher, wie oft angenommen, dass das Übel exogen eingedrungen ist, sondern weil der Pathogene Faktor sich in die äußerste Schicht des Körpers, dem Sitz des Wei-Qi`s einnistet. Dieser Zwischenraum liegt

zwischen Haut und Muskeln. Der Pathogene Faktor kann sich von der Oberfläche ins Innere ausdehnen und innere Krankheitsmuster verursachen.

Der Äußere Pathogene Faktor gelangt entweder über die Haut, Haare, Mund oder Nase in den Körper. Die äußerste Schicht des Körpers ist der Zwischenraum zwischen Haut und Muskeln. Findet hier keine Elimination statt, gelangt er in die erste, **innere Schicht (Qi).** Die Passage führt weiter in die **Nähr-Qi-Schicht (Ying)** und schließlich bis in die **Blut-Schicht (Xue).** Aus einem Äußeren Pathogenen Faktor entwickelt sich ein Innerer Pathogener Faktor.

Außen:

Das Abwehr-Qi (Wei-Qi) wird befallen von Wind-Hitze, Sommerhitze, Feuchter-Hitze und trockener Hitze. Symptome sind

- Leichtes Fieber, Kälteabneigung
- Leichtes Schwitzen
- Leichter Durst
- Kopfschmerzen
- Halsschmerzen, Nase läuft , sondert gelbes Sekret ab
- Tonsillen sind vergrößert
- Körper schmerzt

**Innen:**

Der Pathogene Faktor dringt ins Innere vor!

**Qi ist die äußerste Innenschicht,** der Äußere Pathogene Faktor ist ins Innere vorgedrungen und hat sich in Hitze umgewandelt. Es handelt sich um eine innere Fülle-Hitze mit allgemeinen Symptomen, wie

- Fieber, starkem Hitzegefühl
- Durst
- Psychischer Unruhe

Weitere Symptome, die abhängig von der jeweiligen Organmanifestation sind

- Lungen-Hitze, Hitze im Thorax
- Magen-Hitze
- Darm-Hitze mit Trockenheit
- Gallenblase-Hitze
- Feuchte-Hitze in Magen und Milz

**Nähr-Qi (Ying)** entspricht der **mittleren Schicht.** Der Äußere Pathogene Faktor ist noch tiefer nach innen vorgedrungen und beginnt das Yin zu schädigen.
Es gibt die Varianten Hitze in der Nähr-Qi-Schicht und Hitze im Perikard

- Der Geist Shen und das Perikard werden durch die entstandene Hitze blockiert. Der Patient ist verwirrt, könnte aber auch in ein Fieberdelirium und im schlimmsten Fall komatös werden
- Nächtlichem Fieber
- Trockenem Mund, der Patient trinkt in kleinen Schlucken
- Auftreten von Nachtschweiß

**Blut (Xue)** ist die **tiefste Schicht.** Der Pathogene Faktor ist in die innerste, energetisch reichste Schicht vorgedrungen

- Die Hitze wirkt sich schädigend auf das Blut aus
- Die starke Hitzeeinwirkung schädigt das Yin, was zu einem Yin-Mangel führt
- Es kommt zur Entwicklung von Maculae
- Entstehung von Innerem Wind, der zu Tremor und evtl. auch Konvulsionen führt
- Auftreten von Yin- oder Yang Kollaps

- Wind-Wärme- Erkrankungen
  - Influenza, Masern (Rubeola), Röteln (Rubella), Windpocken (Varizellen), Mononukleose (Pfeiffersches Drüsenfieber), Mumps (Parotitis), Meningitis, Enzephalitis, Keuchhusten (Pertussis), Scharlach (Scarlatina)

- Toxische Bluthitze
  Bei der Behandlung von Toxischer Bluthitze bedarf es der Kombination mit kühlen Pflanzen. Die Milz muss immer im Auge behalten werden, da zu viel Kälte die Milz schwächt.
  Mögliche Pflanzen sind:
  - H./Rad. Scrophulariae nodosae (Knotige Braunwurz) klärt Hitze, leitet Toxische Hitze aus
  - Rad. Bardanae (Große Klette) kühlt Toxische Hitze und Blut-Hitze
  - Rhiz. Graminis (Quecke) kühlt Hitze, kühlt Toxische Hitze
  - H. Spiraeae ulm. (Mädesüß) kühlt Feuer und Toxische Hitze
  - H. Betonicae (Heilziest) kühlt Toxische Hitze

- Hitze-Toxine:
  Sind vom Charakter dem Feuer ähnlicher als der Hitze! Sie entstehen bei chronischen inneren Zuständen, bei denen sich Hitze-Toxine aus dem Feuer entwickeln.
  Symptome:
  - Schwellung, Rötung, Hitze, Eiter, Schmerzen

  - Furunkel, Abszesse, Fisteln, Ulcus Cruris, geschwollene Lymphknoten
    Abhilfe könnte durch ein Emetikum erfolgen, es bewirkt Erbrechen, leitet Hitze-Pathogene aus
- Blut-Hitze, angezeigt durch:
  - Sehr starkes Hitzegefühl
  - Durst
  - Hautkrankheiten mit roten Eruptionen
  - Blutungen
  - Herz-Bluthitze mit Angstzuständen, psychischer Unruhe, Mundulzera
  - Leber-Bluthitze, sichtbar als Hauterkrankungen mit Juckreiz, Hitze und Rötung
  - Blut-Hitze im Uterus, Hypermenorrhoe
  - Blut-Hitze im Darm, Melaena

**Leber:**
- Bewegt das Leber-Qi, bei
  - Unregelmäßigem Zyklus, Stimmungsschwankungen
  - PMS, krampfartigen Schmerzen während der Periode
  - Appetitstörungen
  - Blähungen

**Milz und Magen:**
- Tonisiert Milz- und Magen-Qi
  - Lindert Blähungen
  - Dyspeptische Beschwerden
- Spasmolytische Wirkung bei Magenkrämpfen
- Unterstützt die Milz das Blut zu halten bei
  - Menorrhagie, Hämorrhoidalblutung, Nasenblutung

**Niere:**
- Tonisiert das Nieren–Qi und Nieren-Yang, bei
  - Rückenschmerzen, Schwäche in den Knien und Beinen
  - Kältegefühl
  - Häufigen Miktionen
  - Schwindel, Tinnitus
  - Müdigkeit, Mattigkeit, Erschöpfung

**Äußerlich:**
  - Kühlend und entzündungshemmend
  - Infus herstellen, abkühlen lassen, Kompressen oder Baumwolltücher befeuchten und auf die entsprechenden Körperstellen applizieren
  - Umschläge und Auflagen machen

# Weißdorn – Steckbrief

## Crataegus oxyacantha, Crateagus monogyna

**Inhaltsstoffe von Blättern, Blüten:** 0,4–1 % oligomere Procyanidine, 1–2 % Flavonoide (Hyperosid, Vitexin, Vitexin-Rhamnosid, Rutosid, Isovitexin, Apigenin-Luteolin und Kämpferolderivate), Catechingerbstoffe, biogene Amine (Tyramin), Phenolcarbonsäuren (Chlorogen-Kaffeesäure), Triterpensäuren, Sterole, Aminopurine

**Inhaltsstoffe der Beeren:** 0,4–2,1 % Procyanidine, 0,04–1 % Flavonoide, Zucker (Glucose, Fructose), fettes Öl, Wein- und Zitronensäure, Lipase, Mineralien Al, Na, K, Ca, Mn, Co, Li, Se, V, Cr, Vit $B_2$, Vit C

**Droge:** Blätter, Blüten und Frucht

**Verwendete Droge:** Fol. Crataegi c. Flore; Fruct. Crategi, viele Fertigpräparate

**Dosierung:** in einer 200 g Teemischung 30 g der Blätter mit Blüten (Kaiser, Minister, Assistent), Mono-Tee 3x tgl. ½ TL der Blätter mit Blüten/Tasse im heißen Infus über mehrere Wochen, Beeren: 15 g/200 g Teemischung oder besser als Dekokt 3x tgl. 1–2 TL, Fertigpräparate nach Anweisung des Herstellers

**Energetik:**
Geschmack:
- der Blätter und Blüten: etwas süß, leicht bitter, adstringierend
- der Früchte: süß, säuerlich, leicht bitter

Temperatur: warm im I. Grad, auch kühlend, was den Einsatz bei Herzfeuer ermöglicht

### ▶ Wirkung in der TCM:

**Wirkung von:**
- Blätter und Blüten: He, Dü, etwas Le
- Früchte: He, Dü, Ma

**Wirkungsweise:**
- Stärkt He-Qi
- Bewegt Herzblut-Stagnationen
- Beruhigt Herz-Leere-Feuer (bedingt durch Le-Einfluss), auch einsetzbar bei Herz-Fülle-Feuer
- Adstringierend
- Löst Blockaden von Qi und Blut im Magen (Früchte)

# Weißdorn – Monographie

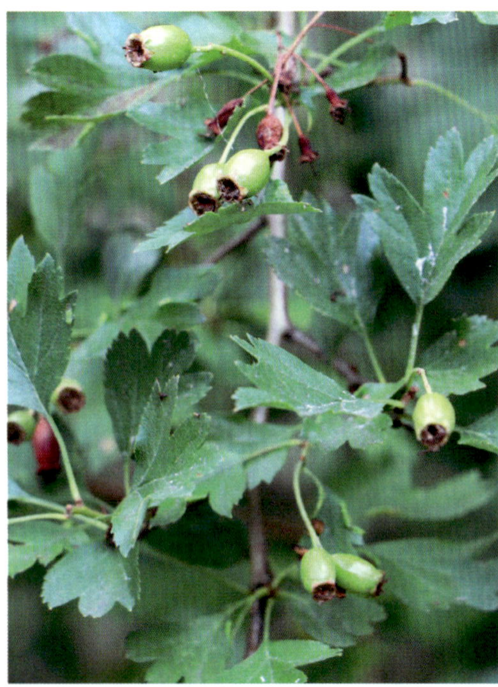

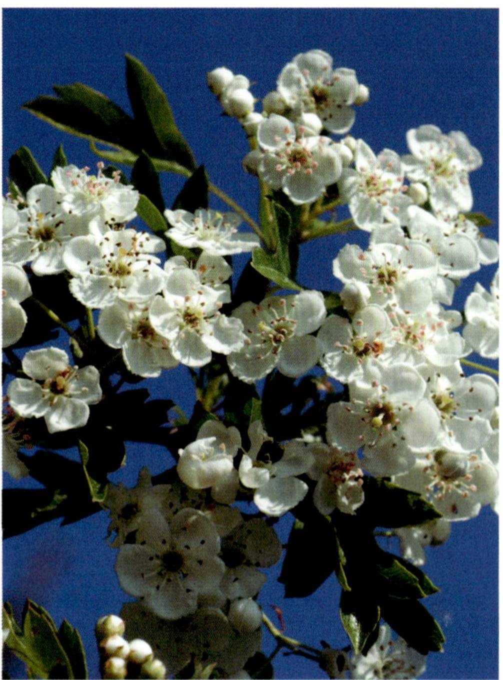

Schon früher nutzte man diese Heilpflanze. Weißdorn gehört zur Familie der Rosengewächse. Wie alle Rosengewächse besitzt er einen hohen Gerbstoffanteil, weshalb man ihn bei Durchfallerkrankungen einsetzte. Auch sagte man dem *Hagedorn*, wie er umgangssprachlich genannt wird, mystische Kräfte gegen bösen Zauber oder Hexen nach. Erst seit dem 19. Jhd. ist die Wirkung bei Herzkrankheiten bekannt.

Weißdorn bietet ein hervorragendes Brennholz, heute aber viel zu wertvoll, da er nur sehr langsam wächst. Sein hartes Holz diente der Herstellung von Werkzeugen. Crataegus ist u. a. in Europa beheimatet und wächst bevorzugt in unkultiviertem Gelände oder als Flurhecke.

Dieser dornige, sommergrüne, hohe Strauch oder Laubbaum mit ausladender Krone misst eine Höhe von 2–10 m. Die Blätter sind umgekehrt eiförmig und tief eingeschnitten mit dunkelgrüner Ober- und hellerer Unterseite. Die etwas unangenehm duftenden Blüten sind weiß, manchmal rosafarben mit fünf abgerundeten Blütenblättern, typisch für Rosengewächse. Die kleinen dunkelroten Früchte haben einen einzelnen Kern.

Der erdige Charakter basiert auf seiner verholzenden, wehrhaften Natur. Die Temperatur dürfte relativ kühl sein, tendiert aber durch die bewegenden Inhaltsstoffe zu leicht warm. Man kann sogar von einer Doppelnatur ausgehen.

Die Kombination von Blatt und Blüten ist häufig in Fertigpräparaten anzutreffen. Sie wird als bitterer, aber wirkungsvoller Pflanzenpartner bei physischen Symptomen durch Herzleiden angesehen. Die sauren Früchte dienen der Stabilisierung des Herz-Qi`s, inklusiv der emotionalen Ebene.

Bei der Verordnung von Individual-Rezepturen stehen uns alle Bestandteile zur Verfügung.

**Inhaltsstoffe:**
- Gemisch aus Gerbstoffen, sog. kondensierter OPC-Komplex aus Antioxidantien, die den Blutdruck und Puls senken
- Flavonoide mit herzaktiver Wirkung, z. B. Rutosid als Blutbeweger mit zentraler Wirkung
- Alphaamylase (Beeren) wirkt gegen Lebensmittelstagnation und dient der Verdauung

Weißdorn gilt als Allround-Therapeutikum für das Herz. Studien belegen eine positiv inotrope, dromotrope und chronotrope Wirkung. Wechselwirkung mit Herzglykosiden sind beobachtet worden, wobei die Wirkung gestärkt wird ohne ihre Toxizität zu steigern. Positiver Effekt könnte die Reduktion der Herzmedikation sein. Nur nach ärztlicher Anordnung!

### ▶ Wirkung innerhalb der TCM auf He, Le, U.E.

**Herz:**
- Herz-Qi tonisierend, d. h. herzprotektiv bei Herzinsuffizienz I + II und bei Myokard-Schwäche, die sich zeigt
  - Bei Leistungsknick, Spontanschweißen, Palpitationen, häufig auch im Klimakterium auftretend
  - Bei Hypotonie kombinieren mit Rosmarin
  - Zur Stabilisierung nach fieberhaftem Infekt
  - Bradykardie durch Qi-Leere
- Kühlt Herzfeuer, entstanden durch Fülle oder Leere
  - Bei Schilddrüsenüberfunktion kombinieren mit Wolfstrapp und Salbei
- Bewegt zentripetal
  - Soll die periphere Durchblutung gefördert werden, ist die Kombination mit Rosmarin angezeigt
- Bewegt sanft Blut

- Nach Herzinfarkt ist es sinnvoll über ½ bis ¾ Jahr die Leber, Milz, Feuer-Wasser-Achse, aber auch psychische Aspekte, wie bestehende Ängste zu behandeln. Die Psyche ist nach diesem existentiellen Ereignis deutlich beeinträchtigt. Die gleichzeitige Verabreichung von Crateagus und einer Herzmedikation ist möglich!

**Leber:**
- Leberfeuer senkend
- Psychoaktiv
- Reguliert bei klimakterischen Angst-Störungen

**MDT:**
- Bei chronischer Diarrhoe und akuter Diarrhoe

**U.E.**
- Bei gelbem Fluor im U.E. ist innerlich und äußerlich die Kombination mit Taubnessel, Frauenmantel, Vogelknöterich, Schafgarbe wertvoll

**Früchte:**
- Bei Nahrungsstagnation im Magen als Tee zubereitet
  - Bei Verdauungsstörungen von Kleinkindern ab 6 Monaten empfiehlt sich 3 Crateagus-Beeren kurz aufzukochen und 1 TL des Kochwassers innerlich zu verabreichen

> **Tipp**
> zum Sammeln und Verarbeiten: tagsüber die Beeren im Freien trocknen, nachts reinholen. Sie sind nur getrocknet lagerfähig

- Positiv inotrop, d.h. stärkt den Herzmuskel, steigert die Kontraktion, intensiviert die Kontraktion, erweitert die Gefäße (peripher + zentral) mittels der Flavonoide
- Die Kombination mit Schafgarbe fördert die koronare Durchblutung bei rezidivierenden pect.–anginösen Anfällen, d.h. die periphere Durchblutung wird herabgesetzt, dadurch das Herz durch die Nachlasswirkung entlastet
- OPC im Weißdorn senken Herzfeuer, senken Tachykardie, gut zu kombinieren mit Mistel (H. Visci albi) und Rauwolfia (homöopath.)
- Bei Hypotonie mit Rosmarin kombinieren

> **Info**
> das altbewährte Präparat *Corodin* enthält Weißdornfrüchte, kombiniert mit dem bewegenden Campher

## Wermut – Steckbrief

### Artemisia absinthium

**Inhaltsstoffe:** Gerbstoffe, ätherisches Öl (Thujon, Thujol, Thymol, Phellandren, Pinen, Azulen), Harz, 0,25–0,5 % Bitterstoff Absinthin, Flavonoide, Hydroxycumarine

**Droge:** Kraut

**Verwendete Droge:** Herba Absinthii, Tct. Absinthii

**Dosierung:** in einer 200 g Teemischung max. 5 g, Mono-Tee 3x tgl. 1 TL getrocknetes Kraut, Tinktur 3x tgl. 10–30 Trpf. mit Wasser

**Cave!** nicht höher dosieren, da Vergiftungserscheinungen möglich sind. Nicht länger als eine Rezeptur

**Kontraindikation:**

- In der Schwangerschaft (Sollte bei Kinderwunsch 1 Monat vorher abgesetzt werden)
- Bei Innerem Wind, auch nicht bei Epilepsie in der Familienanamnese
- Keine Tinktur mit Alkohol bei Yin-Leere anwenden. Ausnahme wäre als Akutmaßnahme im Urlaub

**Energetik:**
Geschmack: bitter, leicht scharf, aromatisch, leicht zusammenziehend
Temperatur: warm im I. Grad und trocken im III. Grad

▶ **Wirkt auf Ma, Le, Mi**

**Wirkungsweise:**
- Stärkt das Qi von Mi und Ma
- Hebt abgesenktes Mi-Qi
- Bewegt Le-Qi
- Gegen Parasiten
- Erwärmt die Leitbahnen (äußerlich)

# Wermut – Monographie

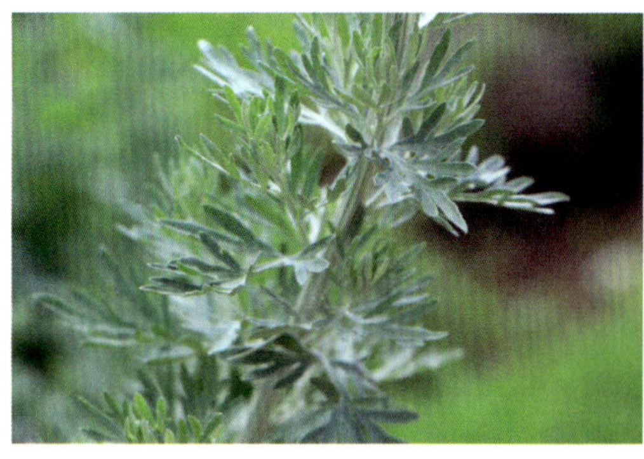

Gehört zur Familie der Korbblütler. Wermut ist eine sehr alte aromatische Bitterstoffpflanze, die schon Galenus einsetzte.

Es ist eine stark aromatisch riechende, bis 120 cm hohe, mehrjährige Staude mit hartem Wurzelstock. Die behaarten Blätter sind 2–3-fach lappig gefiedert mit grüngrauer Oberseite und weißer Unterseite (silbrig–kann nicht hitzig sein). Die blassgelben röhrenförmigen Blüten sitzen an nach unten geneigten Blütenköpfen. Artemisia absinthum ist in mäßigen Zonen Europas, aber auch in Asien und Nordafrika heimisch. Sie bevorzugt karge Böden an Wegrändern, Ödland und Küstenlandschaften.

Es gibt ca. 200 Artemisia-Arten, eine davon ist der heimische Beifuß (Artemisia vulgaris). Seine Temperatur ist etwas hitziger, was eine Erklärung für das erhöhte Allergierisiko sein könnte. Ebenso bekannt ist die Eberraute (Artemisia abrotanum). Sie findet in der Phytotherapie Anwendung bei Menstruationsproblemen und hat Bezug zum Lymphsystem. Sie wird im Haushalt als Mottenschutz verwendet. Besondere Aufmerksamkeit erhielt *Artemisia annuae* (2017) durch die wissenschaftliche Arbeit der chinesischen Pharmakologin Youyou Tu, die mit dem Nobelpreis honoriert wurde. Das einjährige Kraut mit chinesischer Herkunft ist die einzige Pflanze, die sich in Kombination mit Artemisia absinthum plus Cinchona (Chinarinde) bei der Prophylaxe, Therapie und Spätfolgen einer Malariainfektion wirksam zeigt.

> **Tipp**
> Es lohnt sich 1 Woche vor Antritt einer Auslandsreise in malaria-exponierte Länder mit 1–2 Tassen pro Tag zu beginnen und während dem Aufenthalt weiterzuführen

Wermut ist eine aromatische Bitterstoffpflanze, die reich an Inhaltsstoffen ist:

- Gerbstoffe, die adstringieren und zentripetal bewegen, was die Wirkung von Thujon kompensiert
- Thujon erhöht die Bereitschaft zu Spasmen, Kärmpfen, Delirien, psychogenen Anfällen (Bsp.: van Gogh schnitt sich im Absinth-Rausch ein Ohr ab)
- Ätherische Öle, die bewegend und entzündungshemmend sind

- Das Sequisterpenlacton Absinthin regt die Magensekretion an
- Der Inhaltsstoff Homoditerpen Peroxide ist malariahemmend

**Geschmack:** bitter (Bitterwert 1 : 15000), aromatisch, leicht adstringierend

**Thermik:** Wegen der Bitterstoffe nur im I. Grad warm, aber trocken im II.–III. Grad (Ø Schleimstoffe)

### ▶ Wirkung in der TCM auf Mi, Ma, Le, UT

**Milz/Magen:**

- Stärkt das Qi von Milz und Magen
  - Bei Appetitlosigkeit, z. B. bei anorektischen Mädels
- Bei Nahrungsstagnation mit schlechtem Mundgeruch ist die Kombination aus:
  Wermut 5 g
  + Minze 20 g
  + Weißdornfrüchte 20 g
  + anderen Symptomkräutern (insgesamt 7–8 Kräuter für eine 200 g Teemischung) lohnenswert
- Bei rebellierendem Ma-Qi, mit Aufstoßen, Erbrechen (Kontra in bei Schwangerschafts-Erbrechen), Übelkeit

**Info**
Bei Reisekrankheit hilft Ingwer

- Generell bei Milzfeuchtigkeits-Syndromen (bitter + trocken)
- Beschwerden im VDT
- Vernichtet Parasiten (tägl. Anwendung), Wurmmittel

**Leber:**

- Stärkt und bewegt Le-Qi
- Spasmolytisch
  - Regt den Gallenfluss an, kontrahiert die Galle. Vorsicht ist bei kleinen Gallensteinen geboten!
  - Kann Menstruationsbeschwerden, Brustspannen, PMS lindern
- Leitet feuchte Hitze z. B. bei Ikterus, Hepatitis aus
- Senkt Aufsteigendes Le-Yang bei Kopfschmerz, hat ähnliche Wirkung wie Benediktendistel oder Mutterkraut
- Entgiftet bei Alkoholintoxikation, lindernd nach einem Rausch, auch prophylaktisch wirksam
- Bei Lebensmittelintoxikation mit Diarrhoe

**Cave!** Tinktur in Alkohol nicht anwendbar bei Yin-Leere

**Uterus:**

- Bewegend
  - Thujon gilt als Geburt-Beschleuniger

**Wei-Qi**

- Aktivierend, prophylaktisch vor Antritt einer Auslandsreise
- „Kann eine manifeste Malaria in 4 Tagen ausheilen" (Aussage von Dr. Eva Mosheim-Heinrich)
- Antiviral, hohe Wirksamkeit bei allen viralen Erkrankungen
- Höher dosiert ab 10 g/200 g ist Wermut stuhlgangfördernd, fiebersenkend. Dauerhaft erhöhte Temperaturen zehren aus und verbrennen das Yin. In der Rezeptur muss das Yin gepflegt werden

**Äußerlich:**

- Eingerieben kann es die Leitbahnen durchlässig machen

# Wolfstrapp – Steckbrief

## Lycopus europaeus, Lycopus virginicus

**Botenpflanze für die Schilddrüse**

**Inhaltsstoffe:** Gemisch von Hydroxyzimtsäurederivaten (Rosmarinsäure, Kaffeesäure, Lithospermsäure), 10 % Gerbstoffe, wenig äther. Öl, Flavonoide (z. B. Glykoside des Apigenins, Acacetins und Luteolins), Lycopin, Mineralsalze

**Droge:** getrocknetes Kraut

**Verwendete Droge:** H. Lycopi, Fertigpräparate

**Dosierung:** in einer 200 g Teemischung 20 g (Assistent), als Mono-Tee 3x tgl. 1/2 gestrichenen TL getrocknetes Kraut/ Tasse zum heißen Infus, vorteilhaft ist die Verabreichung als Tinktur z. B. Ceres Urtinktur Lycopus europaeus 1–3x tgl. 2–5 Trpf. in wenig Wasser

**Cave!**
- Während der Einnahme von Wolfstrapp sollte keine Schilddrüsendiagnostik mit Radio-Isotopen vorgenommen werden
- Autofahrer müssen beachten, dass die Droge zu Beginn der Therapie sedativ wirken kann

**Kontraindikation:** Hypothyreose

**Energetik:**
Geschmack: bitter adstringierend
Temperatur: kühl , trocken

**Heil-/Wirkungsweise:** antithyreotrop, beruhigend, entspannend, nervenstärkend, stillt Blutungen, wundheilend

► **Wirkt auf He, Le, Chong mai**

**Wirkungsweise:**
- Kühlt Herz-Feuer
- Kühlt Leere-Hitze in Lunge, Herz und Niere
- Senkt Aufsteigendes Leber-Yang
- Reguliert den Chong mai
- Stillt Blutungen, wundheilend

# Wolfstrapp – Monographie

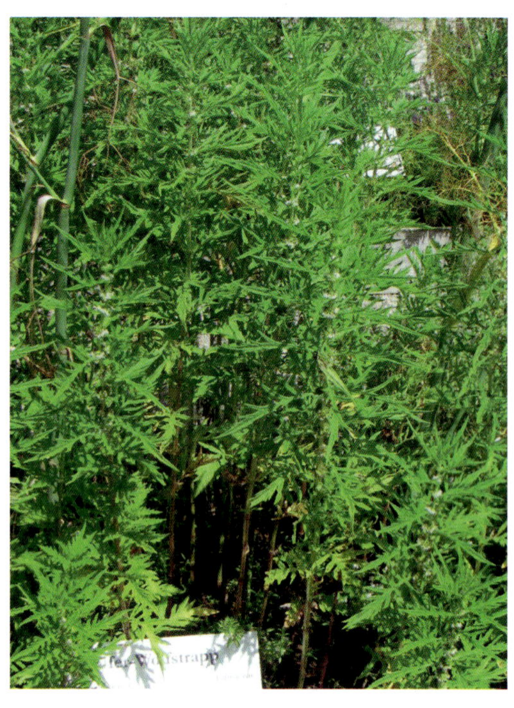

Der europäische Wolfstrapp gehört zur großen Familie der Lippenblütler (Lamiaceae). Die mehrjährige Staude bevorzugt einen nährstoffreichen, feuchten Boden. Bei optimalen Bedingungen kann sie eine Wuchshöhe von bis zu einem Meter erreichen. Beheimatet ist sie in Europa und in Nordamerika. Wolfstrapp liebt nasse Füße und wächst bevorzugt an Flüssen, Bachufern, feuchten Gräben, Sümpfen und in lichten Wäldern. Sein amerikanischer Verwandter Lycopus virginicus ist etwas kleiner und überwiegend auf feuchten Wiesen anzutreffen. Aus einem Rhizom, das lange unterirdische Ausläufer bildet, erhebt sich ein vierkantiger, feinbehaarter, rötlich überlaufender Stängel. Im unteren Teil des Stängels sind die Blätter gestielt, im oberen Teil sitzend angewachsen. Die Blätter sind an der Unterseite leicht behaart, elliptisch, scharf gezähnt bei einer Länge von sechs bis neun Zentimeter. Die kreuzgegenständige Anordnung der Blätter deutet auf die beschützende und rhythmusgebende Eigenschaft der Pflanze hin. In den oberen Blattachseln wachsen von Juli bis September dichte, kugelige Scheinquirlen mit purpurpunktierten, weißen trichterförmigen Lippenblüten. Die Blütenfarbe stellt den Bezug zum Planeten Mond, zum Weiblichen und auch zum Nervensystem her. Aus den Blüten entwickeln sich Früchte, bestehend aus vier kleinen braunen Nüsschen, in denen der Samen enthalten ist. Die deutsche Bezeichnung Wolfstrapp bezieht sich auf die Form der Blätter, die an den Fußabdruck eines Wolfes erinnern. Der Gattungsname Lycopus leitet sich vom altgriechischen Wort *lykos* (Wolf) und *pous* (Fuss) ab. Mit den Beinamen *europaeus* wird auf die europäische Heimat, mit *virginicus* auf nordamerikanischen Herkunft hingewiesen. Der starke Bezug zum Wasser wird auch in weiteren Namen, wie Uferwolfsfuß, Wasserandorn oder Sumpfandorn deutlich. Zur Gattung Lycopus zählen insgesamt vier Arten. Neben Lycopus europaeus und virginicus wird außerdem Lycopus lucidus arzneilich genutzt. Letzterer findet in der chinesischen Heilkunde seit über zweitausend Jahren als Heilpflanze Anwendung gegen Harninkontinenz, Menstruationsbeschwerden und bei schmerzhaften Verletzungen. Lycopus americanus, der vierte Vertreter ähnelt in Wirkung und Standortwahl seinen europäischen bzw. amerikanischen Verwandten, bleibt aber relativ unerwähnt. Seit dem Mittelalter ist Wolfstrapp als Heilpflanze bekannt. Durch seine einzigartige Wirkstoffkombination avancierte er zu einer Art *Panazee*, was einem großen Allheilmittel gleichkommt. Er gilt als Botenpflanze für die Schilddrüse, findet aber auch Einsatz bei zyklusbedingten Schmerzen und Spannungsgefühlen in der Brust. Roger und Hildegard Kalbermatten beschreiben den Wolfstrapp als Pflanze, die in einem intensiven Lebensrhythmus schwingt, der durch nichts aus dem Gefüge gebracht werden kann. Schilddrüsenerkrankungen und Zyklusbeschwerden profitieren von dieser Eigenschaft.

**Inhaltsstoffe:**
Besondere Aufmerksamkeit bei den Inhaltsstoffen verdient die Lithospermsäure. Sie macht den Wolfstrapp zu einem wertvollen Spezifikum bei der Behandlung der Schilddrüsenüberfunktion. Die Schilddrüse benötigt zur Hormonherstellung Jod. Wolfstrapp hemmt den Transport von Jod zur Schilddrüse und reduziert dadurch die Ausschüttung von Schilddrüsenhormonen. Darüber hinaus hemmt Wolfstrapp die Bildung von Prolaktin, einem Hormon, das stimulierend auf Wachstum und Differenzierung der Brustdrüse während der Schwangerschaft wirkt und verantwortlich für die Milchproduktion während der Stillzeit ist. Ein erhöhter Prolaktinspiegel kann sich durch verminderte sexuelle Lust, Knoten oder Spannungsgefühle in der Brust, sowie einem stark ausgeprägten, prämenstruellem Syndrom und Befindlichkeitsstörungen im Klimakterium bemerkbar machen. Durch die Senkung von Prolaktin werden diese Symptome gelindert. Vegetative Störungen, wie erhöhte Reizbarkeit, innere Unruhe, innere Getriebenheit, Herzrasen und vermehrtes Schwitzen erfahren Ruhe durch den rhythmisierenden Wolfstrapp.

Wolfstrapp leistet speziell bei der Behandlung von Schilddrüsenerkrankungen mit Überfunktion hervorragende Dienste.

Im Anschluss werden verschiedene Ursachen bzw. Krankheitsbilder der Hyperthyreose vorgestellt.

**Schilddrüsenüberfunktion (Hyperthyreose)**
Bei Überfunktion der Schilddrüse (Hyperthyreose) kommt es zur Überproduktion von Schilddrüsenhormonen und einem erhöhten Schilddrüsenhormonspiegel im Blut. Die Schilddrüse ist vereinfacht ausgedrückt der Motor unseres Stoffwechsels (TSH, fT3, fT4). Bei einer Überfunktion werden zu viele Hormone gebildet, die den Stoffwechsel extrem ankurbeln, so dass einige Körperfunktionen in eine Überfunktion geraten. Die Schilddrüse bringt zuviel Leistung, was zu einem hohen Energieverbrauch führt und den Körper auf Dauer auszehrt.

*Ursachen der Schilddrüsenüberfunktion (Hyperthyreose)*

Die wichtigsten Ursachen einer Schilddrüsenüberfunktion sind in einer Schilddrüsenautonomie (autonomes Adenom) und einer Basedow´sche Erkrankung (M. Basedow) zu suchen. Bei einer Schilddrüsenentzündung, z. B. der Hashimoto-Thyreoiditis kommt es in bestimmten Entzündungsphasen ebenfalls zu einer Hyperthyreose. Eine weitere Ursache, die es abzuklären gilt, ist die korrekte Dosierung von Schilddrüsenhormonen nach einer Operation oder Radiojodtherapie.

Typische Symptome einer Schilddrüsenüberfunktion (Hyperthyreose) sind:

- Herzrhythmusstörungen, Tachykardie
- Erhöhter Blutdruck
- Nervosität
- Innere Unruhe
- Schlafstörungen
- Gewichtsverlust
- Diarrhoe
- Vermehrtes Schwitzen
- Zyklusstörungen bei der Frau
- Haarausfall
- Stimmungsschwankungen von Depression bis zur Aggression
- Erschöpfung und Kraftlosigkeit

Die Symptome treten nicht zwingend gleichzeitig und in gleicher Intensität auf. Es ist möglich, dass einige Symptome im Vordergrund stehen und das Krankheitsbild dominieren. Langanhaltende und stark ausgeprägte Krankheitsverläufe führen zu stark ausgeprägten Symptomen. Im schlimmsten Fall erleidet der Patient eine Schilddrüsenhormonvergiftung (Thyreotoxische Krise). Dieser Zustand kann für den Patienten tödlich verlaufen.

### ▶ Wirkung in der TCM

Durch die kühlenden, trocknenden, bitteren und adstringierenden Fähigkeiten, kühlt Wolfstrapp das Yin, trocknet Feuchtigkeit, leitet Hitze aus und hält bzw. bewahrt die Dinge am Ort.

- Kühlt Herz-Feuer
  Die Symptome eines Herz-Feuers sind denen einer Hyperthyreose sehr ähnlich.
  Die Entstehung eines Herz–Feuers ist ein Prozess, der sich über Jahre entwickelt. Es besteht eine Fülle-Hitze im Herzen, die durch Qi-Stagnation entstanden ist. Emotionen, wie Ängste, Sorgen und Depressionen spielen eine wichtige Rolle
  - Palpitationen

- Ausgeprägte psychische Unruhe, Erregungszustände, Reizbarkeit, extreme innere Unruhe oft mit Rastlosigkeit bis hin zur Manie verbunden
- Angstzustände, Verzweiflung
- Durst mit Mundtrockenheit
- Mund-/Zungenulzera (Zunge ist Ausläufer des Herzens)
- Hitzegefühl, rotes Gesicht
- Schlaflosigkeit (Hitze stört den Geist Shen in der Nacht)
- Traumgestörter Schlaf
- Dunkler Urin, in sehr schweren Fällen kommt es zur Hämaturie (Tai yang BL/Dü, Herz ist mit Dünndarm verbunden)
- Bitterer Mundgeschmack nach schlechtem Schlaf
  (Fülle-Hitze im Herzen, Herz öffnet sich in der Zunge und kontrolliert den Geschmack)

**Tipp**

Wolfstrapp ist ein Schilddrüsen–Bremser, wenn die Schilddrüse, das Herz überreizt! Gemeinsam mit Herzgespann, Melisse und Rosenblüten, kann er das überreizte System besänftigen

- Kühlt Leere-Hitze in Lunge, Herz, und Nieren:
  Leere-Hitze entwickelt sich aus einem Yin-Mangel. Befindet sich das Yin über einen längeren Zeitraum im Mangel, kommt es zu einem Ungleichgewicht zwischen Yin und Yang. Während die Yang-Energie konstant bleibt, steht der Partner Yin nicht mehr zur Verfügung. Die Ursachen für eine Leere-Hitze und einen Yin-Mangel sind identisch. Überarbeitung, d. h. lange Arbeitstage mit wenig Pausen, unregelmäßiger Ernährung, anhaltender und starker Blutverlust (Menorrhagien), übermäßige sexuelle Aktivität, mit Spermienverlust sind ursächlich verantwortlich. Der Begriff Leere-Hitze zeigt sich trügerisch, da er den Eindruck einer Bagatelle vermittelt. Leere-Hitze und Fülle-Hitze entwickeln beide viel Hitze, die sich nur unterschiedlich darstellt. Für den Therapeuten ist die Differenzierung sehr wichtig, da sie sich auf sein therapeutisches Vorgehen auswirkt. Zur Behandlung einer Fülle-Hitze muss die Hitze geklärt werden. Um eine Leere-Hitze zu behandeln, muss man das Yin nähren

- Leere-Hitze im Herzen, einhergehend mit:
  - Palpitationen
  - Ein- und Durchschlafstörungen, traumgestörtem Schlaf
  - Schreckhaftigkeit
  - Angstzuständen, Erregungszuständen, Panikattacken
  - Psychischer Unruhe, Unbehagen, Nervosität

  - Gedächtnisschwäche, Vergesslichkeit
  - Trockenem Mund, trockene Kehle
  - Nachtschweiß, bei Nachtschweißen im Klimakterium wird die schweißhemmende Wirkung durch Gerbstoffe herbeigeführt
  - Herzerkrankungen, Palpitationen, Tachykardie, Herzrhythmusstörungen sind mögliche Diagnosen
- Leere-Hitze- Symtome, bedingt durch einen Yin-Mangel:
  - Hitze der fünf Flächen, Handflächen, Fußsohlen, Thorax
  - Allgemeinem Hitzegefühl, Wangenrötung speziell am Nachmittag

- Leere-Hitze in der Lunge:
  Zu den Symptomen eines Lungen-Yin-Mangel kommen Symptome einer Leere-Hitze hinzu
  - Subfebrile Temperatur, Hitzegefühl am Abend, Wangenröte, Hitze der Fünf-Flächen
  - Trockener, unproduktiver Husten, der sehr quälend und erschöpfend ist
  - Schwacher Husten mit wenig Auswurf, bedingt durch die Trockenheit der Schleimhäute evtl. auch blutig tingiert
  - Schwache Stimme, die durch den Feuchtigkeitsmangel auch heiser klingen kann
  - Redeunlust und Müdigkeit
  - Nachtschweiß
  - Dyspnoe, hervorgerufen durch den Lungen-Qi-Mangel
  - Trockene Mund– und Rachenschleimhäute
  - TBC
  - Bronchiektasen
  - Chronische Rhinitis, atrophische Rhinitis, Sinusitis, chronische Halsentzündungen
  - Bronchitis, Keuchhusten, Emphysem, Sarkoidose
  - Trockener, unproduktiver, schmerzhafter, quälender Husten
  - Oder schwacher Husten, mit wenig zähflüssigem Auswurf, manchmal etwas blutig (Hitze verletzt Lunge und Gefäße)
  - Schwache, heisere, raue Stimme

- Leere-Hitze in den Nieren:
  Allgemeine Yin–Mangel- Symptome sind
  - Subfebrile Hitzesensationen oder Hitzegefühl, besonders am Nachmittag mit roten Wangen
  - Nachtschweiß, Hitzegefühl im Thorax, an Handflächen, Fußsohlen (5 Flächen)
  - Trockener Mund/Rachen mit Durst
  - Knochenschmerzen, Schmerzen in der Lumbalregion

- Abmagerung, Kachexie nach langer, zehrender Krankheit
- Auch im Alter einhergehend mit Gedächtnisschwäche
- Tinnitus, Schwindelgefühl bis hin zum manifesten Vertigo
- Schwerhörigkeit
- Nachtschweiß, trockener Mund und Hals in der Nacht
- Nächtliche Ejakulationen, vorzeitige Ejakulation
- Infertilität
- Müdigkeit, Erschöpfung
- Depressionen, leichten Angstzuständen
- Dunkler, spärlicher Urin, evtl. blutiger Urin!

Zusätzliche Hitzezeichen:
- Steigerung der Hitzesymptome
- Geistige und sexuelle Übererregbarkeit, erotische Träume
- Innere Unruhe
- Subtile Ängste
- Puls: schnell, dünn
- Zunge: rot, evtl. Risse, Einfurchungen, kaum oder kein Belag.

**Leber:**
- Senkt Aufsteigendes Leber-Yang:
  - Bei Migräne, kombinieren mit Mistel (Fol. Visci albi ) und Mutterkraut (H. Parthenii)
  - Kopfschmerzen, Schläfen, Augen, lateral am Kopf
  - Nackensteifigkeit in Kombination mit Botenpflanzen für den Nacken Traubensilberkerze (Rhiz. Cimicifugae), Baldrian (Rad. Valerianae) oder Mannstreu (H. Eryngii)
  - Drehschwindel, Schwindelgefühle
  - Bei Tinnitus, Taubheit, unklarem Sehen
  - Trockenem Mund und Hals
  - Schlaflosigkeit, Reizbarkeit, Aufgeregtheit, Neigung zu Zornesausbrüchen
  - Pflanzen, die Ruhe und Ausgeglichenheit bringen sind Melisse (Fol. Melissae), Passionsblume (H. Passiflorae), Bitterorange (Peric. Aurantii amari), Kamille (Flos. Chamomillae)

**Chong mai:**
- Reguliert den Chong mai (Meer des Blutes), der in seinem Verlauf unter anderem den Uterus und die Brust versorgt
- Wolfstrapp hat eine prolaktinsenkende Wirkung

Bei erhöhten Prolaktinwerten kann es zu:
- Brustspannen und PMS-Syndrom kommen
- Ausbleiben des Eisprungs und Ausbleiben der Menstruation
- Zyklusstörungen
- Prolaktin stimuliert das Wachstum und die Differenzierung der Brustdrüse während der Schwangerschaft und führt zur Milchproduktion (Laktation) im Verlauf der Stillzeit
- Wird der Eisprung (Follikelsprung) unterdrückt, weil Prolaktin die Ausschüttung von LH und FSH hemmt, spricht man von einer besonderen Methode der Schwangerschaftsverhütung, der sogenannten Laktationsamenorrhoe-Methode. Diese Form der Verhütung ist sehr stark abhängig von dem Zeitraum/Dauer des Stillens und der Häufigkeit in der gestillt wurde

Überproduktion:
Ein andauernd erhöhter Prolaktinwert im Blut bezeichnet man als Hyperprolaktinämie. Er kann zur Amenorrhoe und Infertilität führen. Abzuklärende Ursache ist ein Prolaktinom, bei dem es sich um einen endokrin-aktiven Tumor des Hypophysenvorderlappens handelt. Häufiger trägt jedoch die Einnahme unterschiedlicher Medikamente, insbesondere von Neuroleptika (Amisulprid, Risperidon, u. a.), beziehungsweise Drogen (Cannabis) zur Erhöhung des Prolaktinspiegels bei. Bei Infertilität macht es Sinn Schilddrüsenhormone und Prolaktinspiegel zu bestimmen. Bei einer Hypothyreose werden vom Hypothalamus vermehrt Hormone produziert, um die Schilddrüse anzuregen. Die freigesetzten Hormone führen gleichzeitig zu einer erhöhten Ausschüttung von Prolaktin. Während der Stillzeit ist ein erhöhter Prolaktinspiegel normal und erwünscht
- Normalwert: 2–25 ng/ml
- Graubereich: 25–200 ng/ml
- Eindeutig pathologisch: > 200 ng/ml

**Tipp**

Zum Schluss möchte ich meine Erfahrungen im Umgang mit Wolfstrapp beschreiben. Bevorzugt setze ich Wolfstrapp als Urtinktur der Firma Ceres in der akuten Phase einer Hashimoto–Erkrankung ein. Tinkturen oder Tropfen bieten den Vorteil, dass der Patient seine Dosis individuell regulieren, also optional der Tagesverfassung anpassen kann. Die Tropfen lassen sich mit dem letzten Schluck der verordneten Tee-Rezeptur einnehmen. Vom Hersteller besteht die Dosierempfehlung 1–3x tgl. 2–5 Tropfen in wenig Wasser einnehmen.

## Yohimbe – Steckbrief

### Pausinystalia yohimbe, Corynanthe yohimbe

**Inhaltsstoffe:** 8 verschiedene Alkaloide (Yohimbin ist das wichtigste), freie Aminosäuren, Gerbstoffe

**Droge:** Rinde

**Verwendete Droge:** Cort. Yohimbe

**Dosierung:** in einer 200 g Teemischung 30 g der getrockneten Rinde, 3x tgl. 0,5 g/Tasse zum heißen Infus (Tierra dosiert hoch mit 3–6 g als Tagesdosis)

**Kontraindikiation:** bei chronischen Entzündungen der Abdominalorgane.

**Cave!**
Wegen der toxischen Wirkung der Alkalioide ist die Dosierung nach Angaben des Herstellers zu beachten

**Energetik:** keine konkreten Angaben
Geschmack: scharf
Temperatur: warm

▶ **Wirkt auf Ni, Bl**

**Wirkungsweise:**
- Tonisiert Nieren-Yang
- Hält das Ni-Qi
- Bewegt Blut

## Yohimbe – Monographie

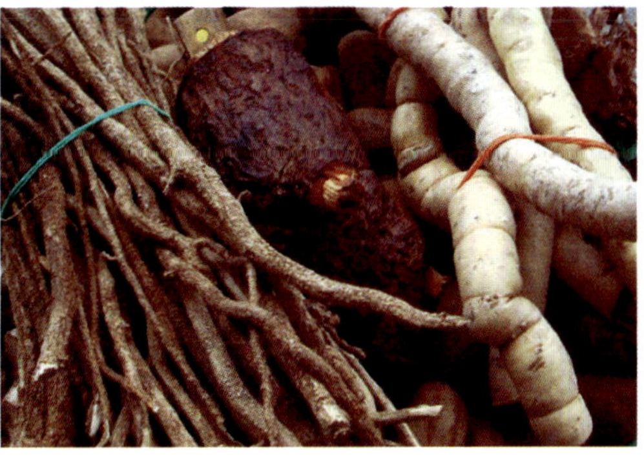

Yohimbe ist ein immergrüner, afrikanischer Baum mit einer stattlichen Höhe von über 20 m. Er gehört zur Familie der Rötegewächse.

Die Pflanze findet in ihrer Heimat Westafrika schon immer Einsatz. Massai-Krieger nutzten die dunkelbraune Rinde gern in Kombination mit anderen aphrodisierenden Pflanzen in Rinderblut gekocht, zu

Initiationsriten. Eine provoziert hohe Dosis brachte den Konsumenten in Ekstase, aber auch zu Horrorvisionen, Angstzuständen bis hin zu epileptischen Krämpfen. Selbstverletzung mit und ohne Schmerzen blieben nicht aus, beeindruckten aber gezielt die Anwesenden. Verantwortlich für diese außerordentlichen Zustände sind die Alkaloide, vornehmlich das enthaltene Yohimbin mit psychoaktiver Wirksamkeit.

Seit dem 20. Jahrhundert ist Yohimbe bei uns eine Modepflanze zur Steigerung der Potenz, bevorzugt als Aphrodisiakum für den Mann und anregend für die Frau.

Magret Madejski erwähnte in einer Fortbildung sehr eindrücklich die Anwendung von Yohimbe im Rahmen einer Kinderwunschbehandlung. Yohimbe wird als pflanzliches Viagra gehandelt und dient zur Steigerung der Erektion. Der Name *Juchzimbe* lässt einige Vermutungen zu. Die Empfindsamkeit für Berührungen wird durch die Anregung im Sakralmark und die Steigerung des sensorischen Nerventonus, angehoben. Der Wirkmechanismus ist noch nicht bis ins Detail geklärt. In Tierversuchen beobachtete man ein gesteigertes Sexualverhalten bei sonst durch Stress verminderter sexueller Aktivität.

*Yohimbin* ist ein hochpotenter Antagonist an den $\alpha 2$-Adrenozeptoren in den Blutgefäßen. Eine Blockade dieser Rezeptoren führt zu einer Erweiterung der Gefäße. Dieser Andrang steigert den Muskeltonus bei gleichzeitigem Harndrang. Diese Information ist wichtig zu wissen, bzw. an den Konsumenten weiter zugeben.

Durch den gesteigerten Venentonus wird ein vorzeitiger Blutabfluss aus den Schwellkörpern im Penis verhindert. Um die gewünschte Wirkung zu erzielen, sollte Yohimbe 1 Stunde vor dem Ereignis getrunken werden. Ein softer Einstieg mit 2 TL/Tasse ist vorteilhaft. Es bewährt sich ein systematisches Herantasten an die richtige Dosierung. Alternativ ist Yohimbe als Urtinktur bis in der Potenz D3 möglich.

Neben der Wirkung auf die Geschlechtsorgane wirkt Yohimbe auf das ZNS, bedeutet konkret, dass die Entspannung einkehren kann. Darüber hinaus interagiert Yohimbin mit zahlreichen Serotonin- (5-HT) -Rezeptoren.

In einer Individual-Rezeptur von 200 g erhält Yohimbe Assistentenfunktion mit 30g. Die Verordnung sollte nur über eine Rezeptur erfolgen, da die Alkaloide leicht toxisch sind! Die Affinität zum Sakrum berechtigt Yohimbe zur Botenqualität.

Gewünschte Wirkung zeigt sich in gesteigerter Wachheit, erhöhtem Puls und erhöhter Sensibilität am ganzen Körper. Unerwünscht wäre die erweiterte Steigerung, die sich als Unruhe, Zittern, Herzjagen und Schlafstörungen ausdehnt. Besonders in Kombination mit Kaffee oder Alkohol verbirgt sich das Risiko für Schwindel und Erbrechen.

### Wirkung in der TCM:

- Erwärmt das Sakralmark, durch vermehrte Durchblutung im Becken = Botenstoff
- Bevorzugt bei Männern anwendbar mit dem Zielort der Geschlechtsorgane
  - Bei Potenzproblemen
  - Auch nach Prostata-OP
- Intensive Erwärmung des Du mai
- Hält das Ni-Qi bei Blasenschwäche
- Bei Frauen
  - Im Klimax, mit einem nach unten ziehenden Gefühl (Gerbstoffe haben haltenden Effekt)
  - Durchblutungsfördernd bei Vaginalatrophie, nicht als Monotherapie
  - Bei vaginaler Trockenheit, dann in Kombination mit befeuchtenden Kräutern
- Bei Hypertonikern möglich, im Gegensatz zu Taigawurzel
- Durchblutet das Mingmen, erwärmt stark und hält das Ni-Qi
- Bei BS-Vorfall oder Mangelzuständen im Becken
  - Auch nach OP und zur Narbenentstörung in Kombination mit z. B. Traumaplant
  - Eher bei Stagnationen, weniger bei Frakturen
  - Bewegt Stagnationen

Standardisiertes Produkt im Handel bietet die Firma Hevert, Yohimbin Vitalkomplex 50 ml, 100 ml an.

## Ysop – Steckbrief

### Hyssopus officinalis

**Inhaltsstoffe:** Bis zu 1 % ätherisches Öl (Pinocamphen, Pinen, Phellandren, Borneol, Thujon, Limonen, Geraniol), 5–8 % Gerbstoffe (Rosmarinsäure), Bitterstoffe (Marrubin), Flavonoidglykoside (Hesperidin, Diosmin), Saponine, Apfelsäure, Gummi, Harz, Zucker, Cholin, Mineralien Si, K

**Droge:** Kraut

**Verwendete Droge:** H. Hyssopi, Ol. aether. Hyssopi

**Dosierung:** in einer 200 g Teemischung 10 g (Assistent), als Mono-Tee 3x tgl. 1/2–1 TL getrocknetes Kraut/Tasse, 3x tgl. 2 Trpf. ätherisches Öl in warmem Wasser

**Cave!** Vorsicht! in der Schwangerschaft nicht anwenden, Kontraindikation bei Epilepsie!

Laut Angaben der Kommission E ist von Anwendungen speziell des ätherischen Öls in höheren Dosen über einen längeren Zeitraum Abstand zu nehmen. Das Öl enthält das neurotoxische Pinocamphon. Nach der Einnahme von 10 bis 30 Tropfen über mehrere Tage (2 bis 3 Tropfen bei Kindern) wurden Vergiftungserscheinungen mit Krämpfen beobachtet. In Teemischungen ist die Beigabe von bis zu 5 % Ysopkraut als Geschmackskorrigens erlaubt.

**Energetik:**
**Geschmack:** aromatisch-scharf, bitter
**Temperatur:** warm und trocken im III. Grad ( lt.J. Ross warm-kühl)

#### ► Wirkungen auf Lu, Ma, Mi, Di, Le

**Wirkungsweise:**
- Erwärmt die Lunge, öffnet die Oberfläche und leitet Wind-Kälte aus
- Stärkt das Lungen-Qi
- Leitet Kälte-Schleim aus
- Erwärmt Milz und Magen
- Erwärmt den U.E. (Niere, Blase, Dickdarm, Uterus)
- Bewegt das Leber-Qi
- Äußerlich Blut- und Qi-bewegend

# Ysop – Monographie

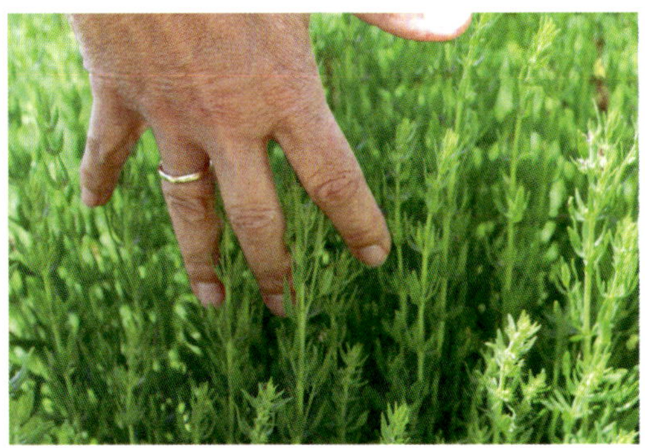

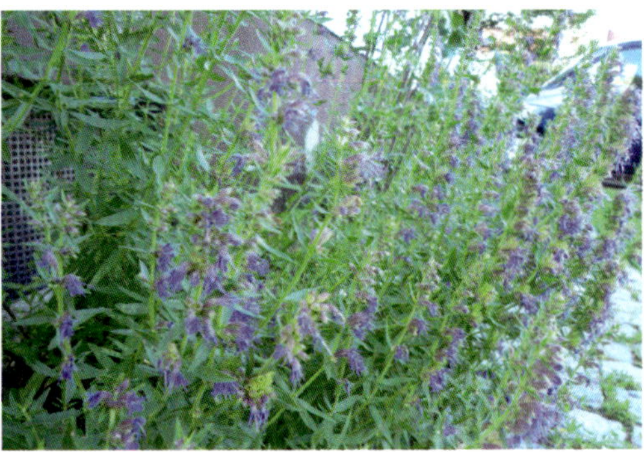

Ysop ist auch unter dem Namen Bienenkraut oder Josefskraut bekannt. Sein Gattungsname *Hyssopus* stammt aus dem hebräischen-arabischen Sprachraum. Das hebräische Wort *esow* bedeutet heiliges Kraut, das arabische Wort *azzof* bedeutet heilige Pflanze. Vermutlich handelt es sich dabei nicht um *Hyssopus officinalis*, sondern um einen anderen in dieser Region heimischen Lippenblütler, wahrscheinlich eine Majoran- oder Rosmarinart. In der Bibel wird das Heilige Kraut an verschiedenen Stellen erwähnt. Im Alten Testament betet David: „Entsündige mich mit Ysop". Ysop-Zweige wurden zum Besprengen mit Weihwasser benutzt. Es wird berichtet, dass die Kinder Israels beim Auszug aus Ägypten ihre Türschwellen mit Ysop-Zweigen benässten. Im Johannes–Evangelium, 19,29, wird Jesus für die letzte Labung, ein in Essig getauchter Schwamm auf einem Ysop-Zweig gereicht. In der aktuellen Kräuterheilkunde findet Ysop nur wenig Anwendung. Als mehrjähriger 20–60 cm hoher Halbstrauch gehört er zur Familie der Lippenblütler (Lamiaceae). Ursprünglich stammt er aus dem Mittelmeerraum, Nordafrika und Westasien. In unseren Regionen wird er seit dem Mittelalter als Heil- und Gewürz-Pflanze angebaut. Inzwischen hält er vermehrt Einzug als Bienenfreund und Duftpflanze in unseren Gärten. Da Ysop einen starken aromatischen Duft verströmt, legten ältere Frauen ihn in ihre Gebetsbücher, um während der Messe nicht einzuschlafen. Für gutes Gedeihen bevorzugt Ysop kalkhaltige, sonnige, trockene Böden an felsigen Hängen, Mauern oder Schutthängen. Er liebt ein warmes Klima, ist aber auch im Schwarzwald zu sehen. Aus seiner senkrechten Pfahlwurzel steigen mehrere verzweigte Stängel auf. Diese sind am Grunde verholzt und laufen nach oben vierkantig aus. Diese Eigenschaften werden in der Signaturen-Lehre dem Planeten Jupiter zugeordnet. Er regiert über Leber, Bindegewebe und Gelenke. Die ganzrandigen, lineal-lanzettlichen Blätter sind teilweise eingerollt. Die Blattseiten sind mit Öl-Drüsen ausgestattet. Sie sitzen quirlig, gegenständig am Stängel. Mich erinnern sie immer an kleine Kronen. In der Zeit von Juni bis September verströmen die meist blauen, sehr selten rosa oder weißen Blüten einen intensiven Duft, der Bienen anlockt. Drei bis sieben Lippenblüten stehen dicht in den Achseln der gegenständigen Blätter.

**Inhaltsstoffe:**
Als Lippenblütler weist Ysop ein ähnliches Wirkspektrum wie Rosmarin, Melisse, Thymian oder Bohnenkraut auf. Der Gerbstoffgehalt bestimmt das Wirkprinzip der Pflanze. Rosmarinsäure hat antivirale, antibakterielle und entzündungshemmende Eigenschaften. Gerbstoffe wirken adstringierend und kühlend auf die Haut- und Schleimhäute. Außerdem festigen und stabilisieren sie das Qi, damit es die Dinge an ihrem Platz bewahren kann. Sie halten und binden die Energie im Innern und sind in der Lage Defekte von Yin und Jing aufzufüllen. Um Schweiß zu regulieren und Nachtschweiß zu stoppen sind genau diese Eigenschaften gefragt. Das gesamte Zusammenspiel der Inhaltsstoffe hat auf den Menschen eine schweißregulierende, belebende, stärkende, blutdrucksteigernde, verdauungsfördernde und appetitanregende Wirkung.

### ▶ Wirkungen in der TCM auf Lu, Mitte, Le, U.E.

**Lunge:**

- Erwärmt die Lunge
- Öffnet die Oberfläche und leitet Wind–Kälte aus

  Der aromatisch-scharfe und bittere Geschmack leistet hier ganze Arbeit. Aromatisch wirkt bewegend, scharf öffnet die Oberfläche und zerstreut, bitter senkt Hitze nach unten ab. Als warme und trockene Pflanze im III. Grad ist genug Wärme vorhanden, um Kälte zu vertreiben.

  Das Eindringen des Pathogenen Faktors Wind-Kälte in die Lunge ist ein ganz akutes Geschehen. Es entspricht dem Tai yang-Stadium. Um die Lunge zu erwärmen, benötigen wir warme, bewegende Pflanzen, die die Oberfläche öffnen und den Pathogenen Faktor eliminieren.

  Kälte in der Lunge weist die klassischen Erkältungsmerkmale auf

  - Durch das Eindringen des Pathogenen Faktor kann sich das Lungen-Qi nicht absenken. Eine laufende oder verstopfte Nase und Kratzen im Hals sind oft die ersten Anzeichen. Das Nasensekret ist klar und wässrig. Dazu gesellen sich Husten mit leichter Dyspnoe
  - Die Kälteabneigung entsteht, weil das Wei-Qi durch das Eindringen der Kälte nicht zwischen Haut und Muskeln zirkulieren kann und so die Muskeln nicht gewärmt werden
  - Kopfschmerzen, häufig Hinterhauptschmerzen und Gliederschmerzen werden durch die Blockierung des Wei-Qi hervorgerufen
  - Zunge: dünner, weißer Belag
  - Puls: oberflächlich (Pathogener Faktor) und straff gespannt

- Stärkt das Lungen-Qi
  Ein schwaches Lungen-Qi kann verschiedene Ursachen haben
  - Ererbte Lungen-Qi-Schwäche
  - Trauer und Kummer erschöpfen das Lungen-Qi
  - Zu viel Sprechen erschöpft das Lungen-Qi (Lehrer, Politiker, Dozenten)
  - Langes, gebeugtes Sitzen am Arbeitsplatz behindert das Atmen und stört das Lungen-Qi
  - Eindringen eines Pathogenen Faktors, der nicht eliminiert wird, sondern im Körper verbleibt

  Symptome eines Lungen-Qi-Mangels sind
  - Auffällig leise, schwache und kraftlose Stimme. Der Patient ist blass und hat keine Lust zu reden
  - Stoppt Dauerschwitzen bei Lungen-Qi-Leere, wenn die Poren sich nicht mehr schließen
  - Leichter Husten, weil das Lungen-Qi sich nicht absenken kann. Die Kurzatmigkeit ist ein Zeichen für das geschwächte Lungen-Qi
  - Schweiß bei geringer Anstrengung, spontanes Schwitzen tagsüber
  - Ysop hat insgesamt eine ausgleichende Wirkung auf Körperschweiße
  - Schweiße stoppen ist mit Walnussblättern (Fol. Juglandis), Salbeiblättern (Fol. Salvia), Ysop (H. Hyssopus) möglich. Den Tee nicht zu heiß trinken, sonst regt er das Schwitzen an. Ein etwas abgekühlter Tee wirkt schweißregulierend oder stoppt Schweiß
  - Im Klimakterium ist Salbei das Mittel der Wahl!
  - Zunge: blass
  - Puls: leer besonders auf der Lungenposition

**Wirkung auf Schleim in Milz, Lunge:**

- Leitet Kälte–Schleim aus der Lunge
  Kälte-Schleim in der Lunge entsteht durch rezidivierendes Eindringen äußerer Pathogener Faktoren. Diese schwächen das Milz- und Lungen-Qi, was zur Bildung von Schleim führt.
  Symptome von Kälte-Schleim sind
  - Druckgefühl im Thorax, bedingt durch den Schleim
  - Husten mit weißem, wässrigen Sputum
  - Schleim im Hals
  - Schwindelgefühl, Benommenheit
  - Kältegefühl im Thorax, kalte Hände ausgelöst durch die Kälteinvasion
  - Schweregefühl
  - Chronische Bronchitis, Asthma

- Zunge: nass, geschwollen, weißer, klebriger Belag
- Puls: langsam und schlüpfrig

**Milz/Magen:**

- Erwärmt Milz und Magen
  Kälte in der Milz entwickelt sich aus einem Yang-Mangel, der Patient beklagt
  - Kältegefühl, die Extremitäten sind schwach und kalt
  - Kälte im Verdauungstrakt, Verdauungsschwäche, Blähungen, Appetitlosigkeit
  - Kälte, Patient hat eine Vorliebe für warme Getränke und Speisen
  - Dumpfen Schmerz im Epigastrium, der sich nach dem Essen oder durch Massage verbessert
  - Ödeme, die durch die gestörte Transport- und die Transformationsfunktion der Milz auftreten
  - Müdigkeit, blasse Gesichtsfarbe
  - Zunge: blass feucht/ nass
  - Puls: tief, schwach, langsam

- Erwärmt den Magen, angezeigt
  - Bei eingedrungener Kälte, bedingt durch kalte Speisen und Getränke
  - Plötzlich auftretenden, starken Schmerzen im Epigastrium, begleitet von Kältegefühl und kalten Extremitäten mit großem Verlangen nach Wärme und warmen Getränken
  - Übelkeit, Erbrechen von klaren Flüssigkeiten, besonders von kalten Flüssigkeiten
  - Zunge: Belag dick und weiß
  - Puls: langsam, tief, gespannt

**U.E.:**

- Erwärmt den U.E. (Niere, Blase, Di, Uterus)
  Kälte kann sich entweder als Fülle-Kälte oder Leere–Kälte im Körper manifestieren. Eine Leere-Kälte entwickelt sich häufig aus einem Yang-Mangel von Herz, Lunge, Milz, Magen oder Niere. Sie breitet sich im ganzen Körper aus und hinterlässt ein generalisiertes Kältegefühl. Sie zeigt sich jedoch auch als Kälte der Extremitäten. Das Kältegefühl kann sich als subjektives Empfinden „mir ist so kalt" oder als objektives Empfinden wie kalte Knie, kalte Füße, kalten Bauch zeigen. Die Berührung eines Menschen liefert diese wertvolle Information.
  Bei Patienten mit chronischen Krankheiten ist häufig eine Leere-Kälte vorhanden. Die Kälte attackiert das Yang, daraus entwickelt sich allmählich eine Leere-Kälte. Der Verlauf ist schleichend, Schmerzen treten nicht auf. Der Puls ist schwach.

Fülle-Kälte entspricht einem ausgeprägten Kältegefühl mit Frösteln. Der gesamte Körper oder nur verschiedene Körperteile können extrem kalt sein. Fülle-Kälte tritt plötzlich auf und kann einige Monate anhalten. Der Patient klagt über Schmerzen. Der Puls ist voll.

Weitere Ursachen von Kälte in den Extremitäten könnten Qi-Stagnation und/oder Blut-Mangel sein (besonders bei Frauen).
Wir behandeln Kälte mit warmen Pflanzen. Sie wärmen und tonisieren Qi, Yang und Blut. Sie wirken spasmolytisch und karminativ. Sie regen den Kreislauf an und wecken die Lebensgeister

- Erwärmt bei Nieren-Kälte, die zu einem Ni-Yang-Mangel führt mit
  - Schmerzen im LWS-Bereich
  - Schwindel, Tinnitus, Kältegefühl im Rücken, Knien und den Füßen
  - Ödemen, klarem Urin, Nykturie
  - Unfruchtbarkeit, Impotenz
  - Zunge: feucht, blass, Belag weiß
  - Puls: tief, schwach

- Erwärmt bei Blasen-Kälte (+/-Schwäche), die durch eine übermäßige Kälteexposition oder durch dauerhaften Aufenthalt in kalten, feuchten Räumen (Kühlräume, Kühltheken) entsteht. Symptome sind:
  - Kältegefühl
  - Häufiges Urinieren, Urin ist hell
  - Harninkontinenz, Enuresis
  - Schmerzen im LWS-Bereich
  - Nykturie
  - Zunge: feucht, blass
  - Puls: schwach, tief

- Erwärmt bei Kälte im Uterus, die z. B. bei gynäkologischer Untersuchung oder Operation eindringt. „Frau! Erinnere dich nur an die kalten Spekula!“
  Eindringende Kälte ist ein großes Problem bei IVF (In-Vitro-Fertilisation), besonders nach mehrmaliger Wiederholung
  Symptome sind:
  - Kältegefühl im Unterbauch während der Periode
  - Kälte, als Grund für eine verspätete Periode
  - Dysmenorrhoe mit starken, krampfartigen Schmerzen
  - Zunge: feucht, blass
  - Puls: schwach und tief

- Erwärmt bei Kälte im Dickdarm, die durch äußere Kälte, wie z. B. bauchfreie Mode bei kaltem Wetter oder längerem Sitzen auf kaltem, feuchtem Untergrund entsteht Symptome sind:
  - Kältegefühl im Unterbauch, kalte Beine
  - Plötzliche, starke, krampfartige Schmerzen, Diarrhoe (Kälte blockiert Qi-Fluss)
  - Zunge: Belag dick und weiß
  - Puls: tief, gespannt

**Leber:**
- Bewegt das Leber-Qi (über die aromatische Schärfe) bei
  - Unregelmäßigem Zyklus
  - PMS
  - Stimmungsschwankungen, Verspannungen im Bauchraum und im Thorax, häufigem Seufzen, Depressionen etc.
  - Schmerzen und Verspannungen, besonders im Schulter-Nackenbereich

**Äußerlich:**
- Bewegt Qi und Blut bei
  - Zerrungen, Prellungen, Hämatomen, Muskelverspannungen, Muskelkater etc.
  - Als Auflagen oder als Umschläge anzuwenden:
    Zur Einreibung mit Ysop-Öl empfiehlt Primavera 5 Trpf. ätherisches Öl in 50 ml Bio-Pflege-Öl. Das ätherische Öl wird als klärend und reinigend beschrieben

# Zimt – Steckbrief

## Cinnamomum ceylanicum

*Ceylon-Zimt*

**Inhaltsstoffe:** 0,5 % ätherisches Öl (Zimtaldehyd, Eugenol), Mono- und Sesquiterpene, Methoxyzimtaldehyd, pentazyklische Diterpene (Cinnceylanol), Phenolkarbonsäuren, weniger als 2 % kondensierte Gerbstoffe (oligomere Pro-Cyanidine), Mannit, Zucker, Stärke, Gummi, bis 3,7 % Schleime, Cumarine

**Droge:** Zimtrinde

**Angewandte Droge:** Cort. Cinnamomi ceylanici, Tct. Cinnamomi, Ol. aether. Cinnamomi

**Dosierung:** bis zu 30 g in einer 200 g Teemischung (Kaiser, Minister, Assistent), 3x tgl. 1 TL der getrockneten und zerkleinerten Rinde zum heißen Infus, Tinktur 3 tgl. x 10–15 Trpf., vom ätherischen Öl 3x tgl. 2 Trpf.

**Kontraindikation:** In der Schwangerschaft und bei Yin-Leere-Feuer

**Energetik:**
Geschmack: scharf, süß, aromatisch
Temperatur: heiß und trocken im III. Grad

### ▶ Wirkung auf Ni, Mi, Ma, He

- Stärkt das Nieren-Yang
- Erwärmt die Mitte, zerstreut Kälte im Verdauungstrakt
- Erwärmt den Uterus
- Stärkt das Herz-Yang
- Stillt Blutungen
- Öffnet die Oberfläche, zerstreut Wind-Kälte
- Erwärmt die Peripherie

# Zimt – Monographie

Der Duft nach Zimt weckt in jedem weihnachtliche Atmosphäre. Ob als Bratapfel, Lebkuchen oder Zimtsterne, dieses Aroma birgt Kindheitserinnerungen. Der süßlich duftende Zimt zeugt von alter Tradition, vielleicht gehört er sogar zu den ältesten Gewürzen der Welt.

Echter Zimt galt schon früher als eine Kostbarkeit. Arabische Händler vertrieben das Gewürz. Abenteuerliche Geschichten existieren um seine Herkunft.

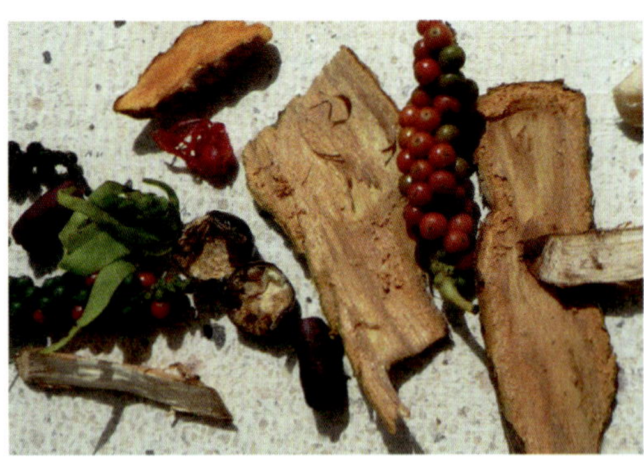

Im 14. Jahrhundert gelangte das Gewürz nach Europa. Europäische Gewürzhändler suchten und fanden den Ursprung der wertvollen Rinde auf der Insel Ceylon, was zur Namensgebung beitrug.

Ceylon-Zimt (Cinnamomum ceylanicum) gilt als echter Zimt. Es handelt sich um einen sechs bis zehn Meter hohen, immergrünen Baum. Er gehört zur Familie der Lorbeer-Gewächse (Lauraceae). Die Blätter stehen gegenständig zueinander, sind oval mit ledriger Oberseite. Beim Zerreiben entfaltet sich durch den Inhaltsstoff Eugenol ein Geruch, der an Gewürz-Nelken erinnert. Die weißlich-grünen Blüten sind unscheinbar. Zur Ernte wird die Rinde partiell abgeschält. Beim Trocknen rollt sich die Rinde zu aromatischen Zimtstangen auf. Zimtbäume werden mittlerweile in Süd- und Südostasien, aber auch Madagaskar, Seychellen und Sansibar angebaut.

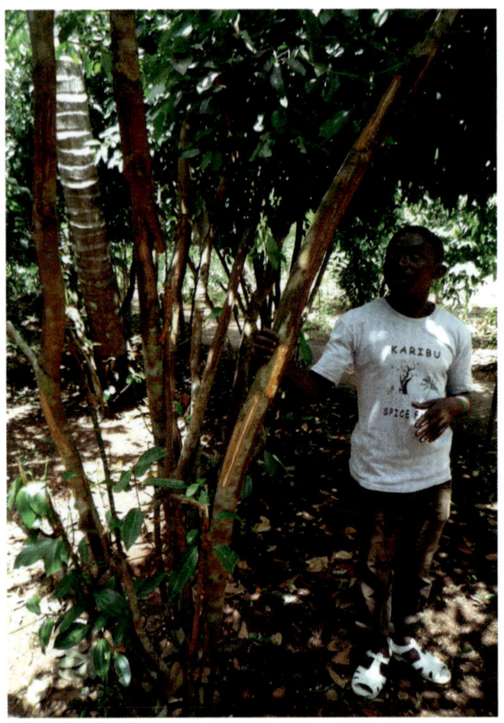


Cassia-Zimt (Cinnamomum cassia) oder chinesischer Zimt gilt als die verfälschte Variante. Er ist günstiger und wird hauptsächlich zur Gewürzgewinnung verarbeitet. Zur Unterscheidung tragen das Aussehen und der Preis der Zimtstangen bei. Echte Zimt-Stangen ähneln einer Zigarre. Die dünne Rinde ist in vielen Schichten aufgerollt. Cassia-Zimtstangen wirken dicker und grober mit einem Hohlraum in der Mitte der Rollen.

Die wirksamen Inhaltsstoffe der Zimtrinde sind v. a. im ätherischen Öl, bestehend aus Zimtaldehyd und Eugenol, zu finden. Sie übernehmen den wärmenden Anteil der Droge. Daneben finden sich Gerbstoffe und Phenolcarbonsäuren, die adstringierend wirken und einen trockenen Mund hinterlassen. Der relativ hohe

Schleim- Gehalt ist für die Süße verantwortlich, er nährt und kompensiert die Trockenheit. Bei einem Yin-Mangel ohne Hitze bewährt sich die Kombination mit Blut-Tonika. Cumarine kommen im Ceylon-Zimt nur in sehr niedriger Konzentration vor. Cassia-Zimt dagegen beinhaltet bis zu 0,3 Prozent. Cumarine bringen als direkte Beweger Hitze mit.

Von jeher wird Zimt zur Förderung des Appetits genutzt. Außerdem regt er die Verdauung an und macht Speisen bekömmlicher. Übelkeit, Blähungen, Durchfall, wie auch Blutstillung gehören zu den bekannten westlichen Anwendungsgebieten.

Bestimmte Inhaltsstoffe aus dem Zimt beeinflussen vermutlich den Blutzuckerspiegel. Forschungen aus den letzten 10 Jahren bestätigen eine diätetische Unterstützung in der Therapie von Diabetes mellitus Typ II. So zeigten Tier- Laborversuche, dass wässrige Extrakte verschiedener Zimtsorten sich positiv auf die Glukoseaufnahme in den Zellen auswirkten. Cassia-Zimt schnitt bei dem Vergleich mit Glibenclamid wirksamer ab. Trotz vieler Studien ist noch kein einheitliches Ergebnis dokumentiert.

Wird Cassia-Zimt als Kapsel oder Tablette langfristig verwendet, kann es aufgrund des darin enthaltenen Cumarins zu Leberstörungen kommen. Vor Zimt-Überdosierung (mehr als 18 g/tgl.) warnt J. Ross in seinen Sicherheitshinweisen.

Schwangere und Stillende sollten vorsorglich auf Zimtpräparate verzichten.

In der chinesischen Medizin verwendet man Cassia-Zimt u. a. zur Blutstillung, aber in erster Linie zur Erwärmung und Tonisierung von Milz, Herz und Niere, im Besonderen zum Wärmen des Mingmen.

Bei der Verordnung bevorzugen wir Ceylon-Zimt mit Apothekenqualität. Neben seiner blutstillenden Wirkung ist v. a. der erwärmende, tonisierende, zerstreuende und Oberfläche öffnende Charakter von großem Wert. Ceylon-Zimt hat weniger Cumarine, d. h. weniger direkte Blutbeweger, in Folge auch weniger hitzige Inhaltsstoffe. Trotzdem ist er kontraindiziert bei Hitze und Leere-Hitze.

Gute Kombination bietet Zimt in einer blutbildenden Rezeptur mit chronischem Frösteln. Eine individuelle Anpassung kann über die Dosierung stattfinden (10–30 g).

### ▶ Wirkung in der TCM auf Ni, Mitte, UT, He

Zimt erwärmt alle Zhang Fu und wirkt harmonisierend mit zentripetaler und zentrifugaler Richtung. Er ist weniger aggressiv als Ingwer, der auch zentripetal wirkt. Bei großer Kälte können beide gleichzeitig zum Einsatz kommen (selten).

**Nieren:**

- Erwärmt die Nieren bei kalten Händen und Füssen, gern kombiniert mit Rosmarin (zentripetal, zentrifugal)
  - Erwärmt das Sakrum
  - Erwärmt das Mingmen

**Mitte:**

- Erwärmt die Mitte, zerstreut Kälte, somit einsetzbar bei allen Milz-Mangel-Symptomen
- Unterstützend in der Therapie bei Diabetes Typ II. Die Wirkung auf die Milz ist garantiert und sicherlich prophylaktisch wertvoll bei der Entstehung von Diabetes mellitus (unabhängig von etwaigen Studien)

**Uterus:**

- Erwärmt einen kalten Uterus
- Leitet die Geburt ein, d. h. vor der Geburt steigt der Oxytocin-Gehalt, deshalb wenige Tage vor der Geburt beginnen

**Herz:**

- Steigert das Herz-Yang
  - Lebenslust, aufhellend bei Depression, beugt Herz-Yang-Kollaps vor
  - Bei Herzblut-Leere kombinieren mit befeuchtenden Pflanzen, wie Brennnessel (Fol. Urticae), Spargel (Rad. Asparagi), Vogelmiere (H. Stellaria med.)
  - Besänftigend mit Shen-Aspekt

**Oberfläche:**

- Zerstreut Wind, öffnet die Oberfläche
- Bei Erkältung im 1. Stadium

**Äußerlich:**

- Erwärmt die Peripherie
  - Häufig in Massageölen enthalten

# 5.1 Ergänzende Kräuter-Steckbriefe und Monographien

## Augentrost – Steckbrief

**Euphrasia off.**

**Botenpflanze für die Augen**

**Inhaltsstoffe:** Bitterstoffe, Gerbstoffe, Iridoidglykosid (Aucubin), Flavonoide, äther. Öle, Spuren von Alkaloiden, Phenolsäure, harzähnliche Substanzen

**Energetik:**
Geschmack: leicht bitter, adstringierend, leicht aromatisch
Temperatur: leicht warm I. Grad, aber auch kühlendes Potenzial, trocken I. Grad

► **Wirkt auf Mi, Ma, Le, Augen, Lu, Oberfläche**

**Wirkungsweise:**
- Leitet Wind-Kälte /-Hitze aus
- Unterstützt die Milz bei der Transformation von Flüssigkeiten
- Stärkt das Ma-Qi
- Senkt Le-Feuer
- Stärkt das Lu-Qi (stärkt die Schleimhäute)

## Augentrost – Monographie

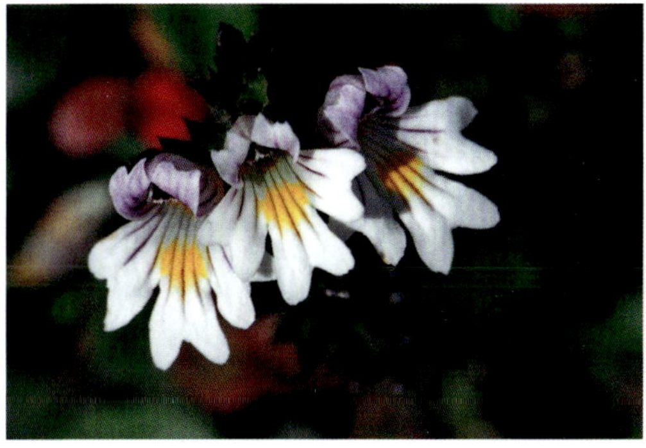

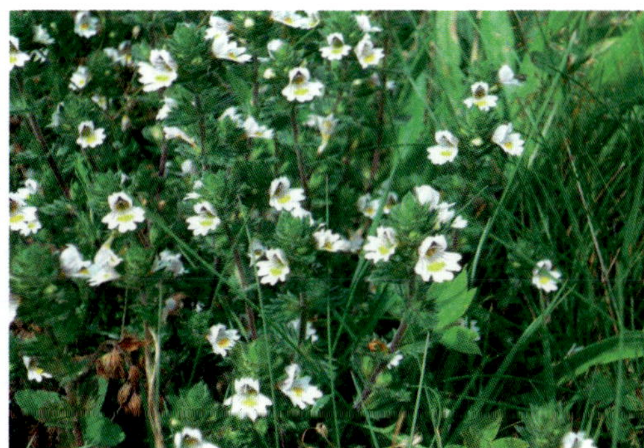

Der gemeine Augentrost gehört zur Familie der Sommerwurzgewächse, den Orobanchaceaen. Umgangssprachliche Namen sind Augustinuskraut, Ziegenkraut und Milchdieb. Dem Namen Milchdieb wird Augentrost gerecht, weil er als Halbschmarotzer dem Boden wertvolle Nährstoffe und Mineralien entzieht. Er breitet sich großflächig auf Grasflächen aus, die den Kühen als Weidefläche dienen.

Augentrost wächst bis zu 25 cm hoch. Seine Stängel sind glänzend grün, stark verästelt, dicht drüsig behaart. Seine grünen Blätter wachsen kreuzgegenständig, sind ungestielt, eiförmig, gekerbt und gezähnt. Die schönen weißen Blüten, oft violett geadert, haben eine helmförmige, 2-lappige Oberlippe und eine 3-lappige Unterlippe. Im Blütenkelch befindet sich ein Schlundfleck. Die Wurzeln sind kurz. Blütezeit ist im Frühsommer bis Herbst.

Vor allem in der Volksheilkunde hat sich Augentrost, wie schon sein Name verrät, bewährt bei Augenerkrankungen, wie Sehschwäche, Augenentzündung und Gerstenkorn. Desweiteren wurde er bei Schleimkatarrhen im Bronchialsystem angewandt. Wissenschaftliche Studien liegen nur unzureichend vor.

Iridoidglykoside weisen auf den Bezug zu den Augen hin. Speziell der Inhaltsstoff Aucubin wirkt bakterienhemmend und antientzündlich. Die Gerbstoffe sind adstringierend und trockend.

Augentrost ist eine Botenpflanze für die Augen und bewährt sich bei Erkältungskrankheiten im Kopfbereich.

Sein Geschmack ist durch die Iridoidglykoside leicht bitter. Sein Temperaturverhalten bewegt sich bei warm im I. Grad, aber auch mit kühlendem Potenzial.

### ▶ In der TCM nutzt man seine Wirkung auf Lu, Oberfläche, Augen, Ma, Mi, Le

**Lunge:**
- Tonisiert das Lu-Qi, unterstützt als Assistent
- Leitet Schleim aus, kühlt Hitze-Schleim
- Leitet Wind-Kälte und Wind-Hitze aus
- Innerliche Anwendung:
  - Bei allergischer Rhinitis
  - Allergischem Asthma
  - Schnupfen mit tränenden Augen, innerlich + Euphrasia-Augentropfen äußerlich
  - Bei Erkältungskrankheiten mit Kälteabneigung, noch kein Fieber
  - Akuter Sinusitis
  - Akuter Otitis media
  - Kopfschmerzen

**Milz:**
- Wirkt trocknend bei Flüssigkeitsansammlung durch Mi-Qi-Schwäche
  - Bei Durchfall, Ödemen

**Magen:**

- Stärkt den Magen
  - Bei Völlegefühl, Nahrungsunverträglichkeit
  - Appetitlosigkeit

**Leber:**

- Wirkt kühlend auf die Leber
  - Bei Augenbrennen
  - Schlafstörungen
  - Kopfschmerzen

**Botenpflanze für die Augen:**

- Bei brennenden, geröteten Augen, vermehrtem Tränenfluss
  - Wirkt lindernd bei geröteten, brennenden und tränenden Augen
  - Beruhigt unangenehmes Brennen und Jucken
  - Beruhigt bei nicht infektiöser Konjunktivitis durch Pollen, Zugluft oder Rauch
  - Keratitis (Hornhautentzündung)
  - Iritis (Regenbogenhautentzündung)
  - Glaukom (Grauer Star)
  - Blepharitis (Lidrandentzündungen)
  - Hordeleum (Gerstenkorn)

## Eisenkraut, echtes – Steckbrief

### Verbene off.

**Inhaltsstoffe:** Iridoidglykoside (Verbenalin, Aucubin, Dihydrocornin u. a.), Kaffeesäurederivate (Verbascosid, Isoverbascosid, Martynosid u. a.), Flavonoide (Luteolin, Apigenin, Acacetin), 2 % Stachyose, ß-Sitosterol, Ursolsäure, wenig ätherisches Öl, Gerbstoffe, Bitterstoffe, Schleimstoffe

**Droge:** getrocknetes Kraut

**Verwendete Droge:** H. Verbenae off., Tct. Verbenae off., Extr. fl Verbenae off.

**Dosierung:** 30 g vom getrockneten Kraut in einer 200 g Teemischung (Kaiser, Minister), als Mono-Tee 3x tgl. 1 TL getrocknetes Kraut/Tasse zum heißen Infus

**Cave!** Nicht in der Schwangerschaft, wegen der Wirkung auf den Chong mai. Zur Geburtseinleitung gut einsetzbar!

**Energetik:**
Geschmack: bitter, leicht adstringierend
Temperatur: leicht warm I.–II. Grad

► **Wirkt auf Lu, Le, Chong mai**

**Wirkungsweise:**

- Bewegt das Le-Qi
- Öffnet die Oberfläche, leitet Wind-Hitze aus
- Aktiviert das Wei-Qi
- Leitet Toxische Hitze aus dem Blut, kühlt das Blut
- Senkt Leber-Feuer (beeinträchtigt das Herz), beruhigt den Shen
- Reguliert den Chong mai
- Diuretisch

## Eisenkraut, echtes Monographie

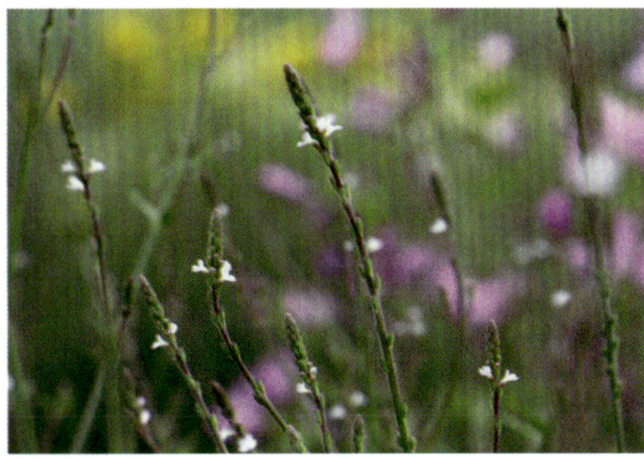

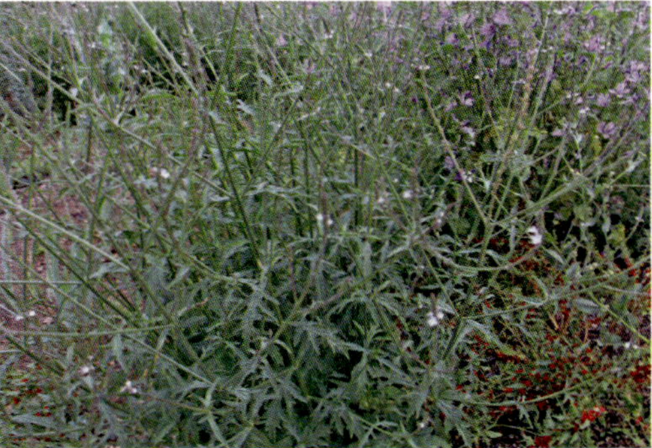

Verbena gehört zur Familie der Eisenkraut-Gewächse, den Verbenaceaen.

Es ist eine mehrjährige Pflanze mit schlanken, aufrechten, vierkantigen Stängeln, die bis zu 70 cm hoch wächst. Die unteren Blätter haben Stiele und sind 1–2-fach lappig gefiedert. Die oberen Blätter sind kleiner und häufig nicht gelappt. Blassrosa Blüten sitzen an schlanken, verzweigten Ähren. Die Verbena ist in gemäßigten Zonen weit verbreitet. Man findet sie auf Wiesen und öden felsigen Böden in Höhen bis zu 1500 m. In Osteuropa wird sie zu medizinischen Zwecken angebaut.

Eisenkraut ist eine Kult- und Zauberpflanze mit der Symbolkraft für Frieden und Harmonie.

Dem Jupiter geweiht, galt sie über viele Jahrhunderte als eine besondere Kraftpflanze. Sagenumwobene Geschichten kursieren um die Verbena. Sie fand Anwendung zum Schutz vor Verwundung mit Eisen, also vor Kugeln und Speeren. Trat das Unglück doch ein, nahm man sie als Wundverband.

Dioscorides nutzte die Blätter mit Essig zerstoßen als Auflage zur Behandlung von Rosacea und wachsenden Geschwüren. Bei frischen Wunden mischte man Honig unter.

Als Diplomatenkraut ließ es Freund von Feind unterscheiden, machte beliebt, verlieh Reichtum und Glück und beendete manchen Fluch. Scheinbar brachte es auch verlorene Gegenstände zurück.

Zukunftsweisend arbeitete man sie in Brautsträußen ein und deutete den Kindersegen an.

Neugeborene erhielten Eisenkraut zur Stärkung und im Kindesalter brachte ein Amulett mit Eisenkraut Verstand und Lust am Lernen.

Tabernaemontanus schätzte die warme, trockene Eigenschaft für alle Arten von Kopfschmerz, aber auch für andere Beschwerden des Kopfes, die von kalter Nässe herrührten. Außerdem lindernd bei Lungenerkrankungen, wie chronischem Husten, Kurzatmigkeit und Atemschwierigkeiten, Rippenfell- und Lungenentzündungen. Desweiteren eingesetzt bei Stauungen der Leber mit Leberschmerzen und Gelbsucht, aber auch bei Blockaden der Harnwege mit Harnverhalt, Schmerzen beim Wasserlassen, Schmerzen durch Nierensteine.

Auch bei Malaria fand Eisenkraut Anwendung.

Im Buch der Frauenkräuter von M. Madejski erfährt Eisenkraut häufige Verwendung in der Frauenheilkunde. Verbena, das Geburtskraut der Mondgöttin Isis, bekannt als Uterusmittel aus alter Zeit.

Es führt zu Uteruskontraktionen, was isoliert 1918 bei einem Kaninchen bestätigt wurde. 1974 beschrieb eine chinesische Arbeitsgruppe den Effekt ähnlich zu Prostaglandin E2.

Inzwischen konnten Wissenschaftler nachweisen, dass Eisenkraut die Ausschüttung des für den Eisprung erforderlichen follikelstimulierenden Hormons (FSH) zu steigern vermag. Das Kraut stimuliert die Hypophyse und regt in der 1. Zyklushälfte den Eisprung und in der 2. Zyklushälfte die Menstruationsblutung an.

Zur Geburtserleichterung ist Verbalin als Wehenmittel hilfreich. Auch die Austreibung der Nachgeburt ist durch Verbena zu beeinflussen. Bitte das echte Kraut als Urtinktur verwenden. Vorsicht bei ätherischem Eisenkrautöl, das ein Auszug aus der Zitronenverbena ist und kein Verbalin enthält.

In Teerezepturen übernimmt Eisenkraut Kaiser- und Minister-Funktion, sollte aber nicht über 30 g/200 g dosiert werden, da der Geschmack nur bitter ist.

Der im Handel gängige Vervaine-Tee schmeckt deutlich besser, beinhaltet aber Zitronenverbene (Verbenae citriodora). Leider ohne bedeutsamen Heileffekt.

Die Chinesen stufen Eisenkraut kühl und bitter ein, dementsprechend variiert der Einsatz.

### ▶ Einsatzgebiete in China:

- Reguliert Blut und reduziert Geschwülste, zur Behandlung von schmerzhafter oder ausbleibender Regelblutung wegen Blutstagnation oder abdomineller Geschwülste
- Klärt Hitzetoxine zur Behandlung von starken Halsschmerzen oder Brust-Abzessen (hierfür wird das aufgeweichte frische Kraut verwendet)
- Fördert den Harnfluss zur Behandlung von Ödemen
- Behandelt Malariaerkrankungen

Die Verwendung von Eisenkraut passt sich den Inhaltsstoffen an:

- Iridoidglykoside wirken antiphlogistisch, u.a. 0,34 % Verbenalin (entspricht Cornin, auch in der Teufelskralle enthalten), milchbildend und entzündungshemmend
- Phenylpropanoide (manchmal auch als Hydroxyzimtsäure-Derivate oder Kaffeesäurederivate bezeichnet), davon 0,23 % Verbacosid, was isoliert krebshemmend ist
- Wenig ätherisches Öl
- Flavonoide, Glykoside, Schleimstoffe, Bitterstoffe, die allesamt harmonisierend, einhüllend, schützend, weich, ungefährlich und ungiftig sind

### ▶ Wirkung in der TCM auf Le, Haut

In der westlichen Kräuter-Therapie nutzen wir Eisenkraut als sanften Leber-Qi-Beweger. Kennzeichnend für Leberfülle ist die nasale Überempfindlichkeit, die von starkem Ekel bis zum Ikterus ausarten kann. Der Vergleich mit Schöllkraut, auch ein Le-Qi-Beweger, lohnt sich. Verbene ist sanfter und eher für den täglichen Frust gedacht.

**Leber:**

- Sanfter Leber Qi Beweger
  - Entkrampfend für die Leber
  - Bei Brustspannung durch Stress
  - Senkt Stress und Reizbarkeit
- Gern als Zusatz bei stressbedingter Migräne durch die Leber
  - Bei Tinnitus
  - Bei Sehstörungen
- Beruhigt den Shen und Hun
- Senkt Überempfindlichkeit, macht anpassungsfähig, gilt als Stressadaptogen, zum Vergleich die Monographie der sibirischen Taigawurzel (S. 495), ansehen
- Bewegt bei Le-Qi-Depression
  - Menstruationsschmerzen, Brustspannen
  - Frust, Unruhe, Launenhaftigkeit in Kombination mit Mönchspfeffer (Fruct. Agnus casti)
- Polarisiert den Chong mai 15, wehenfördernd
- Nach der Geburt wirkt Eisenkraut laktagog, besser als Fenchel, der deutlich wärmer ist
- Die Wirkung bei einer postnatalen Depression ist bisher nicht dokumentiert, der Einsatz könnte aber lohnenswert sein
- Keine direkte Wirkung auf das Hormonelle System
- Psychoaktiv

**Wichtige Hautpflanze:**

- Entgiftet, öffnet die Oberfläche, v. a. bei psychogener Beteiligung
- Diuretisch
- Leitet eingedrungenen Pathogenen Faktor aus
- Leitet Wind-Hitze, die ins Shao yang eingedrungen ist, aus
- Kann über die Haut Dinge zum Reifen bringen

Zum Räuchern geeignet!

## Kamille, echte – Steckbrief

### Matricaria chamomilla, Chamomilla recutita

**Inhaltsstoffe:** Ätherische Öle (Bisabolol, Proazulen, Prochamazulen), Sesquiterpenlactone (Matricin, Matricarin), Flavonoide (Apigenin, Quercetin, Chrysoeriol, Lutein, Patuletin, Rutin), Cumarine (Umbelliferon, Aesculetin, Cumarin), Anis-Kaffee-Vanillinsäure, pektinartige Schleimstoffe, Gerbstoffe, Vit. A, Vit. C, Mineralien K, Ca, Cu

**Droge:** Blüte

**Verwendete Droge:** Flor. Chamomillae, Extr. fl. Chamomillae, Tct. Chamomillae, Ol. aether. Chamomillae, Aqua Chamomillae

**Dosierung:** in einer 200 g Teemischung 10–15 g (Minister, Assistent), Mono-Tee 3x tgl. 2–3 TL der getrockneten Blüten/Tasse zum heißen Infus oder als Kaltauszug, Tinktur 3 x tgl. 30 Trpf., Fertigpräparate immer nach Angaben des Herstellers

**Cave!** Allergie gegen Korbblütler

**Energetik:**
Geschmack: leicht süß, leicht bitter-aromatisch
Temperatur: neutral oder warm, und trocken im I. Grad

▶ **Wirkt auf Le, Gb, Mi, Ma,**

**Wirkungsweise:**
- Bewegt das Le-Qi
- Senkt Aufsteigendes Le-Yang
- Kühlt Magen-/Dickdarm-Feuer
- Kühlt Toxische Hitze im Blut
- Öffnet die Oberfläche, leitet Wind-Hitze aus
- Äußerlich kühlend, entzündungshemmend

## Kamille, echte – Monographie

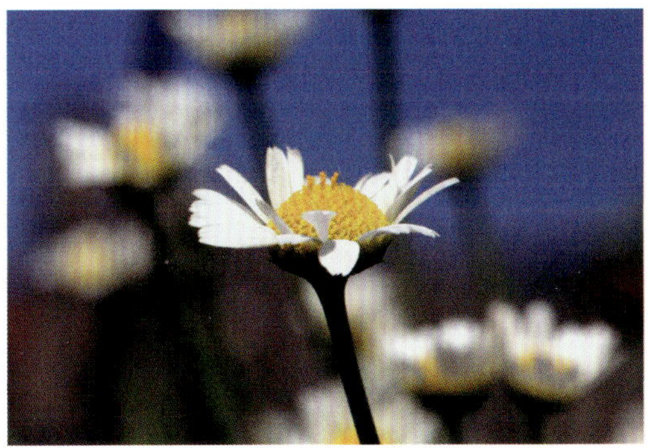
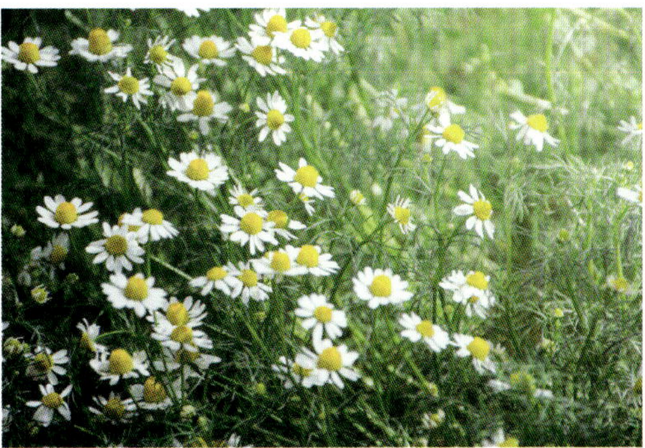

Mit der Kamille haben wir eine Heilpflanze zur Hand, die bereits in der Antike hoch geschätzt wurde. Die Germanen weihten diese Sonnensignatur Baldur, dem Gott des Lichts. Der lateinische Gattungsname *Matricaria* beinhaltet das Wort *mater*, was Mutter (Gebärmutter) bedeutet. Der griechische Beiname *chamomilla* leitet sich von *chamai* ab, was mit niedrig wachsendem Apfel übersetzt wird. Schaut man sich die Kamillenblüte mit ihren weißen Blütenblättern an, springt einem der gelbe Blütenkopf ins Auge. Er thront wie eine kleine Kugel in der Mitte. Der Name lässt darauf schließen, dass es sich hier um eine Heilpflanze handelt, die besonders Frauen und Kindern zuträglich ist. Kamille blüht von Mai bis August. Sie bevorzugt kalkarme, trockene Wegränder, Äcker, Wiesen, Brachen und wächst auch auf Schuttplätzen. Diese Pflanze liebt die Wärme.

Bisabolol und das blaugefärbte Chamazulen sind die Hauptwirkstoffe des ätherischen Kamillenblüten-Öls. Beide wirken antibakteriell und entzündungshemmend.

**Heilwirkungen:**
- antibakteriell, antifungizid, desinfizierend, entzündungshemmend, krampflösend, schmerzstillend, wundheilend

Die Kamille ist eine großartige Pflanze, um Wut in geregelte Bahnen zu lenken. Besonders bei Menschen, die ihre Wut unterdrücken, was zu einer Le-Qi-Stagnation führt, ist ein harmonisierender Kamillentee wertvoll. Für diesen Zweck profitiert die Kamille von der Kombination mit Eisenkraut (H. Verbenae off.)

### ▶ Wirkung in der TCM Le, Ma, Mi, Ni, Bl, Oberfläche

**Leber:**
- Sanfter Le-Qi-Beweger
  - Für alle Schmerzen im Abdomen, sanft schmerzstillend, kombinieren mit Gänsefingerkraut (H. Anserinae)

  - Menstruationsschmerzen
  - Wehen-Schmerzen, wirkt geburtserleichternd, Nachwehen
- Bei unterdrücktem und gereiztem Le-Qi
- Depressionen durch Stagnation, diese Personen haben wenig Freude
- Schlafstörungen, wenn die Wanderseele Hun nicht in der Leber verankert wird und nachts auf Wanderschaft geht

- Kindermittel
  - Regulierend, wenn Kinder wütend, gereizt, unleidig, frech, aggressiv sind
  - Bei Krämpfen und Schmerzen von kleinen Kindern
  - Bei zahnenden Babys, dafür den Tee sanft ins Zahnfleisch einmassieren
  - Bei ADHS: Kamille, Majoran (H. Majoranae), Haferstroh (Stramentum Avenae)

  Bei Schlafstörungen von Kindern
  - Als Schlafmittel kombinieren mit Linde (Flos. Tiliae)
  - Äußerlich: Kamillenblütenkissen zwischen 2 Wärmflaschen erwärmen

  Äußerlich:
  - Bei Windeldermatitis: Salbe auftragen, NUR! wenn keine Unverträglichkeit gegen Korbblütler besteht!

- Senkt Aufsteigendes Le-Yang bei
  - Migräne durch Stress, kombinieren mit Mutterkraut (H. Parthenii)
  - Drehschwindel, kombinieren mit Mistel (Fol. Visci albi)
  - Neuralgien, Kopf-, Zahn- und Ohrenschmerzen werden gelindert durch die Auflage eines warmen Kamillenblütenkissen
  - Harmonisierend im Klimakterium

**Magen/Milz:**
- Kühlt Magen-/Dickdarm-Feuer
- Bei Gastritis, Ulcus ventriculi et duodeni bewährt sich eine Rollkur
- Gutes, hochpotentes Entzündungsmittel
  - Bei Colitis ulcerosa und M. Crohn, gerne auch als Einlauf zu verabreichen
  - Bei M. Crohn bewährt sich eine Kombination aus Kamillenblüten (Flos. Chamomillae), Sanikel (H. Saniculae), Schachtelhalm (H. Equiseti) und Blutwurz (Rhiz. Tormentillae) als Blutstiller
  - Bei Colitis ulcerosa sind bewährte Kräuter Kamille (Flos. Chamomillae), Breitwegerich (H. Plantaginis major), Frauenmantel (H. Alchemillae vulg.), Hirtentäschel (H. Bursae pastoris), Süßholz (Rhiz. Liquiritiae), Weihrauch Kps. oder Tabl. (Olibanum) nach Anweisung des Herstellers

**Info**
Olibanum erreicht die LUO-Leitbahnen und hilft bei der Behandlung von chronischen Darmerkrankungen

- Besänftigt, wenn die Leber den Magen attackiert, mit Bitterorangenschalen (Peric. Aurantii amari), + Kamille (Flos. Chamomillae) kombinieren

**Tipp**
10 Tage Rollkur z. B. bei Helicobacter pylori-Infektion

*Tee zubereiten:*
- 500 ml Wasser, 2 gestr. EL Kamillenblüten und 20 Trpf. Kamillosan dazugeben
- Abends schon auf den Nachttisch stellen
- Morgens nüchtern im Bett trinken
- Rollkur: in Rückenlage beginnend, nach rechts drehen und auf jeder Seite 5 Min. liegen, entspricht insgesamt 20 Minuten. Anwendung über 10 Tage

**Kühlt Toxische Hitze:**
- Bakterizid, fungizid, desinfizierend
  - Bei schlecht heilenden und schmerzenden Wunden
  - Fauligen Wunden
  - Mit Fistelbildung
  - Bei Abszessen generell
- Mundläsionen: Spülungen durchführen

**Äußerlich:**
- Lindernd und heilend bei allen Formen von entzündlichen Hauterkrankungen, besonders bei Folgeentzündungen, wie
  - Raue Haut an Händen und Füßen: mit Hewekzem novo, Heilsalbe der Firma Hevert verbinden, über Nacht einwirken lassen, lindert Entzündungen
  - Auch bei Analfissuren anwendbar
  - Für raue und schrundige Händen aus Schüssler Salz-Salbe Nr.1 und Nr.11 plus Kamillosan eine Salbenmischung herstellen und auftragen
  - Als Dampfbad bei Infektionskrankheiten des Unterleibs

**Tipp**
zur Durchführung eines Dampfbades für den Unterleib: Gartenstuhl mit Gittersitzfläche benutzen, Schüssel drunterstellen und bedampfen lassen. Zum Schutz vor Wärmeverlust ein Tuch um die Hüfte wickeln

**Niere/Blase**
- Kühlt bei Zystitis
- Kindbett-Fieber, Unterleib mit Kamillenspülungen behandeln

**Öffnet die Oberfläche:**
- Bei Wind-Hitze mit
  - Fieber, Kälteabneigung, geschwollenen Tonsillen, Halsschmerzen, leichtem Schwitzen, leichtem Durst, laufender Nase mit gelbem Sekret
- Sinusitis/allg. Rhinitis: Kamille innerlich plus Euphrasia Augentropfen oder JSO-Augentropfen
- Calendula-Augentropfen (Wala)

**Zusammenfassung:**
Kamille ist eine wunderbare Frauen- und Kinderheilpflanze. Sie wurde seit jeher in der Schwangerschaft und Geburtsphase eingesetzt.

Sie beruhigt Shen und hilft mit äußeren Reizen adäquat umzugehen. Sie unterstützt Frauen, die sich schwer tun mit ihrem Frausein und Kleinkindern sich auf der Erde einzugewöhnen.

Hervorragende Wund-Pflanze!

## Ringelblume – Steckbrief

### Calendula off.

**Inhaltsstoffe:** 2–10 % Triterpensaponine, 0,002–4,7 % Triterpenalkohole, 0,3–0,8 % Flavonolglykoside (Quercitin,Rutosid), Cumarine (Umbelliferon), 0,02–4,7 % Carotinoide, 0,2–0,3 % äther. Öl, ca.15 % Polysaccharide, Polyacetylene, phenolische Säuren, Sterole (Beta-Sitosterol), Bitterstoffe, Harze, fettes Öl (Samen)

**Droge:** Blüten, getrocknetes Kraut

**Verwendete Droge:** Flores Calendulae, H. Calendulae

**Dosierung:** in einer 200 g Teemischung 10–15 g Blüten oder 20 g Kraut (Assistent), 3x tgl. 1–2 TL getrocknete Blüten/Kraut/ Tasse zum heißen Infus. Tinktur nach Angaben des Herstellers

**äußerlich:**

- 1 EL Blüten/0,5 l Wasser für Umschläge
- 1 TL Tinktur/0,25 l Wasser zum Gurgeln (Mundspülungen, Bäder, Umschläge)

**Cave!**

- Nicht in der Schwangerschaft anwenden!
- Kann allergische Reaktionen hervorrufen

**Energetik:**

Geschmack:
Blüten: leicht bitter, leicht adstringierend, leicht salzig
Kraut: bitter-aromatisch-scharf, kratzend-scharf, adstringierend
Temperatur:
kalt und feucht im II. Grad nach mittelalterliche Quellen,
warm und trocken im II. Grad in der Renaissance
neutral und sekundär kühlend nach Einschätzung von Holmes

**Heilwirkung:** trocknend, beruhigend, blutbewegend, antibakteriell, antiviral, zytostatisch, antimykotisch, hemmt die Replikation von HIV, löst Schleim auf

► **Wirkt auf Le, Gb, He, Mi, Ma, Chong mai**

**Wirkungsweise:**

- Bewegt Blut
- Bewegt das Qi von Leber, Gallenblase und Herz (innerliche Anwendung)
- Öffnet die Oberfläche, diaphoretisch

# Ringelblume – Monographie

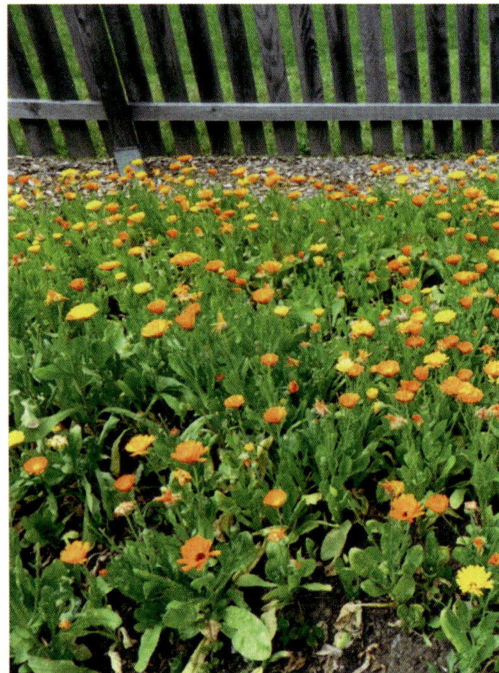

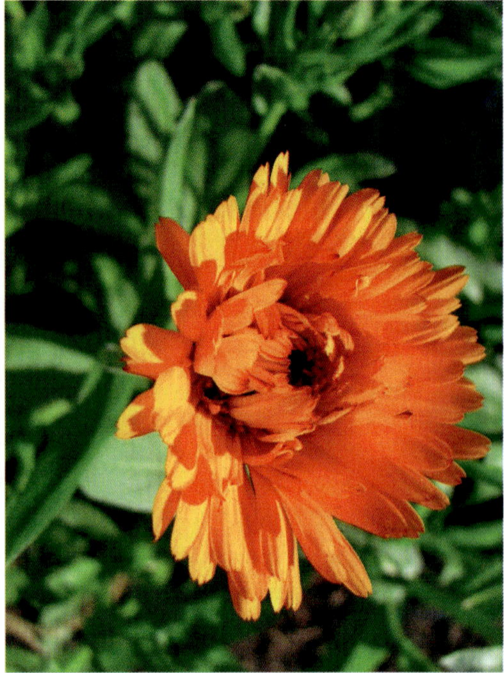

Die Ringelblume mit ihren auffallend, leuchtend orange-gelben Blüten ist eine der bekanntesten Heilpflanzen unserer Zeit. Die hübsche Ringelblume reiht sich in die große Familie der Korbblütler (Asteraceae) ein. *Calendula* bedeutet im Lateinischen der Monatserste. In diesem Wort steckt auch das Wort Kalender, dessen Bedeutung sich nur bedingt erschließen lässt. Ganz anders ist es mit der deutschen Bezeichnung Ringelblume. Betrachtet man die Samen, ist der Name selbsterklärend. Ursprünglich in Südeuropa heimisch, hat sie sich inzwischen erfolgreich ausgebreitet. Weitere gängige Namen sind Ringeli, Sonnenbraut oder Safranrose. Wir finden sie in Nordeuropa, den USA bis nach Westasien. Ob wildwachsend oder als Zier- und Heilpflanze in Gärten, immer erfreut sie unser Auge und unser Herz. Die einjährige Pflanze wird ca. 30–60 cm hoch. Der hellgrüne, vierkantige, behaarte Stängel verzweigt sich vielfach, vorausgesetzt die Pflanze hat genug Platz. Die behaarten Blätter sind wechselständig angeordnet, im unteren Bereich spatelförmig, weiter oben werden sie kleiner und schmaler. Zwischen Mai und Juni beginnt die Heilpflanze zu blühen. Sie ist eine ausdauernde, robuste Pflanze, die in milden Temperaturen bis in den Dezember blühen kann. Aus den Blüten entwickeln sich die Samen. Ringelblumensamen müssen im Licht keimen. Verschiedene Arten der Samenkörner sichern auf unterschiedliche Weise die Fortpflanzung. Es existieren äußere Hakenfrüchte, die ungeflügelt und doppelt so lang wie die Hülle sind. Sie enden in einem zweischneidigen Schnabel. Des Weiteren gibt es die hackenförmigen Samen mit kleinen Widerhacken, die sich haftend im Fell von Tieren festbeißen. Die mittleren Früchte (Samen) nennt man Kahnfrüchte, da sie leicht kahnförmig sind. Die inneren Früchte werden als Larvenfrüchte bezeichnet, da sie an kleine Insektenlarven erinnern. Sie sind ringförmig, eingerollt und am Rücken quer gerieft. Die schwereren Larvenfrüchte lassen sich in ihrem direkten Umfeld nieder, die leichteren lassen sich vom Wind ein Stückchen weitertragen.

Schon seit dem 12. Jahrhundert werden Ringelblumen in Mitteleuropa angebaut. Hildegard von Bingen behandelte Milchschorf (Kopfgrind) und Ekzeme mit Ringelblumen in Schweineschmalz eingearbeitet. Außerdem verordnete sie Ringelblumen bei Verdauungsstörungen und als Gegenmittel bei Vergiftungen. In der arabischen Medizin in der Medizinschule von Salerno wird die Ringelblume im Hauptkräuterlehrbuch erwähnt. Bei den Persern und Griechen diente sie als Safranersatz.

Die Inhaltsstoffe der Ringelblume decken ein unwahrscheinlich großes Wirkspektrum ab. Sie wirken antibakteriell, antiviral, zytostatisch, antimykotisch, hemmen die Replikation von HIV und lösen Schleim auf (Lymphknotenschwellung, Verhärtungen, Struma Drüsenschwellungen, Mastitis mit Lymphknotenbeteiligung). Die Ringelblume ist ein Korbblütler, der nur sehr wenig oder keine Sesquiterpenlaktone enthält, weshalb sie nur selten allergische Reaktionen verursacht.

### ▶ Wirkung in der TCM auf Le, He, Mi/Ma, Chong mai

Die Blüten der Ringelblume sind bitter. Sie haben dadurch trocknende und hitzeabsenkende Eigenschaften. Der salzige Geschmack hilft Schleimansammlungen und Verhärtungen aufzulösen. Blutungen können auf Grund der Adstringenzien gestillt werden. Da über das Temperaturverhalten der Ringelblume sehr unterschiedliche Auffassungen bestehen, sie jedoch bewegende Anteile hat, kann sie als mäßig warmen Blutbeweger einstuft werden.

**Innerlich:**

- Bewegt das Blut
- Bewegt das Qi von Leber, Gallenblase und Herz
- Adstringierend
- Öffnet die Oberfläche, diaphoretisch

**äußerlich:**

- Bewegt Blut und Qi bei
  - Hämatomen
  - Varizen
  - Hämorrhoiden

  - Ulcus cruris
  - Zahnfleischentzündungen, Mundulzera
- Wirkt adstringierend, kühlend, entzündungshemmend
  - Sitzbäder, Fußbäder, Gurgeln, Auflagen, Umschläge, Armbäder

  Diese Maßnahmen binden den Patienten aktiv in den Heilungsprozess ein. Er wird nicht nur behandelt, sondern er handelt

**Wirkung auf die Leber:**
- Bewegt bei Leber-Qi–Stagnation, bewegt das Qi von Leber und Gallenblase
  - Regt die Menstruation an
  - Lindert schmerzhafte Menstruation
  - PMS
  - Bei Stimmungsschwankungen von Melancholie, Depression bis zu Gereiztheit
- Reguliert bei psychischer und physischer Angespanntheit, Neigung zu Zornausbrüchen, erhöhter Reizbarkeit mit
  - Globusgefühl in der Kehle
  - Unregelmäßigem Monatszyklus, PMS
  - Hypertonie
  - Kopfschmerzen
- Eliminiert Feuchte Hitze aus Leber und Gallenblase
  - Bei Hepatitis
  - Gallensteinen, Ikterus
  - Cholezystitis
  - Cholangitis

**Milz und Magen**
- Stimuliert das Qi von Milz und Magen
  - Bei Müdigkeit, Erschöpfung, Kraftlosigkeit, Antriebsarmut
  - Schwäche in den Extremitäten
  - Appetitmangel, Geschmacksverlust
  - Weichem Stuhl
  - Erbrechen, Übelkeit, Gastritis
  - Erschöpfung, Müdigkeit, auch bei Blutleere!

**Chong mai:**

Die wohl wichtigste Aufgabe des Chong mai als „Meer des Blutes" liegt in der Frauenheilkunde. Der Außerordentliche Meridian hat Einfluss auf die gesamten gynäkologischen Abläufe.

Ringelblume leistet auf diesem Gebiet sehr gute Arbeit. Sie ist eine Heilpflanze, die das Herz öffnet und Bewegung in den Geburtsvorgang bringt. Sie erleichtert vermutlich den Prozess des Loslassens.

Sie wirkt

- Bewegend auf das Geburtsgeschehen, leitet ein, wenn die Geburt nicht so richtig in Gang kommt
  - Erleichtert die Geburt und fördert den Geburtsverlauf
- Fördert die Menstruation
  - Lindert Schmerzen

**Tumor erweichende Wirkung (Schleim):**

- Bei Struma
- In Bezug zum Uterus, z. B. Myome
- In Bezug zur Mamma, bei Mastitis, Abszessen mit Lymphknotenbeteiligung
- In Bezug zum Ovar mit Zysten

- Bei Warzen empfiehlt sich die innerliche und äußerliche Anwendung:
  - Blüten und Blätter zerstampfen und mehrmals tgl. auf die Warzen auftragen

**Info**

Zur äußerlichen Behandlung von Warzen: Blüten und Blätter der Ringelblume mit dem Saft vom Schöllkraut vermischen und mehrmals täglich auftragen

**Blutbeweger für die Peripherie:**

- Bewegt Blut
- Durchblutet die Beine, gemeinsam mit Rosmarin (Fol. Rosmarini) und Schafgarbe (H. Millefolii) bei
  - Varizen
  - Claudicatio intermittens
  - Restless Legs-Syndrom

**Öffnet die Oberfläche und leitet Wind/ Hitze aus**

- Öffnet die Oberfläche
- Leitet Wind und Wind-Hitze aus
- Bei Viralen Infektionskrankheiten:
  - Masern
  - Windpocken, äußerliche Anwendung mit Teespülungen, Sitzbäder, Slipeinlagen in Tee tauchen und 30 Min tragen
  - Scharlach
  - Bei Herpes-Neuralgie, wenn der Hautausschlag abgeheilt ist, mit Capsicum 0,05 % – 1 % weiter behandeln; stört die Schmerzreizleitung
  - Bei Herpes am Auge, gutes Begleitmittel!

Ringelblume ist eine der besten Pflanzen im Umgang mit eitrigen Prozessen!

- Leitet Hitze von infizierten, vereiterten Wunden/ toxischen Hitzeprozessen aus
- Bei Entzündungen und Vereiterungen der Haut
  - Furunkel, Karbunkel, Abszesse, Erysipel, Fistel
- Schlecht, heilenden Wunden, Quetschungen, Schürfwunden, Sportverletzungen
  - Waschungen oder Umschläge mit Calendula-Essenz (nach Anleitung des Herstellers)
- Bei Konjunktivitis (Calendula-Augentropfen, oder Auflagen)

**Erweicht Tumore:**

- Erweicht Verhärtungen, Tumore
- Erweicht und öffnet verkapselte Furunkel, Karbunkel, Akne
- Ulcus cruris, auch auf verhärtete Wundränder auftragen
- Gangrän
- Dekubitus
- Lymphknotenschwellungen, gute Kombination mit Stinkendem Storchenschnabel (Geranium robertianum)

**Blutstillende Wirkung durch Gerbstoffe:**

- Stillt starke, innere Blutungen (in diesen Fällen liegt der Patient vermutlich im Krankenhaus und wird intensivmedizinisch betreut)
  - Bei blutigen Durchfällen, bei M. Crohn, Colitis ulcerosa
  - Hämorrhoiden
  - Starker Periodenblutung

## Steinklee – Steckbrief

### Melilotus off.

**Inhaltsstoffe:** 0–1 % Cumarinderivate (Melilotosid, Melitonin u. a., insgesamt 82 weitere Komponenten), ätherisches Öl in den Blüten, Harz, Flavonoide (Kämpferol, Quercetinderivate), Gerbstoffe, Sapogenine und Saponine, Vit. C

**Droge:** Kraut

**Verwendete Droge:** H. Meliloti, Tct. Meliloti, Ungt. Meliloti

**Dosierung:** in einer 200 g Teemischung 30 g (Assistent), 1 TL vom getrockneten Kraut/ Tasse als Infus, Tct. Meliloti 3x tgl. 20 Trpf., Ungt. Meliloti

> **Cave!** Vorsicht vor Überdosierung, kann Kopfschmerzen, Übelkeit, Erbrechen und Schwindel verursachen

**Energetik:**
Geschmack: leicht bitter, etwas süß
Temperatur: oft kühl und trocken beschrieben, eher warm I. Grad

▶ **Wirkung auf He, Le, auch Ma**

- Kühlt Leber-Feuer, besänftigt Inneren Wind
- Kühlt Herz-Feuer
- Bewegt Blut
- Zerteilt Hitzeschleim (Schwellungen, Tumore)
- Äußerlich kühlend, entzündungshemmend

## Steinklee – Monographie

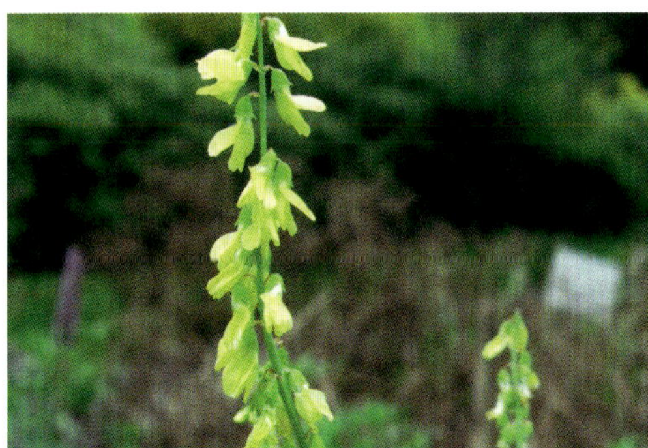

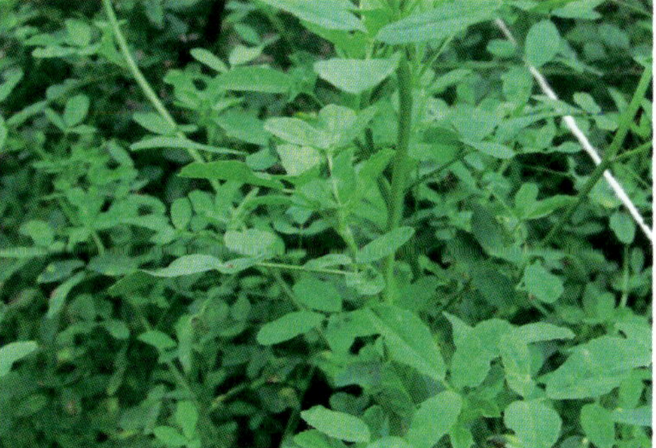

Steinklee gehört zur Familie der Schmetterlingsblütler (Fabaceen). Er ist beheimatet in Mitteleuropa und bevorzugt Standorte, wie Wegränder, Böschungen und Schutthalden.

Der Name Echter Steinklee, Melilotus officinalis, leitet sich von den griechischen Wörtern *meli* für Honig, wegen der nektarreichen Blüten und *lotos* für Klee, wegen der kleeähnlichen Blätter ab. *Offizinal* deutet auf den offizinalen Gebrauch in Apotheken hin. Er wird umgangssprachlich auch Melilotenkraut oder Mallotenkraut genannt.

Schon Hippokrates, der die Steinkleeblüten auf eitrige Geschwüre auflegte, schätzte die Heilwirkung der Pflanze. Zur äußerlichen Anwendung wurde der Steinklee auch bei Haut- und Nagelpilzerkrankungen verwendet, sowie für Auflagen bei Magen- und Kopfschmerzen. Innerlich kam er bei Magenschmerzen, Magengeschwüren und Erkrankungen der Gebärmutter und der Leber zur Anwendung

In der Literatur des Mittelalters ist über die schmerzstillende, beruhigende, harn- und schweißtreibende, sowie wundheilende Wirkung des Steinklees zu lesen. Die Volksmedizin verwendete Steinklee, um Pflaster, Salben und Kräuterkissen herzustellen, die gegen rheumatische Beschwerden, Gelenkerkrankungen und Furunkel halfen. Aber auch bei Koliken und Schlaflosigkeit griff man auf Steinklee zurück.

Der echte Steinklee ist eine zweijährige Pflanze, die 50–120 cm hoch wächst. Er hat einen hohlen, rilligen Stängel, von dem sich wechselständig angeordnete, lang gestielte Blätter, die 3-fach gefiedert, verkehrt eiförmig und gesägt sind, abzweigen. Die zahlreichen, gelben Blüten sitzen, kurz gestielt an halbseitigen Trauben, die nach der Blütezeit im Herbst einsamige Schoten ausbilden. Zur Verwechselung kommt es mit dem weißen Steinklee, der sich im Aussehen nur durch die Blütenfarbe unterscheidet. Bei der Verordnung sollte auf die korrekte lateinische Benennung geachtet werden.

Vom Wesen strahlt Steinklee Leichtigkeit und luftige Flexibilität aus. Sein Einsatz war von jeher für furchtsame, leicht irritierbare Personen vorgesehen, denen bei der geringsten Aufregung schnell die Röte ins Gesicht stieg. Die Menschen profitierten damals und auch heute von der sanften, bewegenden Wirkung des Steinklees.

Dank seiner Inhaltsstoffe zählt Steinklee zu den wichtigsten Heilpflanzen bei der Therapie von Venenleiden (von Kommission E bestätigt). In erster Linie ist es der Inhaltsstoff Cumarin, der antioxidativ und zugleich festigend auf geschädigtes Gewebe wirkt. Außerdem dichtet er die Kapillaren ab, wirkt ödemprotektiv und fördert die Wundheilung. Cumarin wirkt antiödematös, indem es die Makrophagen stimuliert und den Abbau von Eiweißen im Gewebe, die vermehrt Wasser binden, ankurbelt. Gewebeflüssigkeiten treten weniger aus, zudem verbessert Cumarin die Flussrate im Venen- und Lymphsystem.

Zu medizinischen Zwecken wird das getrocknete Kraut verwendet, das sehr intensiv nach Waldmeister riecht, der ebenfalls Cumarinderivate enthält. Daneben sind Gerbstoffe, ätherische Öle, Flavone und Harz enthalten.

**Cave!**

- Steinklee sollte nicht bei gleichzeitiger Einnahme von Marcumar oder anderen Blutverdünner angewandt werden
- Nicht anzuwenden in der Schwangerschaft und Stillzeit
- Außerdem ist vor langfristiger Einnahme und Höchstdosen wegen Leberfunktionsstörungen abzuraten. Bekannte Nebenwirkung nach übermäßig hoher Menge wären Kopfschmerzen und Benommenheit

Bekannte Heileigenschaften sind trocknend, zerteilend, erweichend, bewegend, leicht analgetisch, entzündungshemmend (z. B. Gefäßwände), beruhigend und spasmolytisch.

Aus chinesischer Sicht ist Steinklee ein relativ kühler Blutbeweger. Er verdünnt und bewegt das Blut und bewegt Körperflüssigkeiten.

**Es bestehen 2 Arten von Körperflüssigkeiten:**

- Flüssigkeiten = Jin:
  Sie sind klar, leicht und wässrig und zirkulieren mit dem Wei-Qi in den Zwischenräumen zwischen Haut und Muskulatur. Sie befeuchten Haut und Muskeln
- Säfte = Ye:
  Sie sind trüb, schwer und dicht, zirkulieren mit dem Nähr-Qi im Innern des Körpers. Sie befeuchten Gehirn, Wirbelsäule, Knochenmark, Gelenke und Sinnesorgane

Steinklee kann mit seinen Eigenschaften begeistern! Er ist eine wunderbare Pflanze, wenn das Blut schwer und unbeweglich geworden ist und in den Venen der Beine, des Bauches oder auch als Hämorrhoiden versackt oder anschwillt. Die Lymphe tritt aus den Gefäßen und das Gewebe wird teigig wie eine Sumpflandschaft. Steinklee kann hier Bewegung in die Flüssigkeiten bringen.

### ▶ Wirkung in der TCM auf He, Le, auch Ma

**Leber:**

- Reguliert und bewegt das Le-Qi
- Senkt Aufsteigendes Le-Yang, bei Hitzewallungen, Kopfschmerzen, Gereiztheit
- Wirkt spasmolytisch
  - Bei Spannungskopfschmerz, Spannungsgefühl im Thorax, Koliken
  - PMS, Vorsicht: Cumarin kann die Monatsblutung verstärken bzw. erhöhen z. B. bei Myomen
- Kühlt Leber-Feuer
  - Bei Konjunktivitis, Gb- Migräne, Hitze im Kopf mit Gesichtsröte kombinieren mit Mistel
  - Kühlt Magen-Feuer, bei Gastritis mit Eibisch oder Lungenkraut kombinieren
  - Besänftigt Inneren Wind

- Bewegt Blut
  - Bewegt sanft bei unterschiedlichen Formen von Durchblutungsstörungen, venöser Insuffizienz mit einhergehenden Beschwerden, wie z. B. Schmerzen und Schweregefühl in den Beinen, nächtlichen Wadenkrämpfe, Juckreiz und Schwellungen
  - Verbessert den venösen Rückfluss bei Hämorrhoiden, innerlich und äußerlich
  - Restless-Legs-Sydrom mit nächtlichen Beinkrämpfen als Folge venöser Stauungen
  - Bewegt venöse und arterielle Durchblutungsstörungen
  - Wirkt mäßig antithrombotisch, einsetzbar zur Prophylaxe
  - Ergänzend und unterstützend bei Thrombophlebitis, Postthrombotischem Syndrom und Lymphstauungen
  - Fördert die Mikrozirkulation, zentral und peripher bei Sensibilitätsstörungen
  - Zur Prophylaxe vor einem Flug, Steinklee oder Buchweizen einnehmen
  - Bewegt bei Traumata, Quetschungen, Hämatomen

  Steinklee bewegt sanft, ist aber kein Stasebrecher. Wenn Hitze sich zur Stase entwickelt, zeigt sich die Veränderung an einer leicht lividen Zunge.

**Milz:**
- Tonisiert das Mi-Qi, fördert die Transport– und Transformationsfunktion der Milz
- Beseitigt Nässe-Feuchtigkeits-Hitze
  - Mit brennenden, weichen Stühlen, Enteritis, Kolitis
  - Mastitis
- Beseitigt Nässe und Feuchtigkeit
  - Wirkt gegen Ödembildung, mit schweren, schmerzenden Beinen, Schwellungen
  - Kognitiven Beeinträchtigungen
  - Müdigkeit, Denkstörungen, das Denken fällt schwer, bewegt festgefahrenes Denken!
  - Bei Schleim im Hirn!

**Herz:**
- Kühlt Herz-Feuer
  - Bei Schlafstörungen, kombinieren mit Passionsblume, Hafer, Hopfen
  - Hypertonus, kombinieren mit Weißdorn, Mistel
  - Bei Stagnation, angezeigt durch lividen Zungenkörper ist Melilotus das Kraut der 1. Wahl!
- Zerteilt Hitze-Schleim (Schwellungen und Tumore)

  Als Krebspflanze:
  - Zerteilend, erweichend bei Tumoren
  - Schützt das Gewebe vor der Schädigung der Freien $O_2$-Radikale

**Äußerlich:**

- Kühlend, entzündungshemmend, analgetisch, erweichend
  - Salbe aus den Blüten, Sitzbäder, Umschläge, Auflagen
  - Wunden, eitrigen Geschwüren
  - Bei Verhärtung der Wundränder, abgekapselten Abszessen (Salbe, Auflage, Umschlag)
- Bei arthritischen Schwellungen, Gicht, auch bei bestehender Hitzesymptomatik
- Bei Gallenstau, Leberschwellung, Magenschmerzen
  - Warmer Wickel oder Auflage
- Bei chronischer Intoxikation, Leberzirrhose bewähren sich Leberwickel

**Wickelanwendung:**

500 g Steinkleekraut in ein feuchtes Tuch geben (kleiner Kissenbezug von links, damit das Kraut nicht in der Naht hängen bleibt)

- Auf den Leberbereich legen, Wärmflasche drauflegen, in Wolldecke einschlagen
- Ohrenschmerzen (warme Auflage)
- Schmerzhaften Hämorrhoiden (Sitzbad)

# 6. Anhang

## 6.1 Quellenangaben


*[1] https://de.wikipedia.org/wiki/Bitterwert*

*[2] https://www.spektrum.de/lexikon/biologie/aromastoffe/5117, Lexikon der Biologie: Aromastoffe*

*[3] Mosheim-Heinrich, Eva, Unterrichtsskript*

*[4] https://www.shiatsu-gsd.de/sites/default/files journal/artikel/pdf/durchdringungsgefaess_yates.pdf*

*[5] **Künkele U., Lohmeyer T. R.**, Heilpflanzen & Kräuter*

*[6] **Hermann Hesse**, Wanderung, 2. Auflage der Insel-Bücherei 1403, Berlin 2015*

*[7] **Madejsky M.**, 2009, Lexikon der Frauenkräuter, AT Verlag*

*[8] https://www.kraeuter-buch.de/kraeuter/Majoran*

*[9] **Bühring U.**, 2014, Alles über Heilpflanzen , erkennen, anwenden, gesund bleiben, Ulmer Verlag*

*[10] https://www.zentrum-der-gesundheit.de/knoblauch.html*

*[11] https://www.kraeuter-buch.de/kraeuter/Malve.html*

*[12] https://www.botanikus.de/informatives/giftpflanzen/alle-giftpflanzen/polei-minze/*

*[13] https://www.walaarzneimittel.de/de/ueber-uns/substanzen-aus-der-natur/heilpflanzenlexikon-a-z/hafer.html*

*[14] **Kalbermatten R. & H.**, Pflanzliche Urtinkturen, Wesen und Anwendung, AT-Verlag*

[15] ***Stadelmann I.**, Die Rose–das ätherische Öl im Anwendungsbereich der Schwangerschaft, Geburt und Wochenbett 1992)*

*[16] **Lonicerus A.**, Kreiterbuch von 1679, Quelle: Madejski M., Lexikon der Frauenkräuter*

*[17] **Rätsch C.**, 2008, Pflanzen der Liebe, Magic-Bookword-Verlag*

*[18] https://ptaforum.pharmazeutische-zeitung.de/pflanzen/pestwurz/*

*[19] **Bäumler S.**, Heilpflanzen Praxis Heute, Portaits-Rezepturen-Anwendung, Urban Fischer Verlag*

*[20] **Ross J.**, 2009, Eine klinische Materia medica, Verlag für Ganzheitliche Medizin*

*[21] **Vonarburg B.**, 2008/2009, Natürlich gesund mit Heilpflanzen, AT Verlag*

*[22] **Rippe O.**, Naturheilpraxis Spezial 2. Überarbeitet und aktualisierte Auflage*

*[23] https://www.avogel.de/pflanzenlexikon/gentiana_lutea.php*

*[24]Co–Med, wissenschaftl. SonderdruckNr. 11/2013, Dr. med. Andreas Muckenheim*


## 6.2 Literaturverweisungen


***Bäumler S.**, Heilpflanzen Praxis Heute, Portaits-Rezepturen-Anwendung, Urban Fischer Verlag*

***Fischer H.**, 2009, 2. Auflage, Frauenheilpflanzen Wirkungen, Hausmittel und praktische Selbsthilfetipps, Nymphenburger Verlag*

***Focks C., Hillenbrand N.**, 2000, Leitfaden Traditionelle Chinesische Medizin, Schwerpunkt Akupunktur, 2. Vollständig überarbeitete Auflage, 2000, Urban & Fischer Verlag*

***Künkele U., Lohmeyer T. R.**, Heilpflanzen & Kräuter*

***Macocia G.**, 2008, Grundlagen der TCM, 2. Auflage, Urban & Fischer Verlag*

***Madejsky M.**, 2009, Lexikon der Frauenkräuter, AT Verlag*

***Mosheim-Heinrich E.**, Unterrichtsskript westliche Kräuter in der TCM*

***Primavera Aromatherapie**, Ausgabe 2016/2017, Seite 20*

***Rätsch C.**, 2008, Pflanzen der Liebe, Magic-Bookword-Verlag*

***Ross J.**, 2006, Westliche Heilpflanzen und Chinesische Medizin, Kombination und Integration, Verlag für Ganzheitliche Medizin*

***Storl W.-D.**, Heilkräuter zwischen Haustür und Gartentor, Seite 137–139*

***Traversier R.**, Westliche Pflanzen in der TCM, 2014, Haug Verlag*

***Ullmann J.**, 05/2013, Sonderdruck Paracelsus magazin, Mikroalgen im Portrait*

***Ullmann J.**, 05/2013, Sonderdruck Paracelsus magazin, Mikroalgen im Portrait*

***Vonarburg B.**, 2010, Energetisierte Heilpflanzen, AT-Verlag*

***Vonarburg B.**, 2008/2009, Natürlich gesund mit Heilpflanzen, AT Verlag*

## 6.3 Literaturempfehlungen

### Alte Literatur

***Bock H.***, Kreütterbuch, 1577, Reprint, Verlag Konrad Kölbl, München 1964

***Brunfels O.***, Kreütterbuch, 1532, Reprint, Verlag Konrad Kölbl, München 1964

***Fuchs L.***, New Kreüterbuch, 1543, Reprint, Verlag Konrad Kölbl, München 1964

***Madaus G.***, Lehrbuch der biologischen Heilmittel, 1938, Mediamed Verlag, Ravensburg 1987

***Mességué M.***, Das Mességué Heilkräuter Lexikon, Verlag Fritz Molden, Wien, München, Zürich 1976

***Paracelsus***, Sämtliche Werke, Aschner-Ausgabe, Gustav Fischer Verlag, Jena 1926

***Tabernaemontanus J.***, Kräuterbuch, 1731, Reprint, Verlag Konrad Kölbl, München 1993

### Heutige Literatur

***Wolf-Dieter Storl***

***Margret Madejsky***

***Bruno Vonaburg***

***Ursel Bühring***

***Jeremy Ross***

## 6.4 Bezugsquellen

*CERES Heilmittel*

*Dr. Loges*

*Dr. Pandalis*

*Schoeneberger Säfte*

*Steierl Pharma*

*Jso-Arzneimittel*

*WALA Arzneimittel*

*Repha GmbH Biologische Arzneimittel*

*Kamillosan Konzentrat*

*Korodin Herz-Kreislauf-Tropfen*

*Prostagutt forte*

*PRIMAVERA*

*Truw Arzneimittel GmbH, Cor -Vel Truw Herzsalbe*

*Weleda*

*Traumaplant Schmerzcreme*

*Kytta Schmerzsalbe*

*Imlan Creme pur*

*Hevert Arzneimittel*

*W. Feldhoff & Comp.*

*Gute Zusammenarbeit mit*

- *Kronen-Apotheke, Wuppertal*
- *Zieten-Apotheke, Berlin*

## 6.5 Bildverzeichnis

### Fotolia

S. 11 © samiramay
S. 45 © svrid79
S. 137 © M. Schuppich
S. 149 © WavebreakmediaMicro, © Subbotina Anna
S. 200 © kostrez
S. 223 © hjschneider
S. 235 © etfoto
S. 253 © Hans und Christa Ede; © dina
S. 261 © meyerfranzgisela
S. 265 © HandmadePictures
S. 309 © gritsalak
S. 322 © 雅文 大石
S. 346 © ratmaner
S. 378 © ClaraNila
S. 406 © marilyn barbone
S. 468 © josefkubes
S. 492 © stgrafix
S. 564 © Ruckszio
S. 593 © Ulrich
S. 601 © sirins

Das Copyright aller weiteren Bilder liegt bei Birgit Bader und Ute Henrich.

## 6.6 Stichwortverzeichnis

## D



## E



## F



## G



## H

## I



## J



## K



## L

## M



## N



## O



## P

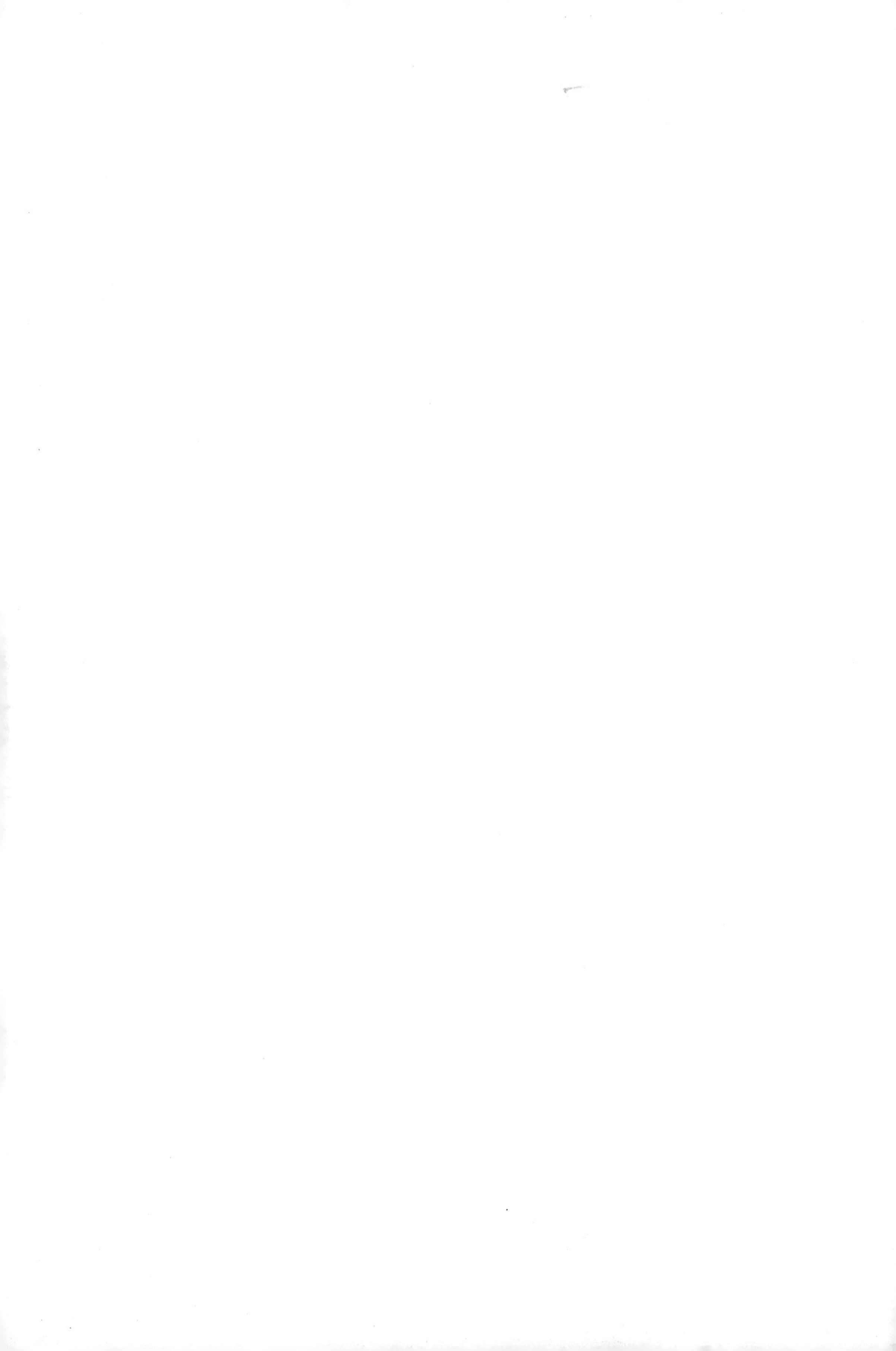